全国高校教材学术著作出版审定委员会审定

医学实用多元统计学

姜晶梅　主编

U0207258

科学出版社

北　京

内 容 简 介

本书是为适应医学研究和信息技术快速发展的新形势而编写的,全书共 12 章,包括概述、多元正态分布及参数估计、多元正态总体参数的假设检验等,基本包括了医学研究常用的多元统计分析内容与方法.

本书理论介绍深入浅出,案例丰富,85% 的案例来自作者亲身参与的科研课题,使读者能够切实感受到统计学在医学科研工作中的重要作用,并学会正确使用统计学工具解决实际问题. 书后附有例题中用到的 SAS 程序,可以供学生和科研工作者参考.

本书可作为医学院校研究生的多元统计分析课程教材,也可用作医学科研人员从事科研活动的参考资料.

图书在版编目(CIP)数据

医学实用多元统计学/姜晶梅主编 . —北京:科学出版社,2014

全国高校教材学术著作出版审定委员会审定

ISBN　978-7-03-039401-9

Ⅰ.①医…　Ⅱ.①姜…　Ⅲ.①医学统计-统计学-高等学校-教材

Ⅳ.①R195.1

中国版本图书馆 CIP 数据核字(2013)第 310983 号

责任编辑:王胡权 / 责任校对:宣　慧
责任印制:徐晓晨 / 封面设计:迷底书装

科 学 出 版 社 出版

北京东黄城根北街 16 号
邮政编码:100717
http://www.sciencep.com

北京东华虎彩印刷有限公司 印刷

科学出版社发行　各地新华书店经销

*

2014 年 1 月第　一　版　　开本:787×1092　1/16
2017 年 3 月第三次印刷　印张:21
字数:497 000

定价:45.00 元
(如有印装质量问题,我社负责调换)

编委会名单

前　　言

多元统计分析是统计学中内容十分丰富、应用极为广泛的一个分支,近些年来在医学领域的应用更是日新月异. 本书是为医学院校研究生和医学科研工作者编写的教材. 我们在书中尽量避开复杂的数学推导,着力于基本统计理论及应用条件的介绍,并力求理论和医学科研实践紧密结合,书中超过 85% 的案例来自作者亲身参与的科研课题. 我们希望通过发生在身边的科研实例使读者能够切实感受到统计学在医学科研工作中的重要作用,学会正确使用统计学工具解决医学科研问题.

全书正文共分 12 章,分别为概述、多元正态分布及参数估计、多元正态总体参数的假设检验、多元线性回归、广义线性模型、logistic 回归、生存分析、主成分分析、因子分析、聚类分析、判别分析、典型相关分析,基本包括了医学研究常用的多元统计方法. 为方便读者学习,我们将多元统计分析必备的矩阵代数相关内容独立出来,附于书后. 本书在介绍经典统计方法的同时,注意吸收与医学科研实践密切相关的前沿统计学方法,其主要内容已在北京协和医学院博士、硕士研究生选修课上有过数年的教学实践.

本书受到"中国教师发展基金"和北京协和医学院基础学院的联合资助;书中很多重要修改意见来自余松林教授(华中科技大学同济医学院)、李辉教授(北京协和医学院)、张淑梅教授(北京师范大学)、郭秀花教授(首都医科大学)、夏结来教授(第四军医大学);本书使用的很多资料来自国家各级科研课题,部分习题源于相关参考文献. 我们对此一并表示由衷的感谢.

本书由北京协和医学院基础学院流行病与统计学系医学统计学教研室的全体师生集体编写,第 1、2、3、5 章由姜晶梅执笔,第 4、6 章由徐涛执笔,第 7 章由庞海玉执笔,第 8 章由张彪执笔,第 9 章由厚磊执笔,第 10 章由韩伟执笔,第 11、12 章由薛芳执笔,附录 1 由王钰嫣执笔,附录 2 由各章执笔者分别完成,由徐涛汇总,附录 3 由厚磊汇总. 全书图表由王子兴编辑,最后由姜晶梅统稿. 由于编者水平有限,疏漏之处在所难免,恳请国内同行及广大读者批评指正.

应该指出,医学统计教研室根植于流行病与统计学系,本书的编写和出版无不凝聚着全系师生的集体智慧和全力支持. 最后,我们谨对我室以高润泉老师和张承训老师为代表的老一辈医学统计学家为协和医学统计教育事业所作出的毕生贡献表示崇高敬意!

编　者

2013 年 5 月 20 日于北京协和医学院

目　　录

第 1 章 概　　述

1.1　多元统计分析的目标及内容

在医学研究中，经常遇到采用多个指标描述的现象. 如采用生理、心理及社会适应等方面的指标描述人体健康状态；采用症状、体征等临床表现和影像学、实验室等辅助检查结果完成疾病诊断；采用体重指数、血压状况、血脂水平、是否伴有糖尿病、有无家族史、是否吸烟等指标估计心血管事件发生风险. 显然，上述例子的潜在理论结构是多元的，并且观察现象间存在着广泛的相互关系. 如何挖掘这类数据中所隐含的重要信息，进而把握其内在的本质属性就是多元统计分析要解决的问题. 以多元随机数据为对象，进行统计数据的收集、整理、分析，以揭示各类现象内在规律性的理论和方法就是多元统计分析.

多元统计分析的内容既包括一元分析中某些方法的直接推广，也包含多个随机变量所具有的一些特征，它是一类范围很广的理论和方法. 英国著名统计学家肯德尔 (Kendall) 在 *Multivariate Analysis* 一书中把多元统计分析所研究的问题概括为以下几个方面.

（1）数据简化或结构简化　将较复杂的数据结构通过变量变换等方式使相互依赖的变量变成互不相关的变量，或把高维空间的数据投射到低维空间，在不损失有价值信息的前提下，尽可能用简单的形式表示所研究的现象，同时又能够作出很好的解释. 主成分分析、因子分析等就是这样的方法.

（2）分类与判别　根据所测量的特征将一些"类似"的对象或变量按照某些分类规则纳入明确的各组. 聚类分析、判别分析等就是解决这类问题的统计方法.

（3）变量间关系的研究　人们往往对变量间关系的本质感兴趣，即变量间相互独立、彼此相关还是相互依赖？是否可以根据某些变量间的变化关系对其他变量进行预测？回归分析和典型相关就是解决这类问题的统计方法.

（4）假设的构造与检验　以多元正态分布的均值向量及协方差矩阵为代表的多元正态总体参数的估计和假设检验.

（5）多元统计分析的理论基础　多元统计分析的理论基础主要涉及随机向量特别是正态随机向量，以及由这些随机向量定义的各种多元统计量，推导它们的分布并研究其性质. 其中，抽样分布理论不仅是统计推断的基础，也是多元统计分析的理论基础.

多元统计起源于 20 世纪 30 年代. 到了 50 年代中期，随着计算机的发展，多元统计分析在地质、气象、医学、经济学等领域得到了广泛应用. 近年来，我国在多元统计理论的研究和医学研究的应用上也取得了很多令人瞩目的成绩. 在医学研究领域中一批有实力的科技队伍已经形成.

1.2　多元统计方法在医学研究中的应用

为进一步说明多元统计方法在医学研究中的应用价值,我们谨以亲身参与的医学科研实例对此作进一步的说明,这些实例使广大医学生和从事医学科研工作的读者产生更多的感性认识,并使他们能够结合自身实践加深对多元统计分析的理解. 本节根据上节的研究目标及内容进行分类组织. 当然,实际研究中的情况往往是多方面的、复杂的,许多实例往往可以同时适合多种类别的分析方法.

数据简化或结构简化:

(1) 老年生命质量研究中的一个重要方面是生活自理能力的评价,该评价通常涉及12 项指标,从基本的穿衣、吃饭,到更高层次的购物、理财,如何简化这个数据结构而又不失重要的信息?(参见第 9 章)

(2) 某项成人亚健康调查研究拟采用多项指标从几个方面来反映某职业人群的亚健康状况,如何基于一个较庞大的指标体系对该人群的亚健康状况进行综合评价?(参见第 8 章)

分类与判别:

(3) 如何根据人口学指标和医疗卫生服务指标将地区进行划分,进而评价医疗资源配制的合理性或根据人体基本生理指标对人群进行分类?(参见第 10 章.)

(4) 对肺部有阴影的患者,如何根据阴影大小、部位、边缘是否光滑,并结合患者的临床表现对其进行诊断?(参见第 11 章.)

变量间关系:

(5) 在国民体格发育调查中,如何根据青少年体格发育状况及其肺功能状态,来评价其肺功能与体格发育的关系?(参见第 4 章.)

(6) 对已接受手术治疗的原发性乳腺癌患者进行随访观察,如何探索可能影响手术效果的预后因素,并确定各预后因素对患者生存时间的影响程度?(参见第 7 章.)

(7) 英国学者 Barker DJP 提出了"慢性疾病的胎儿起源学说",该学说认为心血管病、糖尿病等人类常见成年期慢性疾病的患病风险可能从胎儿时期就已经启动,如何分析新生儿低出生体重及成年期身体状况等指标与中老年期糖尿病患病情况之间的关系?(参见第 6 章.)

假设的构造与检验:

(8) 如何通过观察基于不同药物治疗方案下的 HIV/AIDS 患者病毒学、免疫学等实验室指标的变化,评价国产新药对 HIV/AIDS 患者的疗效?(参见第 3 章.)

(9) 收缩压、总胆固醇、体重指数是心血管病的重要危险因素,如何根据样本资料比较不同民族人群在这些指标上的分布特征?(参见第 3 章.)

作为应用学科,尽管我们无意过多阐述多元分析的数理基础,但读者必须清楚统计理论研究和应用研究之间"源"和"水"的关系. 基础医学、临床医学和公共卫生实践为多元统计学的应用提供了广阔的应用空间,而多元统计方法在实践中又可不断拓展新的方法领域,但无论如何发展,统计学基础理论都是这些方法的生命之源.

1.3 多元统计分析的数据结构

当研究者试图了解某现象或验证某种假说时，常选择 $p(p > 1)$ 个变量或事物的特征进行记录，从而形成了多元数据. 习惯上，我们用 x_{ij} 表示第 i 个样品 $(i = 1, \cdots, n)$ 的第 $j(j = 1, \cdots, p)$ 个变量的观测值，于是，p 个变量的 n 个观测值数据结构见表 1.1.

表 1.1 多元数据的表格形式

样品编号（i）	观察指标（j）					
	X_1	X_2	$\cdots$	X_j	$\cdots$	X_p
1	x_{11}	x_{12}	$\cdots$	x_{1j}	$\cdots$	x_{1p}
2	x_{21}	x_{22}	$\cdots$	x_{2j}	$\cdots$	x_{2p}
$\vdots$	$\vdots$	$\vdots$		$\vdots$		$\vdots$
n	x_{n1}	x_{n2}	$\cdots$	x_{nj}	$\cdots$	x_{np}

将上述数据的表格形式以 n 行 p 列的矩形阵来表达，就是多元数据矩阵.

$$X = \begin{bmatrix} x_{11} & x_{12} & \cdots & x_{1p} \\ x_{21} & x_{22} & \cdots & x_{2p} \\ \vdots & \vdots & & \vdots \\ x_{n1} & x_{n2} & \cdots & x_{np} \end{bmatrix} \text{ 或简写为 } X = (x_{ij})_{n \times p}. \tag{1.1}$$

数据矩阵 X 包含了全部变量的所有观测值.

我们称数据矩阵 X 中的每一行称为行向量，每一列称为列向量，如无特指，行向量与列向量统称为向量. 这个向量在未进行观察之前其取值是不确定的，称为随机向量，但在观测实施后，它就是有固定取值的向量. 在多元统计分析中涉及的都是随机向量，或是多个随机向量组成的随机矩阵，如式 (1.1).

用数据矩阵格式记录数据的优势有：①有利于对数据的变换、处理和计算；②用阵列表示的数据关系很容易在计算机上编程，从而使一些重要统计量的计算可由程序来完成.

例 1.1 为了解藏族青少年身体发育及形态学特征，在川西某藏族居住区 12 岁女童中随机抽取 57 名并测量其相关指标，部分资料见表 1.2.

表 1.2 样本测量数据的表格形式

编号 （i）	胸围（cm）X_1	腰围（cm）X_2	臀围（cm）X_3
1	72.0	65.0	80.0
2	78.0	67.0	91.0
3	75.0	62.0	80.0
4	70.0	61.0	88.0
5	76.0	60.0	91.0
6	71.0	62.0	83.0

编号 （i）	胸围（cm）X_1	腰围（cm）X_2	臀围（cm）X_3
7	63.0	58.0	78.0
⋮	⋮	⋮	⋮
57	80.0	68.0	92.0

资料来源：国家科技部科技基础性工作专项重点项目（项目编号：2006FY110300）

表 1.2 中资料用矩阵形式表达为

$$X = \begin{bmatrix} 72.0 & 65.0 & 80.0 \\ 78.0 & 67.0 & 91.0 \\ \vdots & \vdots & \vdots \\ 80.0 & 68.0 & 92.0 \end{bmatrix},$$

这里，观察指标有 3 个（$p = 3$）：胸围（X_1），腰围（X_2），臀围（X_3），(X_1, X_2, X_3) 就是 3 维向量，每一个观察对象在这些指标上的测量值就构成一个行向量，因此，57 个观察对象就有 57 个行向量，它们是

$$\alpha_1 = (72.0, 65.0, 80.0), \quad \alpha_2 = (78.0, 67.0, 91.0), \quad \cdots, \quad \alpha_{57} = (80.0, 68.0, 92.0).$$

与一元统计类似，多元统计分析仍然将根据研究目的确定的研究对象的全体称为总体．如果构成总体的个体具有 p 个需要观测的指标，我们就称这样的总体为 p 维（元）总体．称每一个体的 p 个变量的观测为一个样品，而全部 n 个样品组成一个样本．上述实例就是 $p = 3, n = 57$ 的一个样本．

1.4　多元描述统计量

例 1.1 中多元数据的结构和变量间的相互关系启示我们，与一元分析相比，多元分析在实践中所产生的数据集通常是庞大且复杂的．然而，与一元数据中通过使用描述统计量来把握随机变量的分布特征一样，多元数据分布特征的把握也依赖于描述统计量．在此，我们首先给出针对样本数据的常用描述统计量，包括样本均值向量、样本协方差矩阵和样本相关系数矩阵．关于多元随机变量的数字特征，我们还将在第 2 章中作进一步介绍．

1.4.1　样本均值向量

样本均值向量处于样本数据矩阵的"中心"位置，由样本观察值计算得到的均值向量记为

$$\overline{X} = \begin{bmatrix} \overline{X}_1 \\ \overline{X}_2 \\ \vdots \\ \overline{X}_p \end{bmatrix} = (\overline{X}_1, \overline{X}_2, \cdots, \overline{X}_p)^{\mathrm{T}}, \tag{1.2}$$

其中，$\overline{X}_j = \dfrac{1}{n}\sum\limits_{i=1}^{n} x_{ij}\,(j = 1, 2, \cdots, p)$，等式右边括号右上角的符号 "T" 表示转置．

例 1.2 利用例 1.1 资料计算 57 名 12 岁女童的三项观察指标：胸围（cm）X_1、腰围（cm）X_2、臀围（cm）X_3 的样本均值分别是

$$\overline{X}_1 = \frac{1}{57} \sum_{i=1}^{57} x_{i1} = \frac{1}{57}(72+78+\cdots+80) = 76.58,$$

$$\overline{X}_2 = \frac{1}{57} \sum_{i=1}^{57} x_{i2} = \frac{1}{57}(65+67+\cdots+68) = 67.14,$$

$$\overline{X}_3 = \frac{1}{57} \sum_{i=1}^{57} x_{i3} = \frac{1}{57}(80+91+\cdots+92) = 87.51,$$

其均值向量为

$$\overline{X} = \begin{bmatrix} \overline{X}_1 \\ \overline{X}_2 \\ \overline{X}_3 \end{bmatrix} = \begin{bmatrix} 76.58 \\ 67.14 \\ 87.51 \end{bmatrix} = (76.58, 67.14, 87.51)^{\mathrm{T}}.$$

1.4.2 样本协方差矩阵

在一元统计分析中，我们用方差描述随机变量的离散程度. 与此类似，在多元分析中，描述随机向量离散程度的统计指标是样本协方差矩阵. 协方差矩阵不仅能够描述单一变量的离散程度，还能刻画 X 与 Y 取值间的相互关系.

为便于理解，我们将样本协方差矩阵的计算写成两部分：

$$s_{jj} = \frac{1}{n-1} \sum_{i=1}^{n} (x_{ij} - \overline{x}_j)^2, \quad j = 1, 2, \cdots, p, \tag{1.3}$$

$$s_{jk} = \frac{1}{n-1} \sum_{i=1}^{n} (x_{ij} - \overline{x}_j)(x_{ik} - \overline{x}_k), \quad j = 1, 2, \cdots, p, \quad k = 1, 2, \cdots, p, \tag{1.4}$$

式 (1.3) 是对 p 维随机变量的每一个分量 x_j 求方差，式 (1.4) 为 p 维随机变量中的任意两个变量 x_j 与 x_k 间的相互关系，或者说是它们各自离均差积和的平均值. 事实上，两个公式可以统一，因为 x_j 的方差就是 x_j 同自身的协方差.

对于 p 维随机变量，我们可得样本协方差矩阵

$$S = \begin{bmatrix} s_{11} & s_{12} & \cdots & s_{1p} \\ s_{21} & s_{22} & \cdots & s_{2p} \\ \vdots & \vdots & & \vdots \\ s_{p1} & s_{p2} & \cdots & s_{pp} \end{bmatrix},$$

该矩阵包括 p 个方差和 $\frac{1}{2}p(p-1)$ 个可能不同的协方差. 从分布上看，样本方差位于矩阵中的主对角线上，且协方差矩阵为对称矩阵.

例 1.3 利用例 1.1 资料计算 57 名 12 岁女童的三项观察指标：胸围（cm）X_1、腰围（cm）X_2、臀围（cm）X_3 的样本方差和协方差是

$$s_{11} = \frac{1}{57-1} \sum_{i=1}^{57} (x_{i1} - \overline{x}_1)^2$$

$$= \frac{1}{56} \times \left[(72-76.58)^2 + (78-76.58)^2 + \cdots + (80-76.58)^2 \right] = 67.32,$$

$$s_{22} = \frac{1}{57-1} \sum_{i=1}^{57} (x_{i2} - \bar{x}_2)^2$$

$$= \frac{1}{56} \times \left[(65 - 67.14)^2 + (67 - 67.14)^2 + \cdots + (68 - 67.14)^2 \right] = 69.02,$$

$$s_{33} = \frac{1}{57-1} \sum_{i=1}^{57} (x_{i3} - \bar{x}_3)^2$$

$$= \frac{1}{56} \times \left[(80 - 87.51)^2 + (91 - 87.51)^2 + \cdots + (92 - 87.51)^2 \right] = 38.47,$$

$$s_{12} = \frac{1}{57-1} \sum_{i=1}^{57} (x_{i1} - \bar{x}_1)(x_{i2} - \bar{x}_2)$$

$$= \frac{1}{56} \times \left[(72 - 76.58)(65 - 67.14) + \cdots + (80 - 76.58)(68 - 67.14) \right]$$

$$= 60.85,$$

$$s_{13} = \frac{1}{57-1} \sum_{i=1}^{57} (x_{i1} - \bar{x}_1)(x_{i3} - \bar{x}_3)$$

$$= \frac{1}{56} \times \left[(72 - 76.58)(80 - 87.51) + \cdots + (80 - 76.58)(92 - 87.51) \right]$$

$$= 47.31,$$

$$s_{23} = \frac{1}{57-1} \sum_{i=1}^{57} (x_{i2} - \bar{x}_2)(x_{i3} - \bar{x}_3)$$

$$= \frac{1}{56} \times \left[(65 - 67.14)(80 - 87.51) + \cdots + (68 - 67.14)(92 - 87.51) \right]$$

$$= 43.27.$$

并且，$s_{12} = s_{21}$，$s_{13} = s_{31}$，$s_{23} = s_{32}$. 于是我们得到了含 3 个变量的样本协方差矩阵如下：

$$S = \begin{bmatrix} 67.32 & 60.85 & 47.31 \\ 60.85 & 69.02 & 43.27 \\ 47.31 & 43.27 & 38.47 \end{bmatrix}.$$

1.4.3　样本相关系数矩阵

描述统计量的最后一个要考虑的是样本相关系数（或 Pearson-积矩相关系数），p 维变量中第 j 个和第 k 个变量的样本相关系数定义为

$$r_{jk} = \frac{s_{jk}}{\sqrt{s_{jj} s_{kk}}} = \frac{\sum\limits_{i=1}^{n} (x_{ij} - \bar{x}_j)(x_{ik} - \bar{x}_k)}{\sqrt{\sum\limits_{i=1}^{n} (x_{ij} - \bar{x}_j)^2 \sum\limits_{i=1}^{n} (x_{ik} - \bar{x}_k)^2}}, \quad j = 1, \cdots, p, \quad k = 1, \cdots, p.$$

$$(1.5)$$

相关系数的取值在 -1 与 $+1$ 之间.

由样本观察值计算的相关系数矩阵表示为

$$R = \begin{bmatrix} 1 & r_{12} & \cdots & r_{1p} \\ r_{21} & 1 & \cdots & r_{2p} \\ \vdots & \vdots & & \vdots \\ r_{p1} & r_{p2} & \cdots & 1 \end{bmatrix}.$$

我们对相关系数这个统计量感兴趣的原因在于它的量纲为一，即改变变量的度量单位不会改变相关系数. 事实上，对每个变量作标准化变换，则标准化变换后的协方差矩阵就等于原变量的相关系数矩阵. 进一步，它是判断随机变量间独立性的重要统计量，在实际分析中，相关系数在衡量两个变量的相互关系上比协方差更有价值.

例 1.4 利用例 1.1 资料计算 57 名 12 岁女孩三项观察指标：胸围（cm）X_1、腰围（cm）X_2、臀围（cm）X_3 的相关系数矩阵

$$R = \begin{bmatrix} 1.000 & 0.893 & 0.930 \\ 0.893 & 1.000 & 0.840 \\ 0.930 & 0.840 & 1.000 \end{bmatrix}.$$

上述计算过程类似协方差矩阵的计算过程，此处不再赘述.

1.5 统 计 距 离

统计距离是学习多元统计分析的基础，因此，有必要将统计距离的概念单独加以介绍.

欧几里得距离（Euclidean distance，欧氏距离）是人们所熟知的，它是定义在 p 维空间中两点之间的距离. 例如，考虑平面的点 $P(x_1, x_2)$，则 P 到原点 $O(0,0)$ 的直线距离 $d(O,P)$ 是

$$d(O,P) = \sqrt{x_1^2 + x_2^2}. \tag{1.6}$$

将二维空间拓展到 p 维空间，设点 P 的坐标为 $(x_1, x_2, \cdots, x_p)$，则 P 到原点 $O(0, 0, \cdots, 0)$ 的距离为

$$d(O,P) = \sqrt{x_1^2 + x_2^2 + \cdots + x_p^2}. \tag{1.7}$$

任意两点 $P = (x_1, x_2, \cdots, x_p)$ 和 $Q = (y_1, y_2, \cdots, y_p)$ 的欧氏距离定义为

$$d(P,Q) = \sqrt{(x_1 - y_1)^2 + (x_2 - y_2)^2 + \cdots + (x_p - y_p)^2}. \tag{1.8}$$

欧氏距离虽然简单直观，但在统计分析中的局限性也非常明显，原因在于它将样品的不同属性（即各指标或各变量）之间的差别等同看待，即在计算距离时每个变量所起的作用是相同的（等权重）. 因此，欧氏距离不能完全体现具有不同变异程度的观察值的变化. 例如，根据患者的临床症状对疾病进行判别分类时，患者的不同属性对于区分个体有着不同的重要性. 因此，需要引入更广义的距离概念，统计距离就是基于这样的考虑而被引入的. 为了便于理解，我们用图 1.1 来解释统计距离的概念.

图中，假设变量 x_1, x_2 相互独立，从观察点

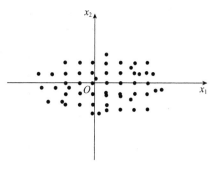

图 1.1 随机点 $P(x_1, x_2)$
在平面上变化的散点图

的分布上看，沿 x_1 方向的离散程度要比沿 x_2 方向的离散程度大得多，即在 x_1 轴单位长度上所含的观察点的个数（密度）要比在 x_2 轴单位长度上所含的观察点的个数少得多，这是由于 x_1 的测量尺度与 x_2 的测量尺度不同所导致. 解决该问题的通常方法是通过加权使测量尺度标准化，具体做法是将每个坐标除以各自的标准差，得到相应的新坐标 $x_1^* = x_1 / \sqrt{s_{11}}$ 和 $x_2^* = x_2 / \sqrt{s_{22}}$，这些标准化后的新坐标保证了度量尺度的一致性.

在新坐标下的欧氏距离

$$d\,(O,\,P) = \sqrt{(x_1^*)^2 + (x_2^*)^2}$$

$$= \sqrt{\left(\frac{x_1}{\sqrt{s_{11}}}\right)^2 + \left(\frac{x_2}{\sqrt{s_{22}}}\right)^2} = \sqrt{\frac{x_1^2}{s_{11}} + \frac{x_2^2}{s_{22}}} \tag{1.9}$$

称为统计距离. 换句话说，统计距离就是对原坐标的加权距离.

式（1.9）与式（1.6）不同的是，式（1.9）中 x_1 和 x_2 分别增加了权重 $k_1 = 1/\sqrt{s_{11}}$ 和 $k_2 = 1/\sqrt{s_{22}}$. 当两个样本的方差相同时，即 $k_1 = k_2$ 时，统计距离与欧氏距离相差一个常数倍.

令式（1.9）右端等于 $c\,(c \geqslant 0)$，并将式（1.9）两边平方得

$$\frac{x_1^2}{s_{11}} + \frac{x_2^2}{s_{22}} = c^2. \tag{1.10}$$

式（1.10）表示所有到原点距离的平方为常数 c^2 的点的轨迹是一个椭圆，该椭圆以原点为中心，长轴和短轴分别与坐标轴重合，即式（1.10）中统计距离的含义是到原点距离为某常数的所有点的轨迹组成的一椭圆.

统计距离的概念可直接推广到 p 维空间. 设点 P 和 Q 均含有 p 个坐标，即 $P = (x_1, x_2, \cdots, x_p)$, $Q = (y_1, y_2, \cdots, y_p)$. 假设 Q 是一个固定点，且变量坐标间的变化相互独立，令 $s_{11}, s_{22}, \cdots, s_{pp}$ 分别是由 $x_1, x_2, \cdots, x_p$ 的 n 个测量值构造的样本方差，则点 P 与 Q 的统计距离是

$$d(P, Q) = \sqrt{\frac{(x_1 - y_1)^2}{s_{11}} + \frac{(x_2 - y_2)^2}{s_{22}} + \cdots + \frac{(x_p - y_p)^2}{s_{pp}}}. \tag{1.11}$$

式（1.11）的几何意义与式（1.9）类似. 即，所有到定点 Q 的距离的平方为某定值的点分布在一个超椭球面上，其中心为 Q，长轴与短轴平行于坐标轴. 式（1.11）还提示，当 $s_{11} = s_{22} = \cdots = s_{pp} = 1$，即椭球的长、短轴都为 1 时，超椭球面就成为单位球面，这时的统计距离就退化为欧氏距离.

在实践中，由于各个变量之间通常是不独立的，因此，式（1.11）的应用受到限制，如图 1.2 所示的点的分布趋势，变量 x_1 和 x_2 就不是相互独立的.

图 1.3 显示，如果在分布趋势保持不变的情况下，将原坐标系绕原点沿逆时针方向旋转 θ 角得到新坐标，使得在新坐标系下，$\tilde{x}_1$ 和 $\tilde{x}_2$ 是独立的，这样，仍可以用式（1.9）得到统计距离的计算公式

$$d(O, P) = \sqrt{\frac{\tilde{x}_1^2}{\tilde{s}_{11}} + \frac{\tilde{x}_2^2}{\tilde{s}_{22}}}, \tag{1.12}$$

其中，$\tilde{s}_{11}$ 和 $\tilde{s}_{22}$ 分别表示由 $\tilde{x}_1$ 和 $\tilde{x}_2$ 的测量值计算出的样本方差.

原坐标系 (x_1,x_2) 与旋转后的新坐标系 $(\widetilde{x}_1,\widetilde{x}_2)$ 之间有如下关系：

$$\widetilde{x}_1 = x_1 \cos(\theta) + x_2 \sin(\theta),$$
$$\widetilde{x}_2 = - x_1 \sin(\theta) + x_2 \cos(\theta).\qquad(1.13)$$

将式（1.13）代入式（1.12）并经过简单计算，这样从点 $P(\widetilde{x}_1,\widetilde{x}_2)$ 到原点 $O(0,0)$ 的距离可以用 P 的原始坐标 (x_1,x_2) 表示

$$d(O,P) = \sqrt{a_{11}x_1^2 + 2a_{12}x_1x_2 + a_{22}x_2^2},\qquad(1.14)$$

这里的系数 a_{11},a_{12},a_{22} 由角 θ 决定，式（1.14）与式（1.12）不同之处是交叉乘积项 $2a_{12}x_1x_2$ 的出现.

一般地，在变量相关条件下，$P(x_1,x_2)$ 点到固定点 $Q(y_1,y_2)$ 的统计距离为

$$d(P,Q) = \sqrt{a_{11}(x_1-y_1)^2 + 2a_{12}(x_1-y_1)(x_2-y_2) + a_{22}(x_2-y_2)^2},\qquad(1.15)$$

并且所有与点 Q 距离的平方为常数 c^2 的点 $P(x_1,x_2)$，其坐标满足

$$a_{11}(x_1-y_1)^2 + 2a_{12}(x_1-y_1)(x_2-y_2) + a_{22}(x_2-y_2)^2 = c^2.\qquad(1.16)$$

这是一个以 Q 点为中心的椭圆方程，见图 1.3.

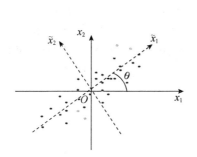

图 1.2　正相关数据和一个
旋转坐标系的示意图

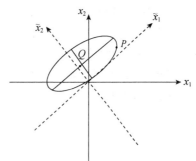

图 1.3　到点 Q 为常数距离的
点为椭圆

式（1.15）与式（1.16）的距离公式可直接推广到 p 维空间，这里不再赘述.

统计距离是构成统计描述和统计推断的基本要素之一. 统计距离与欧氏距离的主要不同在于它既考虑了观测值之间的变异性，又考虑了观测变量之间的相互关系，是用各个观测指标的标准差的倒数作为权重的加权欧氏距离，因此不再受各指标量纲的影响，将原始数据作旋转变换后，其统计距离不变. 在以后章节中的学习中将反复用到统计距离的概念，读者可以通过统计原理的学习和研究案例的分析对它有进一步的认识和理解.

1.6　多元统计方法与统计软件

统计学的发展离不开计算机的帮助，特别是在多元统计分析中，由于涉及的变量众多，而且计算方法越来越复杂，如果完全根据推导公式进行手工计算，而不借助于统计软件，将大大限制统计学在医学研究中的应用. 统计软件作为一种专门的数据分析工具，是统计学应用的一项专门技术，也是实现各种复杂的多元统计方法的重要载体. 目前，能够应用于多元统计分析的软件数量众多，功能各异，如 SAS、SPSS、Stata、R

软件等，其中 SPSS 软件和 SAS 软件是国内医学统计学领域应用最广泛的两个统计软件.

SPSS 软件主要是以菜单和对话框的方式将各种统计分析方法的选项一目了然地展现出来，省去了编写程序的麻烦，方便广大医务人员的应用，但是要完成某些高级的多元统计分析方法，SPSS 软件也需要依赖于编写程序来实现.

SAS 软件全称为 Statistics Analysis System，最早由北卡罗来纳大学的两位生物统计学研究生编制，SAS 软件是用于决策支持的大型集成信息系统，统计分析功能是它的重要组成部分和核心功能，它具有完备的数据访问、管理、统计分析、矩阵运算、作图及应用开发功能. 在数据管理和统计分析领域，SAS 软件已成为国内外认可度最高和应用范围最广泛的统计软件系统，它可以完成医学研究领域常用的各种统计分析方法. 此外，SAS 软件是由大型机系统发展而来，其核心操作方式就是程序驱动，经过多年的发展，现在已成为一套完整的计算机语言，而且与其他多元统计分析软件相比，SAS 软件的编程语言更为简洁、短小，所涵盖的分析程序和模块更多，应用起来更加灵活方便.

总的来说，SAS 软件备受国内外统计工作者青睐，故本书以 SAS 软件为计算工具，来实现各种复杂的统计分析方法，并对其结果进行详尽的解释说明，以辅助本教材的使用者更好地应用多元统计方法. 本书中每一章的实例所涉及的 SAS 分析程序和语句统一编排在附录里，关于 SAS 软件的数据步和过程步的基础知识，请参阅 SAS 帮助文档或 SAS 软件相关参考书籍.

第 2 章 多元正态分布及参数估计

正态分布既可以作为某些自然现象的总体模型，又可被看作许多其他理论分布的渐近或者极限，这种双重作用使其在统计学中占有举足轻重的位置. 事实上，本书中所遇到的大多数方法都是基于总体服从多元正态分布这一假设. 由于多元正态分布的理论与实践目前都比较成熟，已有一整套行之有效的统计推断方法，因此，本章在首先介绍随机向量分布的基础上，重点讨论多元正态分布的性质及特征. 之后，我们还将介绍与多元正态分布密切相关的几个重要统计量及其分布，特别是多元正态分布的两个"同伴"分布，威沙特（Wishart）分布和霍特林（Hotelling）T^2 分布. 讨论这些统计量及其分布将为第 3 章的学习奠定基础.

2.1 随 机 向 量

在一元统计分析中，描述随机变量的基本工具是概率分布函数或简称分布函数. 类似的在多元统计分析中，描述随机向量（或称多元随机变量）的基本工具也是分布函数，它是多元情形下对一元分布的推广.

2.1.1 随机变量的分布函数与密度函数回顾

1. 分布函数

设 X 是一个随机变量，x 是任意实数，令 $F(x) = P(X \leqslant x)$，则称 $F(x)$ 为随机变量 X 的分布函数.

分布函数具有以下基本性质：

(1) $F(x)$ 是单调递增函数，即对任意的 $x_1 < x_2$，有 $F(x_1) \leqslant F(x_2)$；

(2) $0 \leqslant F(x) \leqslant 1$，且有 $F(-\infty) = \lim\limits_{x \to -\infty} F(x) = 0$，$F(+\infty) = \lim\limits_{x \to +\infty} F(x) = 1$；

(3) $F(x)$ 右连续，即 $F(x+0) = F(x)$.

2. 密度函数

设 $F(x)$ 是随机变量 X 的分布函数，如果存在某个非负函数 $f(x)$，对任意实数 x 有

$$F(x) = \int_{-\infty}^{x} f(t) \mathrm{d}t,$$

则称 $f(x)$ 为随机变量 X 的概率密度函数，称 X 为连续型随机变量.

任意随机变量的密度函数必然满足

(1)

$$f(x) \geqslant 0;$$

（2）

$$\int_{-\infty}^{+\infty} f(x)\mathrm{d}x = 1.$$

3. 分布函数与密度函数的关系

$$F(x) = \int_{-\infty}^{x} f(t)\mathrm{d}t \Rightarrow F'(x) = f(x).$$

这种关系的几何见图 2.1.

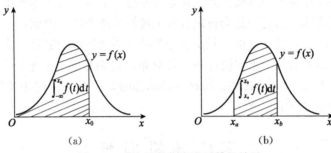

(a)　　　　　　　(b)

图 2.1　分布函数与密度函数的关系

如果随机变量 X 为离散型变量，则将分布函数的积分形式转换成相应的概率累加形式，其他相关性质保持不变.

2.1.2　随机向量的联合分布函数与密度函数

随机向量的联合分布函数与密度函数在本质上与一元函数相同. 为便于理解，我们在此以二维随机变量为例介绍随机向量联合分布的概念，以及由它派生出的变量子集的边缘分布、条件分布，并讨论其分布的独立性. 对于 p 维随机变量，完全可以看作二维随机变量的自然推广，其性质不变.

1. 二维联合分布函数的定义

设 (X,Y) 是二维随机变量，对于任意一对实数 (x,y)，定义

$$F(x,y) = P(X \leqslant x, Y \leqslant y),$$

则称 $F(x,y)$ 为二维随机变量 (X,Y) 的联合分布函数，$P(X \leqslant x, Y \leqslant y)$ 指事件 $\{X < x\}$ 和事件 $\{Y < y\}$ 同时发生的概率，见图 2.2.

与一元分布函数不同的是，二元联合分布强调的是两个随机事件同时发生的概率. 因此在多元情况下，逐一研究其分量不能完整地体现变量之间的内在联系.

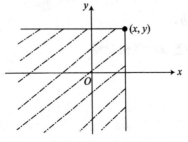

图 2.2　集合 $\{X < x\} \bigcap \{Y < y\}$

2. 二维联合分布的基本性质

（1）关于 x 和 y 分别是单调递增的，即固定 x，$F(x,y)$ 是 y 的不减函数；固定 y，$F(x,y)$ 是 x 的不减函数；

（2）$0 \leqslant F(x,y) \leqslant 1$，且有 $F(-\infty,-\infty)=0$，

$F(+\infty, +\infty) = 1$;

（3）$F(x, y)$ 对 x 和 y 右连续，即对任意的 x, y，$F(x, y) = F(x+0, y) = F(x, y+0)$；

（4）对任意的 $x_1 < x_2$ 和 $y_1 < y_2$ 有

$F(x_2, y_2) + F(x_1, y_1) - F(x_1, y_2) -$
$F(x_2, y_1) \geqslant 0$.

显然，不等式左边正是随机点 (X, Y) 落在矩形区域 $\{x_1 < x \leqslant x_2,\ y_1 < y \leqslant y_2\}$ 内的概率（图 2.3）.

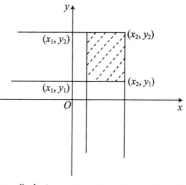

图 2.3　集合 $\{x_1 < x \leqslant x_2 \bigcap y_1 < y \leqslant y_2\}$

3. 二维联合分布函数与密度函数的关系

若存在一个非负函数 $f(x, y)$，使得

$$\int_{-\infty}^{+\infty} \int_{-\infty}^{+\infty} f(x, y)\,\mathrm{d}x\mathrm{d}y = 1$$

和对任意实数 $x, y \in \mathbf{R}$，有

$$F(x, y) = \int_{-\infty}^{y} \int_{-\infty}^{x} f(u, v)\,\mathrm{d}u\mathrm{d}v$$

成立，则称 $F(x, y)$ 有密度函数 $f(x, y)$.

分布函数与密度函数的关系用下式表示：

$$\frac{\partial^2 F(x, y)}{\partial x \partial y} = f(x, y).$$

4. 边缘分布

二维随机变量 (X, Y) 的每个分量都是一维随机变量，都有各自分布函数. 函数
$$P(X \leqslant x) = P(X \leqslant x, Y < \infty) = F(x, \infty)$$
称为 (X, Y) 关于 X 的边缘分布函数（marginal distribution function），记为 $F_X(x)$；函数
$$P(Y \leqslant y) = P(X < \infty, Y \leqslant y) = F(\infty, y)$$
称为 (X, Y) 关于 Y 的边缘分布函数，记为 $F_Y(y)$.

如果 (X, Y) 有密度函数 $f(x, y)$，则有

$$F_X(x) = \int_{-\infty}^{x} \left(\int_{-\infty}^{+\infty} f(u, v)\,\mathrm{d}v \right) \mathrm{d}u.$$

因此，X 就有边缘密度函数

$$f_X(x) = \int_{-\infty}^{\infty} f(x, v)\,\mathrm{d}v,$$

则边缘分布函数也可写为

$$F_X(x) = \int_{-\infty}^{x} f_X(u)\,\mathrm{d}u.$$

同理，(X, Y) 关于 Y 的边缘分布函数和边缘密度函数分别是

$$F_Y(y) = \int_{-\infty}^{y} f_Y(v)\,\mathrm{d}v \text{ 和 } f_Y(y) = \int_{-\infty}^{\infty} f(u, y)\,\mathrm{d}u.$$

离散变量的边缘分布与边缘密度的原理与连续变量相同.

5. 统计独立性

设两随机变量 X 和 Y，如果对任意实数 x, y 满足

$$P(X \leqslant x, Y \leqslant y) = P(X \leqslant x)P(Y \leqslant y),$$

则称变量 X, Y 相互独立. 此时联合分布等于边缘分布的乘积. 即

$$F(x, y) = F_X(x)F_Y(y).$$

如果 (X, Y) 有密度函数，则

$$f(x, y) = \frac{\partial^2 F(x, y)}{\partial x \, \partial y} = \frac{\partial F(x)F(y)}{\partial x \, \partial y}$$

$$= \frac{\mathrm{d}F(x)}{\mathrm{d}x} \times \frac{\mathrm{d}F(y)}{\mathrm{d}y}$$

$$= f(x)f(y)$$

成立，即联合密度函数等于边缘密度函数的乘积.

6. 条件分布

设 (X, Y) 是二维离散型随机变量，对于固定的 j，若 $P(Y = y_j) > 0$，则称

$$P(X = x_i \mid Y = y_j) = \frac{P(X = x_i, Y = y_j)}{P(Y = y_j)} = \frac{p_{ij}}{\sum\limits_i p_{ij}} \quad (i = 1, 2, \cdots)$$

为在 $Y = y_j$ 条件下，随机变量 X 的条件分布（conditional distribution）.

同理，对于固定的 i，若 $P(X = x_i) > 0$，则称

$$P(Y = y_j \mid X = x_i) = \frac{P(X = x_i, Y = y_j)}{P(X = x_i)} = \frac{p_{ij}}{\sum\limits_j p_{ij}} \quad (j = 1, 2, \cdots)$$

为在 $X = x_i$ 条件下，随机变量 Y 的条件分布.

对于连续随机变量，由于对于任意的 x, y，都有 $P(Y = y) = 0$ 及 $P(X = x) = 0$，因此不能直接用条件概率的公式来定义条件分布函数，可以采用极限的方法处理，具体可见参考文献 [29].

对于 p 维随机变量可以看作二维随机变量的自然推广，完全可以仿照二维的情况进行讨论，这里不再赘述.

例 2.1 已知随机变量 X 和 Y 的联合分布为表 2.1.

表 2.1　**X 和 Y 联合分布**

Y \\ X	0	1
−1	0.10	0.08
0	0.30	0.25
1	0.15	0.12

求：（1）求随机变量 X 和 Y 的边缘分布；（2）问随机变量 X 和 Y 是否独立？

解　（1）X 的边缘分布为

$$P(X = 0) = 0.10 + 0.30 + 0.15 = 0.55,$$
$$P(X = 1) = 0.08 + 0.25 + 0.12 = 0.45.$$

Y 的边缘分布为

$$P(Y = -1) = 0.10 + 0.08 = 0.18,$$
$$P(Y = 0) = 0.30 + 0.25 = 0.55,$$
$$P(Y = 1) = 0.15 + 0.12 = 0.27.$$

X 和 Y 的联合分布及边缘分布见表 2.2.

表 2.2　X 和 Y 联合分布及边缘分布

Y	X		
	0	1	$p_i .$
-1	0.10	0.08	0.18
0	0.30	0.25	0.55
1	0.15	0.12	0.27
$p._j$	0.55	0.45	1.00

(2) 由于

$$P(X = 0, Y = -1) = 0.30.$$

而

$$P(X = 0)P(Y = -1) = 0.55 \times 0.18 = 0.099.$$

所以

$$P(X = 0, Y = -1) \neq P(X = 0)P(Y = -1).$$

故 X 和 Y 不独立.

2.1.3　随机向量的数字特征

从前面的讨论中我们可以看出, 尽管随机向量的分布可以完整描述随机向量的取值规律, 但在实践中求解其概率分布往往是非常困难的, 而有时随机向量的概率分布仅依赖于几个参数, 这些参数就是随机向量的数字特征. 于是确定随机向量的分布问题就转化为确定数字特征的问题. 在此, 我们给出几个重要的随机向量的数字特征, 包括均值向量、协方差矩阵以及相关系数矩阵.

1. 随机向量 X 的均值

设 $X = (X_1, X_2, \cdots, X_p)^T$ 是随机向量, 若 $E(X_j) = \mu_j (j = 1, \cdots, p)$ 存在, 则称

$$E(X) = \begin{bmatrix} E(X_1) \\ E(X_2) \\ \vdots \\ E(X_p) \end{bmatrix} = \begin{bmatrix} \mu_1 \\ \mu_2 \\ \vdots \\ \mu_p \end{bmatrix} = \mu$$

为随机向量 X 的均值向量.

容易推得均值向量具有如下性质:

(1) $E(AX) = AE(X)$;

(2) $E(AXB) = AE(X)B$;

(3) $E(AX + BY) = AE(X) + BE(Y)$.

其中, X, Y 为随机向量, A, B 为常数矩阵.

2. 随机向量 X 的协方差矩阵

若 X_i 和 Y_j 的协方差 $\text{Cov}(X_i, Y_j)$ 存在 ($i=1, \cdots, p$; $j=1, \cdots, p$), 则称

$$\text{Cov}(X, Y) = E[(X - E(X))(Y - E(Y))^{\mathrm{T}}]$$

$$= \begin{bmatrix} \text{Cov}(X_1, Y_1) & \text{Cov}(X_1, Y_2) & \cdots & \text{Cov}(X_1, Y_p) \\ \text{Cov}(X_2, Y_1) & \text{Cov}(X_2, Y_2) & \cdots & \text{Cov}(X_2, Y_p) \\ \vdots & \vdots & & \vdots \\ \text{Cov}(X_p, Y_1) & \text{Cov}(X_p, Y_2) & \cdots & \text{Cov}(X_p, Y_p) \end{bmatrix}$$

为随机向量 X 和 Y 的协方差矩阵. 特别地, 当 $X = Y$ 时 $\text{Cov}(X, X) \triangleq D(X) = (\sigma_{ij})_{p \times p} = \Sigma$ 为随机向量 X 的协方差矩阵. 对于任何随机向量 X, 其协方差矩阵 Σ 都是对称矩阵, 同时总是半正定的 (即 $\Sigma \geqslant 0$).

协方差矩阵 Σ 是多元随机变量的一个重要的数字特征, 它刻画了随机变量间的相互关系. 从协方差的定义可以看出, 协方差衡量的仅是线性依赖关系. 关于协方差的结构分析, 我们将在第 8 章的主成分分析和第 9 章的因子分析中进一步讨论.

容易证明, 协方差矩阵具有如下性质:

(1) $D(X + \alpha) = D(X)$, 其中 α 是常数向量;

(2) $D(AX) = AD(X)A^{\mathrm{T}} = A\Sigma A^{\mathrm{T}}$;

(3) $\text{Cov}(AX, BY) = A\text{Cov}(X, Y)B^{\mathrm{T}}$;

(4) 若 $X = (X_1, \cdots, X_p)^{\mathrm{T}}$ 和 $Y = (Y_1, \cdots, Y_p)^{\mathrm{T}}$ 相互独立, $\text{Cov}(X, Y) = 0$, 其中, A, B 为常数矩阵.

3. 随机向量 X 的相关系数矩阵

若 X_i 和 X_j 的协方差 $\text{Cov}(X_i, X_j)(i, j = 1, 2, \cdots, p)$ 存在, 则定义两随机向量 X_i 和 X_j 之间的相关系数如下:

$$\rho_{ij} = \frac{\text{Cov}(X_i, X_j)}{\sqrt{\text{Var}(X_i)}\sqrt{\text{Var}(X_j)}} = \frac{\sigma_{ij}}{\sqrt{\sigma_{ii}\sigma_{jj}}},$$

这里, $\text{Cov}(X_i, X_j) = \sigma_{ij}$, 当 $i = j$ 时, 有 $\text{Cov}(X_i, X_i) = \text{Var}(X_i) = \sigma_{ii}$ 为随机变量 X_i 的方差, 而 $\sqrt{\sigma_{ii}}$ 为 X_i 的标准差 ($i = 1, 2, \cdots, p$).

对于 p 维随机向量 $(X_1, X_2, \cdots, X_p)^{\mathrm{T}}$, 相关系数矩阵为

$$\rho = \begin{bmatrix} \rho_{11} & \cdots & \rho_{1p} \\ \vdots & & \vdots \\ \rho_{p1} & \cdots & \rho_{pp} \end{bmatrix}.$$

显然, 相关系数矩阵是一个实对称矩阵. 对于 p 维正态分布来说, 各个分量独立的充分必要条件是 $\rho_{ij} = 0$ 或 $\sigma_{ij} = 0(i \neq j, i, j = 1, \cdots, p)$.

相关系数的优势是它量纲为一并且同随机变量间的独立性有关. 因此, 相关系数矩

阵在衡量两个变量的相互关系上比协方差矩阵更有用.

2.2　多元正态分布的定义与性质

2.2.1　多元正态密度函数的定义

我们先回顾一元正态分布的密度函数. 设有均值为 μ 和方差为 σ^2 的一元正态分布, 其密度函数为

$$f(x) = \frac{1}{\sqrt{2\pi\sigma^2}} \exp\left[-\frac{1}{2}\left(\frac{x-\mu}{\sigma}\right)^2\right], \quad \sigma > 0, \quad -\infty < x < +\infty. \qquad (2.1)$$

该函数的图形就是我们所熟知的钟形曲线 (图 2.4).

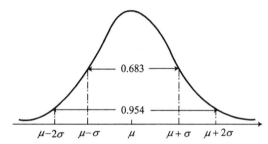

图 2.4　具有均值 μ 和方差 σ^2 的正态密度函数及曲线下面积

图 2.4 显示, 对于正态随机变量 X, 在均值 ± 1 倍标准差和均值 ± 2 倍标准差范围内曲线下的近似面积 (概率) 分别为

$$P(\mu - \sigma \leqslant X \leqslant \mu + \sigma) \approx 0.68,$$

和

$$P(\mu - 2\sigma \leqslant X \leqslant \mu + 2\sigma) \approx 0.95.$$

在式 (2.1) 密度函数的指数部分, 以单位标准差测量从 x 到 μ 的距离的平方有

$$\left(\frac{x-\mu}{\sigma}\right)^2 = (x-\mu)(\sigma^2)^{-1}(x-\mu). \qquad (2.2)$$

将式 (2.2) 中的一元距离替换为多元广义距离 $(x-\mu)^{\mathrm{T}}\Sigma^{-1}(x-\mu)$, 并将标准化常数 $(2\pi)^{1/2}(\sigma^2)^{1/2}$ 进行相应变换就可得到多元正态密度函数.

设 p 维随机向量 $X = (X_1, X_2, \cdots, X_p)^{\mathrm{T}}$ 具有以下分布密度:

$$f(x) = \frac{1}{(2\pi)^{p/2}|\Sigma|^{1/2}} \exp\left[-\frac{1}{2}(x-\mu)^{\mathrm{T}}\Sigma^{-1}(x-\mu)\right], \qquad (2.3)$$

其中, 均值 μ 是 p 维常数向量, 协方差矩阵 Σ 是 p 阶正定矩阵, $|\Sigma|$ 是 Σ 的行列式, 则称 X 服从 p 维正态分布, 记作 $X \sim N_p(\mu, \Sigma)$.

省略相关证明, 上述多元正态分布的定义可以简单地描述为, 有限个相互独立的标准正态随机变量的一些线性组合所构成的随机向量的分布, 称其为多元正态分布.

为方便起见, 以下用二元正态分布为例讨论如何建立密度函数.

例 2.2　设随机向量 $X = (X_1, X_2)^{\mathrm{T}}$ 服从二元正态分布, X_1, X_2 的均数分别为 μ_1, μ_2, 方差分别为 σ_1^2, σ_2^2, X_1 与 X_2 的相关系数为 ρ, 试求正态密度函数.

第一步：计算 Σ^{-1}.

由 $\Sigma = \begin{bmatrix} \sigma_{11} & \sigma_{12} \\ \sigma_{21} & \sigma_{22} \end{bmatrix} = \begin{bmatrix} \sigma_1^2 & \rho\sigma_1\sigma_2 \\ \rho\sigma_2\sigma_1 & \sigma_2^2 \end{bmatrix}$ $(\sigma_1 > 0, \sigma_2 > 0, |\rho| < 1)$，矩阵 Σ 的行列式为

$$|\Sigma| = \sigma_1^2\sigma_2^2 - \rho^2(\sigma_1^2\sigma_2^2) = \sigma_1^2\sigma_2^2(1-\rho^2).$$

由此得到 Σ 的逆矩阵为

$$\Sigma^{-1} = \frac{1}{\sigma_1^2\sigma_2^2(1-\rho^2)}\begin{bmatrix} \sigma_2^2 & -\rho\sigma_1\sigma_2 \\ -\rho\sigma_2\sigma_1 & \sigma_1^2 \end{bmatrix}.$$

第二步：求广义距离平方

$$(x-\mu)^{\mathrm{T}}\Sigma^{-1}(x-\mu)$$

$$= (x_1-\mu_1, x_2-\mu_2)\frac{1}{\sigma_1^2\sigma_2^2(1-\rho^2)}\begin{bmatrix} \sigma_2^2 & -\rho\sigma_1\sigma_2 \\ -\rho\sigma_2\sigma_1 & \sigma_1^2 \end{bmatrix}\begin{bmatrix} x_1-\mu_1 \\ x_2-\mu_2 \end{bmatrix}$$

$$= \frac{1}{1-\rho^2}\left[\left(\frac{x_1-\mu_1}{\sigma_1}\right)^2 + \left(\frac{x_2-\mu_2}{\sigma_2}\right)^2 - 2\rho\left(\frac{x_1-\mu_1}{\sigma_1}\right)\left(\frac{x_2-\mu_2}{\sigma_2}\right)\right].$$

最终，二元正态密度函数可以表达为

$$f(x_1, x_2) = \frac{1}{2\pi\sigma_1\sigma_2\sqrt{(1-\rho^2)}}$$

$$\times \exp\left\{-\frac{1}{2(1-\rho^2)}\left[\left(\frac{x_1-\mu_1}{\sigma_1}\right)^2 + \left(\frac{x_2-\mu_2}{\sigma_2}\right)^2 - 2\rho\left(\frac{x_1-\mu_1}{\sigma_1}\right)\left(\frac{x_2-\mu_2}{\sigma_2}\right)\right]\right\}.$$

二元正态密度函数中有 5 个参数，X_1, X_2 的均数 μ_1, μ_2，方差 σ_1^2, σ_2^2，以及 X_1, X_2 的相关系数 ρ.

2.2.2 多元正态密度函数的几何特征

多元正态分布属于椭球形分布族. 式 (2.3) 显示，分布 $N_p(\mu, \Sigma)$ 的密度在如下形式的椭球面上是不变的，即

$$f(x) = C(C > 0) \Leftrightarrow (x-\mu)^{\mathrm{T}}\Sigma^{-1}(x-\mu) = d^2.$$

上式表明，等高面 $f(x) = C$ 对应于密度等于一个常数的 x 值的点组成的一个椭球面. 即，在距离平方为常数的表面上多元正态密度是常数，这些点的集合被称为轮廓线.

常数概率密度轮廓线 = 满足 $(x-\mu)^{\mathrm{T}}\Sigma^{-1}(x-\mu) = d^2$ 的所有 x 的点的集合 = 中心在 μ 的椭球面.

为了对多元正态密度函数的几何意义有更直观的了解，仍以二元分布为例给出正态密度函数的几何形式. 在这种情况下，等高面 $f(x) = C$ 就成为了等高线，其对应于密度等于一个常数的 x 值的点的轨迹组成一个椭圆.

例 2.3 设随机向量 $X = (X_1, X_2)^{\mathrm{T}}$ 服从二元正态分布，$X \sim N_2(\mu_1, \sigma_1^2, \mu_2, \sigma_2^2, \rho)$，绘制二元正态密度函数的图形及其相应的等高线图形.

在三维空间中，$Z = f(x_1, x_2)$ 表示曲面，而 $Z = C(C > 0)$ 或满足 $f(x_1, x_2) = C$ 的 (x_1, x_2) 的点的集合构成等高线，即

$$\Leftrightarrow \left(\frac{x_1-\mu_1}{\sigma_1}\right)^2 - 2\rho\left(\frac{x_1-\mu_1}{\sigma_1}\right)\left(\frac{x_2-\mu_2}{\sigma_2}\right) + \left(\frac{x_2-\mu_2}{\sigma_2}\right)^2 = a^2(a \geqslant 0).$$

我们分别绘制了 3 组不同参数的密度函数及相应的等高线图见图 2.5，其中，Z 表

示 $f(x_1, x_2)$.

图 2.5 显示的是二维正态分布密度函数及等高线. 注意到这些椭圆等高线是与正态分布均值等距离的曲线，该距离以 Σ^{-1} 为度量单位.

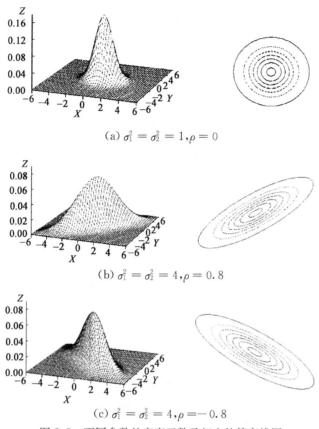

(a) $\sigma_1^2 = \sigma_2^2 = 1, \rho = 0$

(b) $\sigma_1^2 = \sigma_2^2 = 4, \rho = 0.8$

(c) $\sigma_1^2 = \sigma_2^2 = 4, \rho = -0.8$

图 2.5　不同参数的密度函数及相应的等高线图

2.2.3　多元正态密度函数的性质

在介绍多元统计分析的理论和方法时，我们经常用到多元正态分布的某些性质，掌握这些性质使得对正态分布的处理变得容易. 我们在此不加证明地给出其主要性质.

性质 1　如果 $X = (X_1, X_2 \cdots, X_p)^{\mathrm{T}}$ 服从 p 维正态分布，则它的每个分量必服从一元正态分布，但反之不真. 性质 1 表明多元正态分布与一元正态分布有着密切的联系. 在以后章节的学习中，我们将不断遇到多元正态问题可以通过某些适当变换转化为一元正态来处理的例子，所以多元正态分布的很多性质可以从一元正态分布的性质中导出.

性质 2　正态随机向量 X 的任意线性组合仍服从正态分布. 用数学表达式有：若 $X \sim N_p(\mu, \Sigma)$，A 为 $p \times p$ 阶常数矩阵，d 为 p 维常数向量，则

$$AX + d \sim N_p(A\mu + d, A\Sigma A^{\mathrm{T}}).$$

此性质为性质 1 的推广.

性质 3　设 $X \sim N_p(\mu, \Sigma)$，则 X 的任何子向量也服从（多元）正态分布，其均值为 μ 的相应子向量，协方差矩阵为 Σ 的相应子矩阵. 性质 1 是其特例.

性质 4　协方差为零意味着相应的分量是独立的. 对于多元正态分布而言, 不相关与独立的含义相同.

性质 5　p 维正态分布的条件分布仍服从正态分布. 即在某些变量取值固定时, 其余一些变量的分布服从（多元）正态分布.

关于多元正态分布的深入讨论可参见参考文献 [43].

2.3　多元正态分布的参数估计

假定 $X_1, X_2, \cdots, X_n$ 是来自 p 维正态总体 $X \sim N_p(\mu, \Sigma)$ 的一个随机样本, 其中 $X_i = (x_{i1}, x_{i2}, \cdots, x_{ip})^{\mathrm{T}} (i = 1, 2, \cdots, n)$, 此时, 观测数据矩阵

$$X = \begin{bmatrix} x_{11} & x_{12} & \cdots & x_{1p} \\ x_{21} & x_{22} & \cdots & x_{2p} \\ \vdots & \vdots & & \vdots \\ x_{n1} & x_{n2} & \cdots & x_{np} \end{bmatrix}$$

是一个随机矩阵, 则对随机均值向量 μ 和协方差矩阵 Σ 的极大似然估计有如下结论.

1. 均值向量 μ 的极大似然估计

$$\hat{\mu} = \overline{X} = \frac{1}{n} \sum_{i=1}^{n} X_i = (\overline{X}_1, \overline{X}_2, \cdots, X_p)^{\mathrm{T}},$$

其中

$$\overline{X}_j = \frac{1}{n} \sum_{i=1}^{n} x_{ij}, \quad j = 1, 2, \cdots, p.$$

这个结论很容易理解, 因为独立的正态变量的线性组合, 它们的均值 $\overline{X}$ 仍然服从正态分布.

2. 协方差矩阵 Σ 的极大似然估计

$$\hat{\Sigma} = \frac{1}{n} \sum_{i=1}^{n} (X_i - \overline{X})(X_i - \overline{X})^{\mathrm{T}}.$$

注意到上式估计量并不是 Σ 的无偏估计, 为了得到无偏估计量, 常作如下修正. 令

$$S = \frac{n}{n-1} \hat{\Sigma} = \frac{1}{n-1} \sum_{i=1}^{n} (X_i - \overline{X})(X_i - \overline{X})^{\mathrm{T}},$$

则样本的协方差矩阵 S 是 Σ 的无偏估计.

可以证明 $\overline{X}, S$ 分别是 μ, Σ 的 "最小方差" 的 "无偏估计量". 关于多元正态分布参数的极大似然估计量的证明见参考文献 [20].

3. 应用实例

设变量 X_1, X_2 服从二元正态分布, X_1, X_2 的均数分别为 μ_1, μ_2, 方差分别为 σ_1^2, σ_2^2, X_1 与 X_2 的相关系数为 ρ, 则 X_1, X_2 的 $100(1-\alpha)\%$ 的参考值范围由下式决定:

$$\frac{1}{1-\rho^2}\left\{\left(\frac{x_1-\mu_1}{\sigma_1}\right)^2-2\rho\frac{(x_1-\mu_1)(x_2-\mu_2)}{\sigma_1\sigma_2}+\left(\frac{x_2-\mu_2}{\sigma_2}\right)^2\right\}=\chi_\alpha^2(2). \qquad (2.4)$$

该范围是一个椭圆, 它服从自由度为 2 的 χ^2 分布.

令

$$z_i=\frac{x_i-\mu_i}{\sigma_i}\quad(i=1,2),$$

则 X_1, X_2 的 $100(1-\alpha)\%$ 的参考值范围可转化为

$$z_1^2-2\rho z_1 z_2+z_2^2=(1-\rho^2)\chi_\alpha^2(2). \qquad (2.5)$$

当 $\rho>0$ 时, 该椭圆的长轴在过原点的 $45°$ 线上, 长轴长 $2\sqrt{(1+\rho)\chi_\alpha^2(2)}$, 短轴长 $2\sqrt{(1-\rho)\chi_\alpha^2(2)}$; 当 $\rho<0$ 时, 该椭圆的长轴在过原点的 $135°$ 线上, 长轴长 $2\sqrt{(1-\rho)\chi_\alpha^2(2)}$, 短轴长 $2\sqrt{(1+\rho)\chi_\alpha^2(2)}$ (图 2.6).

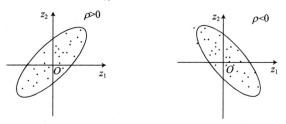

图 2.6　式 (2.5) 散点示意图

例 2.4　测得 57 名 12 岁藏族女童的胸围 (cm) X_1 和腰围 (cm) X_2, 其数据见表 2.3, 试计算此二元变量的 95% 参考值范围.

表 2.3　57 名藏族女童的胸围、腰围测量值

编号	胸围 (cm) X_1	腰围 (cm) X_2	编号	胸围 (cm) X_1	腰围 (cm) X_2
1	72.00	65.00	41	78.00	62.00
2	78.00	65.00	42	87.00	76.00
3	71.00	62.00	43	76.00	68.00
4	75.00	61.00	44	72.00	64.00
5	70.00	60.00	45	81.00	70.00
6	76.00	61.00	46	74.00	68.00
7	80.00	68.00	47	76.00	64.00
8	63.00	58.00	48	86.00	79.00
9	64.00	59.00	49	71.00	60.00
⋮	⋮	⋮	⋮	⋮	⋮
16	58.00	50.00	56	76.00	66.00
⋮	⋮	⋮	57	74.00	67.00

资料来源: 国家科技部科技基础性工作专项重点项目 (2006FY110300)

计算样本均向量

$$\overline{X} = (76.58, 67.14)^{\mathrm{T}}.$$

方差协方差矩阵

$$S = \begin{bmatrix} 67.3195 & 60.8459 \\ 60.8459 & 69.0157 \end{bmatrix}.$$

相关系数矩阵

$$R = \begin{bmatrix} r_{11} & r_{12} \\ r_{21} & r_{22} \end{bmatrix} = \begin{bmatrix} 1.0000 & 0.8927 \\ 0.8927 & 1.0000 \end{bmatrix}.$$

由此，我们可得到 X_1 的均数、方差分别为 76.58 和 67.3195；X_2 的均数、方差分别为 67.14 和 69.0157；X_1 与 X_2 的相关系数为 0.8927.

根据式（2.4），则 X_1 与 X_2 的 95% 参考值落在下列椭圆范围之内.

$$\frac{1}{1-0.8927^2}\left\{\frac{(x_1-76.58)^2}{67.3195} - 2\times 0.8927 \frac{(x_1-76.58)(x_2-67.14)}{\sqrt{67.3195}\times\sqrt{69.0157}} + \frac{(x_2-67.14)^2}{69.0157}\right\}$$
$$= \chi_\alpha^2(2)$$

95% 参考值范围的椭圆图如图 2.7 所示.

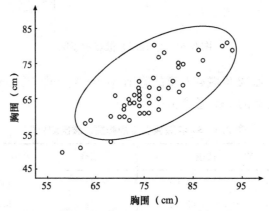

图 2.7　藏族女童胸围、腰围的 95% 参考值范围

这是一个联合参考值范围，表示我国 12 岁藏族女童的胸围（cm）X_1、腰围（cm）X_2 之测量值落在该范围内的概率为 95%.

一般地，由于多元正态分布确定的多元参考值范围考虑了多个指标间的相关性，因此要比单个指标的参考值范围的简单联合更为合理.

2.4　几个重要统计量及其分布

2.3 节讨论了如何通过样本数据计算总体均值向量 μ 和协方差矩阵 Σ 的极大似然估计值 $\overline{X}$ 和 S. 与一元分析类似，本节中我们将首先介绍两个统计量 $\overline{X}$ 和 S 的抽样分布（Sampling distribution）形式，然后给出与 χ^2 分布、t 分布、F 分布相对应的多元分布的统计量分布形式，即威沙特（Wishart）统计量，霍特林（Hotelling）T^2 统计量和威尔克斯（Wilks）Λ 统计量，它们将在第 3 章的假设检验中起特别重要的作用. 由于多变量方法的复杂性，我们将经常回顾一元统计量的定义及其分布，然后类似地将其推广到多元之情形.

2.4.1　一元分析中统计量概念的回顾

1. 统计量的定义

样本中的观察值含有总体信息，但较为分散，一般不宜直接用于统计推断，常常把样本信息进行加工处理，用样本的函数形式集中起来，例如，用样本均值 $f_1(x_1, \cdots, x_n) = \bar{x} = \frac{1}{n} \sum_{i=1}^{n} x_i$ 作为总体均值 μ 的估计值；用样本方差 $f_2(x_1, \cdots, x_n) = s^2 = \frac{1}{n-1} \sum_{i=1}^{n} (x_i - \bar{x})^2$ 作为总体方差 σ^2 的估计值. 一般地，称定义在样本空间上，而且不依赖于未知参数的函数 $f(x_1, \cdots, x_n)$ 为统计量. 显然，统计量都是随机变量.

2. 统计量的性质

（1）无偏性　如 $E(\bar{X}) = \mu, E(S^2) = \sigma^2$；
（2）有效性　用比较无偏估计量的方差来实现评估；
（3）充分性　充分统计量对于正态总体的重要性在于，无论样本含量 n 多么大，数据关于 μ 和 σ^2 的全部信息都包含在 $\bar{X}$ 和 S^2 中，而对于非正态总体这一般是不成立的.

3. 统计量的分布

统计量的分布称为抽样分布. 在参数估计和假设检验过程中，我们需要用统计量的抽样分布来得到置信区间或者给定检验性水平的拒绝域. 在一元分析中，在所有关于正态均值 μ 和方差 σ^2 的统计推断理论和方法中，χ^2 分布、t 分布、F 分布是三个最重要的抽样分布，它们构成统计推断的基础.

2.4.2　多元总体中均值向量 $\bar{X}$ 和协方差矩阵 S 的分布

1. 来自正态总体的 $\bar{X}$ 和 S 的分布

设 $X_1, X_2, \cdots, X_n$ 是来自 p 维正态总体 $N_p(\mu, \Sigma)$，样本含量为 n 的随机样本，根据多元正态向量的性质，均值向量是服从正态分布的. 即，若 $X \sim N_p(\mu, \Sigma)$，则

$$\bar{X} \sim N_p\left(\mu, \frac{1}{n}\Sigma\right). \tag{2.6}$$

对于样本协方差矩阵 S 的分布，我们知道在一元（$p = 1$）情况下，

$$\frac{(n-1)S^2}{\sigma^2} = \frac{1}{\sigma^2} \sum_{i=1}^{n} (X_i - \bar{X})^2 \sim \chi^2(n-1). \tag{2.7}$$

将式（2.7）改写为以下形式：

$$\begin{aligned} (n-1)S^2 &= \sigma^2 \chi^2(n-1) = \sigma^2(Z_1^2 + \cdots + Z_{n-1}^2) \\ &= (\sigma Z_1)^2 + \cdots + (\sigma Z_{n-1})^2. \end{aligned} \tag{2.8}$$

式中，每一项 σZ_i 独立地服从 $N(0, \sigma^2)$ 分布，而对于样本协方差矩阵 S 的分布正是上述等式后面的形式.

因此我们有，当 $p \geqslant 2$ 时，样本协方差矩阵 S 的分布为威沙特分布，记为

$$(n-1)S^2 \sim W_p(n-1, \Sigma). \tag{2.9}$$

威沙特分布被定义为多个多元正态随机变量的独立乘积之和

$$W = \sum_{i=1}^{n-1} Z_i Z_i^{\mathrm{T}},$$

其中，Z_i 是相互独立的 $N_p(0, \Sigma)$ 分布. 后面我们会给出关于威沙特分布的更多性质.

2. 来自非正态总体的 $\overline{X}$ 和 S 的分布

设 $X_1, \cdots, X_n$ 是来自均值为 μ 和有限协方差 Σ 的总体的一个随机样本，根据中心极限定理，则当 n 足够大且 $n - p$ 也足够大时，

$$\overline{X} \sim N_p\left(\mu, \frac{1}{n}\Sigma\right) \tag{2.10}$$

近似成立. 这个结果在统计上很重要，因为它告诉我们，无论总体基于什么样的分布，当样本含量充分大时，样本均值的分布都接近正态分布.

对于样本协方差矩阵 S 而言，当 n 足够大时，S 以大概率接近于 Σ. 可以证明当 $\overline{X}$ 的分布为 $N_p\left(\mu, \frac{1}{n}\Sigma\right)$ 时，

$$n(\overline{X} - \mu)^{\mathrm{T}} S^{-1}(\overline{X} - \mu) \sim \chi^2(p) \tag{2.11}$$

近似成立.

在大样本条件下，上述两个统计量所使用的分布近似估计法是多元分析中常用的方法，因为在多元分析中统计量的抽样分布往往很难得到，这样的分布可能很复杂以至于要用近似估计来完成. 这些近似值由中心定理给出. 由于该理论建立在渐近的极限基础上，所以只有在样本量足够大时才有效. 尽管存在这些限制，它仍然大大简化了许多复杂的情形.

2.4.3 威沙特分布

威沙特分布以其发现者的名字命名（1928 年），它在估计协方差矩阵的分析中起着至关重要的作用.

1. 威沙特分布的定义

设 $X_i (i = 1, \cdots, n)$ 分别来自于协方差阵相等的 p 维正态总体 $N_p(0, \Sigma)$，$X = (X_1, \cdots, X_n)^{\mathrm{T}}$ 为 $n \times P$ 矩阵，则随机矩阵

$$W = \sum_{i=1}^{n} X_i X_i^{\mathrm{T}} = (X_1, \cdots, X_n)\begin{bmatrix} X_1^{\mathrm{T}} \\ \vdots \\ X_n^{\mathrm{T}} \end{bmatrix} = X^{\mathrm{T}} X$$

的分布为威沙特分布，并记为 $W \sim W_p(n, \Sigma)$.

显然，当 $p = 1$ 时，$X \sim N_1(0, \sigma^2) \Rightarrow \dfrac{X - 0}{\sigma} \sim N(0, 1)$，此时

$$W = \sum_{i=1}^{n} X_i^2 = X^{\mathrm{T}} X \sim \sigma^2 \chi^2(n),$$

即 $W_1(n,\sigma^2)$ 就是 $\sigma^2\chi^2(n)$. 当 $p=1,\sigma^2=1$ 时，$W_1(n,1)$ 就是 $\chi^2(n)$，因此威沙特分布实际上就是一元统计分析中 χ^2 分布的自然推广.

2. 威沙特分布的性质

性质 1　设 $X_i \sim N_p(\mu,\Sigma)(i=1,\cdots,n)$ 相互独立，则样本离差阵 SS 服从威沙特分布，即

$$\text{SS} = \sum_{i=1}^{n}(X_i - \overline{X})(X_i - \overline{X})^{\mathrm{T}} \sim W_p(n-1,\Sigma).$$

由于威沙特分布是 χ^2 分布的推广，因此它还具有 χ^2 分布的一些其他性质.

性质 2　自由度 n 具有可加性. 若离差阵 SS_1 与 SS_2 相互独立，其分布 $W_i \sim W_p(n_i,\Sigma)(i=1,2)$. 则 $\text{SS}_1 + \text{SS}_2$ 的分布为

$$\text{SS}_1 + \text{SS}_2 \sim \sum_{i=1}^{2}W_i \sim W_p(n_1+n_2,\Sigma).$$

该性质可推广到 k 个离差阵 $\text{SS}_i(i=1,2,\cdots,k)$ 相加之情形，即

$$\sum_{i=1}^{k}W_i \sim W_p(n,\Sigma).$$

其中，$n=n_1+\cdots+n_k$.

性质 3　设 p 阶随机矩阵 $W \sim W_p(n-1,\Sigma)$，C 是 $m\times p$ 常数矩阵，则 m 阶随机矩阵 CWC^{T} 也服从威沙特分布，即

$$CWC^{\mathrm{T}} \sim W_m(n,C\Sigma C^{\mathrm{T}}).$$

2.4.4　霍特林 T^2 分布

霍特林 T^2 分布是一元 t 分布的推广，它在第 3 章的假设检验中起着核心作用.

在一元统计中，我们知道，若 $X \sim N(0,1)$，$Y \sim \chi^2(n)$，并且 X 与 Y 相互独立，则随机变量

$$t = \frac{X}{\sqrt{Y/n}} \sim t(n),$$

将上式两边平方得

$$t^2 = nX^2/Y = nX^{\mathrm{T}}Y^{-1}X. \tag{2.12}$$

式 (2.12) 分布可推广到 p 维总体.

1. 霍特林 T^2 分布的定义

设 $X \sim N_p(0,\Sigma)$，随机矩阵 $W \sim W_p(n,\Sigma)(\Sigma>0,n\geqslant p)$，且 X 与 W 相互独立，则称统计量 $T^2 = nX^{\mathrm{T}}W^{-1}X$ 为霍特林 T^2 统计量，其分布为服从自由度为 n 的霍特林 T^2 分布，记为

$$T^2 \sim T^2(p,n). \tag{2.13}$$

更一般地，若 $X \sim N_p(\mu,\Sigma)(\mu \neq 0)$，称 T^2 服从自由度为 n 的非中心霍特林 T^2 分布，记为

$$T^2 \sim T^2(p,n,\mu). \tag{2.14}$$

2. 霍特林 T^2 分布的性质

霍特林 T^2 分布的性质多数属于理论层面的，我们在此仅给出一些常用的性质.

性质 1 设 $X_i(i=1,2,\cdots,n)$ 是来自 p 维正态总体 $N_p(\mu,\Sigma)$ 的随机样本，$\bar{x}$ 和 SS 分别是正态总体 $N_p(\mu,\Sigma)$ 的样本均值向量和样本离差矩阵，则统计量

$$T^2 = [\sqrt{n}(\bar{X}-\mu)]^\mathrm{T} \left(\frac{\mathrm{SS}}{n-1}\right)^{-1} [\sqrt{n}(\bar{X}-\mu)] \sim T^2(p,n-1). \qquad (2.15)$$

事实上，因 $\bar{X} \sim N_p\left(\mu,\frac{1}{n}\Sigma\right)$，则 $\sqrt{n}(\bar{X}-\mu) \sim N_p(0,\Sigma)$，而 $\mathrm{SS} \sim W_p(n-1,\Sigma)$，且 SS 与 $\bar{X}$ 相互独立，由定义可知 $T^2 \sim T^2(p,n-1)$.

为加深对霍特林 T^2 分布实质的认识以及与一元检验统计量 t 间对应关系的认识，我们将上述性质作进一步的讨论.

将式（2.15）展开，

$$T^2 = \sqrt{n}\,(\bar{X}-\mu)^\mathrm{T} \left[\frac{\sum\limits_{i=1}^{n}(X_i-\bar{X})(X_i-\bar{X})^\mathrm{T}}{n-1}\right]^{-1} \sqrt{n}(\bar{X}-\mu),$$

即是如下形式：

$$T^2_{p,n-1} = (\text{多元正态随机向量})^\mathrm{T} \left(\frac{\text{威沙特随机矩阵}}{\text{自由度}}\right)^{-1} (\text{多元正态随机向量})$$

$$= N_p(0,\Sigma)^\mathrm{T} \left[\frac{1}{n-1}W_p(n-1,\Sigma)\right]^{-1} N_p(0,\Sigma). \qquad (2.16)$$

这类似于单变量的情形

$$t^2 = \sqrt{n}(\bar{X}-\mu)\,(S^2)^{-1}\,\sqrt{n}(\bar{X}-\mu),$$

或

$$t^2_{n-1} = (\text{正态随机变量}) \left(\frac{\chi^2 \text{ 随机变量}}{\text{自由度}}\right)^{-1} (\text{正态随机变量}).$$

由于多元正态和威沙特随机矩阵是相互独立的分布，所以它们的联合分布是边缘正态分布和威沙特分布的乘积. 利用这个联合分布及表达式（2.16），通过积分可推导出式（2.14）T^2 的分布.

性质 2 T^2 分布与 F 分布的关系.

由于 T^2 统计量的计算是困难的，在此我们不加证明地给出如下性质，该性质表明了霍特林 T^2 分布与 F 分布的关系，即

$$\frac{n-p+1}{np}T^2 \sim F(p,n-p+1). \qquad (2.17)$$

其中 $p,n-p+1$ 为 F 分布的自由度.

因此，在多元统计中分析中，我们可以通过上述变换将 T^2 统计量转化为我们熟知的 F 统计量，这为以后的假设检验带来很大的方便，此性质在后面会经常用到.

性质 3 T^2 统计量只与 p,n 有关，而与 Σ 无关.

2.4.5 威尔克斯 Λ 统计量

我们仍然回顾一元统计的相关概念并由此引出威尔克斯 Λ 统计量.

一元统计分析中，设 $X \sim \chi^2(n_1), Y \sim \chi^2(n_2)$，且相互独立，则 $F = \dfrac{X/n_1}{Y/n_2} \sim F(n_1, n_2)$.

例如，在两个总体的方差齐性检验中，σ_x^2 和 σ_y^2 的估计量分别为

$$S_x^2 = \frac{1}{m-1} \sum_{i=1}^{m} (X_i - \overline{X})^2 \ \text{和} \ S_y^2 = \frac{1}{n-1} \sum_{i=1}^{n} (Y_i - \overline{Y})^2.$$

在 H_0 成立的条件下，检验统计量

$$F = \frac{S_x^2}{S_y^2} \sim F(m-1, n-1).$$

在 p 维总体 $N_p(\mu, \Sigma)$ 中，协方差矩阵的估计值为

$$\hat{\Sigma} = S = \frac{\text{SS}}{n-1}.$$

在检验 $H_0 : \Sigma_1 = \Sigma_2$ 时，如何用一个数值来描述对矩阵的离散程度的估计呢？在多元分析中，一般可以用矩阵的行列式、迹或特征值等数量指标来描述总体的离散程度.

1. 广义方差的定义

设 $X \sim N_p(\mu, \Sigma)$，则称协方差矩阵的行列式 $|\Sigma|$ 为 X 的广义方差. 设 SS 为样本离差矩阵，称 $\left| \dfrac{1}{n} \text{SS} \right|$ 或 $\left| \dfrac{1}{n-1} \text{SS} \right|$ 为样本广义方差.

有了广义方差的概念后，在多元统计的协方差矩阵齐性检验中，类似一元统计，可考虑两个广义方差之比构成的统计量.

2. 威尔克斯 Λ 统计量的定义

设样本离差矩阵 $\text{SS}_1 \sim W_p(n_1, \Sigma), \text{SS}_2 \sim W_p(n_2, \Sigma), (n_1 \geqslant p, \Sigma > 0)$，且 SS_1 与 SS_2 相互独立，称广义方差之比 $\Lambda = \dfrac{|\text{SS}_1|}{|\text{SS}_1 + \text{SS}_2|}$ 为威尔克斯统计量或 Λ 统计量，其分布称为威尔克斯分布，记为

$$\Lambda \sim \Lambda(p, n_1, n_2), \tag{2.18}$$

其中，n_1, n_2 为自由度.

威尔克斯统计量最早由 Wilks 提出，它的优点是使用方便，而且与似然比准则密切相关.

由于威尔克斯统计量的分布复杂，在实际应用中，常把 Λ 统计量转化为 T^2 统计量，进而转化为 F 统计量. 目前最常用的是 Rao 变换，有

$$F = \frac{1 - \Lambda^{1/s}}{\Lambda^{1/s}} \frac{\nu_2'}{\nu_1'} \sim F(\nu_1', \nu_2'), \tag{2.19}$$

其中

$$\nu_1' = p\nu_T,$$

$$\nu_2' = \left(\nu_T + \nu_E - \frac{p + \nu_T + 1}{2} \right) \sqrt{\frac{p^2 \nu_T^2 - 4}{p^2 + \nu_T^2 - 5}} - \frac{p\nu_T - 2}{2},$$

为 F 分布的自由度,

$$s = \sqrt{\frac{p^2 \nu_T^2 - 4}{p^2 + \nu_T^2 - 5}},$$

这里, ν_T 是处理的自由度, ν_E 是误差的自由度.

这样, 我们就可以利用熟悉的 F 统计量来解决多元统计分析中有关检验的问题了, 这将在第 3 章中有具体的应用.

本 章 小 结

本章系统介绍了随机向量的概念及基本特征、多元正态分布的特征及参数估计、几种重要的统计量及其分布. 通过学习, 读者应该能够了解: ①多元分布函数、多元密度函数以及它们之间的关系; ②随机向量的数字特征, 包括均值向量、协方差矩阵及相关矩阵; ③多元正态分布的定义、性质和特点, 特别是二元正态分布的特点; ④在正态分布理论方面, 读者应对照一元统计量的方法重点掌握多元分析中三个重要的统计量分布及意义, 即威沙特分布、霍特林 T^2 分布及威尔克斯 Λ 分布, 掌握它们对第 3 章的学习特别重要.

思 考 与 练 习

1. 试述随机向量的含义, 并思考随机变量与随机向量的异同点.

2. 试述多元正态分布的特征, 并以二元分布为例讨论它是如何在一元正态分布的基础上拓展而来, 其性质哪些是类似的.

3. 试述多元统计分析中的几种重要统计量及其分布, 并以一元统计量在统计推断中的地位和作用为例, 讨论其重要意义.

4. 某地区蒙古族成年人的一个随机样本身高 (cm) X_1、体重 (kg) X_2、胸围 (cm) X_3 和臀围 (cm) X_4 的测量数据见表 2.4.

表 2.4　某地区蒙古族成年人 4 项指标测量数据

序号	身高 (cm) X_1	体重 (kg) X_2	腰围 (cm) X_3	臀围 (cm) X_4
1	164.6	66.5	94.8	97.0
2	155.5	58.5	69.0	88.0
3	153.0	57.5	82.3	85.0
4	154.8	68.0	93.4	101.0
5	156.3	64.0	91.5	97.0
6	152.5	51.5	79.5	84.0
7	178.6	58.0	73.5	92.0
8	161.0	61.0	71.5	93.0
9	149.5	41.0	66.2	85.0
10	172.0	64.5	78.5	94.0

续表

序号	身高（cm）X_1	体重（kg）X_2	腰围（cm）X_3	臀围（cm）X_4
11	172.2	55.0	75.5	92.0
12	164.5	83.0	93.0	102.0
13	166.5	56.5	75.0	89.0
14	165.5	58.0	78.0	98.0
15	163.5	49.5	68.5	88.0
16	152.5	44.0	65.5	84.0
17	161.5	50.0	70.0	94.0
18	146.5	36.5	75.5	82.0
19	156.5	76.0	100.0	113.0
20	168.0	60.5	72.0	90.0

试计算样本均值、样本协方差矩阵和样本相关系数矩阵，并评价变量之间的相互关系.

第 3 章　多元正态总体参数的假设检验

第 2 章介绍了多元正态分布及其总体参数估计，并讨论了与多元正态分布密切相关的三个重要统计量及其分布，即威沙特分布、霍特林 T^2 分布和威尔克斯 Λ 分布，这既是统计推断的理论基础，又是实现假设检验的重要工具.

本章重点介绍多元正态总体参数的假设检验，包括多元正态分布的均值向量检验以及协方差矩阵的检验. 我们将依次介绍不同设计（如配对设计、成组设计、区组设计等）类型的总体参数检验问题，而对这些参数的检验同样涉及一个总体、两个总体、乃至多个总体. 由于各种检验的计算步骤基本相似，关键在于检验统计量的选择，所以我们仍然采用先回顾一元情形、再采用类比法将其推广至多元情形，并辅以科研实例加以介绍.

3.1　假设检验原理回顾

在介绍各种假设检验方法之前，我们首先回顾假设检验的共性问题，即假设检验的基本步骤.

1. 建立检验假设确定检验标准

我们的目标始终是判断不同处理下响应变量的参数是否相同，即检验假设

H_0：不同处理下响应变量的参数相同；

H_1：不同处理下响应变量的参数不完全相同.

通常称 H_0 为原假设，H_1 为备择假设.

概率 α 被称为检验水平，应控制在小概率水平，通常取 0.05.

假设检验之前，应首先考虑数据资料是否满足三个基本的理论假设，即正态性、方差齐性、独立性.

2. 确定检验统计量

假设检验的任务是要确认原假设 H_0 是否为真. 通常的做法是先假定 H_0 成立，然后用样本去构造检验统计量，根据检验统计量作出统计推断.

3. 确定检验的拒绝域

使原假设 H_0 被拒绝的样本统计量取值所组成的集合称为检验的拒绝区域，它控制了 I 型错误（type I error）的大小，即拒绝正确 H_0 假设的概率大小. 更明确地讲，检验问题的解是基于既定的 α 之上的，即

$$P(\text{拒绝 } H_0 \mid H_0 \text{ 正确}) = \alpha.$$

倘若小概率事件在一次试验中发生了，则有理由怀疑原假设 H_0 的真实性.

3.2 一个正态总体均值向量的检验

3.2.1 单个正态总体均值向量的检验

设 $X_1, X_2, \cdots, X_n$ 是来自总体 $X \sim N_p(\mu, \Sigma)$ 的独立随机样本，要检验的假设

$$H_0: \mu = \mu_0; \quad H_1: \mu \neq \mu_0 \quad (\mu_0 \text{ 为已知向量}).$$

当 $p=1$ 时，上述问题就是一元总体均值的假设检验. 此时，协方差矩阵 Σ 退化为方差 σ^2，由统计原理可知，这时的检验统计量依据总体方差 σ^2 是否已知有两种选择.

（1）当 σ^2 已知，检验统计量

$$Z = \frac{(\bar{x} - \mu_0)}{\sigma} \sqrt{n}, \quad Z \sim N(0,1).$$

（2）当 σ^2 未知，检验统计量

$$t = \frac{(\bar{x} - \mu_0)}{s} \sqrt{n}, \quad t \sim t(n-1).$$

将上面两式分别平方，有

$$Z^2 = n(\bar{x} - \mu_0)(\sigma^2)^{-1}(\bar{x} - \mu_0),$$

和

$$t^2 = n(\bar{x} - \mu_0)(s^2)^{-1}(\bar{x} - \mu_0).$$

当 $p > 1$ 时，上述方法可自然推广到 p 维总体. 将上述两个一元平方统计量进行相应替换得到多元平方统计量

$$Z^2 = n(\overline{X} - \mu_0)^{\mathrm{T}} \Sigma^{-1}(\overline{X} - \mu_0),$$
$$T^2 = n(\overline{X} - \mu_0)^{\mathrm{T}} S^{-1}(\overline{X} - \mu_0),$$

其中，$\overline{X}$ 和 μ_0 分别为样本和总体的均值向量，S^{-1} 和 Σ^{-1} 分别为样本和总体协方差矩阵的逆矩阵.

此时，检验统计量依然是根据总体协方差矩阵 Σ 是否已知有两种选择.

（1）当协方差矩阵 Σ 已知，即 $\Sigma = \Sigma_0$.

$$\overline{X} \sim N_p\left(\mu_0, \frac{1}{n}\Sigma_0\right).$$

由正态分布性质可知，当 H_0 成立时

$$Z = \left(\frac{1}{n}\Sigma_0\right)^{-1/2}(\overline{X} - \mu_0) \sim N_p(0, I_p).$$

由 χ^2 分布定义知

$$Z^2 = Z^{\mathrm{T}} Z \sim \chi^2(p).$$

此时的检验统计量为

$$Z^2 = n(\overline{X} - \mu_0)^{\mathrm{T}} \Sigma_0^{-1}(\overline{X} - \mu_0) \sim \chi^2(p). \tag{3.1}$$

检验规则：对给定的检验水平 α，查 χ^2 分布临界值表得 $\chi_\alpha^2(p)$，当 $Z^2 \geqslant \chi_\alpha^2(p)$ 时，H_0 成立的概率 $P < \alpha$，故拒绝 H_0，否则不拒绝 H_0.

利用统计软件（如 SAS 系统），可以通过计算概率 P 值直接给出检验结果，且由此得出的结论更为丰富.

（2）协方差矩阵 Σ 未知.

此时，用样本协方差矩阵 S 替代总体协方差矩阵 Σ. 考虑霍特林 T^2 统计量

$$T^2 = n\,(\overline{X} - \mu_0)^{\mathrm{T}} S^{-1} (\overline{X} - \mu_0).$$

当 H_0 成立时

$$\overline{X} \sim N_p\Big(\mu_0, \frac{1}{n}\Sigma\Big), \quad \sqrt{n}(\overline{X} - \mu_0) \sim N_p(0, \Sigma).$$

样本离差矩阵

$$\mathrm{SS} = \sum_{i=1}^{n} (X_i - \overline{X})(X_i - \overline{X})^{\mathrm{T}} \sim W_p(n-1, \Sigma).$$

由定义可知

$$T^2 = n\,(\overline{X} - \mu_0)^{\mathrm{T}} S^{-1} (\overline{X} - \mu_0) \sim T^2(\rho, n-1). \tag{3.2}$$

再利用 T^2 分布与 F 分布的关系，得检验统计量 F

$$F = \frac{n-p}{(n-1)p} T^2 \sim F(p, n-p). \tag{3.3}$$

式（3.3）显示，事实上并不需要特殊的 T^2 百分位数表，通过将 T^2 统计量转化为我们熟知的 F 统计量，可使假设检验的过程变得更容易和好操作.

检验规则：对给定的检验水平 α，当 $F > F_\alpha(p, n-p)$，或 $T^2 > T_\alpha^2(p, n-1)$ 时，H_0 成立的概率 $P < \alpha$，故拒绝 H_0，否则不拒绝 H_0.

例 3.1 在例 1.1 中，不同民族的儿童身体发育和形态学指标不尽相同. 在人群生理常数调查中，测量了 25000 名 12 岁汉族女童的胸围（cm）X_1、腰围（cm）X_2 和臀围（cm）X_3 等指标，它们的均值分别为 73.21，64.12 和 82.36. 现随机抽样调查 57 名藏族同龄女童的三围情况，试问藏族女童的三围是否与汉族女童不同.

将汉族女童的三围测量值视为已知均向量 μ_0，检验假设为

$$H_0: \mu = \mu_0 = (73.21, 64.12, 82.36)^{\mathrm{T}}; \quad H_1: \mu \neq \mu_0 \quad (\alpha = 0.05).$$

记藏族女童样本三围变量：$X = (X_1, X_2, X_3)^{\mathrm{T}}$，并假定 $X \sim N_3(\mu_0, \Sigma)$.

取检验统计量

$$F = \frac{n-p}{(n-1)p} T^2 \quad (p = 3, n = 57).$$

计算样本均值向量

$$\overline{X} = (76.58, 67.14, 87.51)^{\mathrm{T}}.$$

样本协方差矩阵

$$S = \begin{bmatrix} 67.3195 & 60.8459 & 47.3073 \\ 60.8459 & 69.0157 & 43.2666 \\ 47.3073 & 43.2666 & 36.4687 \end{bmatrix}.$$

它的逆矩阵

$$S^{-1} = \begin{bmatrix} 0.1593 & -0.0598 & -0.1287 \\ -0.0598 & 0.0716 & -0.0070 \\ -0.1287 & -0.0070 & 0.1921 \end{bmatrix}.$$

计算 T^2 统计量

$$T^2 = n(\bar{x} - \mu_0)^{\mathrm{T}} S^{-1} (\bar{x} - \mu_0)$$

$$= 57(3.37, 3.02, 5.15) \begin{bmatrix} 0.1593 & -0.0598 & -0.1287 \\ -0.0598 & 0.0716 & -0.0070 \\ -0.1287 & -0.0070 & 0.1921 \end{bmatrix} \begin{bmatrix} 3.37 \\ 3.02 \\ 5.15 \end{bmatrix}$$

$$= 94.4028.$$

计算检验统计量 F

$$F = \frac{n-p}{(n-1)p} T^2 = \frac{(57-3)}{(57-1) \times 3} \times 94.4028 = 30.34.$$

查 F 界值表有 $F_{0.05}(3, 54) = 2.77$. 因为 $F = 30.34 > F_{0.05}(3, 54)$，故 $P < 0.05$.

结论：在 $\alpha = 0.05$ 检验水平下拒绝 H_0，可以认为 12 岁藏族女童的三围指标与汉族同龄女童整体上存在差别，藏族女童的三围平均水平大于汉族女童.

3.2.2　多元配对设计均值向量的检验

在获取样本时，两个总体的随机样本之间并不总是完全独立的. 例如，对若干对同胎鼠分别随机施以两种处理以评价不同处理间的差别；评价服用某种治疗药物前后患者多个生理指标的改变. 在研究设计阶段，根据可能影响实验结果的主要混杂因素对研究对象进行配对，形成匹配样本. 由于同一对子中两个受试对象的试验条件很接近，而且这一对内的系统误差可通过这一对内的差数来消除，所以这种设计可以较好地控制试验误差. 假设检验时，只需检验两个样本的总体差数的均值 $\mu_d = \mu_1 - \mu_2 = 0$，而不必检验两个总体的方差是否相同.

一元情形下：设两个配对样本观察值分别是 $(x_i, y_i)(i = 1, 2, \cdots, n)$，考虑差值 $d_i = x_i - y_i$，d_i 应是正态总体中的一个随机样本，其均值为 $\mu_d = \mu_1 - \mu_2$. 这时的检验假设为

$$H_0 : \mu_d = 0; \quad H_1 : \mu_d \neq 0 \quad (\alpha = 0.05).$$

检验统计量

$$t = \frac{\bar{d} - 0}{s_{\bar{d}}} = \frac{\bar{d} - 0}{s_d / \sqrt{n}}, \quad t \sim t(n-1),$$

其中

$$\bar{d} = \frac{1}{n} \sum_{i=1}^{n} d_i, \quad s_{\bar{d}} = \frac{s_d}{\sqrt{n}} = \sqrt{\frac{\sum\limits_{i=1}^{n} (d_i - \bar{d})^2}{n(n-1)}}.$$

在给定的检验水平 α 之下，可得原假设 H_0 的拒绝域为 $|t| > t_{\alpha/2}(n-1)$.

上述方法可自然推广到多元之情形. 对于 p 维随机变量，假设 (X_i, Y_i) $(i = 1, 2, \cdots, n)$ 是成对试验的数据，两总体

$$X \sim N_p(\mu_1, \Sigma_1), \quad Y \sim N_p(\mu_2, \Sigma_2).$$

定义 p 个差值随机变量为

$$D_{i1} = X_{i1} - Y_{i1},$$

$$D_{i2} = X_{i2} - Y_{i2},$$

$$\cdots\cdots$$

$$D_{ip} = X_{ip} - Y_{ip}.$$

令 $D_i = (D_{i1}, \cdots, D_{ip})^T$ $(i = 1, 2, \cdots, n)$，且假设 D_1，D_2，$\cdots$，D_n 独立，并服从 p 维正态分布 $N_p(\delta, \Sigma_D)$，其中 $\delta = \mu_1 - \mu_2$，$\Sigma_D > 0$.

显然，上述过程与一元类似. 这样，对两个总体均值向量的检验就转化为对单个总体均值向量的检验，其检验假设为

$$H_0 : \delta = 0; \quad H_1 : \delta \neq 0 \quad (\alpha = 0.05).$$

于是，可根据 T^2 统计量对均值向量进行统计推断.

$$T^2 = n\overline{D}^T S_D^{-1} \overline{D} \sim T^2(p, n-1), \tag{3.4}$$

其中，

$$\overline{D} = \frac{1}{n} \sum_{i=1}^{n} D_i, \quad S_D = \frac{1}{n-1} \sum_{i=1}^{n} (D_i - \overline{D})(D_i - \overline{D})^T.$$

当 H_0 成立时，检验统计量 F 与 T^2 的关系为

$$F = \frac{n-p}{(n-1)p} T^2 \sim F(p, n-p). \tag{3.5}$$

检验规则：在给定的检验水平 α 之下，当 $F \geqslant F_\alpha(p, n-p)$ 或 $T^2 \geqslant T_\alpha^2(p, n-1)$ 时，拒绝 H_0，否则不拒绝 H_0，这里，$T_\alpha^2 = \frac{p(n-1)}{n-p} F_\alpha(p, n-p)$.

当 n 及 $n-p$ 均足够大时，则无论差值总体的分布是什么，T^2 总是近似服从 $\chi^2(p)$ 分布.

例 3.2　某临床研究通过观察接受不同抗病毒治疗方案的 HIV/AIDS 患者免疫学、病毒学等实验室指标的变化，欲评价国产抗病毒药物的疗效. 表 3.1 为采用该药物治疗前和治疗 1 个月后的 CD_4^+ 细胞计数（个/μL）和血浆病毒载量（Copies/mL）的部分数据，试作统计分析.

表 3.1　62 名 HIV/AIDS 患者抗病毒药物治疗前后的实验室指标

编号	CD_4^+ 细胞计数（个/μL）			lg 病毒载量（Copies/mL）		
	治疗前	治疗后	差值	治疗前	治疗后	差值
1	103.00	92.00	−11.00	5.66	5.05	−0.61
2	110.00	288.00	178.00	5.32	2.50	−2.82
3	113.00	296.00	183.00	5.67	2.54	−3.13
4	153.00	235.00	82.00	4.33	2.40	−1.93
5	160.00	327.00	167.00	4.96	2.18	−2.78
6	173.00	348.00	275.00	3.25	1.70	−1.55
7	179.00	293.00	114.00	4.08	2.07	−2.01
8	183.00	207.00	24.00	3.92	1.77	−2.15
9	189.00	197.00	8.00	4.74	2.10	−2.64
⋮	⋮	⋮	⋮	⋮	⋮	⋮
62	193.00	216.00	23.00	4.15	2.06	−2.09

资料来源："十五"国家科技攻关计划（项目编号：2004BA719A10）

记随机向量 $D = (D_1, D_2)^\mathrm{T}$ 独立，且 $D \sim N_2(\delta, \Sigma_D)$，检验假设为

$$H_0 : \delta = 0; \quad H_1 : \delta \neq 0 \quad (\alpha = 0.05).$$

取检验统计量

$$F = \frac{n-p}{(n-1)p} T^2 \quad (p = 2, n = 62).$$

计算样本均值向量

$$\overline{D} = (\overline{D}_1, \overline{D}_2)^\mathrm{T} = (90.46, -2.01)^\mathrm{T}.$$

样本协方差矩阵

$$S_D = \begin{bmatrix} 14614.6452 & -12.3886 \\ -12.3886 & 0.4483 \end{bmatrix}.$$

统计量 T^2

$$T^2 = n\overline{D}^\mathrm{T} S_D^{-1} \overline{D}$$

$$= 62(90.46, -2.01) \begin{bmatrix} 14614.6452 & -12.3886 \\ -12.3886 & 0.4483 \end{bmatrix}^{-1} \begin{bmatrix} 90.46 \\ -2.01 \end{bmatrix}$$

$$= 564.0670.$$

检验统计量 F

$$F = \frac{n-p}{(n-1)p} T^2 = \frac{62-2}{61 \times 2} \times 564.067 = 277.41.$$

查表得 F 分布的临界值有 $F_{0.05}(2, 62-2) = 3.15$. 因为 $F > F_{0.05}(2, 60)$，故 $P < 0.05$.

结论：在 $\alpha = 0.05$ 水平上拒绝 H_0，从实验室综合指标的变化来看，可以认为该国产药治疗 HIV/AIDS 患者有效.

对上述例子的各个观察指标分别进行单变量分析，结果见表 3.2.

表 3.2　例 3.2 资料的单因素分析（配对 t 检验）结果

变量	均数	标准误	t	P	95%CI
CD4$^+$细胞数（个/μL）	90.46	15.35	5.89	<0.0001	(59.75，121.15)
lg 病毒载量（Copies/mL）	−2.01	0.09	−23.60	<0.0001	(−2.18，−1.84)

结果显示：CD_4^+ 细胞数和病毒载量两项指标在治疗前后的改变差异均具有统计学意义.

这里有两点需要提示：①在处理实际问题时，单一变量的检验和多变量检验往往结合使用. 多元检验具有概括和全面考察的特点，而一元检验容易发现各变量之间的关系和差异，联合使用能提供更多的统计分析信息；②尽管配对设计可以提高组间均衡性和实验效率，但在实践中应该注意应用的合理性，不能仅为追求所谓的"阳性"结果而随意地将两组数据配对进行分析.

3.3　两个正态总体均值向量的检验

如果两种处理为完全随机设计，而处理间（组间）的两个总体彼此独立，这样得到

的两组观测资料为成组数据. 例如, 在实验室中受试白鼠随机接受某药物或安慰剂以观察药物的毒性反应. 从某种程度上说, 在对处理组间进行比较时, 随机化将减少由于实验对象间的变异所产生的影响. 尽管这种比较的精度略逊于配对比较, 但由于不要求实验对象在某些特征上具有一致性, 所以在实践中更易于实现.

设 $(X_1, X_2, \cdots, X_{n_1})$ 和 $(Y_1, Y_2, \cdots, Y_{n_2})$ 是分别从正态总体 $N_p(\mu^{(1)}, \Sigma^{(1)})$ 和 $N_p(\mu^{(2)}, \Sigma^{(2)})$ 中随机抽取的样本, X 和 Y 相互独立, 且样本均值向量分别记为

$$\overline{X} = \frac{1}{n_1} \sum_{i=1}^{n_1} X_i \text{ 和 } \overline{Y} = \frac{1}{n_2} \sum_{j=1}^{n_2} Y_j .$$

要进行两总体均值向量的检验, 此时可构造的假设为

$$H_0 : \mu^{(1)} = \mu^{(2)}; \quad H_1 : \mu^{(1)} \neq \mu^{(2)} .$$

由于需要根据总体方差的不同情形而选用不同的统计量和检验方法, 以下分别予以介绍.

3.3.1　协方差矩阵已知 $\Sigma^{(1)} = \Sigma^{(2)} = \Sigma_0$, 或协方差矩阵未知但样本量充分大

当原假设 H_0 成立时, 两个 p 维正态总体实质上视为同一正态总体. 由多元正态分布的性质可知

$$\overline{X} - \overline{Y} \sim N_p\left(0, \left(\frac{1}{n_1} + \frac{1}{n_2}\right)\Sigma_0\right) = N_p\left(0, \frac{n_1 + n_2}{n_1 n_2}\Sigma_0\right).$$

对上述向量进行标准化变换, 有

$$Z = \sqrt{\frac{n_1 n_2}{n_1 + n_2}} \Sigma_0^{-1/2} (\overline{X} - \overline{Y}) \sim N_p(0, I_p).$$

计算上述统计量各分量的平方和, 可得到检验统计量 Z^2, 其服从自由度为 p 的 χ^2 分布.

$$Z^2 = \frac{n_1 n_2}{n_1 + n_2} (\overline{X} - \overline{Y})^T \Sigma_0^{-1} (\overline{X} - \overline{Y}) \sim \chi^2(p). \tag{3.6}$$

于是, 在给定检验水平 α 下, 可得到原假设的拒绝域为 $Z^2 > \chi_\alpha^2(p)$.

3.3.2　协方差矩阵未知但相等 $\Sigma^{(1)} = \Sigma^{(2)}$

当原假设 H_0 成立时, S_1 和 S_2 可视为来自同一总体 Σ. 这时, 可将两样本的协方差矩阵 S_1 和 S_2 合并, 计算合并协方差矩阵

$$\hat{\Sigma} = S = \frac{(n_1 - 1)S_1 + (n_2 - 1)S_2}{n_1 + n_2 - 2} = \frac{SS_1 + SS_2}{n_1 + n_2 - 2},$$

其中, SS_1 和 SS_2 分别为两样本的离差矩阵.

由于

$$\sqrt{\frac{n_1 n_2}{n_1 + n_2}} (\overline{X} - \overline{Y}) \sim N_p(0, \Sigma), \quad (n_1 + n_2 - 2)S \sim W_p(n_1 + n_2 - 2, \Sigma),$$

且两者相互独立, 所以构建 T^2 统计量

$$T^2 = \frac{n_1 n_2}{n_1 + n_2} (\overline{X} - \overline{Y})^T S^{-1} (\overline{X} - \overline{Y}), \tag{3.7}$$

且

$$T^2 \sim T^2(p, n_1 + n_2 - 2).$$

再利用 T^2 与 F 的关系，得到检验统计量 F

$$F = \frac{n_1 + n_2 - p - 1}{(n_1 + n_2 - 2)p} T^2 \sim F(p, n_1 + n_2 - p - 1). \tag{3.8}$$

检验规则：在 $\alpha = 0.05$ 水平上，当 $F = \dfrac{n_1 + n_2 - p - 1}{(n_1 + n_2 - 2)p} T^2 \geqslant F_\alpha(p, n_1 + n_2 - p - 1)$ 或 $T^2 \geqslant T_\alpha^2(p, n_1 + n_2 - 2)$ 时，拒绝 H_0，否则不拒绝 H_0. 这里

$$T4_\alpha^2 = \frac{p(n_1 + n_2 - 2)}{n_1 + n_2 - p - 1} F_\alpha(p, n_1 + n_2 - p - 1).$$

例 3.3　为了比较体重指数 BMI（$\mathrm{kg/cm}^2$）和空腹血糖（mmol/L）水平对高血压的影响，某研究者从哈萨克游牧民中随机选取样本 105 人，并按相关定义分为 1 级高血压组与正常血压组，BMI 和空腹血糖的测定值见表 3.3，试比较两组的差异.

表 3.3　1 级高血压组与正常血压组的 BMI 及空腹血糖测定值

1 级高血压组		正常血压组	
BMI（$\mathrm{kg/cm}^2$）X_1	空腹血糖（mmol/L）X_2	BMI（$\mathrm{kg/cm}^2$）Y_1	空腹血糖（mmol/L）Y_2
31	4.54	30	2.98
21	4.58	24	3.99
23	4.67	26	4.29
26	4.79	27	4.37
31	4.89	23	4.50
20	4.90	20	4.62
33	4.99	21	4.62
25	5.00	20	4.70
26	5.04	18	4.71
21	5.06	23	4.71
⋮	⋮	⋮	⋮

资料来源：国家自然科学基金项目（项目编号：81273181）.

记 1 级高血压组的 BMI 及血糖水平为二元总体 X，并假定 $X \sim N_2(\mu^{(1)}, \Sigma)$；正常血压组的 BMI 及血糖水平为二元总体 Y，并假定 $Y \sim N_2(\mu^{(2)}, \Sigma)$. 两样本相互独立，样本量分别为 $n_1 = 50, n_2 = 55$. 这时的检验假设为

$$H_0: \mu^{(1)} = \mu^{(2)}; \quad H_1: \mu^{(1)} \neq \mu^{(2)} \quad (\alpha = 0.05).$$

取检验统计量

$$F = \frac{n_1 + n_2 - p - 1}{(n_1 + n_2 - 2)p} T^2.$$

计算均值向量：$\overline{X} = (26.65, 5.37)^{\mathrm{T}}$，$\overline{Y} = (25.05, 5.06)^{\mathrm{T}}$.

X 的离差矩阵：$\mathrm{SS}_X = \sum_{i=1}^{50} (X_i - \overline{X})(X_i - \overline{X})^{\mathrm{T}} = \begin{bmatrix} 950.3634 & 13.5751 \\ 13.5751 & 15.1458 \end{bmatrix}$.

Y 的离差矩阵：$\mathrm{SS}_Y = \sum_{j=1}^{55} (Y_j - \overline{Y})(Y_j - \overline{Y})^{\mathrm{T}} = \begin{bmatrix} 950.3634 & 13.5751 \\ 13.5751 & 15.1458 \end{bmatrix}$.

合并协方差矩阵

$$S = \frac{\mathrm{SS}_X + \mathrm{SS}_Y}{n_1 + n_2 - 2} = \begin{bmatrix} 18.0396 & 0.4282 \\ 0.4282 & 0.2815 \end{bmatrix}.$$

计算 T^2 统计量

$$T^2 = \frac{n_1 n_2}{n_1 + n_2}(\overline{X} - \overline{Y})^{\mathrm{T}} S^{-1}(\overline{X} - \overline{Y})$$

$$= \frac{50 \times 55}{50 + 55}(26.65 - 25.05, 5.37 - 5.06)\begin{bmatrix} 18.0396 & 0.4282 \\ 0.4282 & 0.2815 \end{bmatrix}^{-1}\begin{bmatrix} 26.65 & -25.05 \\ 5.37 & -5.06 \end{bmatrix}$$

$$= 10.8597.$$

将统计量 T^2 转换为检验统计量 F

$$F = \frac{n_1 + n_2 - p - 1}{(n_1 + n_2 - 2)p} T^2 = \frac{50 + 55 - 2 - 1}{(50 + 55 - 2) \times 2} \times 10.8597 = 5.38.$$

查 F 分布表得 $F_{0.05}(2, 102) = 3.09$,而 $F = 5.38 > F_{0.05}(2, 102) = 3.09$,$P < 0.05$.

结论:在 $\alpha = 0.05$ 水平上拒绝 H_0,可以认为 1 级高血压组两项指标的总体水平高于正常血压组.

应该说明的是:当两组样本量均较小时,多元分析中对协方差矩阵 $\Sigma^{(1)} = \Sigma^{(2)}$ 的假设要比一元中两方差 $\sigma_1^2 = \sigma_2^2$ 的假定更强,即需要假定在协方差矩阵中有若干对方差和协方差数值几乎相等.

对上例进行单因素分析,结果见表 3.4.

表 3.4　1 级高血压组与正常血压组的单因素分析结果

分组		均数	估计标准误	t	P
BMI（kg/cm²）	1 级高血压组	26.65	0.55	1.94	0.0557
	正常血压组	25.05	0.62		
空腹血糖（mmol/L）	1 级高血压组	5.35	0.08	3.00	0.0034
	正常血压组	5.06	0.07		

单因素结果显示,在 BMI 分布上,1 级高血压组与正常血压组的差别无统计学意义,但在血糖的分布上,两组差异具有统计学意义. 1 级高血压组高于正常血压组.

上述例子再次表明当把一元检验与多元检验结合起来考虑,会使得结论的信息更加详实.

3.3.3　两正态总体协方差矩阵不等 $\Sigma^{(1)} \neq \Sigma^{(2)}$

协方差矩阵 $\Sigma^{(1)} \neq \Sigma^{(2)}$ 时,我们无法找到像 T^2 这样的"距离"测度,T^2 的分布和未知的 $\Sigma^{(1)}$ 和 $\Sigma^{(2)}$ 无关. 在处理此类问题时,需要更多地积累实践经验. 例如,当边际方差之间有较大差异时,有时通过数学变换能使情况得到改善. 更重要的是,当 n_1 与 n_2 足够大时,协方差矩阵不相等所带来的问题可以忽略.

1. 当样本含量足够大时

当 n_1, n_2 很大,且 $n_1 - p$ 与 $n_2 - p$ 都很大时,根据中心极限定理,$\overline{X} - \overline{Y}$ 渐近服从 $N_p(\mu^{(1)} - \mu^{(2)}, n_1^{-1}\Sigma^{(1)} + n_2^{-1}\Sigma^{(2)})$ 分布.

若 $\Sigma^{(1)}$ 和 $\Sigma^{(2)}$ 已知,则从 $\overline{X} - \overline{Y}$ 到 $\mu_1 - \mu_2$ 的统计距离平方和服从自由度为 p 的 χ^2 分布,即

$$\left[\overline{X}-\overline{Y}-(\mu^{(1)}-\mu^{(2)})\right]^{\mathrm{T}}\left[\frac{1}{n_1}\Sigma^{(1)}+\frac{1}{n_2}\Sigma^{(2)}\right]^{-1}\left[\overline{X}-\overline{Y}-(\mu^{(1)}-\mu^{(2)})\right]\sim\chi^2(p).$$

由于 n_1 与 n_2 都很大,这时样本的协方差 S_1 和 S_2 分别以较大的概率接近总体协方差 $\Sigma^{(1)}$ 和 $\Sigma^{(2)}$,所以用 S_1 和 S_2 分别替代 $\Sigma^{(1)}$ 和 $\Sigma^{(2)}$ 时近似成立,有

$$\left[\overline{X}-\overline{Y}-(\mu^{(1)}-\mu^{(2)})\right]^{\mathrm{T}}\left[\frac{1}{n_1}S_1+\frac{1}{n_2}S_2\right]^{-1}\left[\overline{X}-\overline{Y}-(\mu^{(1)}-\mu^{(2)})\right]\sim\chi^2(p). \quad (3.9)$$

当两总体方差 $\Sigma^{(1)}$ 和 $\Sigma^{(2)}$ 相差甚远时,可构造近似检验统计量进行检验,具体可见参考文献 [17] 中的相关内容.

2. 当样本含量不大时对正态总体的 T^2 分布的一个近似

当 $\Sigma^{(1)}\neq\Sigma^{(2)}$ 时,即使两个样本的含量均较小(但要求 n_1 与 n_2 均大于 p),我们仍可以检验 $H_0:\mu^{(1)}=\mu^{(2)}$,只要这两个总体均服从多元正态分布. 这个方法依赖于下述统计量的渐近分布

$$T^2=\left[\overline{X}-\overline{Y}-(\mu^{(1)}-\mu^{(2)})\right]^{\mathrm{T}}\left[\frac{1}{n_1}S_1+\frac{1}{n_2}S_2\right]^{-1}\left[\overline{X}-\overline{Y}-(\mu^{(1)}-\mu^{(2)})\right].$$

$$(3.10)$$

我们会发现,统计量的计算与在大样本情形下一致(式 3.9),然而对于较小的样本,建议采用式 (3.11) 给出的近似逼近,而不是用 χ^2 近似来求得用来检验 H_0 的临界值 T_α^2,

$$T_\alpha^2=\frac{\nu p}{\nu-p+1}F_\alpha(p,\nu-p+1), \quad (3.11)$$

这里的自由度 ν 是从样本协方差矩阵估计得到的.

$$\nu=\frac{p+p^2}{\sum_{i=1}^2\frac{1}{n_i}\left\{\mathrm{tr}\left[\left(\frac{1}{n_i}S_i\left(\frac{1}{n_1}S_1+\frac{1}{n_2}S_2\right)^{-1}\right)^2\right]+\left[\mathrm{tr}\left(\frac{1}{n_i}S_i\left(\frac{1}{n_1}S_1+\frac{1}{n_2}S_2\right)^{-1}\right)^2\right]\right\}}.$$

$$(3.12)$$

例 3.4　在例 3.3 的基础上,随机抽取部分人群并加入一个新指标进行统计分析,即对总胆固醇 X_1(mmol/L),空腹血糖 X_2(mmol/L),及体重指数 X_3(kg/m²) 作综合分析,试评价两组人群在上述指标分布上的差异表 3.5.

表 3.5　1 级高血压组与正常血压组的相关测定值

1 级高血压组			正常血压组		
总胆固醇 X_1 (mmol/L)	空腹血糖 X_2 (mmol/L)	体重指数 X_3 (kg/m²)	总胆固醇 Y_1 (mmol/L)	空腹血糖 Y_2 (mmol/L)	体重指数 Y_3 (kg/m²)
7.17	4.24	24.14	4.51	4.71	23.17
4.97	4.66	31.96	4.48	4.29	26.40
5.73	4.93	25.99	4.90	3.62	19.57
4.24	5.00	24.39	4.40	4.77	24.74
4.71	5.01	29.80	5.00	3.83	19.84

1级高血压组			正常血压组		
总胆固醇 X_1 (mmol/L)	空腹血糖 X_2 (mmol/L)	体重指数 X_3 (kg/m²)	总胆固醇 Y_1 (mmol/L)	空腹血糖 Y_2 (mmol/L)	体重指数 Y_3 (kg/m²)
8.07	7.06	31.09	4.51	4.71	23.17
3.78	5.15	24.00	4.40	4.77	24.74
6.51	5.20	22.53	3.94	4.85	24.53
5.94	5.21	22.58	5.89	4.94	26.44
5.19	6.32	24.50	4.74	4.95	28.91
⋮	⋮	⋮	⋮	⋮	⋮

假设 1 级高血压组的总胆固醇 X_1，空腹血糖 X_2 及体重指数 X_3 来自总体 X，服从 $X \sim N_3(\mu^{(1)}, \Sigma^{(1)})$，正常血压组的总胆固醇 Y_1，空腹血糖 Y_2 及体重指数 Y_3 来自总体 Y，服从 $Y \sim N_3(\mu^{(2)}, \Sigma^{(2)})$，两个样本相互独立，样本量分别为 $n_1 = 18, n_2 = 22$. 此时的检验假设为

$$H_0: \mu^{(1)} = \mu^{(2)}; \quad H_1: \mu^{(1)} \neq \mu^{(2)} \quad (\alpha = 0.05).$$

本例中对两总体协方差矩阵的齐性检验得统计量 $M = 30.772$，$P < 0.05$，说明两组协方差矩阵不齐. 这时的检验统计量仍为

$$T^2 = \frac{\nu p}{\nu - p + 1} F(p, \nu - p + 1)$$

令 $\overline{X}$ 表示 1 级高血压组均值向量；$\overline{Y}$ 表示正常血压组均值向量，计算过程如下.

$$\overline{X} - \overline{Y} = (5.93 - 4.80, 5.84 - 4.99, 26.56 - 26.64) = (1.13, 0.85, -0.08),$$

$$\frac{1}{n_1} S_X = \frac{1}{18} \begin{bmatrix} 3.0600 & 1.1801 & 4.6223 \\ 1.1801 & 1.2780 & 2.7827 \\ 4.6223 & 2.7827 & 18.5390 \end{bmatrix} = \begin{bmatrix} 0.1700 & 0.0656 & 0.2568 \\ 0.0656 & 0.0710 & 0.1546 \\ 0.2568 & 0.1546 & 1.0299 \end{bmatrix},$$

$$\frac{1}{n_2} S_Y = \frac{1}{22} \begin{bmatrix} 0.5630 & 0.0453 & 0.8684 \\ 0.0453 & 0.6123 & 2.8510 \\ 0.8684 & 2.8510 & 16.6016 \end{bmatrix} = \begin{bmatrix} 0.0256 & 0.0021 & 0.0395 \\ 0.0021 & 0.0278 & 0.1296 \\ 0.0395 & 0.1296 & 0.7546 \end{bmatrix},$$

其中，S_X 表示 1 级高血压组协方差矩阵，S_Y 表示正常高血压组协方差矩阵，计算合并协方差矩阵的逆矩阵

$$\left(\frac{1}{n_1} S_X + \frac{1}{n_2} S_Y \right)^{-1} = \begin{bmatrix} 7.2145 & -2.7518 & -0.7595 \\ -2.7518 & 19.7112 & -2.6821 \\ -0.7595 & -2.6821 & 1.1136 \end{bmatrix}.$$

检验统计量 T^2

$$T^2 = (\overline{X} - \overline{Y})^{\mathrm{T}} \left(\frac{1}{n_1} S_X + \frac{1}{n_2} S_Y \right)^{-1} (\overline{X} - \overline{Y})$$

$$= (1.13, 0.85, -0.08) \begin{bmatrix} 7.2145 & -2.7518 & -0.7595 \\ -2.7518 & 19.7112 & -2.6821 \\ -0.7595 & -2.6821 & 1.1136 \end{bmatrix} \begin{bmatrix} 1.13 \\ 0.85 \\ -0.08 \end{bmatrix}$$

$$= 18.63.$$

为计算自由度 ν, 可采用以下步骤

$$\frac{1}{n_1}S_X\left(\frac{1}{n_1}S_X+\frac{1}{n_2}S_Y\right)^{-1} = \begin{bmatrix} 0.8510 & 0.1357 & -0.0190 \\ 0.1602 & 0.8045 & -0.0681 \\ 0.6450 & -0.4218 & 0.5372 \end{bmatrix},$$

$$\frac{1}{n_2}S_Y\left(\frac{1}{n_1}S_X+\frac{1}{n_2}S_Y\right)^{-1} = \begin{bmatrix} 0.1490 & -0.1357 & 0.0190 \\ -0.1602 & 0.1955 & 0.0681 \\ -0.6450 & 0.4218 & 0.4628 \end{bmatrix}.$$

于是

$$\frac{1}{n_1}\left\{\operatorname{tr}\left[\left(\frac{1}{n_1}S_X\left(\frac{1}{n_1}S_X+\frac{1}{n_2}S_Y\right)^{-1}\right)^2\right]+\left(\operatorname{tr}\left[\frac{1}{n_1}S_X\left(\frac{1}{n_1}S_X+\frac{1}{n_2}S_Y\right)^{-1}\right]\right)^2\right\}$$

$$+\frac{1}{n_2}\left\{\operatorname{tr}\left[\left(\frac{1}{n_2}S_Y\left(\frac{1}{n_1}S_X+\frac{1}{n_2}S_Y\right)^{-1}\right)^2\right]+\left(\operatorname{tr}\left[\frac{1}{n_2}S_Y\left(\frac{1}{n_1}S_X+\frac{1}{n_2}S_Y\right)^{-1}\right]\right)^2\right\}$$

$$=\frac{1}{18}\left\{(0.7337+0.6976+0.3051)+(0.8510+0.8045+0.5372)^2\right\}$$

$$+\frac{1}{22}\left\{(0.0317+0.0887+0.2306)+(0.1490+0.1955+0.4628)^2\right\}$$

$$= 0.3636+0.0456 = 0.4092.$$

此时, 自由度按式 (3.12) 计算为

$$\nu = \frac{3+3^2}{0.3636+0.0456} = 29.3255.$$

计算临界值 T_α^2

$$T_{0.05}^2 = \frac{\nu p}{\nu-p+1}F_{0.05}(p,\nu-p+1)$$

$$= \frac{29.3255\times3}{29.3255-3+1}F_{0.05}(3,29.3255-3+1)$$

$$= 9.53.$$

结论: 因为 $T^2 = 16.83 > T_{0.05}^2$, $P < 0.05$, 在 $\alpha = 0.05$ 水平上拒绝 H_0, 可认为 1 级高血压组与正常血压组在上述 3 个指标总体分布的差异具有统计学意义.

3.4 多元方差分析

假设有 k 个协方差矩阵相同的 p 维正态总体, 它们的分布为 $N_p(\mu^{(1)},\Sigma),\cdots,$ $N_p(\mu^{(k)},\Sigma)$. 现从每个总体中分别独立地随机抽取一个样本

总体 1: $X_1^{(1)},X_2^{(1)},\cdots,X_{n_1}^{(1)}$;

总体 2: $X_1^{(2)},X_2^{(2)},\cdots,X_{n_2}^{(2)}$;

······

总体 k: $X_1^{(k)},X_2^{(k)},\cdots,X_{n_k}^{(k)}$.

记

$$\overline{X}^{(r)} = \frac{1}{n_r} \sum_{i=1}^{n_r} X_i^{(r)} \quad (r = 1, 2, \cdots, k),$$

$$\overline{X} = \frac{1}{n} \sum_{r=1}^{k} \sum_{i=1}^{n_r} X_i^{(r)}.$$

多元方差分析就是根据 k 个独立的随机样本，对相应的总体均值向量是否相同进行检验. 所建立的检验假设如下：

$H_0 : \mu^{(1)} = \mu^{(2)} = \cdots = \mu^{(k)}$;　　H_1: 在 $\mu^{(1)}, \mu^{(2)}, \cdots, \mu^{(k)}$ 中至少有两个不相等.

当 $p = 1$ 时，此检验问题就是单变量的方差分析.

3.4.1　一元方差分析回顾

在一元方差分析中，在正态分布和方差齐性的假设下，对总离差平方和及自由度分别进行分解，由此构造出检验统计量—— F 统计量，下面给出具体步骤.

总离差平方和　　$\mathrm{SST} = \sum_{r=1}^{k} \sum_{i=1}^{n_r} (X_i^{(r)} - \overline{X})^2.$

组内离差平方和　　$\mathrm{SSE} = \sum_{r=1}^{k} \sum_{i=1}^{n_r} (X_i^{(r)} - \overline{X}^{(r)})^2.$

组间离差平方和　　$\mathrm{SSA} = \sum_{r=1}^{k} n_r (\overline{X}^{(r)} - \overline{X})^2.$

利用代数知识，我们很容易将上式转化为如下形式：

$$\sum_{r=1}^{k} \sum_{i=1}^{n_r} (X_i^{(r)} - \overline{X})^2 = \sum_{r=1}^{k} n_r (\overline{X}^{(r)} - \overline{X})^2 + \sum_{r=1}^{k} \sum_{i=1}^{n_r} (X_i^{(r)} - \overline{X}^{(r)})^2,$$

即

$$\mathrm{SST} = \mathrm{SSA} + \mathrm{SSE}.$$

其中，SST 表示总效应，SSA 表示处理效应，SSE 表示误差效应.

相应地，总自由度也分解为组间自由度与组内自由度，即 $\nu_T = \nu_A + \nu_E$.

方差分析就是要对 SSA 与 SSE 的大小进行比较. 如果 H_0 成立，那么 SSA 应近似等于 SSE.

此时的检验统计量 F 取为

$$F = \frac{\mathrm{SSA}/(k-1)}{\mathrm{SSE}/(n-k)} \sim F(k-1, n-k).$$

检验规则：在 α 水平上，查 F 分布临界值表得 F_α，得出 H_0 的拒绝域为 $P(F > F_\alpha) < \alpha$.

3.4.2　多元成组设计的样本均值向量的检验

类似一元方差分析，在多元方差分析中我们同样是对总离均差平方和及总自由度进行分解，而构造出一个相应的检验统计量，只要知道了这个统计量的分布，就可以进行差异性检验.

沿用一元分析时的符号，令 SST 表示总离差矩阵，SSE 表示组内离差矩阵，SSA 表示组间离差矩阵，但与一元方差分析不同的是，这里的 X 表示的是随机向量. 于是，对总离差矩阵 SST 的分解：

$$
\begin{aligned}
\mathrm{SST} &= \sum_{r=1}^{k} \sum_{i=1}^{n_r} (X_i^{(r)} - \overline{X})(X_i^{(r)} - \overline{X})^{\mathrm{T}} \\
&= \sum_{r=1}^{k} \sum_{i=1}^{n_r} (X_i^{(r)} - \overline{X}^{(r)} + \overline{X}^{(r)} - \overline{X})(X_i^{(r)} - \overline{X}^{(r)} + \overline{X}^{(r)} - \overline{X})^{\mathrm{T}} \\
&= \sum_{r=1}^{k} \sum_{i=1}^{n_r} (X_i^{(r)} - \overline{X}^{(r)})(X_i^{(r)} - \overline{X}^{(r)})^{\mathrm{T}} + \sum_{r=1}^{k} n_r (\overline{X}^{(r)} - \overline{X})(\overline{X}^{(r)} - \overline{X})^{\mathrm{T}} \\
&= \mathrm{SSE} + \mathrm{SSA},
\end{aligned}
$$

其中

$$
\mathrm{SSE} = \sum_{r=1}^{k} \mathrm{SSE}_r = \sum_{r=1}^{k} \sum_{i=1}^{n_r} (X_i^{(r)} - \overline{X}^{(r)})(X_i^{(r)} - \overline{X}^{(r)})^{\mathrm{T}}
$$

为组内离差矩阵，反映组内误差效应.

$$
\mathrm{SSA} = \sum_{r=1}^{k} n_r (\overline{X}^{(r)} - \overline{X})(\overline{X}^{(r)} - \overline{X})^{\mathrm{T}}
$$

为组间离差矩阵，反映处理效应.

在此基础上，根据似然比原理可构造出 Λ 统计量

$$
\Lambda = \frac{|\mathrm{SSE}|}{|\mathrm{SSE} + \mathrm{SSA}|} = \frac{|\mathrm{SSE}|}{|\mathrm{SST}|}, \tag{3.13}
$$

其中，$|\mathrm{SSE}|$ 是总组内离差矩阵的行列式的值，$|\mathrm{SST}|$ 是总离差矩阵的行列式的值.

式 (3.13) 中的 Λ 就是第 2 章所介绍的威尔克斯 Λ 统计量，由于统计量 Λ 的分布较复杂，故可用近似分布予以替代.

当 H_0 成立，且 n 充分大时，Bartlett 给出了将 Λ 转化为 χ^2 统计量

$$
\chi^2 = -\left[(n-1) - \frac{p + (k-1) + 1}{2} \right] \ln \Lambda \sim \chi^2(p \times (k-1)). \tag{3.14}
$$

Rao 后来将 Λ 统计量变化为 F 统计量

$$
F = \frac{1 - \Lambda^{1/s}}{\Lambda^{1/s}} \frac{\nu_2'}{\nu_1'} \sim F(\nu_1', \nu_2'), \tag{3.15}
$$

其中，ν_1', ν_2' 是 F 分布的自由度，由下式定义，

$$
\nu_1' = p\nu_T
$$

$$
\nu_2' = \left(\nu_T + \nu_E - \frac{p + \nu_T + 1}{2} \right) \sqrt{\frac{p^2 \nu_T^2 - 4}{p^2 + \nu_T^2 - 5}} - \frac{p\nu_T - 2}{2},
$$

$$
s = \sqrt{\frac{p^2 \nu_T^2 - 4}{p^2 + \nu_T^2 - 5}},
$$

这里，ν_T 是处理的自由度，ν_E 是误差自由度.

对给定的 $\alpha = 0.05$，查 χ^2 分布临界值表得 χ_α^2 或 F 分布临界值表得 F_α，从而得出 H_0 的拒绝域.

上述两个近似公式也适用于其他设计类型的均向量比较. 需要说明的是，目前在 SAS 或 SPSS 软件中均采用 Rao 的近似方法.

例 3.5　为评价不同民族心血管病危险因素的分布特征，分别调查哈萨克族、维吾尔族和蒙古族居民样本的相关指标，其中，收缩压 SBP（mmHg）X_1、总胆固醇

TC（mmol/L）X_2、体重指数 BMI（kg/m²）X_3 的部分数据列于表 3.6 中，试分析不同少数民族人群在上述三个指标的分布上是否相同.

表 3.6　不同民族样本人群心血管病相关风险因素测量值

哈萨克族组（$n_1=55$）			维吾尔族组（$n_2=53$）			蒙古族组（$n_3=59$）		
收缩压 X_1	总胆固醇 X_2	体重指数 X_3	收缩压 X_1	总胆固醇 X_2	体重指数 X_3	收缩压 X_1	总胆固醇 X_2	体重指数 X_3
115	3.87	24.7	120	5.3	29.5	220	2.21	23.3
147	4.56	31.2	100	3.63	19.1	105	3.8	26.8
190	4.81	28.4	130	4.62	23.3	110	2.26	22.0
106	4.03	22.2	110	4.07	27.4	190	2.94	20.2
108	4.90	34.8	100	4.19	21.7	120	3.41	25.5
116	3.27	30.2	130	3.61	27.8	124	4.13	22.0
115	3.87	24.7	140	3.96	26.6	120	4.84	22.8
147	4.56	31.2	160	4.39	26.6	156	4.34	18.4
190	4.81	28.4	120	5.12	23.1	100	3.22	17.9
⋮	⋮	⋮	⋮	⋮	⋮	⋮	⋮	⋮

资料来源：国家自然科学基金项目（项目编号：30393132，30470651）

这是一个比较 3 个组（$k=3$）的 3 项指标（$p=3$）间的均值向量间差异的问题. 设第 r 组为三元正态总体 $N_3(\mu^{(r)}, \Sigma)(r=1,2,3)$，三个组的样本含量分别为 $n_1=55$，$n_2=53$ 和 $n_3=59$.

检验假设为

$$H_0:\mu^{(1)}=\mu^{(2)}=\mu^{(3)}; \quad H_1:\mu^{(1)},\mu^{(2)},\mu^{(3)} \text{ 至少一对不等} \quad (\alpha=0.05).$$

计算步骤为：

（1）计算样本均值向量.

$$\overline{X}^{(1)}=(134.83,4.82,28.45)^{\mathrm{T}},$$
$$\overline{X}^{(2)}=(126.70,3.92,25.18)^{\mathrm{T}},$$
$$\overline{X}^{(3)}=(138.98,4.27,22.59)^{\mathrm{T}}.$$

（2）计算总离差矩阵 SST.

由全部观察资料计算得到的离均差平方和与离均差交叉乘积和构成的矩阵

$$\mathrm{SST}=\begin{bmatrix} 85293.7725 & 1584.8480 & 4216.4257 \\ 1584.8480 & 334.4482 & 463.9600 \\ 4216.4257 & 463.9600 & 2929.4650 \end{bmatrix}.$$

（3）计算各组组内离差矩阵 SSE_r 及总组内离差矩阵 $\mathrm{SSE}=\sum_{r=1}^{3}\mathrm{SSE}_r$.

$$\mathrm{SSE}_1=\begin{bmatrix} 26385.5273 & 279.6936 & 1437.1701 \\ 279.6936 & 115.4956 & 158.7388 \\ 1437.1701 & 158.7388 & 752.7971 \end{bmatrix}.$$

$$\text{SSE}_2 = \begin{bmatrix} 18097.1698 & 339.8019 & 910.3811 \\ 339.8019 & 99.1611 & 165.2358 \\ 910.3811 & 165.2358 & 584.3746 \end{bmatrix}.$$

$$\text{SSE}_3 = \begin{bmatrix} 36494.9831 & 831.3712 & 2471.4714 \\ 831.3712 & 114.6410 & 128.3212 \\ 2471.4714 & 128.3212 & 614.1371 \end{bmatrix}.$$

$$\text{SSE} = \text{SSE}_1 + \text{SSE}_2 + \text{SSE}_3$$

$$= \begin{bmatrix} 80977.6801 & 1450.8667 & 4819.0226 \\ 1450.8667 & 329.2978 & 452.8958 \\ 4819.0226 & 452.8958 & 1951.3088 \end{bmatrix}.$$

（4）计算总组内离差矩阵 SSE 及总离差矩阵 SST 的行列式的值.

$$|\text{SSE}| = 30001716781.6617, \quad |\text{SST}| = 58103452166.6908.$$

（5）计算 Λ 统计量.

$$\Lambda = \frac{|\text{SSE}|}{|\text{SST}|} = 0.5163.$$

（6）用 Bartlett 方法计算的近似 χ^2 统计量为

$$\chi^2 = -\left[(n-1) - \frac{p + (k-1) + 1}{2} \right] \ln \Lambda$$

$$= -\left[(167-1) - \frac{3 + (3-1) + 1}{2} \right] \times \ln 0.5163$$

$$= 108.09.$$

查表得 $\chi^2_{0.05}(6) = 12.592$，由于 $\chi^2 > \chi^2_{0.05}$，$P < 0.05$，所以在 $\alpha = 0.05$ 水平上拒绝 H_0.

（7）用 Rao 方法计算的近似 F 统计量为

$$F = \frac{1 - \Lambda^{1/s}}{\Lambda^{1/s}} \frac{\nu'_2}{\nu'_1},$$

这里

$$\nu'_1 = p\nu_T = 3 \times 2 = 6.$$

$$\nu'_2 = \left(\nu_T + \nu_E - \frac{p + \nu_T + 1}{2} \right) \sqrt{\frac{p^2 \nu_T^2 - 4}{p^2 + \nu_T^2 - 5}} - \frac{p\nu_T - 2}{2}$$

$$= \left(2 + 164 - \frac{3 + 2 + 1}{2} \right) \sqrt{\frac{3^2 \times 2^2 - 4}{3^2 + 2^2 - 5}} - \frac{3 \times 2 - 2}{2}$$

$$= 324,$$

$$s = \sqrt{\frac{p^2 \nu_T^2 - 4}{p^2 + \nu_T^2 - 5}} = \sqrt{\frac{3^2 \times 2^2 - 4}{3^2 + 2^2 - 5}} = 2,$$

$$F = \frac{1 - \Lambda^{1/s}}{\Lambda^{1/s}} \frac{\nu'_2}{\nu'_1} = \frac{1 - \sqrt{0.5163}}{\sqrt{0.5163}} \times \frac{324}{6} = 21.152,$$

而 $F_{0.05}(\nu'_1, \nu'_2) = F_{0.05}(6, 324) = 2.13$，因为 $F > F_{0.05}$，$P < 0.05$，在 $\alpha = 0.05$ 的水平下拒绝 H_0.

由此可见，利用 Bartlett 法和 Rao 方法得到的检验结果相同.

结论：三个民族人群在上述三种指标的总体分布上的差异具有显著的统计学意义. 如果想进一步了解三个组指标间的差异究竟由哪几项指标引起，可以对三项指标逐一进行一元方差分析.

3.4.3　多元区组设计的样本均值向量的检验

区组设计分析的特点是在成组设计的基础上将区组间的变异从总变异中分解出来，其余分析步骤同多元成组设计.

例 3.6　为评价某药物治疗的疗效，共纳入 HIV/AIDS 患者 28 例，并于治疗前、服药后 1 个月、服药后 3 个月分别检测其 CD_4^+ 细胞数（个/μL）及病毒载量（Copies/mL），结果见表 3.7. 试问该药物是否有效.

表 3.7　28 例 HIV/AIDS 患者治疗前后不同时间点的 CD_4^+ 细胞数及病毒载量

| 编号 | 治疗前 | | 治疗 1 个月 | | 治疗 3 个月 | | 平均 | |
	CD_4^+ 细胞数	ln 病毒载量	CD_4^+ 细胞数	ln 病毒载量	CD_4^+ 细胞数	ln 病毒载量	CD_4^+ 细胞数	ln 病毒载量
1	202.00	4.47	207.00	1.94	339.00	1.70	249.33	2.70
2	290.00	5.40	491.00	3.44	509.00	2.42	430.00	3.75
3	105.00	4.57	773.00	2.20	171.00	1.72	349.67	2.83
4	300.00	5.16	343.00	3.21	525.00	2.31	389.33	3.56
5	135.00	4.74	115.00	2.36	137.00	1.79	129.00	2.96
6	183.00	4.79	216.00	3.42	256.00	4.23	218.33	4.15
7	334.00	4.47	471.00	1.85	423.00	1.70	409.33	2.67
8	310.00	3.98	263.00	1.70	261.00	4.54	278.00	3.41
9	102.00	4.85	49.00	2.20	105.00	1.70	85.33	2.92
10	160.00	4.96	327.00	2.18	319.00	2.29	268.67	3.14
⋮	⋮	⋮	⋮	⋮	⋮	⋮	⋮	⋮
平均	219.61	4.47	300.29	2.42	327.11	2.36	282.33	3.08

资料来源："十五"国家科技攻关计划（项目编号：2004BA719A10）

与一元随机区组的方差分析类似，我们仍将总变异分解为处理间变异、区组间变异及残差变异（表 3.8）.

表 3.8　区组设计的离差矩阵的分解及自由度的分解

变异来源	离差平方和矩阵	自由度
区组（个体）	$SS_{ID} = \begin{bmatrix} 662990 & 434.9001 \\ 434.9001 & 30.9407 \end{bmatrix}$	$28-1$
时间（TIME）	$SS_{TIME} = \begin{bmatrix} 175323.5952 & -3679.3220 \\ -3679.3220 & 80.9028 \end{bmatrix}$	$3-1$
误差（E）	$SS_E = \begin{bmatrix} 436661.0714 & -209.4004 \\ -209.4004 & 20.9201 \end{bmatrix}$	54
总（T）	$SS_T = \begin{bmatrix} 1274974.6667 & -3453.8223 \\ -3453.8223 & 132.7637 \end{bmatrix}$	$84-1$

本例中选取检验统计量 F 为

$$F = \frac{1 - \Lambda^{1/s}}{\Lambda^{1/s}} \frac{\nu_2'}{\nu_1'},$$

其中

$$\Lambda = \frac{|\,\mathrm{SS_E}\,|}{|\,\mathrm{SS_A} + \mathrm{SS_E}\,|}.$$

计算　　$|\,\mathrm{SS_E}\,| = 9091164.94396, |\,\mathrm{SS_A}\,| = 47886868.45527.$

因此，个体间

$$\Lambda_{\mathrm{ID}} = \frac{|\,\mathrm{SS_E}\,|}{|\,\mathrm{SS_E} + \mathrm{SS_{ID}}\,|} = \frac{9091164.94396}{56978033.39923} = 0.1596,$$

$$\nu_1' = p\nu_T = 2 \times 27 = 54,$$

$$\nu_2' = \left(\nu_T + \nu_E - \frac{p + \nu_T + 1}{2}\right)\sqrt{\frac{p^2\nu_T^2 - 4}{p^2 + \nu_T^2 - 5}} - \frac{p\nu_T - 2}{2}$$

$$= \left(27 + 54 - \frac{2 + 27 + 1}{2}\right)\sqrt{\frac{2^2 \times 27^2 - 4}{2^2 + 27^2 - 5}} - \frac{2 \times 27 - 2}{2} = 106.1817,$$

$$s = \sqrt{\frac{p^2\nu_T^2 - 4}{p^2 + \nu_T^2 - 5}} = \sqrt{\frac{2^2 \times 27^2 - 4}{2^2 + 27^2 - 5}} = 2.0028,$$

$$F = \frac{1 - \sqrt{\Lambda}}{\sqrt{\Lambda}} \frac{\nu_2'}{\nu_1'} = \frac{1 - \sqrt{0.1596}}{\sqrt{0.1596}} \times \frac{106.1817}{54} = 2.9556,$$

而 $F_{0.05}(\nu_1', \nu_2') = F_{0.05}(54, 106) \approx 1.47$，因为 $F > F_{0.05}$，$P < 0.05$，故在 $\alpha = 0.05$ 的水平上拒绝 H_0.

不同时间之间：

$$\Lambda_{\mathrm{TIME}} = \frac{|\,\mathrm{SS_E}\,|}{|\,\mathrm{SS_E} + \mathrm{SS_{TIME}}\,|} = \frac{9091164.94396}{47191914.13713} = 0.1926,$$

$$\nu_1' = p\nu_T = 2 \times 2 = 4,$$

$$\nu_2' = \left(\nu_T + \nu_E - \frac{p + \nu_T + 1}{2}\right)\sqrt{\frac{p^2\nu_T^2 - 4}{p^2 + \nu_T^2 - 5}} - \frac{p\nu_T - 2}{2}$$

$$= \left(2 + 54 - \frac{2 + 2 + 1}{2}\right)\sqrt{\frac{2^2 \times 2^2 - 4}{2^2 + 2^2 - 5}} - \frac{2 \times 2 - 2}{2} = 106,$$

$$s = \sqrt{\frac{p^2\nu_T^2 - 4}{p^2 + \nu_T^2 - 5}} = \sqrt{\frac{2^2 \times 2^2 - 4}{2^2 + 2^2 - 5}} = 2,$$

$$F = \frac{1 - \sqrt{\Lambda}}{\Lambda} \frac{\nu_2'}{\nu_1'} = \frac{1 - \sqrt{0.1926}}{\sqrt{0.1926}} \times \frac{106}{4} = 33.8834,$$

而 $F_{0.05}(\nu_1', \nu_2') = F_{0.05}(4, 106) \approx 2.46$，因 $F > F_{0.05}$，$P < 0.05$，在 $\alpha = 0.05$ 的水平上拒绝 H_0.

结论：在 $\alpha = 0.05$ 的水平下拒绝 H_0，可以认为该药物治疗 HIV/AIDS 有效.

3.5　协方差矩阵的检验

多元方差分析要求资料满足正态性、独立性、方差齐性. 与一元方差分析类似，多元方差分析的结果对正态性是稳健的，而对方差齐性较为敏感．因此，对资料的方差齐性检验就显得更加重要．本节介绍几种协方差矩阵的检验方法．

3.5.1　单个 p 维正态总体协方差矩阵的检验

设 $X_i(i=1,\cdots,n)$ 为来自 p 维正态总体 $N_p(\mu,\Sigma)$（$\Sigma>0$）的随机样本，检验假设为

$$H_0:\Sigma=\Sigma_0;\quad H_1:\Sigma\neq\Sigma_0\quad(\Sigma_0>0\text{ 且已知})\quad(\alpha=0.05),$$

即检验样本协方差矩阵与已知协方差矩阵是否相等，该检验的似然比统计量为

$$\lambda_1=\left(\frac{e}{n}\right)^{np/2}|SS\Sigma_0^{-1}|^{n/2}e^{-\frac{1}{2}\mathrm{tr}(SS\Sigma_0^{-1})},\tag{3.16}$$

其中，$\mathrm{tr}(SS\Sigma_0^{-1})$ 是矩阵 $SS\Sigma_0^{-1}$ 的迹，即矩阵 $SS\Sigma_0^{-1}$ 对角线上的元素之和，$SS=(n-1)S$ 为相应的样本离均差矩阵．

研究似然比统计量 λ_1 的抽样分布比较困难，在样本含量 n 足够大时，通常由 λ_1 的近似分布来构造检验统计量，即在 H_0 成立时，将式（3.16）中的 n 换成 $n-1$，取对数后得到

$$-2\ln\lambda_1\doteq L=(n-1)[\ln|\Sigma_0|-p-\ln|S|+\mathrm{tr}(S\Sigma_0^{-1})],\tag{3.17}$$

则

$$\frac{L}{1-D}\sim\chi^2\left(\frac{p(p+1)}{2}\right),\tag{3.18}$$

其中，$D=\left(2p+1-\dfrac{2}{p+1}\right)/6(n-1)$．当 $n\to\infty$ 时，$D\to0$，故 $-2\ln\lambda_1$ 的极限分布就是自由度为 $\dfrac{1}{2}p(p+1)$ 的 χ^2 分布．

例 3.7　在例 3.1 中计算 25000 名 12 岁汉族女童的胸围（cm）X_1、腰围（cm）X_2 和臀围（cm）X_3 的协方差矩阵为

$$\Sigma_0=\begin{bmatrix}75.7925 & 70.7581 & 64.3415\\70.7581 & 79.6296 & 61.6468\\64.3415 & 61.6468 & 64.7399\end{bmatrix}.$$

将该协方差矩阵视为已知总体协方差矩阵 Σ_0，计算 57 名 12 岁藏族女童的样本协方差矩阵为

$$S=\begin{bmatrix}67.3195 & 60.8459 & 47.3073\\60.8459 & 69.0157 & 43.2666\\47.3073 & 43.2666 & 38.4687\end{bmatrix}.$$

试问，这 57 名藏族女童数据的协方差矩阵与汉族女童的协方差矩阵是否相等．

这是三元正态总体的协方差矩阵与已知协方差矩阵是否相等的检验问题．

首先计算协方差矩阵 Σ_0 和 S 的行列式，并将其取对数后得到

$$|\Sigma_0|=10219.9457,\quad\ln(|\Sigma_0|)=9.2321,$$
$$|S|=4913.9216,\quad\ln(|S|)=8.4998.$$

计算 Σ_0 的逆矩阵 Σ_0^{-1}，然后左乘样本协方差矩阵 S，得到的矩阵的迹

$$\mathrm{tr}(S\Sigma_0^{-1})=2.5968.$$

然后计算近似分布

$$L \doteq (n-1)[\ln|\Sigma_0| - p - \ln|S| + \text{tr}(S\Sigma_0^{-1})]$$

$$= (57-1)[9.2321 - 3 - 8.4998 + 2.5968] = 18.4296,$$

$$D = \left(2p+1-\frac{2}{p+1}\right)/6(n-1)$$

$$= \left(2\times3+1-\frac{2}{3+1}\right)/[6\times(57-1)] = 0.0193.$$

$$\chi^2 \sim L/(1-D) = 18.7923.$$

查 χ^2 分布表,$\chi^2_{0.05}(6) = 12.59 < 18.7923$,$P < 0.05$,拒绝 H_0.

结论:在 $\alpha = 0.05$ 的水平下可以认为藏族女童的协方差矩阵 Σ 与 Σ_0 不同.

3.5.2 检验 $H_0: \Sigma = \sigma^2 \Sigma_0$($\sigma^2$ 未知)

当 $\Sigma_0 = I_p$ 时此检验常称为球形检验,主要用于检验协方差矩阵 S 中的元素是否均为 Σ_0 中相应元素的 σ^2 倍. 利用似然比原理得到统计量为

$$\lambda_2 = \frac{|SS\Sigma_0^{-1}|^{n/2}}{[\text{tr}(\Sigma_0^{-1}SS)/p]^{np/2}}$$

或等价于

$$W = (\lambda_2)^{2/n} = \frac{p^p|\Sigma_0^{-1}SS|}{[\text{tr}(\Sigma_0^{-1}SS)]^p}.$$

在样本含量 n 足够大的情况下,当 H_0 成立时,有以下近似 χ^2 分布:

$$-\left[(n-1) - \frac{2p^2+p+2}{6p}\right]\ln W \sim \chi^2\left(\frac{p(p+1)}{2}-1\right). \tag{3.19}$$

3.5.3 多总体协方差矩阵的检验

设有 k 个 p 维正态总体,$N_p(\mu^{(r)}, \Sigma^{(r)})(r=1,\cdots,k)$,$X_i^{(r)}(r=1,\cdots,k; i=1,\cdots,n)$ 是来自第 r 个总体 $N_p(\mu^{(r)}, \Sigma^{(r)})$ 的随机样本,检验假设

$$H_0: \Sigma^{(1)} = \cdots = \Sigma^{(k)} = \Sigma; \quad H_1: \Sigma^{(1)}, \cdots, \Sigma^{(k)} \text{ 不全相等.}$$

一个常用的协方差矩阵相等性检验是博克斯(Box)M 检验,记 $n = \sum_{r=1}^{k} n_r$,$SS_r = (n_r-1)S_r$ 为各样本的离差矩阵,$SS = \sum_{r=1}^{k} SS_r$,在多元正态总体的假设下,该检验的似然比统计量为

$$\lambda_3 = \frac{n^{np/2}\prod_{r=1}^{k}|SS_r|^{n_r/2}}{|SS|^{n/2}\prod_{r=1}^{k} n_r^{n_r p/2}},$$

用 n_r-1 替代 n_r,$n-k$ 替代 n 进行无偏性校正. 然后对上式取对数,可得到统计量

$$M = -2\ln\lambda_3 = (n-k)\ln|SS/(n-k)| - \sum_{r=1}^{k}(n_r-1)\ln|SS_r/(n_r-1)|. \tag{3.20}$$

在样本量 n 足够大的情况下,当 H_0 成立时,M 有以下近似 χ^2 分布

$$M(1-d) \sim \chi^2(p(p+1)(k-1)/2), \tag{3.21}$$

其中

$$d = \begin{cases} \dfrac{2p^2 + 3p - 1}{6(p+1)(k-1)}\Big(\displaystyle\sum_{r=1}^{k} \dfrac{1}{n_r - 1} - \dfrac{1}{n-k}\Big), & n_r \text{ 不全等}, \\[4mm] \dfrac{(2p^2 + 3p - 1)(k+1)}{6(p+1)(n-k)}, & n_r \text{ 全等}. \end{cases}$$

检验统计量 M 的意义在于，当 H_0 成立时，各个样本协方差矩阵不会相差太大，因此，与合并方差矩阵也不会相差太大，在这种情况下，博克斯 M 统计量会较小. 当 n_r 超过 20 并且 p 和 k 都不超过 5 时，博克斯 M 的 χ^2 近似效果很好.

值得注意的是，目前多数统计软件都可以完成博克斯 M 检验. 由于 M 统计量对某些非正态总体非常敏感，此时更易于拒绝 H_0. 事实上，在大样本情况下，特别是当样本含量相等时，协方差矩阵的一些差别对多元方差分析结果影响甚微. 因此该情形下，即使 M 检验拒绝了 H_0，仍可继续进行多元方差分析.

例 3.8 对例 3.5 中给出的指标数据，试判断三个总体的协方差矩阵是否相等.

这是 3 个三元正态总体的协方差矩阵是否相等的检验问题.

这里，三个组的样本含量分别为 $n_1 = 55, n_2 = 53$ 和 $n_3 = 59$，检验假设：

$$H_0 : \Sigma_1 = \Sigma_2 = \Sigma_3; \quad H_1 : \Sigma_1, \Sigma_2, \Sigma_3 \text{ 至少有一对不等} \quad (\alpha = 0.05).$$

由样本值计算三个总体的样本离差矩阵为

$$\mathrm{SS}_1 = \begin{bmatrix} 26385.5273 & 279.6936 & 1437.1701 \\ 279.6936 & 115.4956 & 158.7388 \\ 1437.1701 & 158.7388 & 752.7971 \end{bmatrix},$$

$$\mathrm{SS}_2 = \begin{bmatrix} 18097.1698 & 339.8019 & 910.3811 \\ 339.8019 & 99.1611 & 165.2358 \\ 910.3811 & 165.2358 & 584.3746 \end{bmatrix},$$

$$\mathrm{SS}_3 = \begin{bmatrix} 36494.9831 & 831.3712 & 2471.4714 \\ 831.3712 & 114.6410 & 128.3212 \\ 2471.4714 & 128.3212 & 614.1371 \end{bmatrix},$$

$$\mathrm{SS} = \mathrm{SS}_1 + \mathrm{SS}_2 + \mathrm{SS}_3$$

$$= \begin{bmatrix} 80977.6801 & 1450.8667 & 4819.0226 \\ 1450.8667 & 329.2978 & 452.8958 \\ 4819.0226 & 452.8958 & 1951.3088 \end{bmatrix}.$$

进一步计算得

$$|\mathrm{SS}/164| = 6801.6544, \quad \ln(|\mathrm{SS}/164|) = 8.8249,$$
$$|\mathrm{SS}_1/54| = 9268.1187, \quad \ln(|\mathrm{SS}_1/54|) = 9.1343,$$
$$|\mathrm{SS}_2/52| = 3583.8995, \quad \ln(|\mathrm{SS}_2/52|) = 8.1842,$$
$$|\mathrm{SS}_3/58| = 7027.2595, \quad \ln(|\mathrm{SS}_3/58|) = 8.8576.$$

计算检验统计量 M 有

$$M = (n-k)\ln|\mathrm{SS}/(n-k)| - \sum_{r=1}^{k}(n_r - 1)\ln|\mathrm{SS}_r/(n_r - 1)|$$

$$= 164 \times 8.8249 - 54 \times 9.1343 - 52 \times 8.1842 - 58 \times 8.8576$$

$$= 14.7122,$$

$$d = \frac{2p^2 + 3p - 1}{6(p+1)(k-1)} \times \left(\sum_{r=1}^{k} \frac{1}{n_r - 1} - \frac{1}{n-k} \right)$$

$$= \frac{2 \times 3^2 + 3 \times 3 - 1}{6(3+1)(3-1)} \times \left(\frac{1}{54} + \frac{1}{52} + \frac{1}{58} - \frac{1}{167-3} \right) = 0.0265,$$

$$M(1-d) = 14.7122 \times (1 - 0.0265) = 14.3223, \quad \nu = 12.$$

因为 $\chi^2_{0.05}(12) = 21.03$，故 $P > 0.05$.

结论：在 $\alpha = 0.05$ 水平下，尚不能认为三个总体的协方差矩阵间有差别.

本 章 小 结

本章系统介绍了源于不同设计类型下的多元正态分布条件下均值向量和协方差矩阵检验的原理和方法，这部分内容是多元统计推断的核心内容. 由于涉及统计量形式多样，内容较为繁琐. 通过本章的学习，读者应在正确理解假设检验思想的基础上，熟练掌握多总体均值向量的检验条件及方法，并对于协方差矩阵的检验原理能够了解.

在实际应用中，要正确处理多元分析与一元分析的关系，如在多元方差分析中差异可能仅出现在许多特征指标中的某一个，这时，对整体的检验可能差异无统计学意义，而对某一个特定变量的检验时就会发现差异有统计学意义. 避免出现这种情况的方法是要构造一个好的实验设计，使它不把太多的预期不显著的变量包含进来. 另外，与一元分析一样，识别和处理离群值同样非常重要，对数据的分析应该在每个变量均无离群值的基础上完成.

思考与练习

1. 15 名 2 周岁幼儿的身高（cm）X_1、胸围（cm）X_2 和上半臂围（cm）X_3 的测量数据见表 3.9. 试问：不同性别体格指标的差异是否有统计学意义.

表 3.9　某地区农村 2 周岁幼儿的体格测量数据

性别	身高（cm）X_1	胸围（cm）X_2	上半臂围（cm）X_3
男	78	60.6	16.5
男	76	58.1	12.5
男	92	63.2	14.5
男	81	59.0	14.0
男	81	60.8	15.5
男	84	59.5	14.0
女	80	58.4	14.0
女	75	59.2	15.0

性别	身高 (cm) X_1	胸围 (cm) X_2	上半臂围 (cm) X_3
女	78	60.3	15.0
女	75	57.4	13.0
女	79	59.5	14.0
女	78	58.1	14.5
女	75	58.0	12.5
女	64	55.5	11.5
女	80	59.2	12.5

2. 某研究者分别测定胃癌、萎缩性胃炎与非胃部疾病患者（各 5 例）的 4 项生化指标，如表 3.10. 试问：不同疾病患者的 4 项生化指标的差异是否有统计学意义？

表 3.10　胃癌、萎缩性胃炎与非胃部疾病患者生化指标测定结果

疾病类型	编号	血清铜蓝蛋白 (mg/L)	蓝色反应	尿 5-羟吲哚乙酸 (mg/24h)	中型硫化物 (μg/L)
胃癌	1	228	130	20	11
	2	245	134	10	40
	3	200	167	12	27
	4	170	150	9	18
	5	150	168	19	16
萎缩性胃炎	1	188	125	9	14
	2	130	100	6	12
	3	150	110	9	6
	4	120	133	10	26
	5	160	89	5	10
非胃部疾病	1	185	125	5	19
	2	128	113	3	10
	3	112	101	2	9
	4	100	117	8	2
	5	111	98	6	5

3. 9 名乳腺癌患者接受大剂量化疗，并于化疗前后检测血清尿素氮 (mg/dL) 与肌酐 (mg/dL) 水平 (表 3.11). 试问该化疗方案对患者肾功能有无影响.

表 3.11　乳腺癌患者化疗前后尿素氮和肌酐检测数据

编号	尿素氮（mg/dL）		肌酐（mg/dL）	
	疗前（X_0）	疗后（X_1）	疗前（Y_0）	疗后（Y_1）
1	11.7	10.6	1.3	0.8
2	8.8	7.9	1.2	0.6
3	13.2	11.8	0.9	0.8
4	15.7	15.2	0.9	0.8
5	9.7	6.5	0.8	0.6
6	10.2	13.8	0.5	0.8
7	12.4	13.7	1.2	1.1
8	9.8	11.3	0.7	0.6
9	14.6	13.8	0.9	0.8

第 4 章 多元线性回归

回归分析是一种古典而又充满生机的模型，它在多元统计分析的各种方法中应用最为广泛，是处理多个变量间相互依赖关系的一种数理统计方法。在医学研究领域中，变量间的相互依赖关系大量存在，如体重与肺活量、腰围和体重指数、低密度脂蛋白胆固醇和甘油三酯等，回归分析正是研究这种相互依赖关系的有效的数学方法。

回归分析最基本的分类就是一元回归分析和多元回归分析。在一元统计分析中，只考虑某一个变量（常称为响应变量或因变量）与另一个变量（称为自变量或因素）的相互依赖关系；在多元回归分析中，我们讨论的是多个变量之间的回归关系，既包括一个响应变量与其余多个自变量的相互依赖关系，也包括多个响应变量与多个自变量的相互依赖关系。由多个自变量的最优组合来共同预测或估计响应变量，比只用一个自变量进行预测或估计更有效，更符合实际，因此多元回归分析比一元回归分析的实用意义更大，如果响应变量和多个自变量之间的关系是线性的，则可以采用多元线性回归模型进行分析。

本章将系统介绍经典多元线性回归模型的建立及其应用。

4.1 多元线性回归模型

4.1.1 多元线性回归模型的定义

假设响应变量 Y 与一组自变量 $X_1, X_2, \cdots, X_p$ 线性相关，收集到的 n 组数据（ y_i, $x_{i1}, x_{i2}, \cdots, x_{ip}$ ）（ $i = 1, 2, \cdots, n$ ）满足以下回归模型。

$$\begin{cases} y_i = \beta_0 + \beta_1 x_{i1} + \cdots + \beta_p x_{ip} + \varepsilon_i = \beta_0 + \sum_{j=1}^{p} \beta_j x_{ij} + \varepsilon_i, \\ \varepsilon_i \sim N(0, \sigma^2) \quad (i = 1, 2, \cdots, n), \end{cases} \tag{4.1}$$

其中，Y 为可观测的随机向量，ε_i 为模型误差，是不可观测的随机变量，且满足上述假设，$\beta_0, \beta_1, \beta_2, \cdots, \beta_p$ 是 $p+1$ 个未知参数，β_0 称为回归常数（截距项），$\beta_j (j = 1, 2, \cdots, p)$ 称为自变量 X_j 的总体偏回归系数，其统计学意义是当方程中其他自变量取值不变的情况下，自变量 X_j 每改变一个单位，响应变量 Y 平均改变 β_j 个单位。

此时，可称模型（4.1）的响应变量 Y 线性依赖于 $X_1, X_2, \cdots, X_p$，线性一词是指 Y 的均值是未知参数 $\beta_0, \beta_1, \beta_2, \cdots, \beta_p$ 的线性函数，而预测变量 X 在模型中不一定是一阶项。

式（4.1）也可用矩阵形式表示为

$$Y = \begin{bmatrix} y_1 \\ y_2 \\ \vdots \\ y_n \end{bmatrix}, \quad X = \begin{bmatrix} 1 & x_{11} & \cdots & x_{1p} \\ 1 & x_{21} & \cdots & x_{2p} \\ \vdots & \vdots & & \vdots \\ 1 & x_{n1} & \cdots & x_{np} \end{bmatrix},$$

$$\varepsilon = \begin{bmatrix} \varepsilon_1 \\ \varepsilon_2 \\ \vdots \\ \varepsilon_n \end{bmatrix}, \quad \beta = \begin{bmatrix} \beta_0 \\ \beta_1 \\ \vdots \\ \beta_p \end{bmatrix},$$

或

$$Y = X\beta + \varepsilon, \tag{4.2}$$
$$E(Y) = X\beta. \tag{4.3}$$

总体回归系数 β_j 通常是未知的，但是可以根据样本资料拟合回归方程得到总体偏回归系数的估计值 b_j，则线性回归方程可表示为经验回归方程

$$\hat{Y} = b_0 + b_1 X_1 + \cdots + b_p X_p = b_0 + \sum_{j=1}^{p} b_j x_j, \tag{4.4}$$

其中，$b_0, b_1, \cdots, b_p$ 分别是 $\beta_0, \beta_1, \beta_2, \cdots, \beta_p$ 的估计值，称为经验回归系数，或称偏回归系数.

4.1.2 模型参数的最小二乘估计

1. 最小二乘估计的应用

与一元线性回归类似，多元线性回归仍采用最小二乘法（least square method）来完成回归方程的参数估计，最小二乘法要求残差平方和（sum of square for residuals）达到最小，可根据参数估计的准则来定义残差平方和 $Q(\beta)$.

$$\begin{aligned} Q(\beta) &= \sum_{i=1}^{n} \varepsilon_i^2 = \sum_{i=1}^{n} (y_i - E(y_i))^2 \\ &= \sum_{i=1}^{n} \left(y_i - \beta_0 - \sum_{j=1}^{p} \beta_j x_{ij} \right)^2. \end{aligned} \tag{4.5}$$

求 $b = (b_0, b_1, \cdots, b_p)^{\mathrm{T}}$ 使得残差平方和 $Q(b)$ 达到最小，即

$$Q(b_0, b_1, \cdots, b_p) = \min_{\beta_0, \beta_1, \cdots, \beta_p} Q(\beta_0, \beta_1, \cdots, \beta_p).$$

此时称 $b_0, b_1, \cdots, b_p$ 为模型参数 $\beta_0, \beta_1, \beta_2, \cdots, \beta_p$ 的最小二乘估计.

具体的参数估计方法如下：由式（4.5）将 $Q(\beta)$ 分别对参数 β_0 和 β_j（$j = 1, 2, \cdots, p$）求偏导数，并令其等于 0，可得

$$\begin{cases} \dfrac{\partial Q(\beta)}{\partial \beta_0} = -2 \sum_{i=1}^{n} \left(y_i - \beta_0 - \sum_{j=1}^{p} \beta_j x_{ij} \right) = 0, \\ \dfrac{\partial Q(\beta)}{\partial \beta_j} = -2 \sum_{i=1}^{n} \left[\left(y_i - \beta_0 - \sum_{j=1}^{p} \beta_j x_{ij} \right) x_{ij} \right] = 0. \end{cases} \tag{4.6}$$

整理后得到关于参数 β_j 的正规方程组

$$\begin{cases} n\beta_0 + \sum x_{1i}\beta_1 + \sum x_{2i}\beta_2 + \cdots + \sum x_{pi}\beta_p = \sum y_i, \\ \sum x_{1i}\beta_0 + \sum x_{1i}^2\beta_1 + \sum x_{1i}x_{2i}\beta_2 + \cdots + \sum x_{1i}x_{pi}\beta_p = \sum x_{1i}y_i, \\ \sum x_{2i}\beta_0 + \sum x_{1i}x_{2i}\beta_1 + \sum x_{2i}^2\beta_2 + \cdots + \sum x_{2i}x_{pi}\beta_p = \sum x_{2i}y_i, \\ \qquad\qquad\qquad\qquad \cdots\cdots \\ \sum x_{pi}\beta_0 + \sum x_{1i}x_{pi}\beta_1 + \sum x_{2i}x_{pi}\beta_2 + \cdots + \sum x_{pi}^2\beta_p = \sum x_{pi}y_i. \end{cases} \tag{4.7}$$

正规方程组（4.7）也可以表达为

$$X^{\mathrm{T}}X\beta = X^{\mathrm{T}}Y.$$

如果 $X^{\mathrm{T}}X$ 可逆，则

$$\hat{\beta} = (X^{\mathrm{T}}X)^{-1}X^{\mathrm{T}}Y. \tag{4.8}$$

即参数向量 β_j 的最小二乘估计 $\hat{\beta}_j = b_j$ 正好是 $n+1$ 阶线性方程组（4.8）的解. 具体的求解过程比较繁琐，可借助统计分析软件来完成，常用的统计分析软件都有专用的模块来完成模型的构建和检验.

2. 最小二乘估计的统计性质

性质 1　　b 是响应变量的观测值 $Y_1, Y_2, \cdots, Y_n$ 的线性函数.

性质 2　　b 是 β 的最小二乘无偏估计量.

性质 3　　$b \sim N_{p+1}(\beta, \sigma^2 (X^{\mathrm{T}}X)^{-1})$.

性质 4　　在 $\varepsilon \sim N_n(0, \sigma^2 I_n)$ 的假设下，b 还是一切无偏估计中方差最小的估计量.

4.1.3　实例

例 4.1　　某研究者欲探讨年龄、体重和心率对青少年男性肺功能的影响，以用力呼气肺活量（FVC）反映肺功能状况，调查了某社区 244 名青少年男性的年龄（岁）、体重（kg）、心率（次/min）和 FVC（L）等指标，数据见表 4.1.

表 4.1　244 名社区青少年男性居民的调查数据

编号	年龄（岁）	体重（kg）	心率（次/min）	FVC（L）
	X_1	X_2	X_3	Y
1	9	26	100	1.60
2	9	25	97	1.70
3	10	29	87	1.92
4	10	29	94	2.28
5	11	31	112	2.14
6	11	28	89	1.86
7	11	31	76	2.41
8	11	41	81	2.90
⋮	⋮	⋮	⋮	⋮
244	15	51	88	3.84

资料来源：国家科技部科技基础性工作专项重点项目（2006FY110300）

例 4.1 中用力呼气肺活量（FVC）为响应变量 Y，该指标为连续型数值变量，且来自正态分布总体，自变量有 3 个：年龄（X_1）、体重（X_2）和心率（X_3），也都是数值变量. 应用 SAS9.2 统计分析软件的 reg 过程进行多元线性回归分析，获得截距项、偏回归系数及其标准误（表 4.2）.

表 4.2　偏回归系数和标准误

变量	偏回归系数	标准误
截距项	-0.8944	0.2921
年龄（岁）	0.1544	0.0170
体重（kg）	0.0465	0.0030
心率（次/min）	-0.0008	0.0024

由此结果，可以得到多元线性回归方程

$$\hat{Y} = -0.8944 + 0.1544X_1 + 0.0465X_2 - 0.0008X_3.$$

自变量 X_1 为年龄，偏回归系数为 0.1544，说明在体重（X_2）和心率（X_3）固定不变时，年龄每增加 1 岁，响应变量 Y（FVC）平均增加 0.1544L；自变量 X_2 为体重，偏回归系数为 0.0465，说明在年龄（X_1）和心率（X_3）固定不变时，体重每增加 1kg，FVC 平均增长 0.0465L；自变量 X_3 为心率，偏回归系数为 -0.0008，说明在年龄（X_1）和体重（X_2）固定不变时，心率每增加 1 次/min，FVC 平均下降 0.0008L.

4.2　回归方程和偏回归系数的显著性检验

由样本计算得到的偏回归系数 b_j（$j = 1, 2, \cdots, p$）只是总体偏回归系数 β_j 的估计值，即使样本偏回归系数不为 0，总体偏回归系数也未必不等于 0，如果总体偏回归系数等于 0，那么多元线性回归方程就没有意义了. 所以与一元线性回归一样，在建立起回归方程后有必要对回归方程和各个偏回归系数进行检验.

4.2.1　回归方程的显著性检验

与一元线性回归方程一样，对多元线性回归方程作假设检验也可以用方差分析法，其基本原理是将响应变量 Y 的总变异分解成两部分，一部分反映回归方程对 Y 的变异的解释作用，另一部分反映了回归方程以外的一切因素对 Y 的变异的作用，通过对两部分变异的比较来检验整体回归方程是否有统计学意义.

首先建立检验假设：

$H_0: \beta_1 = \beta_2 = \cdots = \beta_p = 0$，即所有自变量都和响应变量没有线性回归关系；

$H_1: \beta_1, \beta_2, \cdots, \beta_p$ 不全为 0，即至少有一个自变量和响应变量有线性回归关系，

$$\alpha = 0.05.$$

响应变量 Y 的总变异用总离均差平方和 $SS_总$ 反映，$SS_总$ 为未考虑各自变量 X_j 与 Y 的回归关系时 Y 的总变异. 可将 $SS_总$ 分解成两部分：回归平方和 $SS_{回归}$ 与残差平方和 $SS_{残差}$，即

$$SS_总 = \sum_{i=1}^{n}(y_i - \bar{y})^2 = \sum_{i=1}^{n}(\hat{y}_i - \bar{y})^2 + \sum_{i=1}^{n}(y_i - \hat{y}_i)^2 = SS_{回归} + SS_{残差}, \quad (4.9)$$

其中，$SS_{回归} = \sum_{i=1}^{n}(\hat{y}_i - \bar{y})^2$ 为回归平方和，它反映了自变量对响应变量的总变异的影响或贡献，即 Y 的总变异中可以用各自变量与响应变量的线性回归关系解释的那部分变

异，回归平方和在总平方和中占的比例越大，说明回归模型的拟合效果越好.

$SS_{残差} = \sum_{i=1}^{n} (y_i - \hat{y}_i)^2$ 为残差平方和，它说明除了自变量的贡献之外的一切因素对响应变量 Y 的总变异的影响，即 Y 的总变异中不能用回归模型解释的部分，残差平方和在总平方和中占的比例越大，说明回归模型的效果越差；反之，线性回归的作用越明显.

与此同时，响应变量的总自由度也可相应的分解为回归项自由度和残差项自由度两部分，有

$$\nu_{总} = n - 1,$$
$$\nu_{回归} = p,$$
$$\nu_{残差} = \nu_{总} - \nu_{回归} = n - p - 1,$$

其中，n 为样本量，p 为模型中自变量的个数.

在完成上述总离均差平方和的分解后，我们就可以构造前面的假设检验的统计量了. 在模型（4.4）下，有

(1) $b \sim N_{p+1}(\beta, (\sigma^2 X^T X)^{-1})$；

(2) $\frac{1}{\sigma^2} SS_{残差} \sim \chi^2_{a, (n-p-1)}$；

(3) $SS_{残差}$ 与 $b_0, b_1, \cdots, b_p$ 相互独立；

(4) 当 H_0 成立时，$\frac{1}{\sigma_2} SS_{回归} \sim \chi^2_{a, p}$

于是，检验统计量为

$$F = \frac{SS_{回归}/p}{SS_{残差}/(n-p-1)} \sim F_{a, (p, n-p-1)}.$$

检验规则为：当 $F > F_{a, (p, n-p-1)}$ 时，$P < \alpha$，在 $\alpha = 0.05$ 水平上拒绝 H_0，可以认为 p 个自变量中至少有一个对响应变量 Y 的影响是有统计学意义的；如果 $F < F_{a, (p, n-p-1)}$ 时，则 $P > \alpha$，不能拒绝 H_0，则尚不能认为 p 个自变量和响应变量 Y 之间有线性回归关系.

例 4.1 中的方差分析结果见表 4.3.

表 4.3　方差分析结果表

变异来源	离均差平方和	自由度	均方	F	P
回归	167.1182	3	55.7061	311.91	<0.0001
残差	42.8636	240	0.1786		
总变异	209.9818	243			

统计量 $F = 311.91$，$P < 0.0001$，故拒绝 H_0，接受 H_1，可以认为 3 个自变量（年龄、体重和心率）中至少有一个对响应变量 Y 的影响是有统计学意义的，线性回归方程成立，自变量与响应变量之间存在线性回归关系.

4.2.2　回归系数的显著性检验

回归方程经检验有统计学意义，只能说明至少有一个自变量对回归方程有贡献，尚没有充足理由认为所有自变量的偏回归系数都有统计学意义，所以需要进一步对各自变

量的偏回归系数逐一进行检验. 对多元线性回归模型的偏回归系数的检验可采用 t 检验和方差分析法, 两种方法完全等价, 得到的 P 值完全相同, 由于在 SAS 软件和 SPSS 软件中常用 t 检验对偏回归系数进行检验, 故以下着重介绍 t 检验法.

首先建立检验假设:

$H_0: \beta_j = 0 (j = 1, 2, \cdots, p)$, 即自变量 X_j 的总体偏回归系数为 0;

$H_1: \beta_j \neq 0$, 即自变量 X_j 的总体偏回归系数不为 0,

$$\alpha = 0.05.$$

检验 $H_0: \beta_j = 0$ 的统计量为

$$t_j = \frac{b_j - \beta_j}{S(b_j)}.$$

当 H_0 成立时, 统计量为

$$t_j = \frac{b_j}{S(b_j)} \sim t_{\alpha/2, (n-p-1)},$$

其中, $S(b_j)$ 为 b_j 的标准误, p 为自变量的个数.

检验规则为: 当 $|t| > t_{\alpha/2, (n-p-1)}$ 时, $P < \alpha$, 在 $\alpha = 0.05$ 水平上拒绝 H_0, 则自变量 X_j 的总体偏回归系数有统计学意义. 否则不拒绝 H_0, 不能认为自变量 X_j 的总体偏回归系数有统计学意义.

此外, 可以利用偏回归系数及其标准误构建偏回归系数的可信区间, 偏回归系数的 $(1-\alpha)\%$ 可信区间为

$$\left(b_j - t_{\alpha/2, (n-p-1)} S(b_j), b_j + t_{\alpha/2, (n-p-1)} S(b_j)\right).$$

例 4.1 中对 3 个自变量的偏回归系数进行 t 检验, 结果见表 4.4.

表 4.4　偏回归系数的假设检验及 95% 可信区间

变量	偏回归系数的估计值	标准误	t	P	95%CI
截距项	-0.8944	0.2921	-3.06	0.0024	$-1.4697 \sim -0.3190$
年龄（岁）	0.1544	0.0170	9.11	<0.0001	$0.1210 \sim 0.1878$
体重（kg）	0.0465	0.0030	15.58	<0.0001	$0.0406 \sim 0.0524$
心率（次/min）	-0.0008	0.0024	-0.31	0.7536	$-0.0055 \sim 0.0040$

年龄（X_1）和体重（X_2）的 t 检验的 $P < 0.0001$, 其各自的 95% 可信区间也都不包含 0, 均有统计学意义, 说明年龄（X_1）和体重（X_2）对线性回归方程都有贡献, 而心率（X_3）的偏回归系数则没有统计学意义（$P = 0.7536$）.

4.2.3　标准化偏回归系数

由于各自变量的度量衡单位不同, 偏回归系数绝对值的大小不能用来比较各自变量对响应变量影响的强弱程度, 如本例中年龄的单位为岁, 体重的单位为千克（kg）, 心率的单位为次/min, 度量衡单位不同, 取值范围也不同, 所以两个偏回归系数的绝对值大小没有可比性. 此时必须消除测量单位不同的影响, 才能比较各自变量对回归模型的贡献大小, 可以对偏回归系数进行标准化消除量纲的影响后再进行对比. 偏回归系数经标准化后

称之为标准化偏回归系数（standardized partial regression coefficient），用 b'_j 表示.

$$b'_j = \frac{s_j}{s_y}b_j = \frac{\sqrt{l_{jj}}}{\sqrt{l_{yy}}}b_j \qquad (4.10)$$

式中，s_j 为自变量 X_j 的标准差，b_j 为其偏回归系数，s_y 为响应变量 Y 的标准差，l_{jj} 为该自变量的离均差平方和，l_{yy} 为响应变量的离均差平方和. b'_j 没有量纲，可以直接比较 b'_j 的绝对值大小来反映各自变量对响应变量 Y 的影响程度. b'_j 的绝对值越大，说明该自变量对 Y 的影响越大. 本例中 3 个自变量的标准化偏回归系数见表 4.5.

表 4.5　标准化偏回归系数

变量	b'_j
年龄	0.3587
体重	0.6100
心率	-0.0094

由表 4.5 可见，体重的 b'_j 的绝对值最大，说明体重对 FVC 的影响最大，心率对回归方程的贡献最小.

标准化偏回归系数也可用另外一种方法求解，首先用下式对各自变量 X_j 和响应变量 Y 进行标准化，以标准化后的响应变量 Y' 与标准化后的自变量 X'_j 拟合标准化线性回归模型，该模型中的偏回归系数即为标准化偏回归系数. X'_j 和 Y' 的计算公式为

$$X'_j = \frac{X_j - \overline{X}_j}{s_j}, \quad Y' = \frac{Y - \overline{Y}}{s_y},$$

式中，$\overline{X}_j$ 为自变量 X_j 的均数，s_j 为自变量 X_j 的标准差，X'_j 为标准化以后的自变量；$\overline{Y}$ 为响应变量的均数，s_y 为响应变量的标准差，Y' 为标准化以后的响应变量.

4.3　自变量的筛选和衡量回归方程拟合效果的指标

在实际应用中，可能有很多个自变量，如果将所有自变量都纳入到线性回归方程中，则可能出现严重的多重共线性（collinearity）问题，而降低模型的估计精度. 故由于样本量的限制、各自变量之间的相关关系等各方面的影响，不可能将所有自变量都纳入到多元线性回归模型中，需要依照一定的规则来筛选自变量，以保证模型达到最佳的拟合效果，且能够满足临床意义或公共卫生意义的实际要求.

4.3.1　衡量回归方程拟合效果的指标

除了用方差分析法和 t 检验对线性回归方程和偏回归系数进行检验外，还有一类指标可用于综合衡量线性回归方程拟合效果的优劣，常用的指标有决定系数、调整决定系数、剩余标准差、AIC 准则和 C_p 统计量等.

1. 决定系数与调整决定系数

构建线性回归方程依据的基本原则是最小二乘法，最小二乘法是要保证残差平方和达到最小. 决定系数（determination coefficient）也是利用这个原则来衡量线性回归方

程的拟合效果优劣，决定系数可用 R^2 表示.

$$R^2 = \frac{\text{SS}_{\text{回归}}}{\text{SS}_{\text{总}}} = 1 - \frac{\text{SS}_{\text{残差}}}{\text{SS}_{\text{总}}}.$$

决定系数相当于总变异中回归平方和 $\text{SS}_{\text{回归}}$ 所占的比例. $\text{SS}_{\text{回归}}$ 是由于引入了相关变量而使 Y 的总平方和减小的部分，所以 R^2 越接近 1，$\text{SS}_{\text{回归}}$ 就越接近总平方和，残差平方和所占的比例就越小，说明回归方程的拟合效果越好.

但是在线性回归模型筛选变量的过程中，如果模型中纳入了对线性回归方程没有显著贡献或贡献很小的变量时，R^2 仍然会变大，并未减小. 所以在自变量的数目不一致时，决定系数不是衡量回归方程拟合效果的最佳指标. 为此可以对决定系数的计算公式进行调整，不再遵循最小残差平方和的原则，而是采用最小残差均方的原则来构建衡量指标. 此时将决定系数进行调整，称之为调整决定系数或校正决定系数（adjusted determination coefficient），用 R^2_{adj} 表示.

$$R^2_{\text{adj}} = 1 - \frac{\text{MS}_{\text{残差}}}{\text{MS}_{\text{总}}} = 1 - \left(\frac{n-1}{n-p-1}\right)(1-R^2),$$

式中，n 为样本量，p 为进入模型的自变量个数. 在回归方程的变量筛选过程中，当回归方程中纳入了没有显著意义的自变量，尽管 R^2 仍然会变大，但 R^2_{adj} 将会变小，故 R^2_{adj} 越大则回归方程的拟合效果越好.

决定系数和调整决定系数的取值范围都为 0～1，越接近 1，说明线性回归方程的拟合效果越优，满足 R^2_{adj} 最大的方程即为最优线性回归方程.

在例 4.1 中，该回归方程的决定系数为 0.7959，调整决定系数为 0.7933，说明回归方程能够解释响应变量总变异的比例已接近 80%，该回归方程具有较好的拟合效果.

2. 剩余标准差和剩余方差

剩余方差（residual mean square）即残差均方，用 $s^2_{y\cdot x_1 x_2 \cdots x_p}$ 表示. 剩余标准差或残差标准差（residual standard deviation）是残差均方的平方根，也称为均方误差（mean square error，MSE），用 $s_{y\cdot x_1 x_2 \cdots x_p}$ 表示.

$$s_{y\cdot x_1 x_2 \cdots x_p} = \sqrt{s^2_{y\cdot x_1 x_2 \cdots x_p}} = \sqrt{\text{MS}_{\text{残差}}}.$$

剩余标准差和剩余方差都能用于评价线性回归方程的估计精度. 剩余标准差和剩余方差越小，表明线性回归方程的估计精度越高. 它们和调整决定系数具有共同的特点，即在线性回归方程的变量筛选过程中，当没有统计学意义的自变量进入模型时，剩余标准差和剩余方差不但不会减小，反而会增大，所以剩余标准差和剩余方差也是衡量模型拟合优劣的重要指标.

例 4.1 中的剩余标准差为 0.4226. 不同于决定系数和调整决定系数只能在 0～1 变动，剩余标准差和剩余方差的值域更广泛，可以是 0～$+\infty$ 的任何数值，所以只能在同一样本进行变量筛选时可用剩余标准差和剩余方差选择最优模型，不能用它们比较用不同样本构建的回归方程.

3. AIC 准则

在多元线性回归方程中，进入模型的自变量越多，残差平方和 $\text{SS}_{\text{残差}}$ 就越小，即使进入模型的自变量与响应变量不相关，$SS_{残差}$ 也会减小，这将使得模型估计误差增大. 为此日本学者赤池（Akaike）从信息论的角度出发提出了赤池信息准则（Akaike's information criterion，AIC）. 赤池信息准则简称 AIC 准则，统计量 AIC 为

$$AIC = n\ln\left(\frac{SS_{残差}}{n}\right) + 2p,$$

式中 n 为样本量，p 为模型中自变量的个数. 当引入模型的自变量对模型有显著贡献时，$SS_{残差}$ 会明显下降，AIC 统计量也将下降；当引入模型的自变量对模型没有贡献时，$SS_{残差}$ 也会减少一点，但公式中 $2p$ 项的存在将使 AIC 统计量增大，这一点与剩余标准差和剩余方差相似. 所以 AIC 也可用于最优模型的选择，AIC 统计量最小的模型即为最优线性回归方程. 但如果各模型的样本量 n 不相同时，AIC 统计量没有可比性.

4. C_p 统计量

1964 年 C. L. Mallows 提出用 C_p 统计量反映线性回归方程的拟合效果，

$$C_p = \frac{SS_{残差 \cdot p}}{MS_{残差 \cdot m}} - (n - 2p) = (n - p - 1) \times \frac{MS_{残差 \cdot p}}{MS_{残差 \cdot m}} - (n - 2p),$$

式中 $SS_{残差 \cdot p}$ 是回归方程中包括所有 p 个自变量时回归方程的残差平方和，$MS_{残差 \cdot p}$ 是回归方程中包括所有 p 个自变量时的残差均方，$MS_{残差 \cdot m}$ 是回归方程中只有 m 个自变量时回归方程的残差均方. 自变量个数太少或太多都会使得 C_p 统计量变大，自变量个数适中时最好. 在变量筛选过程中 C_p 最小且最接近未知参数个数 p 的模型即为最优回归模型.

4.3.2 自变量筛选策略

一般情况下，可以先对每一个自变量拟合一元线性回归方程进行单因素分析，选择一元线性回归分析中有统计学意义的自变量，或者选择单因素分析可能有统计学意义的自变量（如 $P < 0.05$ 或 $P < 0.10$）纳入多元线性回归方程. 当然对于某些已经专业知识证实与响应变量密切关联的自变量，不管其单因素分析结果如何，这些自变量都应该作为控制变量纳入多元线性回归方程，以提高获得真实可靠的数量依存关系的可能性. 比如，胰岛素和血糖的关系在生理学上已经非常明确，因此在探讨其他因素和血糖水平之间的关系时，应该将胰岛素水平作为控制变量纳入多元回归模型. 再如在研究疾病发生的影响因素时，不管单因素分析时年龄是否有统计学意义，一般都要将年龄纳入多因素分析模型，因为已经证实几乎所有疾病的发生都与年龄具有密切关系.

当研究中没有已经专业知识确认的影响因素，而是仅对各种可能的影响因素进行探索性研究时，则可以将所有单因素分析有统计学意义（$P < 0.05$）或接近有统计学意义（$P < 0.10$ 或 $P < 0.20$）的因素都作为备选自变量纳入多元线性回归模型，用逐步回归等方法进行变量筛选，或者不作单因素分析，将所有自变量都纳入多因素分析中直接进行变量筛选. 通常对于一组稳定的样本数据，用多种筛选方法获得的最优线性回归模型是相近的. 如果不同筛选方法获得的最优回归模型差异较大，则要仔细审视各最优模型之间的差别再进行抉择.

4.3.3　变量筛选的方法

常用的变量筛选方法有前进法、后退法和逐步回归法等.

1. 前进法

在变量筛选之前，应事先设定自变量进入模型中的标准，如以对偏回归系数进行 t 检验的 P 值等为纳入标准. 在变量筛选开始时，模型没有任何自变量，只有截距项，然后将方程外对响应变量 Y 贡献最大且有统计学意义的自变量纳入模型，再按照各自变量对 Y 的贡献大小依次纳入回归模型，直到模型外的自变量均无统计学意义为止.

在前进法中，自变量对模型贡献的检验，只在该自变量纳入模型之前进行，当自变量纳入回归模型之后则不再检验模型中的自变量是否有统计学意义. 因为各自变量之间可能存在多重共线性，某些自变量在方程外时可能独自对响应变量 Y 有贡献，而纳入模型后可能与其他自变量共同存在于模型中时反而失去了原来的统计学意义，该自变量的作用可能被与其有关联的其他自变量所代替了. 最终获得的模型中的有些自变量可能没有统计学意义，这是用前进法进行变量筛选的局限性.

用前进法对例 4.1 进行变量筛选，表 4.6 给出了筛选变量过程的总结.

表 4.6　前进法筛选变量过程总结表

步骤	进入模型的变量	模型的变量数	偏回归平方和	模型决定系数	C_p	F	P
1	体重	1	0.7235	0.7235	85.0521	633.32	<0.0001
2	年龄	2	0.0723	0.7958	2.0987	85.27	<0.0001

由表 4.6 可见，根据各自变量对响应变量的贡献大小，变量 X_2（体重）、X_1（年龄）被依次纳入回归方程，故第 1 个方程中只有一个自变量 X_2，此时决定系数为 0.7235. 第 2 个方程中纳入变量 X_1 后决定系数上升了 0.0723，达到 0.7958. 变量 X_3（心率）对回归方程没有贡献，未进入方程. 最终模型中包括体重和年龄这 2 个变量，C_p 统计量为 2.0987，接近自变量个数 2，拟合效果最好.

此时回归模型中只剩下年龄和体重两个自变量，偏回归系数及其检验见表 4.7.

表 4.7　偏回归系数的假设检验结果

变量	回归系数	标准误	t	P	95%CI
截距项	−0.9686	0.1717	−5.64	<0.0001	−1.3067～−0.6304
年龄（岁）	0.1551	0.0168	9.23	<0.0001	0.1220～0.1882
体重（kg）	0.0466	0.0030	15.66	<0.0001	0.0407～0.0524

由表 4.7 可见，两个偏回归系数与上节中未进行变量筛选时基本一致. 此时的回归方程可以表示为：$\hat{Y} = -0.9686 + 0.1551X_1 + 0.0466X_2$. 在体重不变时，年龄每增加 1 岁，FVC 平均增加 0.1551L；而年龄固定时，体重每增加 1kg，FVC 平均增加 0.0466L.

2. 后退法

用后退法进行自变量筛选也应预设标准. 与前进法不同的是，该标准是将没有统计学意义的自变量从模型中剔除的标准. 在筛选前，全部自变量均在线性回归模型中，然后对各自变量的偏回归系数分别进行假设检验，按照事先设定的排除标准，依次将对响应变量 Y 的贡献没有统计学意义的自变量从模型中剔除，直到模型中的自变量都具有统计学意义为止. 后退法的局限是只能考虑剔除自变量，当某个自变量被剔除后不再检验它在方程外的统计学意义，因此一旦被剔除，就不可能再回到方程中. 用后退法对例 4.1 进行变量筛选，表 4.8 给出了筛选变量过程的总结.

表 4.8　后退法筛选变量过程总结表

步骤	退出模型的变量	模型的变量数	偏回归平方和	模型决定系数	C_p	F	P
1	心率	2	0.0001	0.7958	2.0987	0.10	0.7536

由表 4.8 可见，根据各自变量对响应变量的贡献大小，在 3 个变量进入回归方程后，变量 X_3（心率）被从回归方程中剔除，变量 X_1（年龄）、X_2（体重）留在回归方程中. 最终模型中包含 2 个自变量时 C_p 统计量为 2.0987，最接近变量个数 2，拟合效果最好. 用后退法获得的最优回归方程中的自变量和用前进法获得的最优回归方程完全一样，偏回归系数和标准误也完全相同，此处不再罗列.

3. 逐步回归法

前进法只设定一个纳入标准，后退法只设置一个排除标准，逐步回归法是在前进法和后退法两种方法的基础上发展而来，在进行变量筛选时同时设置纳入标准和排除标准. 每纳入一个自变量，都要根据事先设定的纳入标准对模型中的所有自变量的统计学意义进行检验. 如果发现新纳入的自变量或模型中原来存在的自变量在目前的模型中达到了排除标准，再把没有统计学意义的变量依照对响应变量 Y 的贡献大小从模型中剔除. 每剔除一个自变量，也要对模型中剩余的自变量重新进行检验，如发现对 Y 没有统计学意义的自变量，应再次剔除. 同样地，方程外的自变量也应再次进行假设检验，如发现有统计学意义的自变量，则重新将其纳入到模型中，然后再根据排除标准对模型中所有自变量进行检验. 也就是说，逐步回归法中，在方程中每纳入一个变量或每剔除一个变量时，都要按照纳入标准和排除标准对模型中和方程外的各自变量的统计学意义进行检验. 如此反复纳入，反复剔除，直到方程外没有符合纳入标准的自变量，方程中也没有符合排除标准的自变量为止，此时获得的方程即是最优线性回归方程.

以 SAS 软件默认的缺省值 0.15 为纳入标准和排除标准，对例 4.1 中数据进行逐步回归分析，表 4.9 给出了对逐步回归过程的总结.

表 4.9　逐步回归过程总结表

步骤	进入模型的变量	模型中的变量数	偏回归平方和	模型决定系数	C_p	F	P
1	体重	1	0.7235	0.7235	85.0521	633.32	<0.0001
2	年龄	2	0.0723	0.7958	2.0987	85.27	<0.0001

由表 4.9 可见，根据各自变量对响应变量的贡献大小，变量 X_2（体重）、X_1（年龄）被依次纳入回归方程，在两步中都没有变量被剔除，第 1 个方程中只有一个自变量 X_2，此时决定系数为 0.7235，在第 2 个方程中纳入变量 X_1 后，最终模型的决定系数上升到 0.7958，变量 X_3（心率）对方程的贡献无统计学意义，未进入方程. 最终模型中包括 2 个自变量时 C_p 统计量最小，拟合效果最好. 本例中用逐步回归筛选得到的最优回归方程与用后退法和前进法筛选自变量获得的最优回归方程完全一样，偏回归系数、标准误和决定系数等相应指标也完全相同，此处不再一一列出.

对于纳入标准和排除标准的设定，不必太严苛，也不必采用相同的选择标准. 实际操作中通常将排除标准设定得更宽松些，比如将纳入标准定为 0.05，排除标准定为 0.10. 本例用纳入标准 0.05，排除标准 0.10 进行变量筛选，获得了与用 SAS 软件默认的纳入标准和排除标准进行变量筛选时完全相同的回归结果，此处不再一一列出.

4.4　多重共线性的诊断和处理

在用最小二乘法构建多元线性回归方程时，有时会出现一些难以解释的现象，如整个线性回归方程的检验是有统计学意义的（$P < 0.05$），但是方程中所有自变量的偏回归系数都没有统计学意义；某个自变量对响应变量的作用方向与临床意义相反，即偏回归系数的符号与常识不一致；某个或某些从专业知识上已认定为对 Y 有影响的因素，在拟合方程时统计学意义却不显著，无法进入回归方程；偏回归系数的估计值大小与实际情况相差很大等.

这些问题的产生可能有很多原因，比如样本量太少或离群值较多导致回归方程的估计不准确；某些自变量的个体变异太小，在回归方程中难以体现它们的作用. 此外，还有一个更重要的原因，就是某些自变量之间可能存在较强的多重共线性，从而对线性回归方程的参数估计造成了严重的影响.

4.4.1　多重共线性的识别

多重共线性是指自变量之间存在明显的线性关系，某个自变量可以用其他自变量的线性函数来估算. 比如线性回归方程的自变量中同时有总胆固醇、低密度脂蛋白胆固醇和高密度脂蛋白胆固醇等指标，而总胆固醇可以用低密度脂蛋白胆固醇和高密度脂蛋白胆固醇的线性函数描述，此时方程中将出现严重的多重共线性问题. 当然，很多医学指标之间都有某种或强或弱的内在联系，因此很难保证各自变量独立，但是它们之间具有较弱的相关关系不会对参数估计产生严重影响. 识别多重共线性的方法有以下几种.

1. 各自变量之间的简单相关分析

利用各自变量的相关系数矩阵对共线性进行初步分析，如果某些自变量之间的相关系数的绝对值较大且有统计学意义，则这些自变量在构建多元线性回归方程时可能会产生多重共线性，需进行更客观准确的判断.

2. 容忍度与方差膨胀因子

某个自变量的容忍度（tolerance，T）是以该自变量为响应变量，以方程中的其他自变量为解释变量进行多元线性回归分析时的残差平方和占该自变量总平方和的比例，相当于用 1 减去新构建的回归方程的决定系数. 容忍度表示为

$$T = \frac{SS_{残差 \cdot x_j}}{SS_{总 \cdot x_j}} = 1 - R_{x_j}^2, \tag{4.11}$$

式中，$SS_{总 \cdot x_j}$ 为自变量 X_j 的总平方和，$SS_{残差 \cdot x_j}$ 是以自变量 X_j 为响应变量对其他自变量的线性回归方程的残差平方和，$R_{x_j}^2$ 为该回归方程的决定系数.

容忍度越大，说明该自变量的总变异能用其他自变量解释的比例越小，与其他自变量之间的共线性越弱；反之如果容忍度越小，说明其他自变量对该自变量的预测精准度越高，多重共线性越强. 一般认为，如果容忍度小于 0.1，说明该自变量的总变异中超过 90% 的部分都能用其他自变量的回归关系解释，说明它们之间存在较为严重的多重共线性.

方差膨胀因子（variance inflation factor，VIF）是以方程中的其他自变量为解释变量对某个自变量进行多元线性回归分析时，该自变量总平方和与残差平方和的比值，方差膨胀因子可表示为

$$VIF = \frac{SS_{总 \cdot x_j}}{SS_{残差 \cdot x_j}} = \frac{1}{T}.$$

方差膨胀因子越大，容忍度越小，多重共线性越强. 方差膨胀因子实际上相当于其容忍度的倒数，所以一般认为当方差膨胀因子达到或超过 10 时，方程中会存在严重的多重共线性问题.

3. 特征根和条件指数

特征根（eigenvalue）是对所有自变量进行主成分分析时获得的，如果某个维度的特征根约等于 0，则可能存在较严重的多重共线性. 条件指数（condition index）是最大特征根与某个特征根的比值的平方根，当某些维度的条件指数达到 30 以上时，可能存在多重共线性. 特征根大于 30 的维度，其对应的各自变量的方差比例若有两个或两个以上都超过了 50%，则这些自变量之间可能存在较强的多重共线性. 其中方差比例也叫方差分量，是指该变量的总变异中可以用主成分解释的部分所占的比例.

4.4.2　多重共线性的处理

如果各自变量之间存在严重的多重共线性，直接拟合多元线性回归方程势必会影响到参数估计的精确性，除了进行逐步回归分析外，还可以选择以下几种方法来削弱共线性的影响.

1. 去掉某个或某些意义不大的自变量

根据各自变量对回归方程的贡献大小，在存在严重多重共线性的几个自变量中去掉对响应变量的贡献最小的自变量，也可以根据专业知识，从临床意义或公共卫生意义的角度进行判断，去掉专业意义比较次要的自变量. 然后再对方程进行共线性诊断，直到方程中不存在严重的多重共线性为止. 这种方法简单实用，可以削弱甚至消除多重共线性的影响.

2. 岭回归分析

岭回归分析也是一种解决多重共线性的方法，岭回归对偏回归系数的估计是有偏的，它放弃了最小二乘法的无偏估计特性，实际上是一种改良的最小二乘法，以寻求估计效果略差但更符合实际意义的线性回归方程. 它的基本原理是当自变量间存在共线性时，用最小二乘法估计的偏回归系数 b_j 不再是 β_j 的无偏估计值，此时自变量的相关矩阵的行列式近似为 0，是奇异的，$X^{\mathrm{T}}X$ 也是奇异的. 如果将 $X^{\mathrm{T}}X$ 加上正常数矩阵 kI，则 $X^{\mathrm{T}}X+kI$ 的奇异性就会有所改善. 用 $\hat{B}(k)$ 作为偏回归系数的估计值，估计结果更稳定些，$\hat{B}(k)$ 称为偏回归系数的岭回归估计.

$$\hat{B}(k) = (X^{\mathrm{T}}X+kI)^{\mathrm{T}}X^{\mathrm{T}}Y$$

当 k 趋近于 0 时，$\hat{B}(k)$ 即为最小二乘法估计的偏回归系数，k 值趋近于无穷大时，$\hat{B}(k)$ 越趋近于 0. 当 k 取值不同时，会得到很多不同的偏回归系数，可以选择不同的 k 值，估计相应的偏回归系数，将各偏回归系数绘制成一条曲线，该曲线称为岭迹，当岭迹稳定时即为所求的 k 值. 岭回归分析所获得的剩余标准差比普通的最小二乘法估计要大些，但估计结果更符合实际情况.

3. 主成分回归

既然某些自变量之间存在严重的多重共线性，说明这些变量可能反映了相同的问题，具有共同的专业意义，可以对存在多重共线性的自变量进行主成分分析，提取主成分，将提出的主成分作为新的自变量替代原变量进行多元线性回归分析，也称之为主成分回归. 但如果主成分分析无法提取有意义的主成分，或者提取的主成分难以从专业角度进行解释，则没有实际意义. 关于主成分回归的基本原理将在第 8 章中详细介绍.

4.4.3　多重共线性处理实例

例 4.1 中探讨了年龄和体重对用力呼气肺活量（FVC）的影响，但有研究认为臀围也可能对 FVC 有一定的影响，研究者同时调查了受试者的臀围，以同时探讨年龄（X_1）、体重（X_2）、心率（X_3）和臀围（X_4）对 FVC 的影响.

如果在回归方程中只纳入年龄和臀围两个自变量，则可获得表 4.10 的回归结果.

表 4.10　回归方程的参数估计结果（只有年龄和臀围两个自变量）

变量	偏回归系数	标准误	t	P
截距项	−4.1347	0.3187	−12.97	<0.0001
年龄（岁）	0.1841	0.0185	9.94	<0.0001
臀围（cm）	0.0591	0.0049	12.00	<0.0001

由表 4.10 可见，臀围的回归系数为正值（0.0591），且 $P<0.0001$，说明臀围对用力呼气肺活量（FVC）有较强的影响，臀围越大，FVC 也会越大. 而如果将 4 个自变量年龄（X_1）、体重（X_2）、心率（X_3）和臀围（X_4）一起纳入多元线性回归方程，则可获得表 4.11 的回归结果.

表 4.11　回归方程的参数估计结果（包括全部 4 个变量）

变量	偏回归系数	标准误	t	P
截距项	-0.0315	0.6363	-0.05	0.9606
年龄（岁）	0.1549	0.0170	9.11	<0.0001
体重（kg）	0.0563	0.0070	8.00	<0.0001
心率（次/min）	-0.0000	0.0024	-0.02	0.9873
臀围（cm）	-0.0166	0.0104	-1.59	0.1132

由表 4.11 可见，臀围的偏回归系数变为负值（-0.0166），且 $P=0.1132>0.05$，无统计学意义，与表 4.10 的分析结果不一致，与专业意义也不符合. 出现这种与专业知识相悖的结论，可能是由于体重和臀围之间可能存在较强的相关关系所致. 臀围和体重都是反映体质状况的指标，对二者进行简单线性相关分析，Pearson 相关系数 $r=0.9469$，$P<0.0001$，说明这两个变量关系密切. 如果不考虑体重和臀围的多重共线性问题，贸然进行多元线性回归分析，将带来与专业知识相悖的分析结果. 所以在拟合线性回归方程之前应该先对几个自变量进行了共线性诊断.

表 4.12　各变量的方差膨胀因子

变量	VIF	变量	VIF
年龄	1.8283	心率	1.0554
体重	10.1558	臀围	9.7306

表 4.12 中展示了各变量的方差膨胀因子，变量 X_2（体重）的方差膨胀因子为 10.1558，变量 X_4（臀围）的方差膨胀因子为 9.7306，也接近 10. 进一步探查特征根、条件指数等反映多重共线性的诊断指标（表 4.13）.

表 4.13　共线性诊断结果

编号	特征根	条件指数	方差比例				
			截距项	年龄	体重	心率	臀围
1	4.9252	1.0000	0.0001	0.0006	0.0003	0.0007	0.0000
2	0.0541	9.5444	0.0031	0.0084	0.0546	0.1285	0.0001
3	0.0133	19.2510	0.0050	0.5643	0.1089	0.2350	0.0001
4	0.0068	26.8269	0.0983	0.4251	0.0058	0.6168	0.0233
5	0.0006	90.7582	0.8935	0.0016	0.8304	0.0191	0.9765

表 4.13 中第 5 个条件指数达到了 90.7582，远大于 30，其所对应的 X_2（体重）和 X_4（臀围）两个变量的方差分量分别为 83.043% 和 97.65%，也远超过 50%，这些都说明体重和臀围两个变量之间具有严重的多重共线性. 要处理这个严重的多重共线性问题，可以在进行模型拟合时从体重和臀围中选择一个专业意义和统计学意义更强的变量纳入方程. 比如若选择年龄和体重进行回归分析时调整决定系数 R_{adj}^2 为 0.7942，而方程

中只纳入年龄和臀围两个自变量时 R^2_{adj} 为 0.7415，略小些，所以可以拟合只包含年龄和体重两个变量的线性回归方程. 或者采用岭回归分析或主成分回归来处理多重共线性问题.

由于从回归方程的拟合效果和临床意义来看，心率对响应变量的意义都不显著，故可以认为心率对回归方程没有贡献，不纳入方程，然后对其他 3 个自变量采用岭回归分析. 图 4.1 即为进行岭回归分析的岭迹图，图中横轴为 k 值，纵轴为偏回归系数，图中从上至下的 3 条曲线依次为年龄（X_1）、体重（X_2）和臀围（X_4）3 个自变量的偏回归系数的岭迹曲线.

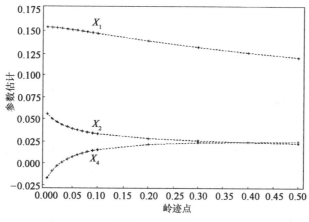

图 4.1　岭迹图

从图 4.1 的岭迹图可以看出，当 $k \geqslant 0.20$ 后，3 条岭迹曲线均趋于稳定，故取 $k = 0.20$ 的岭回归估计值来建立岭回归方程. 表 4.14 是在各种 k 值下拟合的岭回归方程的均方误差、偏回归系数估计值和方差膨胀因子（VIF）.

表 4.14　岭回归分析输出结果

	模型	类型	响应变量	岭迹	均方误差	截距项	年龄	体重	臀围	Y
1	MODEL1	PARMS	Y	.	0.4162	−0.0355	0.1549	0.0563	−0.0166	−1
2	MODEL1	RIDGEVIF	Y	0.00	.	.	1.8014	10.1546	9.7271	−1
3	MODEL1	RIDGE	Y	0.00	0.4162	−0.0355	0.1549	0.0563	−0.0166	−1
4	MODEL1	RIDGEVIF	Y	0.01	.	.	1.7216	7.2852	7.0005	−1
5	MODEL1	RIDGE	Y	0.01	0.4168	−0.4413	0.1547	0.0509	−0.0087	−1
6	MODEL1	RIDGEVIF	Y	0.02	.	.	1.6481	5.5116	5.3139	−1
7	MODEL1	RIDGE	Y	0.02	0.4179	−0.7291	0.1542	0.0469	−0.0030	−1
8	MODEL1	RIDGEVIF	Y	0.03	.	.	1.5801	4.3380	4.1968	−1

续表

	模型	类型	响应变量	岭迹	均方误差	截距项	年龄	体重	臀围	Y
9	MODEL1	RIDGE	Y	0.03	0.4192	−0.9417	0.1536	0.0439	0.0014	−1
10	MODEL1	RIDGEVIF	Y	0.04	.	.	1.5166	3.5202	3.4177	−1
11	MODEL1	RIDGE	Y	0.04	0.4204	−1.1036	0.1529	0.0415	0.0047	−1
12	MODEL1	RIDGEVIF	Y	0.05	.	.	1.4573	2.9269	2.8517	−1
13	MODEL1	RIDGE	Y	0.05	0.4216	−1.2296	0.1520	0.0396	0.0074	−1
14	MODEL1	RIDGEVIF	Y	0.06	.	.	1.4017	2.4823	2.4270	−1
15	MODEL1	RIDGE	Y	0.06	0.4228	−1.3293	0.1512	0.0380	0.0096	−1
16	MODEL1	RIDGEVIF	Y	0.07	.	.	1.3494	2.1401	2.0997	−1
17	MODEL1	RIDGE	Y	0.07	0.4238	−1.4092	0.1503	0.0367	0.0115	−1
18	MODEL1	RIDGEVIF	Y	0.08	.	.	1.3002	1.8707	1.8415	−1
19	MODEL1	RIDGE	Y	0.08	0.4248	−1.4738	0.1495	0.0356	0.0130	−1
20	MODEL1	RIDGEVIF	Y	0.09	.	.	1.2538	1.6546	1.6341	−1
21	MODEL1	RIDGE	Y	0.09	0.4258	−1.5263	0.1486	0.0346	0.0144	−1
22	MODEL1	RIDGEVIF	Y	0.10	.	.	1.2100	1.4783	1.4646	−1
23	MODEL1	RIDGE	Y	0.10	0.4267	−1.5692	0.1477	0.0337	0.0155	−1
24	MODEL1	RIDGEVIF	Y	0.20	.	.	0.8791	0.6791	0.6893	−1
25	MODEL1	RIDGE	Y	0.20	0.4341	−1.7233	0.1394	0.0285	0.0216	−1
26	MODEL1	RIDGEVIF	Y	0.30	.	.	0.6725	0.4311	0.4435	−1
27	MODEL1	RIDGE	Y	0.30	0.4410	−1.6838	0.1322	0.0260	0.0237	−1
28	MODEL1	RIDGEVIF	Y	0.40	.	.	0.5344	0.3158	0.3270	−1
29	MODEL1	RIDGE	Y	0.40	0.4480	−1.5874	0.1259	0.0243	0.0245	−1
30	MODEL1	RIDGEVIF	Y	0.50	.	.	0.4370	0.2500	0.2596	−1
31	MODEL1	RIDGE	Y	0.50	0.4554	−1.4711	0.1204	0.0230	0.0247	−1

由表 4.14 岭回归分析输出结果中第 25 行即可获得 $k = 0.20$ 时的岭回归方程式

$$\hat{Y} = -1.7233 + 0.1394X_1 + 0.0285X_2 + 0.0216X_4.$$

此时获得的方程中的偏回归系数的符号都与专业知识相符合. 各自变量的方差膨胀因子也都很小, 3 个 VIF 分别为 0.8791, 0.6791 和 0.6893 (表 4.14), 均小于 1. 岭回归方程的均方误差为 0.4341, 比普通的最小二乘回归方程的均方误差 (0.4162) 略大些, 但增大并不多. 可见用岭回归分析可以较好地解决多重共线性问题, 而且回归方程中同时保留了体重和臀围, 没有剔除自变量.

除进行岭回归分析外, 也可以对采用主成分回归分析以控制多重共线性问题, 表 4.15 为主成分回归分析输出结果.

表 4.15　主成分回归分析输出结果

	模型	类型	主成分	均方误差	截距项	年龄	体重	臀围	Y
1	MODEL1	PARMS	.	0.4162	-0.0355	0.1549	0.0563	-0.0166	-1
2	MODEL1	IPCVIF	1	.	.	1.7878	0.4256	0.4954	-1
3	MODEL1	IPC	1	0.4363	-2.7295	0.1621	0.0225	0.0333	-1
4	MODEL1	IPCVIF	2	.	.	0.1084	0.1456	0.1437	-1
5	MODEL1	IPC	2	0.4400	-2.7367	0.1239	0.0252	0.0379	-1

由表 4.16 可见，删去第二个和第三个主成分（主成分＝2）时 3 个自变量的方差膨胀因子都小于 0.2. 回归方程的均方误差为 0.4400，比普通的最小二乘回归方程的均方误差（0.4162）略大些，但增大并不多. 而且方程中的偏回归系数的符号都与专业知识相符合，此时的线性回归方程为 $\hat{Y}=-2.7367+0.1239X_1+0.0252X_2+0.0379X_4$. 而仅删去第三个主成分（主成分＝1）时的回归方程中各自变量的偏回归系数尽管与此方程接近，但自变量 X_1（年龄）的方差膨胀因子（1.7878）略大，不如同时删去第二个和第三个主成分（主成分＝2）时对多重共线性的控制效果好，故未采用仅删去第三个主成分（主成分＝1）时的回归方程.

表 4.16 为用普通最小二乘法拟合的回归模型和分别用岭回归及主成分回归法拟合的回归模型的均方误差和方差膨胀因子（VIF）.

表 4.16　各回归模型的方差膨胀因子和均方误差

	均方误差	VIF		
		年龄	体重	臀围
普通最小二乘回归	0.4162	1.8014	10.1546	9.7271
岭回归	0.4341	0.8791	0.6791	0.6893
主成分回归	0.4340	0.1084	0.1456	0.1437

由表 4.16 可见，岭回归和主成分回归法拟合的回归模型的均方误差略大于普通最小二乘法拟合的回归模型，但是 3 个自变量的 VIF 都明显减小了很多，说明都能很好地解决多重共线性问题. 此外，用两种方法获得的回归模型中自变量的偏回归系数也比较接近，说明两种方法都能获得较稳定的回归效果.

4.5　异常点的诊断和处理

最小二乘法的基本原则是保证残差平方和最小，如果样本中有个别观测值明显偏离其他数据点，即其残差比其他观测值的残差大得多，这些数据点称为异常点（outlier）. 在用最小二乘法拟合线性回归方程时，为了达到残差平方和最小，将尽可能拉近回归直线和异常点的距离，导致回归方程的估计精度降低，甚至会造成错误的分析结论. 所以，在回归分析中必须要仔细核实资料中是否有异常点的存在. 若有异常点，应采取措施控制它们对回归方程估计精度的影响.

4.5.1　异常点的诊断方法

通常可以根据标准化残差的大小或者拟合残差图来识别异常点. 残差（residual）是指实际观测值与回归模型的预测值的差值，残差 $e_j = Y_j - \hat{Y}_j$，它是模型中误差项 ε_i 的估计值. 如果构建的线性回归方程能较好地反映响应变量 Y 与自变量 X 的线性关系，残差应该服从 $\mu = 0$ 的正态分布. 残差 e_j 与它的标准差之比称为标准化残差（standardized residual），标准化残差用 r_j 表示.

$$r_j = e_j / \sqrt{\mathrm{Var}(e_j)}.$$

残差图是以响应变量的观测值 Y_j、预测值 $\hat{Y}_j$、自变量 X_j、观测时间或序号为横坐标，以残差 e_j 或标准化残差 r_j 为纵坐标绘制的散点图. 如果多元线性回归模型的假设成立，所拟合的模型能够很好地描述这组数据，则以预测值 $\hat{Y}_j$ 等为横坐标的残差图中的散点应围绕在 X 轴周围并呈随机分布趋势，残差不会随横坐标的指标变化而变化，否则除了方程中出现的自变量外可能还有其他变量对响应变量有影响，或者响应变量和自变量之间不是线性变化关系. 如出现个别数据点的残差的绝对值很大，在残差图上这些数据点远离 X 轴，这些点往往对估计回归系数有较大影响，它们就是我们要识别的异常点. 一般认为，标准化残差的绝对值大于等于 2 的观测点是可疑的，标准化残差的绝对值大于等于 3 的观测点可确定为异常点.

4.5.2　异常点的处理

如果确认存在少量的可疑点或异常点，首先应该对数据本身的真实性和数据录入的准确性进行核查，保证数据库和原始记录准确无误. 如果确认数据准确无误，可以去除这些异常点，然后再拟合线性回归方程，确保构建的回归方程能够代表大多数数据的特征. 未纳入分析的异常点可在分析报告中进行单独描述.

也可以采用变量变换的方法构建包括异常点在内的所有数据点的回归方程，通过倒数变换、对数变换、平方根变换等变量变换方法弱化异常点的离群趋势，全面概括样本信息. 通过变量变换可以把少量的异常点再拉回到大多数的数据点附近，减小异常点对回归方程的影响，甚至可能会消除异常点的存在. 当然，不管进行何种形式的变量变换，变换后再构建回归方程时仍然要进行回归诊断，确认异常点是否仍然存在，如果变量变换后仍存在明显异常点，则这些异常点仍然不能纳入方程，还是应该去除它们.

此外，稳健回归也是一种减少异常点对回归估计影响的措施，先进行普通的线性回归分析，将残差保存为新变量，然后将此残差作为加权变量，对异常点赋予较小的权重系数，再次进行加权的回归方程分析，对最小二乘法的回归方程进行加权估计. 如此既能够将包括异常点在内的所有数据点都纳入回归方程，又能削弱异常点对回归方程的消极影响.

对例 4.1 中的线性回归分析，拟合标准化残差图，图 4.2 中横坐标为响应变量的预测值，纵坐标为标准化残差.

由图 4.2 可见，所有数据点较为均匀得散在分布在 X 轴周围，而且图中没有数据点的标准化残差的绝对值超过 3，说明没有严重的异常点出现.

为了进一步探讨体重、年龄和用力呼气肺活量的关系，该研究者又在同一地区随机抽

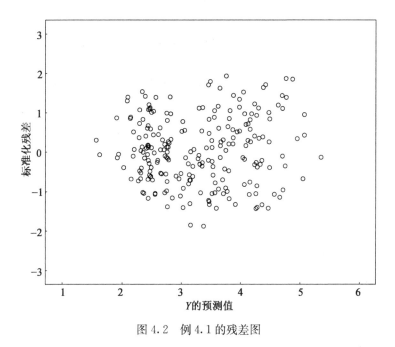

图 4.2　例 4.1 的残差图

样得到一个 96 名男性青少年的样本，调查了他们的体重、年龄、心率和用力呼气肺活量等指标. 建立多元线性回归方程为：$\hat{Y} = -0.4493 + 0.1441X_1 + 0.0449X_2 - 0.0038X_3$，决定系数为 0.7411，调整决定系数为 0.7327. 对方程进行方差分析，$F = 87.78$，$P < 0.0001$，多元线性回归方程成立，再对各偏回归系数进行检验，发现自变量 X_1（年龄）和 X_2（体重）的偏回归系数有统计学意义（$P < 0.0001$），自变量 X_3（心率）的偏回归系数无统计学意义（$P > 0.05$），这与例 4.1 的回归结果相近. 对观测数据进行残差图分析，拟合响应变量的预测值 $\hat{Y}$ 为横坐标，标准化残差为纵坐标的残差图（图 4.3）.

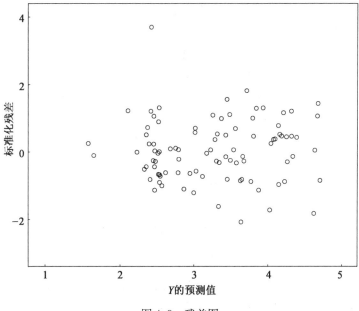

图 4.3　残差图

由图 4.3 可见图上方有一个观测点明显偏离其他数据点，该观测点的残差为 $e_i = 4.200 - 2.535 = 1.665$，明显大于其他观测点的残差，其标准化残差为 $r_i = 3.699$，显著大于 3，可以认定该点为异常点. 查找原始数据发现，该受试者年龄为 13 岁，体重 30kg，但用力呼气肺活量高达 4.2L，与其他受试者差别很大，与专业知识明显不符. 将该观测点去掉，再次进行线性回归分析，并拟合以预测值 $\hat{Y}$ 为横坐标，标准化残差为纵坐标的残差图（图 4.4）.

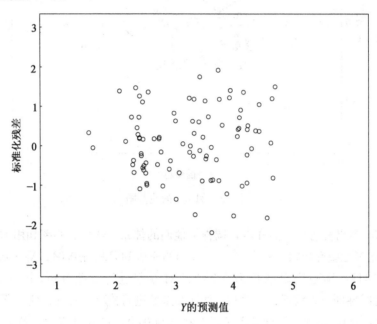

图 4.4　去掉一个异常点的残差图

由图 4.4 可见所有数据点的标准化残差的绝对值都不超过 3，无明显异常点. 对这 95 例观测记录建立多元线性回归方程，$\hat{Y} = -0.7115 + 0.1374X_1 + 0.0483X_2 - 0.0016X_3$，对方程进行方差分析，$F = 105.86$，$P < 0.0001$，多元线性回归方程成立，自变量 X_1（年龄）和 X_2（体重）的偏回归系数有统计学意义（$P < 0.0001$），自变量 X_3（心率）的偏回归系数无统计学意义（$P > 0.05$），与例 4.1 的回归结果基本相近. 该回归方程的决定系数为 0.7773，调整决定系数为 0.7699，分别比包含了那个异常点的回归方程的决定系数和调整决定系数大了 0.0362（$= 0.7773 - 0.7411$）和 0.0372（$= 0.7699 - 0.7327$），说明去掉这个异常点后模型的拟合效果更佳.

本 章 小 结

多元线性回归依然遵循最小二乘法的基本原理，即保证残差平方和最小. 多元线性回归方程可以表示为 $\hat{Y} = b_0 + b_1X_1 + \cdots + b_pX_p = b_0 + \sum_{j=1}^{p} b_j x_j$，$b_j$ 是总体偏回归系数 β_j 的估计值，称为样本偏回归系数，其统计学意义是当回归方程中其他自变量取值不变的情况下，自变量 X_j 每改变一个单位，响应变量 Y 平均改变 b_j 个单位.

通常采用方差分析法检验多元线性回归方程，对偏回归系数的假设检验常采用 t 检验. 决定系数、调整决定系数、剩余标准差、AIC 准则和 C_p 统计量等常用作方程拟合效果的衡量指标.

多重共线性是一个严重的影响线性回归方程拟合效果的问题，需要进行认真处理，主成分回归和岭回归常用于解决多重共线性.

此外，与均数或率的比较等假设检验方法一样，进行多元线性回归分析也需要有足够多的样本量，但是由于多元线性回归方程中自变量个数较多，相应的参数数量也较大，所以到目前为止还没有国内外一致认可的准确的样本量估算公式. 但是有一点共识，就是自变量个数越多，所需要的样本例数也越多，一般要求样本量数目要达到自变量个数的 10 倍以上，才能保证多元线性回归方程的回归参数较为稳健可靠. 当样本量太少时，很难获得良好的拟合精度.

思考与练习

1. 如何评价多元线性回归方程的拟合效果？
2. 何为多重共线性？如何处理？
3. 如何识别数据中的异常点？
4. 调查了 60 名儿童的基础代谢率（%）和多项体质状况指标测量见表 4.17，利用受试者的心率（次/min）、血压（mmHg）、身高（cm）和体重（kg）等指标来预测儿童的基础代谢率，试建立相应的多元线性回归方程.

表 4.17　60 名儿童的基础代谢率和体质状况指标

编号	身高	体重	收缩压	舒张压	心率	代谢率	编号	身高	体重	收缩压	舒张压	心率	代谢率
1	144	32	118	71	66	776	15	144	36	95	51	85	883
2	136	30	106	76	67	843	16	132	29	109	61	85	707
3	140	28	96	59	73	701	17	135	29	103	79	86	785
4	158	49	94	58	73	988	18	130	27	87	56	86	781
5	146	35	111	67	74	836	19	152	38	117	72	86	821
6	132	28	111	78	75	575	20	138	32	97	60	87	827
7	137	28	117	73	76	622	21	145	35	97	64	87	836
8	146	51	121	67	77	773	22	146	35	95	56	87	978
9	157	42	122	83	78	932	23	152	43	106	53	87	861
10	142	29	117	52	79	682	24	145	39	122	83	88	989
11	128	26	117	52	80	734	25	138	31	89	67	89	938
12	151	43	120	56	81	1103	26	145	35	110	75	89	936
13	149	36	114	73	81	978	27	138	33	118	79	89	742
14	127	28	122	67	82	678	28	148	35	109	68	90	920

续表

编号	身高	体重	收缩压	舒张压	心率	代谢率	编号	身高	体重	收缩压	舒张压	心率	代谢率
29	132	29	107	68	91	766	50	137	35	109	57	101	879
30	143	33	123	56	91	814	51	138	33	106	76	101	932
31	147	36	109	65	92	940	52	141	35	125	83	101	934
32	149	39	109	68	92	955	53	123	25	92	66	103	933
33	144	43	118	77	92	953	54	149	52	131	75	107	1129
34	136	30	100	56	93	843	55	129	24	82	54	109	1147
35	144	33	89	58	93	915	56	144	29	110	75	110	933
36	149	38	99	66	93	943	57	146	38	121	86	110	992
37	150	46	94	63	94	927	58	155	48	130	113	113	1085
38	136	37	111	95	95	864	59	142	28	109	84	115	1082
39	139	30	104	63	96	850	60	151	43	122	75	115	1154
40	142	31	113	78	96	963	61	162	64	100	68	115	1311
41	139	32	111	71	96	968	62	152	35	89	60	117	927
42	144	38	109	74	97	901	63	143	36	106	82	118	947
43	139	29	89	64	98	971	64	150	39	108	75	118	978
44	142	46	106	80	98	910	65	142	30	104	57	120	1198
45	142	35	113	70	98	956	66	127	21	122	77	121	1164
46	151	39	103	68	99	893	67	136	27	115	78	122	1196
47	137	32	89	44	100	723	68	144	46	99	83	125	1050
48	141	34	109	61	100	863	69	153	43	124	66	128	1105
49	149	36	136	77	100	976	70	148	38	119	62	130	1138

资料来源：国家科技部科技基础性工作专项重点项目（2006FY110300）

第 5 章 广义线性模型

广义线性模型（generalize liner models，GLM），顾名思义是经典线性模型的扩展，模型的概念最早由内尔得和韦德伯恩（Nelder，Wedderburn）1972 年提出，它是一类有着广泛应用的统计模型，其重要特征是放宽了线性模型对响应变量服从正态分布的限制，使其能适应非正态分布，包括那些非连续变量的情形. GLM 的这一特点使其在实践中，特别是在医学、生物、保险和经济、社会学数据的统计分析中具有重要意义. 由于 GLM 具有完整的理论结构，族内成员共享一系列的性质（如线性性），并采用共同的方法来对参数进行估计，这些特点使我们有能力在研究 GLM 时将它作为一个独立的部分，而不是毫不相关的主题的堆积. 限于篇幅，本章仅介绍一元 GLM 的一般概念、性质，以及建模，其目的是使读者在掌握传统线性回归的基础上，掌握如何从线性回归模型推广到非连续变量的其他模型，而不失两种模型间的共同根基及相似性.

5.1 线性回归模型的扩展

5.1.1 线性回归模型回顾

我们已经在第 4 章对多元线性回归模型作了系统的介绍，这里仅作简单回顾.

对于一个响应变量（因变量）y 和一组解释变量（自变量）x，线性回归模型是指如下的关系成立：

$$y = z^{\mathrm{T}}(x)\beta + \varepsilon, \quad E(\varepsilon) = 0, \tag{5.1}$$

其中，$z(x)$ 为 x 的函数组成的列向量，z^{T} 表示转置，β 为模型参数，ε 为模型误差.

线性回归模型具有较严格的假设，它要求：

（1）$x, z(x), y$ 均为取值连续的变量；

（2）对所给 x，y 是（条件）独立的，其条件均值 μ 可以表示为模型参数的线性函数；

（3）模型误差项 ε 独立于条件均值，并被假设服从正态分布且有固定方差，即 $\varepsilon \sim N(0, \sigma^2)$.

为方便向 GLM 的自然过渡，将模型（5.1）用条件均值形式表示为

$$E(y \mid x) = \mu, \quad \mu = z^{\mathrm{T}}(x)\beta, \quad \mathrm{Var}(y \mid x) = \sigma^2. \tag{5.2}$$

上述表达等价于（5.1），但更为简洁，易于推广到离散型分布以及 $x, z(x), y$ 为分类变量时的情形.

线性回归模型自 19 世纪初发展以来，由于它的模型简单且易于表达，至今仍被广泛应用于各个学科中. 然而，该模型严格的条件也在很大程度上限制了它的适用范围. 如它假设响应变量 y 为连续的并服从正态分布，而在实践中，y 的类别可以是属性的（如术后伤口是否感染：1、感染；0、未感染）和计数的（如某小学一年级学生一年内患感冒的次数为 0，1，2，⋯n 次）. 进一步地，由于 y 分布的改变进而导致其相应的方

差也已不再是常数，而是其均数的函数. 如在二项分布中，y 的均值为概率 p（如术后伤口感染的概率），此时的方差为 $p(1-p)$，是均值 p 的函数；在 Poisson 分布中，y 的均值和方差均为 λ. 19 世纪 70 年代中期以来 GLM 理论的发展，使得连续变量和非连续变量（包括属性变量）的许多重要模型得到了统一，从而使上述困境得以解决.

5.1.2 广义线性模型的定义

一般地，称

$$g(E(y \mid x)) = z^{\mathrm{T}}(x)\beta \tag{5.3}$$

为广义线性模型. 其中，$z(x)$ 是变量 x 的函数，也是向量；g 为连接函数（link function），与自变量函数 $z(x)$ 的线性函数相联系，同时要求 g 是严格单调可微的已知函数，以确保有反函数 $h = g^{-1}$ 的存在；h 称之为响应函数（response function）.

模型 (5.3) 可等价地表达为

$$E(y \mid x) = h(z^{\mathrm{T}}(x)\beta). \tag{5.4}$$

上述模型中，y 的分布可以灵活设置以满足不同的应用需要.

广义线性模型从 2 个方面对线性模型进行了扩展：①通过设定一个连接函数 $g(\cdot)$ 将响应变量 y 的均值与自变量函数 $z(x)$ 的线性函数相连接，把响应变量 y 服从正态分布这一条件放宽为具有离散度参数中的单参数指数族分布（注意：这里是指数族分布，而不是指数分布），这样就把常见的重要的连续型分布（如正态分布、指数分布、伽马分布等）和离散型分布（如二项分布、泊松分布等）都归并到了这一类，形成了指数家族中重要的成员，大大扩大了其应用范围；②由于上述条件的放宽，模型中的方差相等条件自然就放宽了，通过对误差的分布给出一个误差函数，这样，独立的特征仍旧保持，但方差可以改变. 因此，GLM 可以容纳诸如对数线性模型、logistic 回归模型，甚至一部分生存分析的问题也可以用它来统一处理.

例 5.1 对于老年冠心病患者来说，施行非心脏手术极易诱发心血管事件. 某临床研究为探讨哪些因素是促心血管事件发生的诱因，对 1510 名实施非心脏手术的老年（年龄 $\geqslant 60$ 岁）冠心病患者进行了临床观察，并收集了术中及术后的心脏事件的发生情况及相关因素的资料. 在此，我们选取其中的 4 个变量并定义如下：

$$\text{响应变量 } y = \begin{cases} 1, & \text{术中或术后发生心脏事件,} \\ 0, & \text{术中或术后未发生心脏事件} \end{cases}$$

（心脏事件定义为非致死性心肌梗死、非致死性心力衰竭或心血管病死亡）.

协变向量 $x = (x_1, x_2, x_3)$.

其中

$$x_1 = \begin{cases} 1, & \text{高龄组（年龄} \geqslant 75 \text{ 岁），} \\ 0, & \text{低龄组（年龄} < 75 \text{ 岁）.} \end{cases}$$

$$x_2 = \begin{cases} 1, & \text{手术时间} \geqslant 3 \text{ 小时，} \\ 0, & \text{手术时间} < 3 \text{ 小时 .} \end{cases}$$

$$x_3 = \begin{cases} 1, & \text{合并患有其他慢性病（高血压或糖尿病），} \\ 0, & \text{无 .} \end{cases}$$

上例中的响应变量 y 服从两点分布，$E(y \mid x) = P(y=1 \mid x) = \pi$，显然，我们不能

直接在响应变量和解释变量之间直接建立线性函数关系，因为 $P(y=1\mid x)\in(0,1)$，而线性函数 $z^{\mathrm{T}}(x)\beta$ 的取值范围是 $(-\infty,+\infty)$. 从 GLM 的定义中我们可以看出，这个问题是依靠设置连接函数 $g(\cdot)$ 的方式予以解决，而连接函数 $g(\cdot)$ 则依据 y 的分布而确定. 如果我们可以在 $g(\pi)$ 和预测函数 $z^{\mathrm{T}}(x)\beta$ 之间建立起一一对应的线性关系，我们就可以建立与之相对应的回归方程了.

（1）当响应变量为二分类变量时，通常可以设置以下三种变换形式.

① 令

$$g_1(\pi)=\ln\frac{\pi}{1-\pi}=\eta\Rightarrow\pi=h(\eta)=\frac{\exp(\eta)}{1+\exp(\eta)}, \tag{5.5}$$

此变换称为 logit 变换；

② 令

$$g_2(\pi)=\varphi^{-1}(\pi)=\eta\Rightarrow\pi=\Phi(\eta), \tag{5.6}$$

其中，Φ 是标准正态分布函数，$\Phi^{-1}(\pi)$ 是 $\Phi(x)$ 的反函数，且 $\Phi(x)=\dfrac{1}{\sqrt{2\pi}}\displaystyle\int_{-\infty}^{x}\mathrm{e}^{-\frac{t^2}{2}}\mathrm{d}t$，

此变换称为 probit 变换；

③ 令

$$g_3(\pi)=\ln(-\ln(1-\pi))=\eta\Rightarrow\pi=h(\eta)=1-\exp(-\exp(\eta)), \tag{5.7}$$

此变换称为 complog-log 变换.

三种变换中 π 与 η 的关系见图 5.1.

图 5.1 直观显示了 π 与 η 的对应关系. 不难看出，三种变换都将（0，1）内取值的 π，一一对应到（$-\infty$，$+\infty$）内取值的 η，$\eta=z^{\mathrm{T}}(x)\beta$.

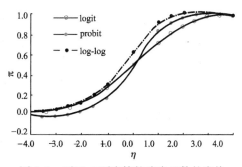

图 5.1 对于二项应答的响应函数的变换

在例 5.1 中，不妨设 $g(\pi)=\ln\dfrac{\pi}{1-\pi}$，$\pi=E(y\mid x)=P(y=1\mid x)$，$z(x)=(1,x_1,x_2,x_3)^{\mathrm{T}}$，

按照 GLM 的定义 $g(E(y\mid x))=z^{\mathrm{T}}(x)\beta$，有

$$\ln\frac{P(y=1\mid x)}{1-P(y=1\mid x)}=\beta_0+\beta_1 x_1+\beta_2 x_2+\beta_3 x_3,$$

或

$$P(y=1\mid x)=\frac{\exp(\beta_0+\beta_1 x_1+\beta_2 x_2+\beta_3 x_3)}{1+\exp(\beta_0+\beta_1 x_1+\beta_2 x_2+\beta_3 x_3)}.$$

一般地，对于响应变量 y 和协变向量 x，称二项分布模型

$$P(y=1\mid x)=\frac{\exp(z^{\mathrm{T}}\beta)}{1+\exp(z^{\mathrm{T}}\beta)}$$

为 logistic 回归模型，此处的连接函数为 $g_1(\pi)=\ln\dfrac{\pi}{1-\pi}$；

$P(y=1\mid x)=\Phi(z^{\mathrm{T}}\beta)$ 为 probit 回归模型，此处的连接函数为 $g_2(\pi)=\varphi^{-1}(\pi)$；

$P(y=1 \mid x) = 1 - \exp(-\exp(z^{\mathrm{T}}\beta))$ 为 log-log 回归模型，此处的连接函数为 $g_3(\pi) = \ln[-\ln(1-\pi)]$.

（2）当响应变量为计数数据时，通常设置以下两种变换形式.

在例 5.1 中，假设我们需要评估三种影响因素对老年冠心病患者术中或术后心脏事件发生人数的影响，此时的响应变量 y 则是观测到的心脏事件的发生人数 $(0,1,2,\cdots)$，为非负整数值，这种情形下最简单的 GLM 假设是随机部分 y 服从 Poisson 分布. Poisson 分布的连接函数 $g(\mu)$ 的设定通常有两种选择方式：

$$① \quad 令\, g(\mu) = \ln\mu = \eta, \eta = z^{\mathrm{T}}\beta \Rightarrow \mu = \exp(z^{\mathrm{T}}\beta). \tag{5.8}$$

此变换形式称为对数变换，相应模型称为对数线性 Poisson 模型（log-linear Poisson model）；

$$② \quad 令\, g(\mu) = \mu = \eta, \eta = z^{\mathrm{T}}\beta \Rightarrow \mu = z^{\mathrm{T}}\beta. \tag{5.9}$$

此变换称为恒等变换，相应模型称为线性 Poisson 模型（linear Poisson model）. 需要指出的是，在恒等连接中，必须对 β 加以限制以确保 $z^{\mathrm{T}}(x)\beta > 0$. 因此线性 Poisson 模型的应用范围受到一定的限制.

由于 logistic 回归模型、probit 模型及对数线性 Poisson 模型在医学科研中占有特别重要的位置，也是今后进一步学习其他模型的基础. 因此，本章将重点围绕这些模型予以介绍.

5.2　广义线性模型的数据表示

医学研究中的变量类型非常丰富，如调查某社区人群中的生理指标（血压、心率、体重指数等）、外科手术的成功率、患者对医院设施满意度水平以及临床对某种肿瘤所采取不同的治疗方案等. 由于对这些变量的分析及建模均可在 GLM 中实现，所以，有必要首先介绍一下 GLM 中数据的表达方式.

5.2.1　观测数据的表示方法

设向量 (y,x) 表示响应变量及相应的解释变量，其容量为 n 的观测数据为
$$(y_i, x_i), \quad i = 1, \cdots, n.$$
常有两种表示观测数据的方法，即未分组数据和分组数据.

（1）未分组数据.

$$Y = \begin{pmatrix} y_1 \\ \vdots \\ y_i \\ \vdots \\ y_n \end{pmatrix}, \quad X = \begin{pmatrix} x_{11} & \cdots & x_{1p} \\ \vdots & & \vdots \\ x_{i1} & \cdots & x_{ip} \\ \vdots & & \vdots \\ x_{n1} & \cdots & x_{np} \end{pmatrix}. \tag{5.10}$$

这是一种最原始的数据表达方式. 数据矩阵中的每一行都代表一个独立的观测，即每一个解释向量 $x_i = (x_{i1}, x_{i2}, \cdots, x_{ip})$ 准确地对应于响应变量 y_i，此种情况适用于协变量为任何形式的变量.

（2）分组数据.

当数据矩阵 X 中有不同行的解释向量相同时，我们可以将其合并为一组. 这里不

妨假设前 g 个解释向量互不相同，后 $n-g$ 个协变向量中的任何一个与前 g 个协变向量中的某一个相同. 这时，数据的表达可以分成 g 组

$$\begin{pmatrix} n_1 \\ \vdots \\ n_j \\ \vdots \\ n_g \end{pmatrix}, \quad \bar{y} = \begin{pmatrix} \bar{y}_1 \\ \vdots \\ \bar{y}_j \\ \vdots \\ \bar{y}_g \end{pmatrix}, \quad X = \begin{pmatrix} x_{11} & \cdots & x_{1p} \\ \vdots & & \vdots \\ x_{j1} & \cdots & x_{jp} \\ \vdots & & \vdots \\ x_{g1} & \cdots & x_{gp} \end{pmatrix}, \tag{5.11}$$

其中，$n_1 + \cdots + n_g = n$，$n_1, \cdots, n_g$ 分别为第 $1, \cdots, g$ 组观察单位的个数，$\bar{y}_j$ 为数据中协变向量的值为 $x_j = (x_{j1}, \cdots, x_{jp})$ 的响应变量的均值.

例如，对例 5.1 中的协变向量 x_1, x_2, x_3 按变量（0，1）编码，得分组数据如下

$$\begin{matrix} n_j & \bar{y}_j & x(x_1,x_2,x_3) \end{matrix}$$

$$\begin{pmatrix} 282 \\ 76 \\ 163 \\ 477 \\ 48 \\ 175 \\ 228 \\ 61 \end{pmatrix}, \quad \begin{pmatrix} 10/282 \\ 1/76 \\ 10/163 \\ 27/477 \\ 5/48 \\ 20/175 \\ 23/228 \\ 11/61 \end{pmatrix}, \quad \begin{pmatrix} 0 & 0 & 0 \\ 1 & 0 & 0 \\ 0 & 1 & 0 \\ 0 & 0 & 1 \\ 1 & 1 & 0 \\ 1 & 0 & 1 \\ 0 & 1 & 1 \\ 1 & 1 & 1 \end{pmatrix}. \tag{5.12}$$

上式显示，有 282 名老年患者位于数据矩阵的第一行 $x = (0,0,0)$，表明他们具有"年龄<75 岁"."手术时间<3 小时"且"无合并症"的共同特征，其中 10 名患者发生了术中或术后的心脏事件；依此类推，在数据矩阵的最后一行，即在 $x = (1,1,1)$ 行，有 61 名老年患者处于"年龄≥75 岁""手术时间≥3 小时"且"有合并症"的相同状态，其中 11 名患者发生了心脏事件.

为了更直观地表达数据的实际含义，我们通常将分组数据整理成表 5.1 形式.

表 5.1 例 5.1 数据的分组表达

	年龄≥75（岁）		年龄<75（岁）	
	发生心脏事件		发生心脏事件	
	是	否	是	否
手术时间≥3 小时				
有合并症	11	50	23	205
无合并症	5	43	10	153
手术时间<3 小时				
有合并症	20	155	27	450
无合并症	1	75	10	272

资料来源：卫生部专项基金资助项目（项目编号：200802030）

表 5.1 中协变量的三个分量 (x_1, x_2, x_3) 的交叉取值构成了列联表形式，其中的数字分别

为各组确定样本量下阳性事件与阴性事件发生的人数，即"成功"次数的二项计数.

在实际分析中，对于独立观测数据，分组数据表示方法不损失模型参数的信息，即使当自变量值的可能组合数很少（如例 5.1），这时往往用一个样本统计量 Σy 或 $\bar{y}$ 来替代而看不到原始数据，这样做并无损失，因 Σy 和 $\bar{y}$ 均是充分统计量，且 Σy 或 $\bar{y}$ 仍服从指数型分布.

在 GLM 分析中，区分未分组数据和分组数据是非常重要的，这是因为有些统计方法仅对分组数据有效，特别是与之相关的是模型拟合检验，残差分析等. 另外，在运算过程中，分组数据能很好地节省数据的存储空间. 但也应该提醒注意的是，如果解释变量中含有连续变量，此时的分组数据自然就成为了未分组数据.

5.2.2　分类变量的量化方法

在 GLM 中，当遇某协变量（自变量之一）为分类变量时，如对淋巴瘤患者采用不同治疗方案的预后（生存年限）评估中，治疗方案就是一个因素. 假设有 k 类不同的治疗方案（放疗、化疗、…、联合治疗），我们固然可以用数字 $1, \cdots, k$ 来标识它，但不能用于计算，因为它们无数量意义. 因此，必须将其量化处理，通常有两种方式可以对其量化.

1. 哑变量编码（dummy vector coding）

设分类变量 x 有 k 个不同的类别，用 $k-1$ 维向量 $x = x^{(1)}, \cdots, x^{(k-1)}$ 表示分类变量，

$$x^{(j)} = \begin{cases} 1, & \text{患者处在状态 } j\text{（使用第 } j \text{ 类治疗方案）}(1 \leqslant j \leqslant k-1), \\ 0, & \text{其他.} \end{cases}$$

如果我们只考虑治疗方案这一个因素并且取 $k = 4$，即有 4 种治疗形式（放疗、化疗、中药治疗、联合治疗），哑变量的设置见表 5.2.

表 5.2　哑变量的赋值情况

哑变量	赋值情况	
x_{11}	1=放疗	0=其他
x_{12}	1=化疗	0=其他
x_{13}	1=中药治疗	0=其他

其中，$x^{(1)} = x_{11}, x^{(2)} = x_{12}, x^{(3)} = x_{13}$. 注意，这里并没有对"联合治疗"这一水平设置哑变量，相当于将"联合治疗"作为参照组. 各哑变量和自变量的对应关系见表 5.3.

表 5.3　自变量和哑变量的对应关系（哑变量编码）

治疗方案	x_{11}	x_{12}	x_{13}
放疗	1	0	0
化疗	0	1	0
中药治疗	0	0	1
联合治疗	0	0	0

表 5.3 中，将参照组哑变量编码为 $(0,0,0)$，并且分类变量的各个分变量只有两个水平（$1,0$）. 运用哑变量所建立的回归模型为

$$E(y \mid \text{状态 } j) = \beta_0 + \beta_j, \quad j = 1,2,3,$$
$$E(y \mid \text{状态 } k) = \beta_0, \quad j = 4,$$

其中，y 表示患者在不同治疗方案下的生存时间. 在此种编码中，对照组对于响应变量的贡献包含在常数项中，而 β_j 则衡量状态 j 超出状态 k 之值. 这种变量编码也称虚拟变量编码.

2. 效应编码（effect coding）

用 $k-1$ 维向量 $x = x^{(1)}, \cdots, x^{(k-1)}$ 表示分类变量，

$$x^{(j)} = \begin{cases} 1, & \text{患者处在状态 } j, \\ -1, & \text{患者处在状态 } k, \quad (1 \leqslant j \leqslant k-1), \\ 0, & \text{其他}. \end{cases}$$

如果变量 x 的观测值为第 k 类，即参照组，哑变量则将其编码为 $(-1, -1, \cdots, -1)$，如对上例的编码见表 5.4.

表 5.4 自变量和哑变量的对应关系（效应编码）

治疗方案	x_{11}	x_{12}	x_{13}
放疗	1	0	0
化疗	0	1	0
中药治疗	0	0	1
联合治疗	−1	−1	−1

此种编码中，第 k 类（本例 $k=4$）对于响应变量的贡献用前 $k-1$ 类系数之和乘以（-1）来解释，相对应的模型表示为

$$E(y \mid \text{状态 } j) = \beta_0 + \beta_j, \quad j = 1, \cdots, k-1,$$
$$E(y \mid \text{状态 } k) = \beta_0 - (\beta_1 + \cdots + \beta_{k-1}), \quad j = k.$$

因为 $\dfrac{1}{k} \sum\limits_{j=1}^{k} E(y \mid \text{状态 } j) = \beta_0$，故 β_0 为平均效应，而 $\beta_j (j \leqslant k-1)$ 是衡量状态 j 的效应超出平均水平之值.

5.2.3 模型参数的解释

在 GLM 中，可以通过连接函数 $g(\cdot)$ 和 $z(x)$ 的构造来寻求对模型参数的解释. 事实上，由 $g(E(y \mid x)) = z^{\mathrm{T}} \beta$，因此 β 的各个分量可以解释为 $g(E(y \mid x))$ 的变化程度. 显然这种解释在某些情况下是困难的，我们不妨参照传统线性模型的方法解释参数相对于 $g(E(y \mid x))$ 的含义.

例如，在例 5.1 中，由于 $g(\pi) = \log \dfrac{\pi}{1-\pi}$，$E(y \mid x) = P(y = 1 \mid x) = \pi$，故

$$\ln \frac{P(y = 1 \mid x)}{1 - P(y = 1 \mid x)} = \beta_0 + \beta_1 x_1 + \beta_2 x_2 + \beta_3 x_3. \tag{5.13}$$

对于 $g(E(y \mid x))$ 的贡献而言，β_0 表示平均效应，β_1 表示高龄（$x_1 = 1$）的效应，β_2 表

示长手术时间（$x_2 = 1$）的效应，β_3 表示患有合并症（$x_3 = 1$）的效应. 显然，此处的 $\beta_j(j = 1, 2, 3)$ 对 logit 的效应是叠加的. 由于难以解释对数发生比（log of odds ratio）的叠加效应的大小，将方程（5.13）两边指数化可得到

$$\frac{P(y = 1 \mid x)}{P(y = 0 \mid x)} = \exp(\beta_0)\exp(\beta_1 x_1)\exp(\beta_2 x_2)\exp(\beta_3 x_3). \tag{5.14}$$

方程（5.14）的左边表示心脏事件发生的相对风险，也称相对危险度（即暴露于危险因素下发病与未发病的概率比值），它是流行病学病因研究中的一个非常重要的评价指标；方程右边回归参数 $\exp(\beta_j)$ 表示，在其余变量不变的情况下，x_j 每改变一个单位所导致的发生比的倍数效应. 如本例中 $\exp(\beta_1)$，$\exp(\beta_2)$ 和 $\exp(\beta_3)$ 分别表示年龄⩾75 岁、手术时间⩾3 小时以及患有合并症的患者所增加的相对心脏事件发生风险的倍数效应. 采用 logit 模型拟合计算上述参数估计值，结果见表 5.5.

表 5.5　例 5.1 中采用 logit 模型拟合计算的参数估计值

	β_0	β_1	β_2	β_3
估计值	-3.486	0.584	0.656	0.713

结果显示，年龄⩾75 岁的老年患者心脏事件发生的风险是对照组的 $\exp(0.584) = 1.79$ 倍，即心脏事件发生的风险增加了 79%；手术时间⩾3 小时的老年患者心脏事件发生的风险是对照组（手术时间<3 小时）的 $\exp(0.656) = 1.93$ 倍，即增加心脏事件发生的风险为 93%；类似地，患合并症的老年患者心脏事件发生的风险增加了 104%（$\exp(0.713) = 2.04$）.

如果我们采用 probit 模型来描述例 5.1 中响应变量和解释变量的关系，这种关系就变得更加复杂，利用 probit 变换，有

$$P(y = 1 \mid x) = h(g(E(y))) = \Phi(z^{\mathrm{T}}\beta)$$
$$= \int_{-\infty}^{\beta_0 + \beta_1 x_1 + \beta_2 x_2 + \beta_3 x_3} \varphi(t)\,\mathrm{d}t. \tag{5.15}$$

这时

$\int_{-\infty}^{\beta_0} \varphi(t)\,\mathrm{d}t$ 表示术中或术后平均心脏事件发生的效应（概率）；

$\int_{\beta_0 + \beta_2 x_2 + \beta_3 x_3}^{\beta_0 + \beta_1 x_1 + \beta_2 x_2 + \beta_3 x_3} \varphi(t)\,\mathrm{d}t$ 表示，与年龄<75 岁患者相比，年龄⩾75 岁的老年患者术中或术后心脏事件发生所增加的效应；

$\int_{\beta_0 + \beta_1 x_1 + \beta_3 x_3}^{\beta_0 + \beta_1 x_1 + \beta_2 x_2 + \beta_3 x_3} \varphi(t)\,\mathrm{d}t$ 表示，与手术时间<3 小时相比，手术时间⩾3 小时患者术中或术后心脏事件发生所增加的效应；

$\int_{\beta_0 + \beta_1 x_1 + \beta_2 x_2}^{\beta_0 + \beta_1 x_1 + \beta_2 x_2 + \beta_3 x_3} \varphi(t)\,\mathrm{d}t$ 表示，与无合并症的患者相比，具有合并症的老年患者术中或术后心脏事件发生所增加的效应.

采用 probit 模型拟合计算上述参数估计值，结果见表 5.6.

表 5.6　例 5.1 中采用 probit 模型拟合计算的参数估计值

	β_0	β_1	β_2	β_3
估计值	-1.901	0.282	0.324	0.340

上述两种方法计算结果显示, 采用 probit 模型得到的参数估计值要比基于 logistic 模型得到的参数估计值小, 这是因为它们的联系函数将概率分别转换为基于标准正态分布和 logistic 分布的值, 这样使它们具有了不同的分布范围. 标准正态分布的均值为 0, 标准差为 1, 然而标准 logistic 分布的均值为 0, 标准差为 1.8, 也就是说 logistic 概率分布函数的尾部要比正态分布略粗一些. 因此, 当两个模型都拟合得很好时, logistic 模型估计的参数是 probit 模型估计参数的约 1.8 倍.

5.3　响应变量的分布

尽管 GLM 式 (5.4) 给出了响应变量与协变量的关系, 但尚不足以刻画随机变量 y 的变化规律, 而我们真正关心的是 y 的分布. 因此, 我们有理由说广义线性模型由式 (5.4) 和响应变量 y 的分布所共同决定.

5.3.1　一维指数型分布族

假设响应变量的观察值 $y_1, y_2, \cdots, y_n$ 相互独立, 其概率分布仅依赖于一个参数 θ, 那么, 我们说这个分布属于指数家族的一员, 如果它能够表达为以下形式, 其密度函数为

$$f(y \mid \theta, \phi) = c(y; \phi) \exp\left(\frac{y\theta - b(\theta)}{\phi}\right), \quad \theta \in \Theta, \tag{5.16}$$

其中, θ 为标准参数或自然参数 (natural parameter), 是平均值的函数 ($\theta = \theta(\mu)$), Θ 表示参数空间; $b(\theta)$ 为标准参数的一个函数, 它决定响应变量的分布; ϕ 为刻度参数 (常数) 或称离散参数 (dispersion parameter), 这里假定 ϕ 是已知的, 扮演定义 y 的方差的角色; $c(y, \phi)$ 则为观察值及离散度参数的函数.

许多著名的分布 (如正态分布、二项分布、泊松分布等) 均属于指数家族中的重要成员, 因为它们经过基本变换均可以表达成形如式 (5.16) 的标准化情形.

举例 1　正态分布为指数型分布, 其概率密度函数为

$$\begin{aligned}
f(y; \mu) &= \frac{1}{\sigma\sqrt{2\pi}} \exp\left(-\frac{(y-\mu)^2}{2\sigma^2}\right) \\
&= \frac{1}{\sigma\sqrt{2\pi}} \exp\left(-\frac{y^2 - 2\mu y + \mu^2}{2\sigma^2}\right) \\
&= \frac{\exp\left(\dfrac{-y^2}{2\sigma^2}\right)}{\sigma\sqrt{2\pi}} \exp\left(\frac{\mu y - \mu^2/2}{\sigma^2}\right).
\end{aligned} \tag{5.17}$$

令

$$\theta = \mu, \quad b(\theta) = \theta^2/2, \quad \phi = \sigma^2, \quad c(y, \phi) = \frac{\exp(-y^2/2\sigma^2)}{\sigma\sqrt{2\pi}}.$$

这样式 (5.17) 可表达为形如式 (5.16).

这里有两点需提醒注意：①由于在一维指数型分布中响应变量 y 的概率分布仅能有 1 个未知参数 θ（上例中 $\theta = \mu$）. 若有多个参数（如上例中的 ϕ），剩下的为冗余，它必须已知或可由样本估计；②在各次观察中冗余参数不变（如上例中的 $\phi = \sigma^2$）.

举例 2 二项分布为指数型分布，其密度函数为

$$
\begin{aligned}
f(y;n,\pi) &= \binom{n}{y} \pi^y (1-\pi)^{n-y} \\
&= \binom{n}{y} \left(\frac{\pi}{1-\pi}\right)^y (1-\pi)^n \\
&= \binom{n}{y} \exp\left(y\ln\left(\frac{\pi}{1-\pi}\right) - n\ln\left(\frac{1}{1-\pi}\right)\right).
\end{aligned}
\tag{5.18}
$$

令

$$
\theta = \ln\left(\frac{\pi}{1-\pi}\right), \quad b(\theta) = n\ln(1+e^\theta), \quad \phi = 1, \quad c(y,\phi) = \binom{n}{y}.
$$

这样式（5.18）可表达为形如式（5.16）.

举例 3 Poisson 分布为指数型分布，其密度函数为

$$
\begin{aligned}
f(y;\lambda) &= \frac{\lambda^y}{y!} \exp(-\lambda) \\
&= \frac{1}{y!} \exp(y\ln\lambda - \lambda)
\end{aligned}
\tag{5.19}
$$

令

$$
\theta = \ln(\lambda), \quad b(\theta) = \exp(\theta), \quad \phi = 1, \quad c(y,\phi) = \frac{1}{y!}.
$$

这样，式（5.19）可表达为形如式（5.16）.

事实上，离散分布均是指数型分布的一种特殊形式.

5.3.2 指数型分布的均值与方差

我们在此不加证明地给出指数型分布的均数和方差的求法. 若 y 服从指数型分布，其密度函数由式（5.16）给出，则

$$
E(y) = \mu = b'(\theta), \quad \mathrm{Var}(y) = \phi b''(\theta),
\tag{5.20}
$$

其中，$b'(\theta)$，$b''(\theta)$ 分别表示 $b(\theta)$ 的一阶导数和二阶导数.

继续上述例子.

① 对于正态分布：$y \sim N(\mu, \sigma^2)$，有 $\theta = \mu$，$\phi = \sigma^2$，$b(\theta) = \frac{\theta^2}{2}$（见式（5.17）），则

$$
E(y) = b'(\theta) = \theta = \mu,
$$
$$
\mathrm{Var}(y) = \phi b''(\theta) = \phi = \sigma^2.
$$

② 对于二项分布：$y \sim B(n, \pi)$，有 $\theta = \ln\left(\frac{\pi}{1-\pi}\right)$，$b(\theta) = n\ln(1+e^\theta)$，$\phi = 1$（见式（5.18）），则

$$
E(y) = \mu = b'(\theta) = \frac{ne^\theta}{1+e^\theta} = n\pi,
$$

$$\mathrm{Var}(y) = \phi b''(\theta) = \frac{ne^{\theta}}{(1+e^{\theta})^2} = n\pi(1-\pi)$$

③ 对于泊松分布：$Y \sim P(\lambda)$，有 $\theta = \ln(\lambda)$，$b(\theta) = \exp(\theta)$，$\phi = 1$（见式 (5.19)），则

$$E(y) = b'(\theta) = e^{\theta} = \lambda,$$
$$\mathrm{Var}(y) = \phi b''(\theta) = e^{\theta} = \lambda.$$

上述计算过程可见，对于指数型分布，期望和方差的计算方法非常简单. 但同时我们也会注意到，与线性回归模型显著不同的是 GLM 对方差的重视，它能更好解释数据变化的原因和规律，这是数据分析中一个值得注意的发展趋势.

表 5.7 总结了主要指数家族成员的函数特征及重要参数.

表 5.7　常见指数型分布及其主要参数

分布	$f(y;\theta,\phi) = c(y,\phi)\exp\left(\frac{y\theta - b(\theta)}{\phi}\right)$				
	θ	$b(\theta)$	ϕ	$E(y) = b'(\theta)$	$\mathrm{Var}(y) = b''(\theta)\phi$
正态分布	μ	$\theta^2/2$	σ^2	$\mu = \theta$	σ^2
伽马分布	$\dfrac{1}{\mu}$	$-\ln(\theta)$	$\dfrac{1}{\gamma}$	$\mu = \dfrac{1}{\theta}$	$\mu^2\gamma$
逆高斯分布	$\dfrac{1}{\mu^2}$	$-(-2\theta)^{1/2}$	σ^2	$\mu = \dfrac{1}{\sqrt{\theta}}$	$\mu^2\sigma^2$
二项分布	$\ln\left(\dfrac{\mu}{1-\mu}\right)$	$\ln(1+e^{\theta})$	1	$\pi = \dfrac{e^{\theta}}{1+e^{\theta}}$	$\pi(1-\pi)$
Poisson 分布	$\ln\mu$	e^{θ}	1	$\lambda = e^{\theta}$	λ
负二项分布	$\ln\mu$	e^{θ}	D	$\lambda = e^{\theta}$	$\lambda + D\lambda^2$

指数型家族函数有两个重要成分：第一是 θ，以 $\theta(\mu)$ 表示，称为标准化连接函数. 它连接了均值和标准参数，并可以用回归参数的一个线性函数来表示；指数家族分布的另一个重要成分是方差函数，为 $b(\theta)$ 的二次导数 $b''(\theta)$. 在单参数指数族中，方差也是均值 μ 的函数，因为 θ 为 μ 的函数.

5.3.3　指数型分布与广义线性模型

当讨论了响应变量 y 的分布后，我们可以更加确切地给出 GLM 函数的表达形式. 事实上，GLM 由以下两个函数形式共同决定.

$$f(y \mid \theta,\phi) = c(y,\phi)\exp\left(\frac{y\theta - b(\theta)}{\phi}\right), \quad g(\mu) = z^{\mathrm{T}}\beta. \tag{5.21}$$

$f(y \mid \theta,\phi)$ 表明 GLM 中的响应变量 y 均服从指数型分布；第二个方程则表示通过连接函数 g（•）来建立响应变量 y 的均值与线性组合的预测变量之间的关系. 两个方程不难看出 GLM 的构成结构，它由三部分组成：①随机部分（random component）识别响应变量 y，并假设服从指数型分布；②系统部分（systematic component），由一组参数（β）和解释变量（x）以线性形式表示；③连接函数 g（•）（$h = g^{-1}$），这个函数使得因变量的条件均值 μ 通过某种非线性转换与线性预测值相连接，这种转换被称为连接函数，即

$$g(\mu) = \eta, \quad \eta = \beta_0 + \beta_1 x_1 + \beta_2 x_2 + \cdots + \beta_p x_p.$$

连接函数 $g(\cdot)$ 必须单调可导以确保 $h = g^{-1}$ 的存在，这一要求也可以使求最大似然估计的过程比较容易处理，而实际上所有的连接函数都是符合这一需求的. 另外，要求连接函数 $g(\cdot)$ 能够取任意实数，这样可确保 η 线性地连接于解释变量.

举例 4　正态分布的广义线性模型.

GLM 一个著名的特例就是线性回归模型. 它假设 y 独立且服从正态分布，并使用恒等联系 $g(\mu) = \mu$ 对均值直接建模

$$E(y \mid x) = \mu = z^{\mathrm{T}}\beta, \quad y \sim N(\mu, \sigma^2). \tag{5.22}$$

这个模型通常表达为以下常见的形式

$$y = z^{\mathrm{T}}\beta + \varepsilon.$$

上式就是多元线性回归的通常表达方式. 与传统回归模型不同的是，此时 y 与 x 的取值已不限于连续变量. 此种情形下，线性成分表达的是"处理效应"，而 ε 则表示"噪音"或随机误差. 这样，由线性回归模型发展而成的许多直觉知识，如方差分析的因子结构、协方差分析以及在不同组中比较回归的方法，均能被应用于一类更为广泛的问题.

历史上，早期处理非正态分析数据的方法是试图通过响应变量的变换使其近似服从方差齐性的正态分布，于是，基于最小二乘法的普通回归就可以适用了，但这一点在实践中通常很难实现. 基于 GLM 的理论和方法，我们并不需要变换数据使其满足正态分布的要求，这是因为对于我们选定的随机部分，其拟合过程是采用极大似然（ML）法，我们并没有限定在正态分布中. 此外，GLM 联系函数的选择和随机部分的选择是分开的，它并不需要满足正态性和方差齐性等要求.

例 5.2　为了探讨中药黄根对心脏的影响，以 3g/100mL 的溶液测定 6 只离体大鼠冠脉血流量（mL/min），不同时间 6 只大鼠的平均冠脉血流量数据见表 5.8，试求 y 对 x 的回归方程.

表 5.8　6 只大鼠的平均冠脉血流量数据

时间（min）	0	2	4	6	8	10
平均血流量（mL/min）	7.45	4.5	2.65	2.64	1.43	1.10

根据上述数据绘出的散点图（图 5.2）.

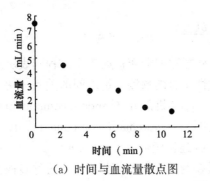

（a）时间与血流量散点图

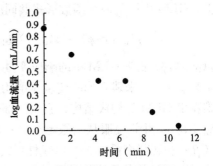

（b）时间与对数血流量散点图

图 5.2　散点图

图 5.2（a）显示的平均冠脉血流量与时间关系的散点图明显地呈曲线趋势，对其拟合的线性回归方程的失拟检验 $F > F_{0.99}, P < 0.01$，失拟合情况具有极显著意义，说明 y 与 x 之间存在较显著的非线性关系．进一步对 y 进行对数转换，则 $\ln y$ 与 x 近似直线关系（图 5.2（b）），因此，y 与 x 的关系可视为指数分布，利用 ML 拟合正态分布 GLM 的回归方程如下

$$\hat{\mu} = 5.4697 - 0.3886x.$$

对上述方程结果的解释同第 4 章的介绍，这里不再赘述．模型拟合（deviance value/d.f=4.88）提示上述模型拟合得较好．

举例 5　二分数据的广义线性模型．

（1）线性概率模型．

对于传统的线性回归模型，$\mu = E(y)$ 是 x 的线性函数，对于二分类响应变量（以只有一个解释变量为例），GLM 建模如下．

由 GLM 定义出发，$g(E(y \mid x)) = z^{\mathrm{T}}\beta$，对于二分响应变量，$E(y \mid x) = \pi$，仍然采用恒等变换 $g(\pi) = \pi$ 对均值直接建模，有

$$\pi(x) = \beta_0 + \beta_1 x. \tag{5.23}$$

模型式（5.23）称作线性概率模型，因为成功的概率 $\pi(x) = P(y = 1 \mid x)$ 随着 x 线性地改变，参数 β 表示 x 的每单位改变所导致的成功概率的改变．这是一个具有二项随机部分和恒等联系函数的 GLM．然而，正如前所述，尽管式（5.23）结构简单，却存在着明显的结构缺陷，并且在实践中 $\pi(x)$ 与 x 之间的关系通常是非线性的．因此，该模型适用的范围非常有限，仅适用于 x 取值范围有限且解释变量非常少的情形．

例 5.3　在例 5.1 中，如果我们将年龄这一因素单独提出来考虑（仅为方便起见），并且将二分组扩展成多分组，来探讨年龄和心脏事件发生的关系．分别计算不同年龄分组下的心脏事件发生的比例，并用 ML 拟合不同模型，结果见表 5.9．

表 5.9　年龄与心脏事件发生的关系

年龄组 （岁）	心脏事件发生		心脏事件 发生比例	线性 拟合	logit 拟合	probit 拟合
	是	否				
60～64	22	363	0.057	0.052	0.052	0.052
65～69	23	352	0.061	0.064	0.062	0.063
70～74	25	365	0.064	0.076	0.075	0.075
75～79	25	234	0.097	0.089	0.090	0.090
≥80	12	89	0.119	0.101	0.108	0.107

将表 5.9 中的 5 年龄段分别赋值（0，1，2，3，4），并假设各组均是服从概率 $\pi(x)$ 的独立二项样本，这样，利用 GLM 软件得到 ML 拟合的线性概率回归方程为

$$\hat{\pi}(x) = 0.0519 + 0.0123x.$$

对模型的解释比较简单，对于 60～64 岁（$x = 0$）的患者，术中或术后心脏事件发生的概率估计值为 $\hat{\pi}(x) = 0.0519 + 0.0123(0) = 0.0519$，即对于这个年龄组的老年患者约有 5.2% 的可能术中或术后发生心脏事件；对于 65～69 岁的患者，心脏事件发

生的概率增加了 1（0.0123）=0.012. 类似地，对≥80 岁的老年患者，心脏事件发生的可能将增至 10.1%.

图 5.3 给出了样本实际发生比例以及利用不同模型拟合的拟合值. 图 5.3 及表 5.8 的结果均显示线性概率模型对实际发生比例的拟合程度是好的，从而也说明线性概率模型在 x 的较窄范围内仍然是有效的.

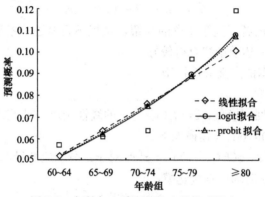

图 5.3　年龄与心脏事件发生的模型拟合

（2）logistic 回归模型.

现实情况中，$\pi(x)$ 与 x 之间的关系通常是非线性的，当 π 取值在 0 或 1 附近时，x 一定量的改变所产生的影响会比 π 在区间中间时的影响小. 图 5.4 中的 S 型曲线很好地展示了这种关系的直观形状（此处，仍以模型中只含有一个解释变量为例），

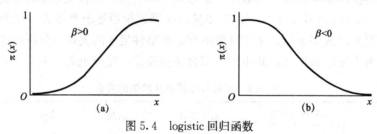

图 5.4　logistic 回归函数

而数学函数

$$\pi(x) = \frac{\exp(\beta_0 + \beta_1 x)}{1 + \exp(\beta_0 + \beta_1 x)} = \frac{e^{\beta_0 + \beta_1 x}}{1 + e^{\beta_0 + \beta_1 x}} \tag{5.24}$$

很好地反映了此曲线的形状.

这就是我们在本章开始时介绍的 logistic 回归模型. logistic 回归模型也是 GLM 的一种特殊情况，其随机部分 y 服从二项分布，连接函数是 π 的 logit 函数. $\mathrm{logit}(\pi) = \log\left(\frac{\pi}{1-\pi}\right)$ 由于连接函数是其平均值（π）的非线性函数，故它可以取任意实数，所以 logit 模型没有线性概率模型所具有的结构上的缺陷. 进一步，通过 logistic 模型的特征（它是一条连续的曲线），我们有能力细致地反映解释变量 x 对于 π 在 0 或 1 附近的影响，如阑尾炎手术的成功率可达 99%，手术伤口的感染率为 1% 等. 在临床科研实践中，模型的这一特点显得尤其重要. 关于 logistic 回归模型将在第 6 章介绍.

对于例 5.3 中的年龄与心脏事件发生的关系，ML 拟合的 logistic 回归方程为
$$\text{logit}[\hat{\pi}(x)] = -2.9086 + 0.1998x$$
或
$$\hat{\pi}(x) = \frac{e^{-2.9086+0.1998x}}{1 + e^{-2.9086+0.1998x}}.$$

对于 60～64 岁（$x = 0$）的老年患者，拟合 logit 模型有
$$\hat{\pi}(0) = \frac{e^{-2.9086+0.1998 \times 0}}{1 + e^{-2.9086+0.1998 \times 0}} = 0.05173,$$

表明该年龄段的老年患者发生术中或术后心脏事件的概率为 0.052.

同理，当 $x = 4$ 时
$$\hat{\pi}(4) = \frac{e^{-2.9086+0.1998 \times 4}}{1 + e^{-2.9086+0.1998 \times 4}} = 0.108,$$

表明≥80 岁的老年患者发生心脏事件的概率为 0.108，即有 10.8% 比例的这个年龄段的老人可能发生术中或术后心脏事件.

在实践中，除了预测，对于 logistic 回归模型还有一种重要解释是通过优势或优势比实现，这样的解释在流行病学的病因学研究中更具有实际含义，详细请见第 6 章.

（3）probit 回归模型.

另一种具有 S 型曲线形状的模型称为 probit 模型，此时的连接函数称为 probit 联系，它将概率转化为对应的标准正态分布的 u 值，其左尾概率等于 $\pi(x)$. probit 模型的表达式为
$$\text{probit}[\pi(x)] = z^T\beta, \tag{5.25}$$
其中
$$\pi(x) = \frac{1}{\sigma\sqrt{2\pi}} \int_{-\infty}^{x} \exp\left[-\frac{1}{2}\left(\frac{t-\mu}{\sigma}\right)^2\right]dt = \Phi\left(\frac{x-\mu}{\sigma}\right),$$
$\Phi(\cdot)$ 为标准正态分布 $N(0, 1)$ 下的累积概率函数，这样
$$\Phi^{-1}(\pi) = \frac{x-\mu}{\sigma} = u = z^T(x)\beta,$$
$\Phi^{-1}(\cdot)$ 为连接函数，是正态概率函数的反函数（图 5.5）.

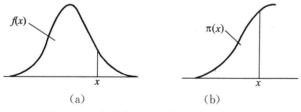

图 5.5　正态分布：$f(x)$ 与 $\pi(x)$ 的关系

probit 模型广泛地应用于生物学和社会科学领域. 如图 5.5 中当 $x = \mu$ 时称为半数致死量 LD（50），它是生物医药学中的一个重要评价指标.

对于例 5.3 年龄与心脏事件发生的关系用 probit 回归模型拟合时，ML 拟合方程为
$$\text{probit}[\hat{\pi}(x)] = -1.6285 + 0.0962x.$$

在 5 个年龄段中，当年龄 $x = 0$ 时，即对 60～64 岁的老年患者，拟合 probit 模型

得到

$$\text{probit}[\hat{\pi}(x)] = -1.6285 + 0.0962(0) = -1.63.$$

拟合概率 $\hat{\pi}(0)$ 表示正态分布小于 $u = -1.63$ 的左尾概率，其对应的拟合概率为 0.052，表明该年龄段的老年患者发生术中或术后心脏事件的可能性约为 5.2%；当 $x = 4$ 时，即对于 $\geqslant 80$ 岁的老年患者，拟合 probit 模型等于 $-1.628 + 0.0962(4) = -1.2432$，此时拟合概率 $\hat{\pi}(4)$ 约为 0.107，即该年龄段约 10.7% 的患者可能发生术中或术后心脏事件.

从上述三种模型对实际发生比例的模拟效果来看，基于模型 $\pi(x)$ 的估计量要比直接计算样本比例要好得多，因为它利用的是所有数据的信息，而不仅是取值 x 处的信息. 因此模型拟合的方法使参数估计的精度更高. 另值得一提的是，上述例子的讨论是在狭小的概率值估计范围进行，此时的线性拟合、logistic 拟合及 probit 拟合具有很好的一致性. 但从实际应用的角度来看，logistic 模型和 probit 模型则具有更为广阔的应用空间，并且这两个模型没有本质的区别，对数据的拟合效果通常都非常接近. 当然，我们也应该知道，实践中的问题总是复杂的，没有任何模型能精确无误地表述 $\pi(x)$ 和 x 之间的真实关系，但有一条确定无疑，那就是基于模型的估计量将比样本比例更趋于真值.

举例 6 计数数据的广义线性模型.

(1) Poisson 回归.

当响应变量为计数数据时，通常取 Poisson 分布作为 y 的分布. 从经典意义上看，Poisson 分布被看成试验次数（n）很大时二项分布的极限情况. 然而，这种理解并不确切，在概率理论中，Poisson 分布可直接导出. 一般地，Poisson 分布应用于事件数目 n 很大，而发生概率 p 很小的情形，例如，术中感染的次数，溶液中含有细菌的个数；又如，在对大人群的某些疾病的调查中，由于人群中被调查个体的随机性，在某一特定时间死于某一特定非传染性疾病的概率是非常小的. 我们可以假定死于此种疾病的事件是独立的，那么，人群中因该病死亡的人数就可近似地看成服从 Poisson 分布. 因此，Poisson 回归在医学科研中有着广泛的应用，占有重要地位.

用 GLM 来描述 Poisson 回归中响应变量与协变量之间的关系，其模型表达式如下

$$g(\mu) = z^{\mathrm{T}}\beta, \quad y \sim P(\mu). \tag{5.26}$$

前面已经介绍过，根据连接函数 $g(\mu)$ 的两种选择方式，我们分别有对数线性 Poisson 模型和线性 Poisson 模型，而两种模型所产生的效应是不同的. 为方便起见，我们仍只考虑只有一个解释变量 x 的情形.

令

$$z(x) = (1, x)^{\mathrm{T}}, \quad \beta = (\beta_0, \beta_1)^{\mathrm{T}}, \quad g(\mu) = \beta_0 + \beta_1 x.$$

在恒等变换中，x 对 μ 的影响是叠加的，即 x 每增加一个单位导致 y 的均值增加量是 $\{\beta_0 + \beta_1(x+1)\} - (\beta_0 + \beta_1 x) = \beta_1$；而在对数变换中，$y$ 的均值是 $\mu = e^{\beta_0 + \beta_1 x}$，这样，$x$ 每增加一个单位对 μ 的效应是 $e^{\beta_0 + \beta_1(x+1)} = e^{\beta_0 + \beta_1 x}e^{\beta_1}$，显然这是一个相乘效应模型，即 x 每增加一个单位，y 的均值将增加 e^{β_1} 倍并独立于 x. 在医学实践中，相乘模型的应用更为广泛.

例 5.4 在例 5.1 中，假设此时需要评估三种影响因素对老年冠心病患者术中或术后心脏事件发生人数的影响，此时的响应变量 y 为观测到的心脏事件的发生人数，并假

设其服从 Poisson 分布, 利用 GLM 软件得到 ML 拟合的 Poisson 对数线性模型为

$$\log\hat{\mu} = \hat{\beta}_0 + \hat{\beta}_1 x_1 (\text{年龄} \geqslant 75 \text{岁}) + \hat{\beta}_2 x_2 (\text{手术时间} \geqslant 3 \text{小时}) + \hat{\beta}_3 x_3 (\text{有并发症}),$$

解得上述方程

$$\hat{\mu} = n\exp(-3.4946 + 0.5303 x_1 + 0.5990 x_2 + 0.6605 x_3).$$

因为 $\hat{\beta}_1, \hat{\beta}_2, \hat{\beta}_3$ 均大于 0, 故高龄、长手术时间以及患有合并症这些因素均对心脏事件发生人数有正影响, 在各种因素交叉影响下的心脏事件发生人数的均值估计值见表 5.10.

表 5.10　心脏事件发生人数与 Poisson 回归预测值

	年龄≥75 (岁)		年龄<75 (岁)	
	发生心脏事件		发生心脏事件	
	人数	预测数	人数	预测数
手术时间>3 小时				
有合并症	11	11.09	23	24.40
无合并症	5	4.51	10	9.01
手术时间≤3 小时				
有合并症	20	17.47	27	28.05
无合并症	1	3.92	10	8.46

表中数据显示了模型对实际发生数的模拟情况, 直观上看, 模拟效果较好.

(2) Poisson 超散布性与负二项回归.

当响应变量为计数数据时, 人们首先想到的是将数据拟合 Poisson 分布并进行建模, 然而, 在实践中人们却发现在很多时候计数数据所呈现出的方差要远比 Poisson 分布的预测值大得多. 在 GLM 中, 数据具有比预期更大的变异性的现象被称作超散布性 (overdispersion).

超散布性通常由总体均值的异质性所解释. 例如, 在例 5.4 中, 假如我们已经证实了年龄、手术时间及是否具有合并症这些因素均能影响心脏事件发生的人数, 并假设三种变量组合下心脏事件的发生数都符合 Poisson 分布, 这时, 如果我们假设的模型仅含有年龄作为预测变量, 而对于相同年龄段的患者, 他们可以具有不同的手术时间和不同合并症的存在形式 (有合并症或无合并症). 于是, 具有固定年龄段的患者总体是一些 Poisson 总体的混合, 每个 Poisson 分布的响应变量都有它们特定的均值, 确定年龄段下的患者的异质性使得具有该年龄段响应变量的分布具有比 Poisson 分布更大的方差. 在分析中, 如果所有相关变量都能得到有效的控制, 则方差等于均值; 但如果仅仅控制一些相关变量时, 方差将超过均值. 对计数数据建立 Poisson 回归模型时, 超散布性现象非常常见. 下面我们将通过实例来说明如何针对这种情况来进行建模.

例 5.5　日常生活能力 (ADL) 是评价老年生命质量的一个重要内容. 在一项北京老龄化多维纵向研究中, 研究者对位于北京三个城区的 3257 位老年居民进行了相关调查, 其中, 涉及 ADL 测量指标的定义及赋值见表 5.11.

表 5.11　ADL 测量指标的定义及赋值

编号	1	2	3	4	5	6	7	8	9	10	11	12
指标	吃饭	穿衣	上厕所	洗澡	洗漱	室内走动	做饭	理财	乘车	购物	步行300米	上下楼
完全自理	0	0	0	0	0	0	0	0	0	0	0	0
需部分帮助	1	1	1	1	1	1	1	1	1	1	1	1
需完全帮助	2	2	2	2	2	2	2	2	2	2	2	2

资料来源:《联合国人口基金项目——北京老龄化多维纵向研究》

　　我们对每位老人的各项指标计算累计得分(得分越高者表明生活自理能力越差),并按性别和年龄分别计算得分的平均值和方差,结果见表 5.12.

表 5.12　3257 名北京市老年居民的 ADL 得分分布

年龄组(岁)	男			女		
	观察人数	均数	方差	观察人数	均数	方差
55～59	226	0.32	3.97	248	0.17	0.73
60～64	256	0.63	7.71	309	0.45	2.99
65～69	282	0.78	9.35	274	1.31	14.07
70～74	302	1.19	11.63	251	2.05	17.63
75～79	260	1.77	15.02	260	2.71	19.47
≥80	267	3.99	31.39	322	6.30	38.42

　　表 5.12 结果显示,在 ADL 得分上,无论从性别还是年龄分组上看,ADL 得分的方差都远大于均数,并随着均数的增大而不成比例的增加. 在此种情况下,用 Poisson 模型来拟合数据就显然不合适. 负二项回归作为 Poisson 回归的替代,此种情况下显示出了其很好的性能. 负二项分布函数(其密度函数的表达较为复杂,故我们在此仅介绍其基本原理和应用)也是一种针对于非负整数的分布,具有

$$E(y) = \mu, \quad \mathrm{Var}(y) = \mu + D\mu^2, \tag{5.27}$$

其中,$D > 0$ 称作离散参数或形态参数,记为 $y \sim \mathrm{NB}(\mu, D)$.

　　模型 (5.27) 显示,负二项分布与 Poisson 分布最主要的不同是,除了参数 μ,它还具有一个单独的额外参数 D,这就使得方差可以超过均值. 当 $D \to 0$ 时,$E(y) = \mathrm{Var}(y)$. 此时的负二项分布就收敛于 Poisson 分布;当 D 值变得很大时,分布的最高频数(众数)在 0 点并且具有较长的右尾,提示具有很大的 Poisson 均值异质性(超散布性),此时,用负二项回归模型对数据的拟合就显示出其特有的优势.

　　计数数据的负二项 GLM 用解释变量表达 μ,如同 Poisson 对数线性模型,负二项 GLM 最常用的是 ln 联系,但有时也使用恒等联系. 应用 ln 联系的负二项 GLM 如下

$$\ln\mu = \ln n + z^{\mathrm{T}}\beta,$$
$$y \sim NB(\mu, D). \tag{5.28}$$

如同线性回归模型中假设方差参数为常数一样，通常假设散布参数 D 在预测变量 y 的任意值下都保持恒定.

对于例 5.5，年龄与 ADL 得分的关系用负二项回归模型拟合时，ML 拟合方程为

$$\ln(\hat{\mu}) = -7.276 + 0.106x.$$

结果显示，生活自理能力得分的估计值随年龄增长呈指数增加，提示社会相关福利及设施应对高龄老人有更多的倾斜.

科研实践中，可以从以下几方面判断 Poisson 的超散布性：①从散布参数估计值来看. 如本例 $D = 3.23 \gg 0$，其 Wald 检验的 95% 可信区间为 (2.92，3.55)，提示有很强的超散布性；②对于 $D = 0$ 的另一个检验方法是基于似然比方法. 似然比统计量为 $2(l_{NB} - l_p)$，其中 l_{NB} 和 l_p 分别是负二项和 Poisson 模型下的对数似然值. 该检验具有显著的统计学意义如果检验统计量超出自由度为 1 的 χ^2 分布的上 2α 临界值. 如在 $\alpha = 0.05$ 显著水平下，自由度为 1 的 χ^2 分布的上 10% 的临界值为 2.71，本例 $l_{NB} = -21.2329$，$l_p = 1765.6313$，似然比统计量为 $2(-21.2329 - 1765.6313) = 3488.7968 \gg 2.71$ 统计意义与上同. 另外，还可以看到，此例用负二项模型拟合，其参数 $\hat{\beta}$ 的标准误 SE = 0.0049，而用泊松模型拟合其参数 $\hat{\beta}$ 的标准误 SE = 0.0015，前者的标准误大于后者，这从另一角度也说明了由于负二项模型的估计方差要较 Poisson 分布的方差大很多，由此导致了 $\hat{\beta}$ 具有较大的标准误，这一点也反映出 Poisson 回归模型的超散布性.

5.4　广义线性模型的参数估计

本节将介绍基于极大似然方法的 GLM 的参数估计. 该估计法的目的在于，通过使观察到的调查数据的概率（似然）最大，来估计反映自变量影响权重的 GLM 的参数 $\hat{\beta}$.

5.4.1　极大似然估计（MLE）

如果 $y_1, y_2, \cdots, y_n$ 满足 GLM 的性质并且相互独立，那么，它们的联合密度函数可以表达为如下形式

$$f(y; \theta, \phi) = \prod_{i=1}^{n} f(y_i; \theta, \phi). \tag{5.29}$$

式（5.29）表明，为了使所有观察个体的上述概率同时最大，此处应用了相互独立事件概率的乘法定理. 该定理表明，独立事件（这里：因变量观察值）同时发生的概率等于单个事件发生概率的乘积. 于是，我们应把所有受访者 $i = 1, \cdots, n$ 的联合概率作为目标函数，并使其最大，得到所谓的似然函数表达式. GLM 的似然函数为

$$L(\beta) = \prod_{i=1}^{n} f(y_i; \theta, \phi) = \prod_{i=1}^{n} c(y_i, \phi) \exp\left(\frac{y_i \theta_i - b(\theta_i)}{\phi}\right), \tag{5.30}$$

其中，θ_i 与 x_i 有关，也与 β 有关.

事实上，概率密度函数和似然函数的表达形式是完全相同的，但目标不同，前者视参数固定而数据是变化的，后者视数据固定而参数是变化的. 这种关系用数学关系表达则为 $f(y; \theta, \phi) = L(\theta, \phi; y)$. 这样，似然函数最大化问题就转化为似然方程解的估计问

题，极大似然估计值（MLE）为那些最大化似然函数的参数估计值. 它们是最可能从
样本观察值 $(y_1, y_2, \cdots, y_n)^{\mathrm{T}}$ 中所产生的回归参数的估计值.

对式（5.30）两边取自然对数，得到对数似然函数

$$\ln L(\beta) = \sum_{i=1}^{n} \ln c(y_i, \phi) + \sum_{i=1}^{n} \frac{y_i \theta_i - b(\theta_i)}{\phi}. \tag{5.31}$$

由于似然函数 $L(\beta)$ 与对数似然函数 $\ln L(\beta)$ 具有相同的单调性，因此，最大化
$L(\theta, \phi \mid y)$ 的参数值就等同于最大化 $\ln L(\theta, \phi \mid y)$ 的参数值，其参数的估计值分别用 $\hat{\theta}$
和 $\hat{\phi}$ 表示，在式（5.31）中，记 $\ln L(\theta, \phi \mid y)$ 为 $l(\beta, \phi)$，并对每个分量 β_j 求偏导，利用
复合函数求导法则有

$$\frac{\partial l}{\partial \beta_j} = \sum_{i=1}^{n} \frac{\partial l}{\partial \theta_i} \times \frac{\partial \theta_i}{\partial \beta_j},$$

其中

$$\frac{\partial l}{\partial \theta_i} = \frac{y_i - b'(\theta_i)}{\phi} = \frac{y_i - \mu_i}{\phi}, \quad \frac{\partial \theta_i}{\partial \beta_j} = \frac{\partial \theta_i}{\partial \eta_i} \times \frac{\partial \eta_i}{\partial \beta_j} = \frac{\partial \theta_i}{\partial \eta_i} \times x_{ij},$$

这里

$$\eta_i = x_i^{\mathrm{T}} \beta$$

令

$$\frac{\partial l}{\partial \beta_j} = 0,$$

则

$$\sum_{i=1}^{n} \frac{\partial \theta_i}{\partial \eta_i} x_{ij} (y_i - \mu_i) = 0,$$

于是

$$X^{\mathrm{T}} D(y - \mu) = 0 \tag{5.32}$$

其中，D 是对角矩阵，其对角元素为 $\frac{\partial \theta_i}{\partial \eta_i}$.

$$\left(\frac{\partial \theta_i}{\partial \eta_i} \right)^{-1} = \frac{\partial \eta_i}{\partial \theta_i} = \frac{\partial \eta_i}{\partial \mu_i} \times \frac{\partial \mu_i}{\partial \theta_i} = g'(\mu_i) b''(\theta_i) = g'(\mu_i) V(\mu_i).$$

其中，$g(\mu_i) = \eta_i$. 这样，D 的对角元素为 $\{g'(\mu_i) V(\mu_i)\}^{-1}$. 式（5.32）称为 β 的估计
方程. 这里，参数 β 是隐含在这些方程组里面，可通过 μ 和 D 求得.

分别用对角元素 $g'(\mu_i)$ 和 $[\{g'(\mu_i)\}^2 V(\mu_i)]^{-1}$ 定义对角矩阵 G 和 W，那么，$D =$
WG，式（5.32）转化为

$$X^{\mathrm{T}} WG(y - \mu) = 0. \tag{5.33}$$

5.4.2 加权最小二乘法

加权最小二乘法是运用泰勒级数的一阶线性逼近的方法对原模型加权，使之变成一
个新的消除异方差的模型，其方程表达式为

$$g(y_i) \approx g(\mu_i) + g'(\mu_i)(y_i - \mu_i) \Rightarrow g(y) \approx g(\mu) + G(y - \mu),$$

$$g(\mu) = X\beta, \quad G(y - \mu) \approx g(y) - X\beta,$$

其中，G 为对角矩阵，其对角元 $g'(\mu_i)$.

将上述关系代入式（5.33）得到近似估计方程

$$X^{\mathrm{T}} Wg(y) - X^{\mathrm{T}} WX\beta \approx 0 \Rightarrow \hat{\beta} \approx (X^{\mathrm{T}} WX)^{-1} X^{\mathrm{T}} Wg(y), \tag{5.34}$$

其中，W 是以 $[\{g'(\mu_i)\}^2 V(\mu_i)]^{-1}$ 为对角元的对角矩阵，$1/V(\mu_i)$ 称为权重，此种估计

参数的方法称加权最小二乘法估计.

式（5.34）可以看出，加权最小二乘法就是把原模型的响应变量和解释变量都全部除以 $V(\mu_i)$，然后再用普通的最小二乘法（OLS）估计其参数，加权最小二乘估计量是无偏、有效的估计量.

因为这些方程的参数为非线性的且不能以分析方法解出，所以必须用迭代方法完成.

很多软件包给出了一般基于数值计算搜寻模型的参数估计. 算法起始于猜测的极大似然函数的参数初值. 算法将逐步逼近 ML 估计值. 费希尔（Fisher）得分法是一种算法，它是首先由 Fisher 为 probit 模型的 ML 拟合提出的. 对于二项 logistic 回归和泊松对数线性模型，费希尔得分法简化为一般化的方法，称为 Newton-Raphson 算法. Newton-Raphson 算法的每次循环都利用了一种加权最小二乘拟合，这是为了解决 GLM 中 Y 的异方差问题而对普通最小二乘法估计进行的推广. 在参数估计中，方差较小的观测获得较大的权重，随着每步 ML 估计和方差估计的改变，每次循环中权重将有所改变. GLM 的 ML 估计有时候也称作迭代再加权最小二乘法. 因此，GLM 的最大似然估计是通过一个迭代加权最小二乘法实现的.

这里需要提醒注意的是，在实践中，对 GLM 进行参数估计的过程中通常不需要对原模型进行方差齐性检验，如果确实存在异方差，则被有效地消除；如果不存在异方差性，则加权最小二乘法等价于普通最小二乘法.

例 5.6（续例 5.1）　表 5.13 给出了例 5.1 的基于极大似然法的 logistic 回归和 probit 回归模型的参数估计值及假设检验的结果.

表 5.13　例 5.1 中的回归模型的参数估计

变量	logistic 回归				probit 回归			
	$\hat{\beta}$	标准误	χ^2	P	$\hat{\beta}$	标准误	χ^2	P
年龄	0.5838	0.2399	7.38	0.0066	0.2818	0.1087	6.75	0.0095
手术时间	0.6561	0.2150	10.27	0.0014	0.3236	0.1017	10.12	0.0015
合并症	0.7134	0.2048	9.30	0.0023	0.3399	0.1107	9.52	0.0020
常数	-3.4865	0.2340	211.13	<0.0001	-1.9006	0.1095	301.41	<0.0001
对数似然函数	-373.5718				-373.6949			

上述结果显示，由于 $\hat{\beta}_j > 0 (j = 1, 2, 3)$，且假设检验的结果均 $P < 0.01$，说明三个因素对术中及术后心脏事件的发生起促进作用，即高龄、长手术时间和具有合并症均是发生心脏事件的危险因素.

5.5　广义线性模型的假设检验

本节中我们讨论两个问题，先介绍模型的假设检验，然后再讨论模型拟合优度的评估问题.

对于 GLM，最常见的假设检验问题还是线性假设（β 为参数真值）的问题.

$$H_0 : C\beta = \xi; \quad H_1 : C\beta \neq \xi,$$

其中，$C_{s \times p}$ 为已知的 $S \times P$ 行满秩矩阵，ξ 为 p 维列向量，模型参数 $\beta = (\beta_1, \cdots, \beta_p)^T$. 在实际应用中，可根据实际情况设定 C 和 ξ. 一个重要的特例是 β 的一个或几个分量为 0. 即

$$H_0 : \beta = 0; \quad H_1 : \beta \neq 0,$$

GLM 的假设检验是通过似然比、Wald 以及得分检验等方法来解决. 三个统计量均可用于对单一回归系数的检验和对所有回归系数的整体检验，下面分别予以介绍.

5.5.1　似然比检验方法

似然比（LR）检验是三种检验中最简单的，检验统计量是两个带有不同参数（因素）模型的对数似然函数值差的两倍. 现仍以 $l(\beta)$ 记为对数似然函数，$\hat{\beta}$ 表示模型中参数向量 β 的无约束的极大似然估计值（MLE），$\tilde{\beta}$ 表示在原假设 $C\beta = \xi$ 这个约束下 β 的极大似然估计值，似然比检验统计量（Likelihood ratio statistic）为

$$\lambda = -2(l(\tilde{\beta}) - l(\hat{\beta})). \tag{5.35}$$

因为 $l(\hat{\beta})$ 为 $l(\beta)$ 的最大值，故总有 $\lambda \geqslant 0$.

似然比检验的基本思想是：如果约束条件成立（如 $H_0 : \beta = 0$，即所有自变量的回归系数都为 0），则相应约束模型与非约束模型的极大似然函数值应该是近似相等的. 即 λ 越小，$l(\tilde{\beta})$ 就越接近 $l(\hat{\beta})$，进而 $C\hat{\beta}$ 越接近 $C\tilde{\beta} = \xi$，如果二者存在较大差异则认为约束条件不成立. 在大样本下，LR 渐近 $\chi^2(q)$（q 表示约束条件的个数）.

LR 检验的判别规则为：如果 $LR > \chi_\alpha^2(q)$，则拒绝原假设 H_0，反之不拒绝原假设.

5.5.2　Wald 检验

LR 检验既要估计约束条件下的极大似然函数值，又要估计无约束下的极大似然函数值，但当约束模型的估计很困难时，检验就不适用了. 而 Wald 检验则只需要对无约束模型进行极大似然估计，在这一点上比 LR 检验具有一定的优势.

Wald 检验原理是测量无约束估计量与约束估计量之间的距离，考虑 $C\hat{\beta}$ 和 $C\beta = \xi$ 之间距离的加权平均

$$w = (C\hat{\beta} - \xi)^T (CF^{-1}(\hat{\beta})C^T)^{-1} (C\hat{\beta} - \xi), \tag{5.36}$$

称 w 为 Wald 统计量（Wald statistic），其中，$F^{-1}(\hat{\beta})$ 为 $\hat{\beta}$ 的渐近方差矩阵

$$\text{Cov}(s(\hat{\beta})) = \sum_{i=1}^n z z_i^T \left(\frac{1}{\phi b''(\theta(z_i^T \hat{\beta}))} \frac{\partial h}{\partial t}(z_i^T \hat{\beta}) \right)^2$$

的逆矩阵，$\hat{\beta}$ 为模型参数 β 的极大似然估计量. 由于此处涉及较复杂的代数理论，所以不再展开讨论. 此检验的直观背景是，如果约束条件是成立的，我们用参数估计值 $\hat{\beta}$ 来代替参数 β，$C\hat{\beta} - \xi$ 应该很接近 0；如果约束条件不成立，$C\hat{\beta} - \xi$ 将显著地偏离 0. 在 H_0 假设成立的条件下，大样本下 Wald 统计量具有以下渐近分布：

$$w \to \chi^2(q) \quad (q \text{ 表示约束条件的个数}).$$

Wald 检验的判别规则是：如果 $w > \chi_\alpha^2(q)$，则拒绝原假设，否则就不能拒绝原假设.

5.5.3　拉格朗日乘数检验

当无约束模型的估计较容易时，采用 Wald 检验较方便，但是当无约束模型的估计很难或根本不可能时，只能采用拉格朗日乘数（LM）检验，LM 检验又称为得分检验（score test）.

得分统计量的定义如下：

$$u = (s(\tilde{\beta}))^{\mathrm{T}} F^{-1}(\tilde{\beta}) s(\tilde{\beta}), \tag{5.37}$$

其中，$s(\beta) \triangleq \dfrac{\partial\, l(\beta)}{\partial\, \beta}$ 为得分函数，$\tilde{\beta}$ 为 β 在约束下的极大似然估计.

同 Wald 检验涉及较复杂的代数理论一样，我们仍然只需了解此检验的直观背景，若约束条件成立，则施加约束条件下极大似然估计量 $\tilde{\beta}$ 应与不施加约束条件下的极大似然估计量 $\hat{\beta}$ 非常接近，因而似然方程 $s(\tilde{\beta}) \approx s(\hat{\beta}) = 0$，从而 H_0 成立的可能性就越大. 在约束条件成立的条件下，LM 统计量渐近地服从

$$\mathrm{LM} \to \chi_a^2(q) \quad (q\ \text{表示约束条件的个数}).$$

判别规则与前面两种检验方法相同.

5.5.4　三种统计量的特点及应用

（1）在大样本条件下，当 H_0 成立时，$\lambda, \omega, u \xrightarrow{a} \chi^2(q)$，即三种检验统计量都具有同样的极限分布且检验结果是一致的（因为我们并不知道 λ, ω 和 u 的分布，只好通过以上的极限分布计算概率 P，以得出检验结论）. 而对于小或中等样本含量来说，三者的表现不同且未知. 对于线性回归模型而言，在有限样本或小样本中，$w > \mathrm{LR} > \mathrm{LM}$.

（2）三种检验统计量均采用极大似然估计量，但在实际应用中各有特性，计算似然比统计量 λ 需要先计算约束条件下的似然估计量 $\tilde{\beta}$ 和无约束条件下的似然估计量 $\hat{\beta}$，计算量大；ω 统计量近似依赖于无约束条件的似然估计量 $\hat{\beta}$，计算量小，适用于向前法变量筛选；得分统计量 u 依赖于约束条件下的似然估计量 $\tilde{\beta}$，常用于后推式变量筛选.

（3）三种统计量利用的信息的情况用图 5.6 加以说明.

图 5.6 是以参数 β 为自变量的对数似然函数 $l(\cdot)$ 的图形. 二项 logistic 回归模型和 Poisson 对数线性模型等 GLM 的对数似然函数呈凹状. 对数似然函数的极大值点为 ML 估计 $\hat{\beta}$，图 5.6 不难看出：①似然比检验综合了参数取 $\hat{\beta}$ 和 $\tilde{\beta}$ 时对数似然函数的信息，此统计量的值是对数似然函数在 $\hat{\beta}$ 处和在 $\tilde{\beta}$ 处垂直距离的两倍. 从某种意义来说，此统计量是三种检验统计量利用信息最多的，这个统计量通常比 Wald 统计量可信，尤其当 n 较小或者适中时；②Wald 检验基于对数似然函数在 ML 估计处 $\hat{\beta}$ 的行为，它具有 χ^2 形式 $(\hat{\beta}/\mathrm{SE})^2$，$\hat{\beta}$ 的 SE 依赖于对数似然函数极大值

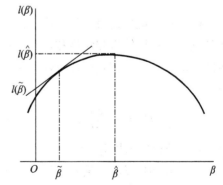

图 5.6　似然比、Wald 及得分
检验所用的信息

处的曲率，较大的曲率将导致较小的 SE 值；③得分检验则利用了对数似然函数在约束条件下极大似然估计量 $\bar{\beta}$ 处的行为，$\bar{\beta}$ 越远离 $\hat{\beta}$，相应的导数的绝对值越大. 得分统计量的一个重要优势是即使 ML 估计 $\hat{\beta}$ 无限时它也存在，而在这种情况下，我们并不能计算 Wald 统计量.

掌握三个统计量的共性和特性对正确评价模型是有帮助的.

5.5.5　广义线性模型的拟合优度

模型对于数据拟合的优劣程度是基于残差基础上考虑的. 因此，为了评价不同的 GLM 对数据的拟合效果，需要制定相应的评价标准，下面介绍两个常用的拟合优度统计量 (goodness-of-fit statistic)，整体上讲，它们的值越小，拟合效果越好.

1. Pearson 统计量

$$\chi^2 = \sum_{k=1}^{g} \frac{(y_i - \hat{\mu}_i)^2}{v(\hat{\mu}_i)} \xrightarrow{a} \phi \chi^2 (g-p). \tag{5.38}$$

其中，$\hat{\mu}_i = h(z_i^{\mathrm{T}} \hat{\beta}), v(\hat{\mu}_i) = b''(\theta(\hat{\mu}_i))$.

Pearson 统计量也称 Pearson 残差，是残差的标准化形式，它在很多稳健的 GLM 模型中扮演重要角色. 其统计原理是分别比较每个观测值和拟合值的拟合效果，是一个传统的统计量. Pearson 统计量所采用的残差的标准化形式对于 GLM 而言是十分重要的，因为与正态模型将各观察值之间的方差 σ^2 假设为固定不变所不同的是，我们在 GLM 中无法直接从原始数据中确定均值和方差之间的关系. 如在 Poisson 回归模型中，

$$\hat{\mu}_i = \mathrm{Var}(\hat{\mu}_i) = \mathrm{e}^{\sum_{j=0}^{p} \hat{\beta}_j X_{ij}}.$$

残差的方差随着计算均值的样本量增大的方向而增加着，这时，如若使用线性模型进行残差检验时，则图形应该会显示出一定趋势. 因此，我们需要标准化 GLM 的残差（即 Pearson 残差），使得若模型是正确时，标准化的残差应该有相同的方差. 画出来的图，应该和线性模型的效果是一样的.

2. 偏差统计量（deviance）

模型拟合优劣的另一种评价指标是偏差统计量，偏差统计量实际上也是对数似然比统计量，它是比较饱和模型和拟合模型对数似然值差的 2 倍. 饱和模型是指模型对每个观测分别有一个参数，这样可以确保模型在拟合参数时有完全的灵活性. 偏差统计量的定义如下：

$$D = -2 \sum_{k=1}^{g} (l_i(\hat{\mu}_i) - l_i(y_i)) \sim \chi^2(g-p) \quad (g-p \text{ 为自由度}), \tag{5.39}$$

其中，对数似然函数由 $l_i(\cdot)$ 定义，$\hat{\mu}_i = h(Z_i^{\mathrm{T}} \hat{\beta}), l_i(\hat{\mu}_i) = l_i(\theta(\hat{\mu}_i)), l_i(y_i) = l_i(\theta(y))$.

式 (5.39) 显示，偏差统计量之所以提供了模型拟合优度的检验，是因为它假设在饱和模型成立的条件下，所有不包含在此模型中的参数为 0 的假设. 当工作模型相对于饱和模型拟合得很差时，此检验的统计量会很大. 对于大样本，该统计量近似服从 χ^2 分布，自由度等于 $N - p'$，其中，p' 是在线性模型中 β 的个数. P 值是 χ^2 分布大于检验

统计量的右尾概率. 大的检验统计量以及小的 P 值提供了模型拟合不佳的强烈证据. 在实践中，GLM 软件能直接给出偏差，所以我们并不需要计算 $l_i(\hat{\mu})$ 或 $l_i(y_i)$.

例 5.7（续例 5.1） 表 5.6 给出了例 5.1 的基于极大似然法的 logistic 回归和 probit 回归模型的参数估计值及假设检验的结果.

表 5.14 中上半部分为模型拟合优度的检验结果，分别用的是 deviance 统计量和 Pearsonχ^2 统计量. 显然，对于 logistic 和 probit 模型拟合的结果，P 值均大于 0.05，故按 $\alpha = 0.05$ 的水准，可以认为上述模型均拟合效果良好；表 5.14 的下半部分列出了对模型回归系数进行整体假设检验的结果. 由于 3 个检验统计量的 $P < 0.0001$，故按 $\alpha = 0.05$ 的水准，拒绝 H_0，认为三个解释变量引入模型均有效. 总体结论：通过对模型的拟合优度检验、总体回归系数的检验，可以认为模型拟合理想.

表 5.14 例 5.1 的模型拟合优度检验

	logistic 回归			probit 回归		
	值	df	P	值	df	P
模型拟合检验						
deviance	4.2112	4	>0.05	4.4572	4	>0.05
Pearson χ^2	3.2948	4	>0.05	3.5212	4	>0.05
参数整体假设检验						
likelihood ratio	25.5542	3	<0.0001			
score	25.6049	3	<0.0001			
Wald	24.6325	3	<0.0001			

注：表中 df 表示自由度.

应该提示的是，在模型拟合优度的评估中和对模型参数的假设检验上均可使用偏差统计量（deviance）进行评估，形式一样，但考虑的重心不同. 参数检验是涉及同一类模型中参数和变量个数的选择问题，即参数检验可以通过包含不同参数个数模型的偏差统计量 ΔG^2 和自由度（$\Delta\nu$）来实现. 当 $\Delta G^2 > \chi^2\Delta\nu$ 时，$P < 0.05$，表明该参数（因素）有统计学意义，如稍后的应用实例中的偏差分析. 而偏差统计量用于模型拟合优度时是不同类模型之间的比较，即是饱和模型和拟合模型之间的对比（表 5.14）. 上述偏差在计算机软件中的符号表示是一样的，请注意区分它们的解读是不同的.

5.6 广义线性模型的应用实例

例 5.8 为评价吸烟对肺癌死亡的风险，某研究对我国 24 个大中城市的成年居民进行了回顾性调查，表 5.15 为部分数据.

表 5.15　中国 24 城市成年男性吸烟与肺癌死亡率

年龄 （岁）	吸烟			不吸烟		
	肺癌死亡 n	调查人群 N	死亡率 （人/万）	肺癌死亡 n	调查人群 N	死亡率 （人/万）
35~39	88	1175320	0.75	29	681426	0.43
40~44	118	803444	1.47	45	554413	0.81
45~49	260	645155	4.03	88	455417	1.95
50~54	650	640748	10.15	182	454735	3.99
55~59	1177	624586	18.84	256	396313	6.47
60~64	1585	484225	32.73	315	329189	9.56
65~69	1606	332614	48.27	355	229804	15.46
70~74	1364	195844	69.65	333	155509	21.43
75~	1097	154481	70.99	413	164176	25.18

资料来源：美国国家癌症研究学会基金（项目编号 1156002259A3）

　　表 5.15 显示了研究地区居民人口数、肺癌死亡人数以及年龄别肺癌死亡率. 不难看出，肺癌死亡率随着年龄的增长而快速上升，其在吸烟人群中增加的幅度要大大高于非吸烟人群. 将死亡率与年龄作散点图（图 5.7）.

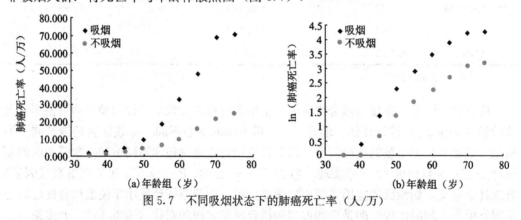

图 5.7　不同吸烟状态下的肺癌死亡率（人/万）

　　图 5.7 的左侧为年龄别肺癌死亡率，将其对数转化后的死亡率与年龄的关系见图 5.7 右侧，该散点图近似一条直线，提示肺癌死亡率与年龄的关系近似指数型分布. 采用 Poisson 分布的 GLM 是

$$\ln\mu = \ln n + z(x)^{\mathrm{T}}\beta, \quad y \sim P(\mu),$$

其中，y 表示肺癌死亡人数，μ 为肺癌死亡期望数，n 为人口数量，x 表示年龄与吸烟向量，$z(x) = (1, x_1, x_2, \cdots, x_p)^{\mathrm{T}}$，$x_1$ 表示吸烟状态，$x_2, \cdots, x_p$ 的设置为年龄，$\ln n$ 是调整项，作为某暴露风险下人群的死亡数的校正项.

　　我们将从以下几步逐步完成建模，为简化起见，对模型拟合与参数的检验均采用偏差统计量完成.

　　本例中，吸烟是二分类变量，但年龄在建模时既可以考虑作为连续变量，也可以考虑作为分类变量.

如果将年龄作为分类变量,则模型的表达形式如下:

$$\ln\mu = \ln n + \beta_0 + \beta_1 x_1 + \beta_2 x_2 + \beta_3 x_3 + \cdots + \beta_9 x_9,$$

其中 x_1 表示吸烟状态, $x_2,\cdots,x_9$ 表示不同年龄段.

如果将年龄作为连续变量,我们将用年龄的组中值作为解释变量,为了更好地评估对数死亡率随年龄变化的关系,我们还可以增加考虑年龄的多项式效应,即

$$\ln\mu = \ln n + \beta_0 + \beta_1 x_1 + \beta_2 x_2 + \beta_3 x_2^2 + \beta_4 x_2^3.$$

1. 仅考虑吸烟和年龄的主效应

表 5.16 给出了吸烟和年龄的参数估计值、标准误的估计值、参数检验 χ^2 值和 P 值. 吸烟与年龄的每个参数均有统计学意义. e^{β} 给出了各年龄组相对于参照组(35~39岁)的平均死亡率的乘积效应,可以看出,随着年龄增大,肺癌死亡危险度 $\exp(\hat\beta)$ 逐渐增加. 然而,从模型拟合优度的检验结果来看,偏差统计量 $D=40.0947$, $df=8$, $P<0.001$,表明拟合的效果并不理想. 这一点,也可以从图 5.7 的散点图中得到印证,因为对数死亡率随年龄的变化趋势并不呈现出理想的直线,提示非线性关系的可能存在. 于是,我们想到是否应该提高拟合的阶数,即,将年龄作为连续变量并增加多项式进入模型,以提高模型的拟合优度(表 5.17). 模型为

表 5.16　吸烟与肺癌死亡(吸烟和年龄均作为分组变量)

变量	$\hat\beta$	SE	e^{β}	χ^2	P
截距	−10.496	0.095	0.00	12251.00	<0.0001
吸烟	1.089	0.025	2.94	1894.93	<0.0001
不吸烟	0.000	0.000	1.00	—	—
年龄(岁)					
35~39	0.000	0.000	1.00	—	—
40~49	0.698	0.121	2.01	33.15	<0.0001
45~49	1.657	0.107	5.24	240.14	<0.0001
50~54	2.528	0.099	12.53	655.36	<0.0001
55~59	3.171	0.096	23.83	1087.8	<0.0001
60~64	3.654	0.095	38.63	1471.05	<0.0001
65~69	4.085	0.092	59.44	1742.46	<0.0001
70~74	4.401	0.096	81.53	2119.04	<0.0001
75~	4.511	0.096	91.01	2207.59	<0.0001

$$\ln\mu = \ln n(\text{pop}) + \beta_0 + \beta_1 x_1(\text{smoke}) + \beta_2 x_2(\text{age}) + \beta_3 x_2^2(\text{age}) + \beta_4 x_2^3(\text{age}).$$

表 5.17　模型偏差分析吸烟与年龄（多项式）

变量	$\hat{D}$	df	χ^2	P
截距	11716.2267			
吸烟	9787.0607	1	1929.17	<0.0001
年龄	636.2586	1	9150.80	<0.0001
年龄^2	40.5157	1	595.74	<0.0001
年龄^3	39.8238	1	0.69	0.4055

偏差分析显示，当模型引入吸烟变量时，偏差统计量为 9787.0607，下降了 1929.17，再引入年龄时为 636.2586，下降了 9150.80，继续引入年龄的平方项时为 40.5157，下降了 595.74，且吸烟与年龄的线性项、平方项在相应的自由度上均有统计学意义，说明拟合良好，且随着年龄阶数的增加，对模型拟合程度在增强，而年龄的立方项无显著的统计学意义（$P = 0.4055$），说明此项对提高模型的拟合程度无帮助．事实上，在实践中，通常以 2 次拟合过程就已经足够，3 次拟合徒劳地增加计算量而精度也不会有较大的改善．

将年龄的立方项排除之后再进行分析，模型拟合优度检验 $D = 40.5157, df = 12$，$P < 0.0001$，说明拟合效果仍不理想，有待于提高．

2．增加考虑年龄与吸烟的交互作用

根据专业经验，我们再将年龄与吸烟的交互作用项引入模型予以考虑，逐级分析，并从偏差统计量的变化过程中，选择基于此数据的"最优"模型（表 5.18）．

表 5.18　偏差分析模型的选择

模型	变量	$\hat{D}$	df	P
A	截距	15707.9300		
B	吸烟＋年龄	834.1942	15	<0.001
C	吸烟＋年龄＋年龄^2	53.4957	14	<0.001
D	吸烟＋年龄＋年龄^2＋吸烟×年龄	37.6099	13	<0.01
E	吸烟＋年龄＋年龄^2＋吸烟×年龄＋吸烟×年龄^2	20.1977	12	≈0.05
F	吸烟＋年龄（分类变量）	33.4338	7	<0.01

从上述 5 种模型的拟合情况看，模型 E 相比于其他模型已较接近真实数据，此时偏差统计量为 20.20（$df = 13$），P 值接近 0.05，说明此资料的 Poisson 回归模型拟合良好（注：因为这是原始调查数据的展现，理论上 $P > 0.05$ 应该是理想状态）．

表 5.19 是对模型 E 的每进入一个变量后的假设检验结果．

表 5.19　模型 E 偏差分析

变量	$\hat{D}$	df	χ^2	P
截距	15707.9300			
吸烟	13970.4825	1	1737.45	<0.0001

续表

变量	$\hat{D}$	df	χ^2	P
年龄	834.1942	1	13136.3	<0.0001
年龄^2	53.4957	1	780.70	<0.0001
吸烟×年龄	37.6099	1	15.89	<0.0001
吸烟×年龄^2	20.1977	1	17.41	<0.0001

回归参数的检验结果说明，每一个变量对模型的贡献都具有显著的统计学意义，根据模型 E 得到肺癌死亡期望数的预测方程为

$$\hat{\mu} = n\exp(-21.8395 + 3.1093x_1 + 0.4244x_2 - 0.0027x_2^2 - 0.1271x_1x_2 + 0.0009x_1x_2^2),$$

其中，x_1 表示吸烟，x_2 表示年龄.

这里应提醒注意的是，上述拟合过程用的是 Poisson 乘法模型. 在流行病资料分析中，在研究因素与疾病发生的关系时需要鉴别其间的关系是符合加法模型还是乘法模型，然而，从经验和实践的角度，肿瘤等慢性非传染性疾病的暴露效应很多情况下都符合乘法模型. 另外，本例的模型拟合以偏差统计量为主线进行讨论，对模型拟合优度检验的其他统计量，由于篇幅所限不再赘述，需要时请参考其他相关书籍.

本 章 小 结

广义线性模型由响应变量 y 的分布类型和响应函数 h 所决定，通常假设 y 的分布服从指数型分布，包括正态分布、指数分布、伽马分布、两点分布、二项分布、Poisson 分布等.

广义线性模型将离散数据的分析纳入到与连续数据分析的同样结构，为回归模型提供了一个重要的统一研究方法. 然而，推广的代价是增加了计算及对结论解释的困难，但收益是大的.

广义线性模型的似然方程的解为 β 的极大似然估计. 对参数的假设检验可用如下方法进行：①似然比统计量；②Wald 统计量；③得分统计量. 模型的拟合优度可用 Pearson 统计量和偏离统计量衡量，其值越小，拟合效果越好.

在 Poisson 回归分析中，超散布性问题应该引起重视.

当样本量充分大时，GLM 的最大似然估计具有一致性、渐近有效性和渐近一致性，那么，样本量在多大时才可以保证 GLM 分析的结果是可靠的呢？不同的建模将有不同的需求，如 logistic 回归分析，每一参数至少在 10 例及以上的观测，且总量要大于 100 时，参数最大似然估计的性质一般会维持的较好. 具体应根据不同建模查阅相关书籍.

对模型的选择不仅应根据对自变量和模型的检验结果，而且要结合专业知识来确定. 从解释性、简约性、变量的易得性等方面，选出"最佳"模型.

思考与练习

在英国进行的一项探索吸烟与冠心病死亡关系的研究中,研究者对 1951 年英国全部男性医生进行了吸烟问卷调查和 10 年随访,资料见表 5.20.

表 5.20　男性医生随访资料

年龄组 (岁)	吸烟		不吸烟	
	死亡人数	人年	死亡人数	人年
35~44	32	52407	2	18790
45~54	104	43248	12	10673
55~64	206	28612	28	5710
65~74	186	12663	28	2585
75~84	102	5317	31	1462

(1) 比较吸烟者与不吸烟者的冠心病死亡率.

(2) 试建立 Poisson 回归模型并分析吸烟与冠心病死亡的关系.

第 6 章　logistic 回归

病因推断是一项重要的医学研究内容，而对变量间数量依存关系的分析是进行病因推断的重要手段．对数量依存关系的研究方法有多种，在第 4 章中已介绍过的线性回归要求满足响应变量服从正态分布的假设，第 5 章中我们将响应变量推广到任意类型，不再受分布特征的约束．本章在此基础上将对分类响应变量作进一步的深入讨论．logistic 回归方程正是最常用于处理此类数据的方法．

logistic 回归方程是以事件发生概率为响应变量，以可能影响事件发生的因素为自变量的一种回归分析方法．实践中，根据研究数据的性质和研究设计的类型，logistic 回归可以分成不同的分支，即独立设计资料的非条件 logistic 回归和配对设计下相关数据的条件 logistic 回归．根据响应变量的类型（即二分类、无序多分类和有序多分类），独立设计资料的非条件 logistic 回归又可以进一步分为：二分类、无序多分类和有序多分类响应变量的 logistic 回归．在应用 logistic 回归进行数据分析时，应根据研究设计和响应变量的类型选择相应的 logistic 回归分析模型．

本章将依次介绍独立设计资料的二分类响应变量的 logistic 回归、配对设计资料的条件 logistic 回归模型、无序多分类响应变量的 logistic 回归和有序多分类响应变量的 logistic 回归．

6.1　二分类响应变量的 logistic 回归

二分类变量是医学研究中最常见的结局变量，且各研究对象相互独立，此时可应用非条件的二分类响应变量的 logistic 回归（non-conditional binary logistic regression），如例 6.1.

6.1.1　logistic 回归模型的概念

例 6.1　为探讨新生儿低出生体重与中老年期 2 型糖尿病发病情况之间的关系，某研究对多年前在某医院出生的 152 名低出生体重儿（出生体重＜2500g）和同期 738 名正常出生体重（出生体重≥2500g）的新生儿进行回顾性队列研究，收集了观察对象的出生体重、性别、糖尿病家族史、调查时年龄、血脂状况和有无糖尿病诊断等信息．数据见表 6.1.

表 6.1　低出生体重与中老年期糖尿病的关系研究的数据

编号	年龄（岁）	性别	糖尿病家族史	血脂	出生体重（g）	糖尿病
1	76	女	无	正常	2587	否
2	82	女	无	正常	1784	是
3	66	男	无	正常	2915	否

续表

编号	年龄（岁）	性别	糖尿病家族史	血脂	出生体重（g）	糖尿病
4	72	男	有	正常	3280	否
5	75	男	无	正常	3490	否
6	70	男	无	正常	3015	否
7	72	男	无	异常	3250	否
8	68	男	无	正常	3275	否
⋮	⋮	⋮	⋮	⋮	⋮	⋮
890	79	男	无	正常	3300	否

　　本研究旨在探讨低出生体重是否会增加中老年期糖尿病发病风险，即在控制年龄、性别等危险因素的条件下研究低出生体重与糖尿病发病的关系. 本例中出生体重和糖尿病发病率之间的关系见图 6.1，出生体重越大，糖尿病发病率越低. 类似图中显示的曲线趋势在医学领域非常多见，在数学上可通过用 logistic 回归模型进行拟合.

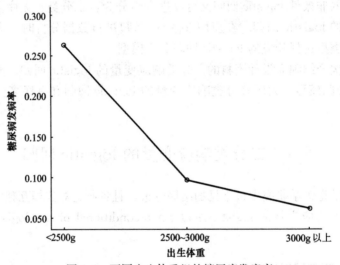

图 6.1　不同出生体重组的糖尿病发病率

　　本例中共有 5 个自变量，其中年龄为连续型变量，性别、糖尿病家族史、血脂和出生体重（<2500g 和≥2500g）为二分类变量. 响应变量为糖尿病的发病与否，其赋值为 1 和 0，可以拟合糖尿病的发病率 P 与各个自变量之间的回归方程. 即：$P = P(Y = 1 | X_1, X_2, \cdots, X_p)$.

　　P 为在各个自变量的联合作用下，响应变量取值为 1 的概率. 但是正如第 5 章我们已经叙述的那样，此时的 $P \in (0, 1)$，而 $\beta_0 + \beta_1 x_1 + \beta_2 x_2 + \cdots + \beta_p x_p \in (-\infty, +\infty)$，方程左边 P 的取值和右边的 $\beta_0 + \beta_1 x_1 + \beta_2 x_2 + \cdots + \beta_p x_p$ 不能形成一一对应关系. 为此，统计学中常对 P 进行 logit 变换（logit transformation），logit$P$ 定义为

$$\text{logit} P = \ln \frac{P}{1 - P} . \tag{6.1}$$

　　尽管 P 的取值只能为 0～1，但是 logit$P$ 可以取 $-\infty$ 到 $+\infty$ 之间的任何数值. 如果

$X_1, X_2, \cdots, X_P$ 是一组独立变量，而 Y 是具有"阳性"发生概率 P 的二分类变量，则二分类响应变量的多元 logistic 回归方程可以表示为

$$\ln \frac{P}{1-P} = \beta_0 + \beta_1 x_1 + \beta_2 x_2 + \cdots + \beta_p x_p = \beta_0 + \sum_{j=1}^{p} \beta_j x_j. \tag{6.2}$$

模型中 β_0 为方程的截距项或常数项，参数 β_j 称为 logistic 回归方程的偏回归系数．某事件发生概率 P 与未发生概率 $1-P$ 之比的自然对数转换称为 logit 转换，这样就满足了方程两边的对应关系要求．解方程（6.2）可得到事件的发生概率

$$P = \frac{\exp(\beta_0 + \beta_1 x_1 + \beta_2 x_2 + \cdots + \beta_p x_p)}{1 + \exp(\beta_0 + \beta_1 x_1 + \beta_2 x_2 + \cdots + \beta_p x_p)} = \frac{\exp\left(\beta_0 + \sum_{j=1}^{p} \beta_j x_j\right)}{1 + \exp\left(\beta_0 + \sum_{j=1}^{p} \beta_j x_j\right)} \tag{6.3}$$

或未发生概率

$$1 - P = \frac{1}{1 + \exp(\beta_0 + \beta_1 x_1 + \beta_2 x_2 + \cdots + \beta_p x_p)} = \frac{1}{1 + \exp\left(\beta_0 + \sum_{j=1}^{p} \beta_j x_j\right)}. \tag{6.4}$$

6.1.2　logistic 回归系数的估计

1. logistic 回归系数的估计

建立 logistic 回归模型就是要估计方程中的各个偏回归系数 β_j 和截距项 β_0，对偏回归系数的估计通常采用极大似然估计法，极大似然估计法的基本原理是先建立似然函数（likelihood function）和对数似然函数，再使对数似然函数达到最大值，以求解相应的参数值，即为参数的极大似然估计值．最大似然法的适应范围广，但计算比较繁琐．

根据概率乘法的定理和二项分布概率函数的原理，对 n 例观察单位建立似然函数

$$L = \prod_{i=1}^{n} p_i^{y_i} (1 - p_i)^{1-y_i}$$

$$= \prod_{i=1}^{n} \left[\frac{\exp\left(\beta_0 + \sum_{j=1}^{p} \beta_j x_{ij}\right)}{1 + \exp\left(\beta_0 + \sum_{j=1}^{p} \beta_j x_{ij}\right)} \right]^{y_i} \left[\frac{1}{1 + \exp\left(\beta_0 + \sum_{j=1}^{p} \beta_j x_{ij}\right)} \right]^{1-y_i}, \tag{6.5}$$

式中 P_i 表示第 i 例观察对象在各自变量的作用下发生某种结果（如阳性结果）的概率，如果实际出现的是该种结果（阳性结果），取 $Y_i = 1$，否则取 $Y_i = 0$．

将似然函数 L 两边取自然对数，得到

$$\ln L = \sum_{i=1}^{n} y_i \ln \left[\frac{\exp\left(\beta_0 + \sum_{j=1}^{p} \beta_j x_{ij}\right)}{1 + \exp\left(\beta_0 + \sum_{j=1}^{p} \beta_j x_{ij}\right)} \right] + \sum_{i=1}^{n} (1 - y_i) \ln \left[\frac{1}{1 + \exp\left(\beta_0 + \sum_{j=1}^{p} \beta_j x_{ij}\right)} \right]$$

因为 $\ln L$ 的单调性，当 L 取最大值时，$\ln L$ 也将达到最大值，此时令 $\ln L$ 的一阶偏导数为 0，即 $\dfrac{\partial \ln L}{\partial \beta_j} = 0$，用 Newton-Raphson 迭代方法解方程组，即可得出回归系数 β_j 和截距 β_0 的估计值和渐近标准误．

为简明起见，我们以一个自变量 X 为例，来解释 logistic 回归模型的建模过程. 假设 X 也是一个二分类变量，它们的关系见表 6.2.

表 6.2　响应变量与自变量的频数分布表

	$X = 1$	$X = 0$	合计
$Y = 1$	a	b	$a+b$
$Y = 0$	c	d	$c+d$
合计	$a+c$	$b+d$	n

表 6.2 显示，当自变量 $X = 0$ 时，响应变量 $Y = 1$ 发生的概率为 $P_0 = \dfrac{b}{b+d}$；自变量 $X = 1$ 时，响应变量 $Y = 1$ 的发生率为 $P_1 = \dfrac{a}{a+c}$，根据式（6.3）和式（6.4）计算各种状态下的事件发生概率，得到的结果见表 6.3.

表 6.3　响应变量与自变量间的概率分布表

	$X = 1$	$X = 0$
$Y = 1$	$P_1 = \dfrac{e^{\beta_0 + \beta}}{1 + e^{\beta_0 + \beta}}$	$P_0 = \dfrac{e^{\beta_0}}{1 + e^{\beta_0}}$
$Y = 0$	$1 - P_1 = \dfrac{1}{1 + e^{\beta_0 + \beta}}$	$1 - P_0 = \dfrac{1}{1 + e^{\beta_0}}$

由表 6.3 根据式（6.5）得似然函数 L 为

$$
\begin{aligned}
L &= P_1^a P_0^b (1 - P_1)^c (1 - P_0)^d \\
&= \left(\frac{e^{\beta_0 + \beta}}{1 + e^{\beta_0 + \beta}} \right)^a \left(\frac{e^{\beta_0}}{1 + e^{\beta_0}} \right)^b \left(\frac{1}{1 + e^{\beta_0 + \beta}} \right)^c \left(\frac{1}{1 + e^{\beta_0}} \right)^d,
\end{aligned}
\tag{6.6}
$$

式中，$a + b + c + d = n$. 将 L 两边取自然对数，得到

$$
\ln L = a(\beta_0 + \beta) - a\ln(1 + e^{\beta_0 + \beta}) + b\beta_0 - b\ln(1 + e^{\beta_0}) - c\ln(1 + e^{\beta_0 + \beta}) - d\ln(1 + e^{\beta_0}).
$$

上式关于 β_0 和 β 分别求一阶偏导数，并令偏导数为 0，即

$$
\begin{cases}
\dfrac{\partial \ln L}{\partial \beta_0} = a + b - \dfrac{(a+c)e^{\beta_0 + \beta}}{1 + e^{\beta_0 + \beta}} - \dfrac{(b+d)e^{\beta_0}}{1 + e^{\beta_0}} = 0, \\[3mm]
\dfrac{\partial \ln L}{\partial \beta} = a - \dfrac{(a+c)e^{\beta_0 + \beta}}{1 + e^{\beta_0 + \beta}} = 0.
\end{cases}
$$

解上式可得 β_0 和 β 的极大似然估计值

$$
\hat{\beta}_0 = \ln \frac{b}{d} = \ln \frac{P_0}{1 - P_0},
$$

$$
\hat{\beta} = \ln \frac{ad}{bc} = \ln \left[\frac{P_1 / (1 - P_1)}{P_0 / (1 - P_0)} \right].
$$

在例 6.1 中，如果只探索低出生体重（X）与糖尿病发病（Y）关系，资料总结见表 6.4.

表 6.4　低出生体重与糖尿病发病关系研究的四格表资料

	低出生体重 $X=1$	正常出生体重 $X=0$	合计
发病 $Y=1$	40	51	91
未发病 $Y=0$	112	687	799
合计	152	738	890

正常出生体重者糖尿病发病率为 $P_0=\dfrac{b}{b+d}=6.91\%$，低出生体重者糖尿病发病率

为 $P_1=\dfrac{a}{a+c}=26.32\%$. 根据式（6.6），似然函数 L 可表示为

$$L=\left(\frac{e^{\beta_0+\beta}}{1+e^{\beta_0+\beta}}\right)^{40}\left(\frac{e^{\beta_0}}{1+e^{\beta_0}}\right)^{51}\left(\frac{1}{1+e^{\beta_0+\beta}}\right)^{112}\left(\frac{1}{1+e^{\beta_0}}\right)^{687}.$$

将似然函数 L 的两边取自然对数，得到

$$\ln L=40(\beta_0+\beta)-40\ln(1+e^{\beta_0+\beta})+51\beta_0-51\ln(1+e^{\beta_0})$$
$$-112\ln(1+e^{\beta_0+\beta})-687\ln(1+e^{\beta_0}).$$

对 β_0 和 β 分别求偏导数，令一阶偏导数为 0，即可得到 β_0 和 β 的极大似然估计值

$$\hat{\beta}_0=\mathrm{logit}P_0=\ln\frac{P_0}{1-P_0}=\ln\frac{0.0691}{1-0.0691}=-2.601,$$

$$\hat{\beta}=\mathrm{logit}P_1-\mathrm{logit}P_0=\ln\left(\frac{P_1/(1-P_1)}{P_0/(1-P_0)}\right)=\ln\frac{0.2632/(1-0.2632)}{0.0691/(1-0.0691)}=1.571.$$

因此可得 logistic 回归方程为

$$\mathrm{logit}P=-2.601+1.571X,$$

即

$$P=\frac{e^{\beta_0+\beta X}}{1+e^{\beta_0+\beta X}}=\frac{e^{-2.601+1.571X}}{1+e^{-2.601+1.571X}}.$$

在多元 logistic 回归模型中，各偏回归系数和截距也是按照此种方法进行估计，只是过程更复杂些. 标准误的估计也是通过似然函数 L 的一阶和二阶导函数建立的估计公式用递推方法估算的，但因为估计过程复杂，此书受篇幅限制，将不对 Newton-Raphson 迭代法和具体的递推方法进行详细介绍. SPSS，SAS，STATA 等常用的统计软件都有专门的模块来完成 logistic 回归模型的构建.

2. logistic 回归系数的意义

logistic 回归模型的回归系数可用于结果预测和病因学解释，关于结果预测方法的应用在第 5 章中已经进行介绍，本章将着重介绍在病因学解释方面的应用. logistic 回归模型可通过分析响应变量和多个自变量之间的相互关系来探讨疾病的病因，但由于回归系数的病因学意义是通过 RR 或 OR 值来进行解释的，故先解释 RR 和 OR 值的病因学意义.

在队列研究中，常用相对危险度（relative risk，RR）来说明这个因素致病的危险性. 相对危险度是指具有暴露组阳性结果发生率 P_1 与非暴露组阳性结果发生率 P_0 的比值. 它表示暴露组发生阳性结果的危险为非暴露组阳性结果发生危险的倍数，相对危险

度度量的是暴露因素对阳性结果发生机会的效应大小.

$$RR = \frac{暴露组的阳性结果发生率\,P_1}{非暴露组的阳性结果发生率\,P_0}.$$

相对危险度通常在队列研究中获得，但相对危险度的本质是暴露组与非暴露组阳性结果（如发病或死亡）发生率之比，而在病例对照研究中不能直接计算阳性结果的发生率，此时可用优势比或比值比（odds ratio，OR）反映疾病与危险因素之间的关系. 假设 P_1 为病例组中暴露于某种危险因素者的比例，$(1-P_1)$ 为病例组中未暴露于某种危险因素者的比例，P_0 为对照组中暴露于某种危险因素者的比例，$(1-P_0)$ 为对照组中未暴露于某种危险因素者的比例，优势比是指病例组中暴露人数比例与非暴露人数比例的比值与对照组中暴露人数比例与非暴露人数比例的比值之比.

$$OR = \frac{P_1/(1-P_1)}{P_0/(1-P_0)}. \tag{6.7}$$

但是，当疾病的发病率很低时，RR 值和 OR 值的含义是相近的. 根据 OR 值的定义，$OR = \dfrac{P(E\mid D)/P(\bar{E}\mid D)}{P(E\mid \bar{D})/P(\bar{E}\mid \bar{D})}$，其中 $P(E\mid D)$ 为病例组中暴露于某种危险因素的比例，$P(\bar{E}\mid D)$ 为病例组中未暴露于某种危险因素的比例，$P(\bar{E}\mid \bar{D})$ 为对照组中未暴露于某种危险因素的比例，$P(E\mid \bar{D})$ 为对照组中暴露于某种危险因素的比例. 根据 Bayes 定理，

$$OR = \frac{P(E\mid D)/P(\bar{E}\mid D)}{P(E\mid \bar{D})/P(\bar{E}\mid \bar{D})} = \frac{\left[\dfrac{P(D\mid E)P(E)}{P(D)}\right] \Big/ \left[\dfrac{P(D\mid \bar{E})P(\bar{E})}{P(D)}\right]}{\left[\dfrac{P(\bar{D}\mid E)P(E)}{P(\bar{D})}\right] \Big/ \left[\dfrac{P(\bar{D}\mid \bar{E})P(\bar{E})}{P(\bar{D})}\right]}$$

$$= \frac{P(D\mid E)P(\bar{D}\mid \bar{E})}{P(D\mid \bar{E})P(\bar{D}\mid E)},$$

其中 $P(D\mid E)$ 代表暴露者中病例的比例，即暴露组的发生率，$P(D\mid \bar{E})$ 代表非暴露者中病例的比例，即非暴露组的发生率，$P(\bar{D}\mid E)$ 代表暴露者中非病例的比例，$P(\bar{D}\mid \bar{E})$ 代表非暴露者中非病例的比例. 当疾病的发病率非常低时，$P(\bar{D}\mid E) \approx P(\bar{D}\mid \bar{E})$，此时 $OR \approx \dfrac{P(D\mid E)}{P(D\mid \bar{E})} = RR$，此时 OR 值是相对危险度 RR 值的近似值，也相当于暴露组的疾病危险性为非暴露组疾病危险性的倍数. 故尽管在前瞻性研究和回顾性研究中 OR 值和 RR 值的展现形式不一，但 logistic 回归中 OR 值和 RR 值的内涵和解释都是一致的，都能反映暴露因素和疾病的关联强度.

在例 6.1 低出生体重与糖尿病关系的研究中，正常出生体重者糖尿病的发病率为 P_0，低出生体重者糖尿病的发病率为 P_1，低出生体重者与正常出生体重者的优势比为 $OR = \dfrac{P_1/(1-P_1)}{P_0/(1-P_0)}$，对其取对数得到

$$\ln(OR) = \ln\left(\frac{P_1/(1-P_1)}{P_0/(1-P_0)}\right) = \mathrm{logit}P_1 - \mathrm{logit}P_0 = \beta,$$

表示低出生体重者比正常出生体重者的 logit$P$ 增加了 β. OR 值为

$$OR = \frac{P_1/(1-P_1)}{P_0/(1-P_0)} = e^{\beta}, \tag{6.8}$$

即将 logistic 回归方程的回归系数以自然常数 e 为底求指数，根据 logistic 回归方程计算

的 $OR = e^\beta = \dfrac{ad}{bc}$，可见，由四格表直接计算的 OR 实际上就是 OR 的极大似然估计.

logistic 回归方程中的偏回归系数 β_j 与 OR 值关系密切，β_j 称为偏回归系数（partial regression coefficient），表示当其他自变量固定不变时，自变量 X_j 每改变一个单位或等级，响应变量发生与不发生阳性结果的概率之比的对数值，即 OR 或 RR 的对数值.

在前例中低出生体重与糖尿病关系的研究中，预测方程为 $P = \dfrac{e^{-2.601+1.571X}}{1 + e^{-2.601+1.571X}}$，自变量 X 的回归系数为 1.571，$\widehat{OR} = e^\beta = e^{1.571} = 4.811$，说明低出生体重者糖尿病的发病率是正常出生体重者的 4.811 倍.

回归系数 β_j 在表现病因学意义上是非常重要的. 当 $\hat{\beta}_j = 0$ 时，$\widehat{OR}_j = e^{\hat{\beta}_j} = 1$，表示该自变量对响应变量的发生与否没有影响，即该自变量既不是危险因素，也非保护因素；当 $\hat{\beta}_j > 0$ 时，$\widehat{OR}_j > 1$，说明该因素可能导致响应变量的发生概率上升，该暴露因素为影响疾病发生的危险因素，此时 $\widehat{OR}_j - 1$ 表示由于该暴露因素而增加的响应变量发生概率的部分；当 $\hat{\beta}_j < 0$ 时，$\widehat{OR}_j < 1$，表示该因素可能导致响应变量发生概率降低，该因素为抑制疾病发生的保护因素.

如果自变量为二分类变量，则 logistic 回归模型的回归系数 β_j 为暴露与非暴露优势比之对数值；如果自变量为连续型变量，则回归系数 β_j 表示自变量 X_j 每增加一个单位的优势比对数值，OR 值为自变量 X_j 每增加一个单位的优势比；如果自变量为等级变量，通常以最小或最大的等级为参考对照水平，然后按等级程度依次排序，OR 值为自变量 X_j 每增加一个等级时的优势比；当自变量为有 k 个水平的无序多分类变量时，在拟合 logistic 回归模型前需将该变量转化为 $k-1$ 个哑变量（dummy variable），每个哑变量均为二分类变量，拟合模型后得到 $k-1$ 个偏回归系数，每个哑变量的偏回归系数均与自变量为二分类变量时的解释相同.

β_0 表示在所有自变量 X_j 均为 0，即不接触任何暴露因素的条件下，响应变量发生与不发生阳性结果的概率之比的对数值.

3. logistic 回归系数的区间估计

可以应用极大似然估计法计算偏回归系数 β_j 的近似标准误，当样本量较大时可根据正态近似法计算偏回归系数 β_j 的 $(1-\alpha)\%$ 可信区间，计算公式为

$$\hat{\beta}_j \pm u_{\alpha/2} \mathrm{SE}(\hat{\beta}_j), \tag{6.9}$$

其中 $\mathrm{SE}(\hat{\beta}_j)$ 为偏回归系数的渐近标准误，$u_{\alpha/2}$ 为标准正态分布的界值. OR_j 的 $(1-\alpha)\%$ 可信区间为

$$\exp[\hat{\beta}_j \pm u_{\alpha/2} \mathrm{SE}(\hat{\beta}_j)]. \tag{6.10}$$

当 OR 值的 95% 可信区间包含 1 时，说明该区间有 95% 的可能包含 1，该自变量的 OR 值与 1 的差异无统计学意义. 在前面低出生体重与糖尿病关系的研究中，偏回归系数为 1.571，$\mathrm{SE}(\beta_j) = 0.235$，据式（6.9）该偏回归系数的 95% 可信区间为（1.110，2.032）. 据式（6.10）可得 OR 的 95% 可信区间为（3.038，7.618）.

4. 实例

例 6.1 是一个出生队列研究，探讨新生儿低出生体重与中老年期糖尿病发病情况之间

的关系，以验证胎儿学说．本研究的响应变量为是否患有糖尿病，是个二分类响应变量，可采用二分类响应变量的 logistic 回归分析探索在控制其他危险因素的情况下，低出生体重是否会影响中老年期糖尿病的发病风险．共有 5 个自变量，各变量的赋值见表 6.5．其中年龄为连续型自变量，性别、糖尿病家族史、血脂和出生体重为二分类变量．

表 6.5　各变量的赋值情况

因素	变量名	赋值规则
年龄（岁）	X_1	数值变量
性别	X_2	1＝男，2＝女
糖尿病家族史	X_3	1＝有，2＝无
血脂	X_4	1＝异常，2＝正常
出生体重	X_5	1＝正常出生体重（$\geqslant$2500g） 0＝低出生体重（<2500g）
糖尿病	Y	1＝是，0＝否

用 logistic 回归对各自变量进行单因素分析，单因素分析结果显示：年龄、性别、糖尿病家族史和出生体重 4 个变量的 Wald 检验 $P < 0.05$，可能对糖尿病发病有影响，而血脂水平的 Wald 检验的 P 值显著大于 0.05．根据单因素 logistic 回归模型结果，将年龄、性别、糖尿病家族史和出生体重 4 个变量一起纳入多因素 logistic 回归模型，而血脂异常的单因素分析无统计学意义，且缺失数据太多，故不纳入多因素分析模型．表 6.6 展示了多因素 logistic 回归分析模型的 Wald 检验结果、OR 值及其可信区间．由于回归系数和截距项的实际临床意义不宜解释，故未列出．

表 6.6　多因素 logistic 回归分析

变量	Wald	P	OR	95%CI
性别（男性）	24.0724	<0.0001	3.559	2.143～5.910
年龄（岁）	15.0968	0.0001	1.061	1.030～1.093
糖尿病家族史	22.7556	<0.0001	5.071	3.094～8.310
低出生体重	22.7556	<0.0001	3.641	2.141～6.191

可见，在控制其他变量的情况下，男性的糖尿病发病风险是女性的 3.559 倍（OR：3.559，95%CI：2.143～5.910）；年龄每增加 1 岁糖尿病发病风险增长 6.1%（OR：1.061，95%CI：1.030～1.093）；有糖尿病家族史者糖尿病的发病风险是无家族史者的 5.071 倍（OR：5.071，95%CI：3.094～8.310）；低出生体重者的糖尿病的发病风险是出生体重正常者的 3.641 倍（OR：3.641，95%CI：2.141～6.191），均具有显著的统计学意义．

6.1.3　logistic 回归模型的假设检验

建立 logistic 回归模型后，需要对拟合的 logistic 回归模型进行假设检验．这些检验主要包括：对模型回归系数的检验、对模型拟合优度的检验和回归模型的预测准确度. 各种检验方法在第 5 章中已有详细讲解，故本章只简单介绍.

1. 模型回归系数的检验

对模型回归系数的检验是检验模型中各自变量对回归模型的贡献大小. 检验方法主要有 3 种：似然比检验、得分检验和 Wald 检验，三种检验均是对模型中的总体回归系数是否为 0 进行检验，且都以卡方分布的基本原理为基础. 但是其各自的统计量推导公式并不相同，所以其应用也不尽相同，此外不同的统计软件选择的检验方法及统计量的表达方式也会有所不同. 不过在多数情况下，各种方法的检测结果是基本一致的.

1) 似然比检验（likelihood ratio test）.

似然比检验主要是对模型中的所有自变量的回归系数是否有统计学意义进行整体检验，即检验模型的整体拟合情况，检验假设为 $H_0: \beta_1 = \beta_2 = \cdots = \beta_p = 0$. 似然比检验是以似然函数为基础的统计学检验. 似然比检验的统计量是两个模型的最大对数似然估计值之差的负二倍，该统计量也称为偏差（deviance），在样本量较大的情况下，该统计量服从卡方分布. 如果得到拒绝 H_0 的结论，可以认为模型中至少有一个自变量的回归系数是有统计学意义的.

2) Wald 检验（Wald test）.

与似然比检验不同，Wald 检验常用于某个自变量的回归系数与 0 是否有差别的比较，所以 Wald 检验的无效假设 H_0 为某个自变量 X_j 的总体偏回归系数为 0，即 $\beta_j = 0$. 当模型中只有 1 个自变量时，对单因素 logistic 回归模型回归系数的假设检验等价于对自变量和响应变量的列联表资料似然比卡方检验的结果. 通常用 Wald 检验衡量单个自变量对模型的贡献是否有意义，但对模型整体拟合情况的检验效果不可靠.

3) 得分检验（score test）.

得分检验常用于自变量的筛选，通常情况下得分检验结果与 Wald 检验结果基本一致. 基本原理是以包括某个或某几个待检验参数的模型为基础，并假设新增加的参数的偏回归系数为 0，求出参数的极大似然估计值，计算似然函数的一阶偏导数和协方差矩阵，两者的乘积即为得分检验的统计量 S，当样本量足够大时，S 也服从卡方分布，自由度为待估参数个数. 当样本量较大时，得分检验的结果与 Mantel-Haenszel 卡方检验的结果相当.

表 6.7 为例 6.1 的多因素 logistic 回归模型的拟合优度统计量.

表 6.7　模型的拟合优度统计量

	只包括截距项	最终模型
AIC	589.387	465.683
BIC	594.178	489.639
$-2\ln L$	587.387	455.683

由表 6.7 可见 logistic 回归模型的 AIC 为 465.68，BIC 为 489.639，$-2\ln L$ 为 455.683，只包括截距项的模型和最终模型的 $-2\ln L$ 的差值即为似然比检验的统计量 131.7038.

表 6.8　模型的总体检验

检验方法	卡方值	自由度	P 值
似然比检验	131.7038	4	<0.0001
得分检验	145.6461	4	<0.0001
Wald 检验	102.0972	4	<0.0001

表 6.8 为例 6.1 的多因素 logistic 回归模型的总体检验结果，似然比检验的统计量 131.7038，得分检验卡方值为 145.6461，Wald 检验卡方值为 102.0972，P 值均< 0.0001．似然比检验说明模型的拟合效果稳健，结果可靠．此外，表 6.6 已展示了 Wald 检验对各个偏回归系数进行检验的结果，各偏回归系数的 P 值均小于 0.05，说明 4 个自变量对 logistic 回归模型均有统计学意义．

2. 对模型的拟合优度检验

拟合优度检验是判断实际观测的频数分布与 logistic 回归模型预测的理论频数分布是否符合，检验的无效假设 H_0 为实际频数分布与理论频数分布相符合．如果检验统计量较小，则对应的 P 值较大，说明模型的拟合优度较好，预测频数分布和实际观测频数分布相近．常用的拟合优度检验方法有偏差检验（deviation test）、Pearson 检验（Pearson test）和 Hosmer-Lemeshow 检验（Hosmer-Lemeshow test），此外 AIC 和 BIC 也可用于统计模型的拟合优度检验．

1）偏差检验、Pearson 检验和 Hosmer-Lemeshow 检验．

偏差检验和 Pearson 检验的原理比较接近，都是利用卡方分布检验回归模型的频数预测分布与实际观测分布之间的差异是否有统计学意义，在样本量较大时两法的检验结果基本一致．二者均对样本量和理论频数的要求比较严格，当样本量过少时两种检验的统计量对卡方统计量的近似程度都较差，两种检验的结果可能差别较大．当自变量数目较多且有连续型自变量引入模型时，偏差检验和 Pearson 检验的自由度较大，结果都不太可靠．此时可用 Hosmer-Lemeshow 检验验证模型的拟合优度，该检验的统计量计算方法与 Pearson 检验相近，它是根据回归模型预测概率的大小将所有观察单位等分为 k 组，然后按照卡方检验的基本原理判断实际的频数分布与模型预测的频数分布是否符合，自由度为组数 $k-2$，k 为组数，当自变量数目较多时，通常等分观察单位为 10 组，故自由度常为 8，而 Pearson 检验和偏差检验的自由度可能很大，所以 Hosmer-Lemeshow 检验对模型拟合优度的检验效果更佳．

表 6.9 展示了偏差检验、Pearson 检验和 Hosmer-Lemeshow 检验的结果，例 6.1 样本量较大且有连续型自变量，偏差检验、Pearson 检验的结果可靠性较差．Hosmer-Lemeshow 检验的统计量为 $\chi^2 = 10.7990$，$P = 0.2130$，$P > 0.05$，说明实际的频数分布与模型预测的频数分布基本符合，模型的拟合效果较好．

表 6.9　模型拟合优度检验结果

检验方法	χ^2	自由度	P
偏差检验	209.5192	147	0.0005
Pearson 检验	223.2994	147	<0.0001
Hosmer-Lemeshow 检验	10.7990	8	0.2130

2）AIC 和 BIC.

AIC 全称为赤池信息准则（Akaike information criterion），是由 Akaike 于 1974 年从信息论的角度出发提出的，他把这个准则用于模型的定阶和选择，以估计统计学模型的相对拟合优度. AIC 通过衡量拟合值与真实期望的贴近程度来评价一个模型的优劣，这种贴近程度由二者之间的某种期望距离来进行概括. logistic 回归模型的 AIC 统计量计算公式为

$$AIC = -2\ln L + 2\alpha,$$

其中，L 是似然函数，α 是可估计的自由参数的个数，由于 AIC 容易受到自由参数个数增加的影响而产生过度拟合，所以为了避免 AIC 准则的不收敛，GideonE. Schwarz 提出了 BIC 准则. BIC 的全称为贝叶斯信息准则（Bayesian information criterion），或称为 Schwarz 准则（Schwarz criterion，SC，SBC，SBIC）. 由于 BIC 是在 AIC 的基础上提出的，所以有时也称为 Akaike's Bayesian information criterion（ABIC）. BIC 同样是用于估计统计模型的相对拟合优度. logistic 回归模型的 BIC 统计量计算公式为

$$BIC = -2\ln L + \alpha \ln n.$$

BIC 可以很好地适应模型参数的可变性，对于同一组数据，进行变量筛选时，AIC 和 BIC 越小，表明模型的拟合效果越好. 表 6.7 中可见模型的 AIC 为 465.683，BIC 为 489.639.

3. logistic 回归模型的预测准确度

根据各自变量的观测值对响应变量建立 logistic 回归模型，然后计算出对响应变量相应的预测概率，以预测概率＝0.5 作为分界值对各例观测值进行重新分类，分类正确者所占的比例即为该 logistic 回归模型的预测准确度. 模型对响应变量的各水平的预测概率和样本中实测频率的符合程度越高，则说明该模型的拟合效果越好. 例 6.1 中总的预测准确率为 89.4%，说明该回归模型具有较好的预测准确度.

6.2 条件 logistic 回归

在医学研究中，研究结果经常会受到混杂因素的影响，进而影响到研究结果的可靠性和稳定性. 为了更好地控制混杂因素的影响，在病例对照研究中，常选择匹配设计方案，按照一定的匹配条件给每一名研究病例选择一个或多个未患该病的观察对象作为对照，以控制混杂因素的影响. 这种匹配设计资料常用条件 logistic 回归进行处理.

在匹配设计中，选择对照的条件为：可能对结果产生混杂影响的因素与相对应的病例相同或相近，即对研究结果有影响的非研究因素在两组间应保持均衡可比. 通常选择几个对研究结果影响较大的混杂因素进行匹配，恰当的匹配将提高研究的效率和危险度统计量的估计精度. 但是匹配因素不宜过多、过杂，否则可能因为过度匹配或匹配不恰当而对结果产生负面影响. 本文将以 1：1 匹配为例介绍条件 logistic 回归的基本原理.

6.2.1 回归模型的基本原理

由于匹配设计 logistic 回归模型中的偏回归系数的估计是基于条件概率的, 故常称为条件 logistic 回归. 与非条件 logistic 回归模型一样, 条件 logistic 回归模型的拟合也是采用了极大似然估计法, 并用 Newton-Raphson 迭代法求解各自变量的回归系数的估计值. 假设 Y 为二分类响应变量, 两个类别 1, 0 分别表示病例和对照, 多个自变量表示为 $X_1, X_2, \cdots, X_P$, 在进行条件 logistic 回归分析时, 将每一个匹配组假定为 1 层, 用 $P_i(Y=1 \mid X)$ 表示第 i 个匹配组在危险因素为 X 时阳性事件发生的概率, 条件 logistic 回归模型可表示为

$$P = \frac{1}{1 + \exp[-(\beta_{i0} + \beta_1 x_1 + \beta_2 x_2 + \cdots + \beta_p x_p)]}.$$

对上式进行 logit 转换:

$$\text{logit} P = \beta_{i0} + \beta_1 x_1 + \beta_2 x_2 + \cdots + \beta_p x_p,$$

$\beta_1, \beta_2, \cdots, \beta_P$ 是 P 个自变量的偏回归系数, 它们表示各自变量对响应变量的作用, 不随匹配组的变化而变化; 在拟合条件 logistic 回归模型时用条件似然函数取代了非条件 logistic 回归模型中的似然函数, 从而在模型的拟合过程中自动消去了参数 β_{i0}, 模型中不包含截距项, 即

$$\text{logit} P = \beta_1 x_1 + \beta_2 x_2 + \cdots + \beta_p x_p.$$

为了简明起见, 我们仍以一个自变量 X 为例, 来解释条件 logistic 回归模型的建模求导过程. 如果只有一个自变量 X, 此类配对病例资料可表示成以下这种四格表形式 (表 6.10).

表 6.10　配对病例资料的四格表形式

对照	病例	
	暴露	非暴露
暴露	a	b
非暴露	c	d

其中, a 为病例和对照两人均暴露的对子数, d 为病例和对照两人均非暴露的对子数, b 为病例非暴露而对照暴露的对子数, c 为病例暴露而对照非暴露的对子数.

在同一个配比组中, 暴露者中病例的比例为 P_1, 非暴露者中病例的比例为 P_0, 根据条件 logistic 回归模型公式, 则

$$P_1 = \frac{e^{\beta_0 + \beta}}{1 + e^{\beta_0 + \beta}},$$

$$P_0 = \frac{e^{\beta_0}}{1 + e^{\beta_0}}.$$

考虑到在每一对观察对象中一人患病, 而另一人不患病, 则有以下几种情况:

(1) 甲乙两人均暴露, 则一人患病而另一人不患病的条件概率为

$$P\{\text{只有一人患病} \mid \text{两人均暴露}\}$$
$$= P\{(\text{甲患病} \mid \text{两人均暴露}) \bigcup (\text{乙患病} \mid \text{两人均暴露})\}$$

$$= P(\text{甲患病}\mid\text{两人均暴露}) + P(\text{乙患病}\mid\text{两人均暴露})$$
$$= \frac{1}{4} + \frac{1}{4} = \frac{1}{2}.$$

（2）同样道理，甲乙两人均非暴露，则一人患病而另一人不患病的条件概率也是 1/2：

$$P\{\text{只有一人患病}\mid\text{两人均非暴露}\}$$
$$= P\{(\text{甲患病}\mid\text{两人均非暴露}) \cup (\text{乙患病}\mid\text{两人均非暴露})\}$$
$$= P(\text{甲患病}\mid\text{两人均非暴露}) + P(\text{乙患病}\mid\text{两人均非暴露})$$
$$= \frac{1}{4} + \frac{1}{4} = \frac{1}{2}.$$

（3）如果一人暴露，另一人非暴露，则暴露者患病，非暴露者不患病的条件概率为

$$\frac{P_1(1-P_0)}{P_1(1-P_0)+P_0(1-P_1)} = \frac{\dfrac{e^{\beta_0+\beta}}{1+e^{\beta_0+\beta}}\times\dfrac{1}{1+e^{\beta_0}}}{\dfrac{e^{\beta_0+\beta}}{1+e^{\beta_0+\beta}}\times\dfrac{1}{1+e^{\beta_0}}+\dfrac{e^{\beta_0}}{1+e^{\beta_0}}\times\dfrac{1}{1+e^{\beta_0+\beta}}} = \frac{e^{\beta}}{1+e^{\beta}}.$$

（4）如果一人暴露，另一人非暴露，则暴露者不患病，非暴露者患病的条件概率为

$$\frac{P_0(1-P_1)}{P_1(1-P_0)+P_0(1-P_1)} = \frac{\dfrac{e^{\beta_0}}{1+e^{\beta_0}}\times\dfrac{1}{1+e^{\beta_0+\beta}}}{\dfrac{e^{\beta_0+\beta}}{1+e^{\beta_0+\beta}}\times\dfrac{1}{1+e^{\beta_0}}+\dfrac{e^{\beta_0}}{1+e^{\beta_0}}\times\dfrac{1}{1+e^{\beta_0+\beta}}} = \frac{1}{1+e^{\beta}}.$$

此时配对病例资料的四格表可表示成概率分布表的形式（表 6.11）.

表 6.11　配对病例资料的概率分布表

对照	病例	
	暴露（1）	非暴露（0）
暴露（1）	$\dfrac{1}{2}$	$\dfrac{1}{1+e^{\beta}}$
非暴露（0）	$\dfrac{e^{\beta}}{1+e^{\beta}}$	$\dfrac{1}{2}$

据此，可以得到配对四格表资料的条件似然函数为：

$$L = \left(\frac{1}{2}\right)^a \left(\frac{1}{1+e^{\beta}}\right)^b \left(\frac{e^{\beta}}{1+e^{\beta}}\right)^c \left(\frac{1}{2}\right)^d.$$

对似然函数 L 取对数，得对数似然函数

$$\ln L = -(a+d)\ln 2 + c\beta - (b+c)\ln(1+e^{\beta}).$$

似然函数与截距项无关，故只对 β 求一阶导数，并令其等于零

$$\frac{\partial \ln L}{\partial \beta} = c - (b+c)\times\left(\frac{e^{\beta}}{1+e^{\beta}}\right) = 0.$$

得到 β 的最大似然解

$$\hat{\beta} = \ln\frac{c}{b}. \tag{6.11}$$

故，根据条件似然 logistic 回归估计的 $\widehat{OR}$ 为

$$\widehat{OR} = \frac{c}{b}. \tag{6.12}$$

当方程中有多个自变量时，各偏回归系数的求解过程与此同理，但计算过程繁琐. 偏回归系数的假设检验和回归模型的拟合优度检验也与非条件 logistic 回归相同，采用 Wald 检验、得分检验和似然比检验，读者可参阅前面的章节，在此不再赘述. SPSS 软件和 SAS 软件目前的版本都没有提供专用于条件 logistic 回归分析的模块，而是借用分层 Cox 回归模块拟合条件 logistic 回归模型，不过 Stata 软件 11.0 以上版本的 categorical outcomes 部分中的 conditional logistic regression 模块可专用于进行条件 logistic 回归分析.

6.2.2 实例

例 6.2 某研究者欲研究糖尿病患病的危险因素，采用 1：1 匹配的病例对照研究，病例组为确诊的 2 型糖尿病患者，对照组按年龄相近、性别相同的原则进行匹配，对 91 对观察对象进行了调查，收集观察对象的高血压、肥胖患病情况和糖尿病家族史等资料，试进行条件 logistic 回归分析. 变量赋值情况见表 6.12.

表 6.12 各因素的分级说明

因素	分级说明	因素	分级说明
糖尿病	是＝1，否＝0	糖尿病家族史	是＝1，否＝0
高血压	是＝1，否＝0	肥胖	是＝1，否＝0

表 6.13 为条件 logistic 回归分析中纳入最终模型的变量的偏回归系数、标准误、Wald 检验统计量 χ^2、P 值和 OR 值.

表 6.13 偏回归系数和标准误

因素	偏回归系数	标准误	χ^2	P	OR
高血压	2.2111	0.5167	18.3089	<0.0001	9.125
糖尿病家族史	2.0126	0.5819	11.9640	0.0005	7.483
肥胖	1.5565	0.5897	6.9677	0.0083	4.742

结果显示：高血压、糖尿病家族史和肥胖 3 个自变量的偏回归系数均有统计学意义，提示它们都是糖尿病的危险因素，高血压的观察对象患糖尿病的风险是正常血压者的 9.125 倍，有家族史者的糖尿病患病风险是无家族史者的 7.483 倍，肥胖者患糖尿病的风险将上升至非肥胖者的 4.742 倍.

表 6.14 为模型的拟合参数，最终模型和只包括截距项的模型的 $-2\ln L$ 之差即为似然比检验的统计量（$\chi^2 = 62.8882$）.

表 6.14 模型的拟合参数

	只包括截距项	最终模型
$-2\ln L$	126.153	63.265
AIC	126.153	69.265
BIC	126.153	78.877

表 6.15 是分别用似然比检验、得分检验和 Wald 检验对模型的整体拟合效果进行检验的结果，三种检验的 P 值均小于 0.0001，说明回归模型是有统计学意义的.

表 6.15　模型拟合优度检验结果

	χ^2	自由度	P
似然比检验	62.8882	3	<0.0001
得分检验	46.4349	3	<0.0001
Wald 检验	22.1545	3	<0.0001

6.3　无序多分类响应变量的 logistic 回归

多分类变量在医学研究中也非常多见，如果将这种类型的响应变量合并为二分类变量再进行二分类响应变量的 logistic 回归分析将会损失很多有用的信息，而且无序多分类变量的各水平之间没有等级关系，如果将无序变量进行合并可能会影响临床意义的解释. 如果将其中每两类结果做两两比较的二分类响应变量 logistic 回归分析，则会增大犯第 Ⅰ 类错误的概率. 对于此类响应变量，可以拟合广义 logit 模型（generalized logit model），进行无序多分类响应变量的 logistic 回归分析. 本节将据例 6.3 介绍这种模型的基本原理和构建方法.

例 6.3　某项研究欲探讨成年女性尿失禁的危险因素，为成年女性尿失禁的治疗和预防提供理论技术支持. 响应变量为尿失禁的类型或状态，共有 4 个水平，即压力性尿失禁、急迫性尿失禁、混合性尿失禁和无尿失禁，是个 4 分类变量，且各分类之间无等级关系，故可拟合无序多分类响应变量的 logistic 回归模型.

6.3.1　回归模型的基本原理

以 $X_1, X_2, \cdots, X_p$ 表示各个自变量，Y 代表响应变量，如果 Y 有 k 个水平，取 $q = k - 1$，采用哑变量编码，可用 q 维向量 $Y = (Y_1, Y_2, \cdots, Y_q)^{\mathrm{T}}$ 表示 Y 的不同分类.

$$Y_r = \begin{cases} 1, & \text{若 } Y \text{ 的值为第 } r \text{ 类}, \quad 1 \leqslant r \leqslant k-1, \\ 0, & \text{若 } Y \text{ 的值为第 } k \text{ 类}. \end{cases}$$

用 $Y_i = (Y_{i1}, Y_{i2}, \cdots, Y_{iq})^{\mathrm{T}}$ 表示 Y 的 m 个观测中第 i 个样本观测的数据，$Y = \sum_{i=1}^{m} Y_i$，则 Y 服从多项分布 $M(m, \pi)$，Y_i 与 Y 具有相同的分布，且相对独立.

$$P[y = (m_1, m_2, \cdots, m_q)] = \frac{m!}{m_1! m_2! \cdots m_k!} \pi_1^{m_1} \pi_2^{m_2} \cdots \pi_k^{m_k},$$

其中 $m_k = m - \sum_{r=1}^{q} m_r$，$\pi_k = 1 - \sum_{r=1}^{q} \pi_r$，$\pi = (\pi_1, \pi_2, \cdots, \pi_q)$.

响应变量 Y 有 k 个水平，以响应变量的某个水平作为参照水平，其他各个水平与参照水平进行比较，可以拟合 $k-1$ 个广义 logit 模型，以描述响应变量和自变量之间的关系. 当响应变量只有两个水平时，则只拟合一个 logit 模型，即为二分类响应变量的 logistic 回归模型. 如果响应变量有 3 个水平，则以某一个水平为对照组，拟合两个 logit

模型，两个模型相减即可以得到另外两个水平进行对比的 logit 模型. 该例中响应变量有 4 个水平，如果响应变量 Y 的 4 个水平分别用 a，b，c 和 d 表示，以最后一个水平 d 作为参照组，其他 3 个水平亚组分别与其进行比较，可以拟合 3 个广义 logit 模型. a，b 和 c 的 3 个水平亚组之间的比较可以通过这 3 个模型相减后获得.

a 水平与 d 水平比较的 logit 模型为

$$\mathrm{logit}P_{a/d} = \ln\left[\frac{P(y=a\mid x)}{P(y=d\mid x)}\right] = \beta_{a0} + \beta_{a1}x_1 + \beta_{a2}x_2 + \cdots + \beta_{ap}x_p. \tag{6.13}$$

b 水平与 d 水平比较的 logit 模型为

$$\mathrm{logit}P_{b/d} = \ln\left[\frac{P(y=b\mid x)}{P(y=d\mid x)}\right] = \beta_{b0} + \beta_{b1}x_1 + \beta_{b2}x_2 + \cdots + \beta_{bp}x_p \tag{6.14}$$

c 水平与 d 水平比较的 logit 模型为

$$\mathrm{logit}P_{c/d} = \ln\left[\frac{P(y=c\mid x)}{P(y=d\mid x)}\right] = \beta_{c0} + \beta_{c1}x_1 + \beta_{c2}x_2 + \cdots + \beta_{cp}x_p \tag{6.15}$$

然后可以通过 3 个 logit 模型彼此相减得到 a 与 b，a 与 c 及 b 与 c 各水平之间比较的 logit 模型，如 a 水平与 b 水平比较的 logit 模型为

$$\mathrm{logit}P_{a/b} = \ln\left[\frac{P(y=a\mid x)}{P(y=d\mid x)}\right] - \ln\left[\frac{P(y=b\mid x)}{P(y=d\mid x)}\right] = \ln\left[\frac{P(y=a\mid x)}{P(y=b\mid x)}\right]$$

$$= (\beta_{a0} - \beta_{b0}) + \sum_{j=1}^{p}(\beta_{aj} - \beta_{bj})x_j.$$

a 水平与 c 水平比较的 logit 模型为

$$\mathrm{logit}P_{a/c} = \ln\left[\frac{P(y=a\mid x)}{P(y=d\mid x)}\right] - \ln\left[\frac{P(y=c\mid x)}{P(y=d\mid x)}\right] = \ln\left[\frac{P(y=a\mid x)}{P(y=c\mid x)}\right]$$

$$= (\beta_{a0} - \beta_{c0}) + \sum_{j=1}^{p}(\beta_{aj} - \beta_{cj})x_j.$$

b 水平与 c 水平比较的 logit 模型为

$$\mathrm{logit}P_{b/c} = \ln\left[\frac{P(y=b\mid x)}{P(y=d\mid x)}\right] - \ln\left[\frac{P(y=c\mid x)}{P(y=d\mid x)}\right] = \ln\left[\frac{P(y=b\mid x)}{P(y=c\mid x)}\right]$$

$$= (\beta_{b0} - \beta_{c0}) + \sum_{j=1}^{p}(\beta_{bj} - \beta_{cj})x_j.$$

响应变量出现这 4 种结果的概率之和为 1，即

$$P(y=a\mid x) + P(y=b\mid x) + P(y=c\mid x) + P(y=d\mid x) = 1.$$

与二分类响应变量 logistic 回归模型一样，该模型只对响应变量的变量类型有要求，即响应变量必须是无序多分类变量，对自变量的类型无特殊要求，可以是连续性数值变量，也可以是分类变量或等级变量，分类变量和等级变量可以设置哑变量以拟合 logit 模型.

通常来说广义 logit 模型的参数估计都是采用极大似然估计法，有时也可采用修正的最小二乘法估计模型参数. 由于广义 logit 模型的详细构建过程较为繁杂，本书不再赘述. SPSS，SAS，Stata 等常用的统计软件都有专门的模块来完成此类 logistic 回归模型的拟合.

6.3.2　回归系数的意义和假设检验

多分类响应变量 logistic 回归模型中，偏回归系数的意义及假设检验方法与二分类 logistic 回归模型相似. 偏回归系数 β_j 的意义为：在其他各自变量固定不变时，自变量 X_j 每改变一个单位或等级，响应变量某一水平与参照水平的概率之比的对数值，即 OR 的对数值. k 个水平响应变量的多分类响应变量 logistic 回归模型可以获得 $k-1$ 个 logit 模型，每个自变量都有 $k-1$ 个偏回归系数，可能同一自变量的偏回归系数在某个 logit 模型中有统计学意义，在其他 logit 模型中没有意义，所以一定要弄清楚各个自变量和响应变量的参照水平，否则很难解释偏回归系数的临床意义. 对回归方程和偏回归系数的假设检验与二分类响应变量的 logistic 回归方程的各种检验方法一致，读者可参阅本章第 1 节（6.1.3 小节）.

6.3.3　回归实例

在例 6.3 中，研究者欲探讨成年女性尿失禁的危险因素，以尿失禁的类型为响应变量，各水平之间无顺序关系，是典型的无序多分类变量. 自变量有 5 个：年龄、体重指数、分娩方式、是否曾接受过盆腔手术、是否患过泌尿系统疾病. 其中年龄为连续型数值变量，是否曾接受过盆腔手术、是否患过泌尿系统疾病为二分类变量，以体重指数 $24\mathrm{kg/m^2}$ 为临界点定义超重，为二分类变量，分娩方式为三分类变量：未分娩、剖宫产和阴道分娩. 可拟合无序多分类响应变量的 logistic 回归模型. 该数据共有 13792 条记录，各变量赋值情况见表 6.16.

表 6.16　各变量的赋值情况

因素	变量名	分级说明
尿失禁类型	Y	1＝压力性尿失禁；2＝急迫性尿失禁；3＝混合性尿失禁；4＝无尿失禁（参照水平）
年龄（岁）	X_1	数值变量
超重	X_2	1＝是；2＝否（参照水平）
接受过盆腔手术	X_3	1＝有；2＝无（参照水平）
有泌尿系统疾病	X_4	1＝有；2＝无（参照水平）
分娩方式	X_5	1＝未分娩；2＝剖宫产3＝阴道分娩（参照水平）

资料来源：中国成年女性尿失禁的流行病学调查研究

单因素分析结果显示各自变量都有统计学意义，且据专业知识判断，它们可能都是影响因素，故将 5 个自变量同时放进回归模型，进行多因素回归分析. 表 6.17 显示了多分类响应变量 logistic 回归模型中偏回归系数、标准误、OR 值及其 95％可信区间. OR 值的可信区间和 Wald 检验的 P 值具有相似的统计学意义，可以相互补充，OR 值的可信区间包含 1，则 Wald 检验 $P>0.05$，反之亦然，所以表中未展示 Wald 检验的统计量和 P 值.

表 6.17　无序多分类响应变量 logistic 回归结果

尿失禁		偏回归系数	标准误	OR 值	
				估计值	95％CI
压力性	截距	−2.8328	0.1219		
	年龄（岁）	0.0247	0.0017	1.025	1.022～1.028
	超重	0.1628	0.0243	1.177	1.122～1.234
	接受过盆腔手术	0.2726	0.0268	1.313	1.246～1.384
	有泌尿系统疾病	0.3064	0.0797	1.359	1.162～1.588
	未分娩	−0.7436	0.1093	0.475	0.384～0.589
	剖宫产	−0.1956	0.0819	0.822	0.700～0.966
急迫性	截距	−5.3709	0.2444		
	年龄（岁）	0.0511	0.0035	1.052	1.045～1.060
	超重	0.2297	0.0568	1.258	1.126～1.406
	接受过盆腔手术	0.0915	0.0679	1.096	0.959～1.252
	有泌尿系统疾病	0.4256	0.1469	1.531	1.148～2.041
	未分娩	0.1292	0.1650	1.138	0.823～1.572
	剖宫产	−0.1804	0.1610	0.835	0.609～1.145
混合性	截距	−4.6430	0.1733		
	年龄（岁）	0.0455	0.0023	1.047	1.042～1.051
	超重	0.1367	0.0325	1.146	1.075～1.223
	接受过盆腔手术	0.4593	0.0349	1.583	1.478～1.695
	有泌尿系统疾病	0.4116	0.0939	1.509	1.256～1.814
	未分娩	−0.5560	0.1853	0.573	0.399～0.825
	剖宫产	−0.5287	0.1415	0.589	0.447～0.778

　　结果显示：以响应变量最后一个水平"无尿失禁"为参照水平，其他三个水平与之对比，拟合 3 个 logit 模型. 在 3 个 logit 模型中，年龄、超重和有泌尿系统疾病 3 个变量均有统计学意义，结果基本一致，但接受过盆腔手术和分娩方式两个因素在急迫性尿失禁与参照水平的 logit 模型中无统计学意义，可能与急迫性尿失禁的观察对象人数较少有关.

　　在压力性尿失禁与参照水平的 logit 模型中，年龄、超重、接受过盆腔手术和有泌尿系统疾病 4 个自变量及未分娩、剖宫产两个哑变量都有统计学意义. 年龄每增加 1 岁，压力性尿失禁患病风险增加 2.5％（OR：1.025，95％CI：1.022～1.028）；体重指数超过 24kg/m² 的观察对象比不超重者患病风险增加 17.7％（OR：1.177，95％CI：1.122～1.234）；接受过盆腔手术和有泌尿系统疾病的观察对象比没接受过盆腔手术和无泌尿系统疾病的观察对象，患病风险分别上升了 31.3％（OR：1.313，95％CI：1.246～1.384）和 35.9％（OR：1.359，95％CI：1.162～1.588）. 与阴道分娩相比较，未分娩和剖宫产都是保护因素，未分娩的观察对象患压力性尿失禁的风险不到阴道分娩者的一半（OR：0.475，95%CI：0.384～0.589），剖宫产者的患病风险较阴道分娩者下降 17.8%（OR：0.822，95%CI：0.700～0.966）.

在急迫性尿失禁与参照水平的 logit 模型中，年龄、超重和有泌尿系统疾病都有统计学意义. 年龄每增加 1 岁，急迫性尿失禁患病风险增加到参照组的 1.052 倍（OR：1.052，95%CI：1.045～1.060）；超重者患病风险是未超重者的 1.258 倍（OR：1.258，95%CI：1.126～1.406）；有泌尿系统疾病的观察对象比无泌尿系统疾病的观察对象，患病风险上升了 53.1%（OR：1.531，95%CI：1.148～2.041）. 接受过盆腔手术和分娩方式两个因素无统计学意义.

混合性尿失禁的 logit 模型结果与压力性尿失禁的 logit 模型结果相近，各自变量及哑变量都有统计学意义. 年龄每增加 1 岁，混合性尿失禁患病风险增加 4.7%（OR：1.047，95%CI：1.042～1.051）；超重者患病风险增加了 0.146 倍（OR：1.146，95%CI：1.075～1.223）；接受过盆腔手术和有泌尿系统疾病的观察对象比没接受过盆腔手术和无泌尿系统疾病的观察对象，患病风险分别上升了 58.3%（OR：1.583，95%CI：1.478～1.695）和 50.9%倍（OR：1.509，95%CI：1.256～1.814）. 与阴道分娩相比较，未分娩和剖宫产都是保护因素，未分娩的（OR：0.573，95%CI：0.399～0.825）和剖宫产（OR：0.589，95%CI：0.447～0.778）的观察对象患混合性尿失禁的风险比阴道分娩者降低了近一半.

表 6.18 给出了似然比检验结果，由于年龄是连续型数值变量，超重、接受过盆腔手术、有泌尿系统疾病是二分类变量，故其自由度相当于响应变量的水平数减 1，此处为 3；分娩方式是三分类变量，自由度为（3−1）×（4−1）＝6. 可见 5 个自变量和截距项都有统计学意义，$P < 0.0001$.

表 6.18　似然比检验结果

	χ^2	自由度	P
截距	1341.08	3	<0.0001
年龄（岁）	633.85	3	<0.0001
超重	62.41	3	<0.0001
接受过盆腔手术	225.20	3	<0.0001
有泌尿系统疾病	27.82	3	<0.0001
分娩方式	338.43	6	<0.0001

6.4　有序多分类响应变量的 logistic 回归

当响应变量为有序多分类变量时，若将响应变量看作无序多分类变量，用无序多分类变量的 logistic 回归分析，则只能进行各水平与某个参照水平之间的比较，却忽略了等级关系，会损失一部分信息，此时可拟合有序多分类响应变量 logistic 回归模型.

例 6.4　在例 6.3 中探讨了不同类型尿失禁的影响因素，但每种尿失禁也可以按照严重程度分等级探讨影响成年女性尿失禁严重程度的危险因素. 响应变量按照尿失禁的程度分为 4 个等级，即无尿失禁、轻度尿失禁、中度尿失禁和重度尿失禁，此响应变量为 4 分类等级变量. 此时欲探讨影响尿失禁严重程度的影响因素可用有序多分类响应变量 logistic 回归模型.

6.4.1　回归模型的基本原理

有序多分类响应变量 logistic 回归分析也称为序数 logistic 回归. 与无序多分类响应变量的 logistic 回归模型应用广义 logit 模型不同, 序数回归是用累积 logit 模型 (cumulative logit model) 完成方程的构建. 考虑到响应变量的有序性质, 累积 logit 模型的拟合过程是将 k 个等级的响应变量划分为多个二分类变量拟合 $k-1$ 个累积 logit 模型, 划分的方法是将小于分割点的各等级累积为一类, 同时大于该分割点的各等级也累积为一类, 在这两类的基础上定义的 $\text{logit}P$ 表示属于前几个等级的累积概率与后几个等级的累积概率的比数之对数, 故称之为累积比数模型. 用累积 logit 模型拟合序数 logistic 回归模型, 要求响应变量为等级变量, 对于自变量的类型没有特殊要求, 可以是数值变量、分类变量或等级变量, 当然分类自变量在拟合之前需要设置哑变量, 这与其他类型的 logistic 回归模型是一样的.

累积 logit 模型实际上也是拟合了多个二分类响应变量 logistic 回归模型, 如果响应变量有 k 个等级, 假设 k 个等级的发生概率分别为 $\pi_1, \pi_2, \cdots, \pi_k$, 且 $\pi_1 + \pi_2 + \cdots + \pi_k = 1$, 以第 k 个等级为参照水平, 将拟合 $k-1$ 个累积 logit 模型:

$$\text{logit}P_1 = \log\left[\frac{\pi_1}{1-\pi_1}\right] = \log\left[\frac{\pi_1}{\pi_2 + \cdots + \pi_k}\right] = \beta_{10} + \sum_{j=1}^{p}\beta_j x_j,$$

$$\text{logit}P_2 = \log\left[\frac{\pi_1 + \pi_2}{1-\pi_1-\pi_2}\right] = \log\left[\frac{\pi_1 + \pi_2}{\pi_3 + \cdots + \pi_k}\right] = \beta_{20} + \sum_{j=1}^{p}\beta_j x_j,$$

$$\text{logit}P_i = \log\left[\frac{\pi_1 + \cdots + \pi_i}{\pi_{i+1} + \cdots + \pi_k}\right] = \beta_{i0} + \sum_{j=1}^{p}\beta_j x_j, \quad i = 1, 2, \cdots, k-1.$$

对于任一等级, $\text{logit}P$ 是解释变量的线性函数. β_{i0} 和 β_j 为待估参数, β_{i0} 是解释变量均为 0 时, 在某一固定的等级 i 下的两类不同概率之比的对数值, 是模型的截距项. 回归系数 β_j 表示当其他自变量固定不变时, 自变量 X_j 每改变一个单位或等级, 响应变量改变一个或一个以上等级的累积概率优势比的对数值, 即 OR 的对数值, 描述了自变量 X_j 对响应变量落在等级 i 或小于 i 的等级的对数优势的效应. 序数 logistic 回归的偏回归系数的意义和线性回归相近.

$X = (X_1, X_2, \cdots, X_p)^{\mathrm{T}}$ 为自变量, 记等级为 $i(i = 1, 2, \cdots, k-1)$ 的概率为: $P(Y = i \mid X)$, 则等级小于 i 的概率为

$$P(y \leqslant i \mid x) = P(y = 1 \mid x) + P(y = 2 \mid x) + \cdots + P(y = i \mid x),$$

即为小于等于等级 i 的累积概率. 此外, $P(y > i \mid x) = 1 - P(y \leqslant i \mid x)$, 作 logit 转换, 令

$$\text{logit}P_i = \text{logit}(P(y > i \mid x)) = \ln\frac{P(y > i \mid x)}{1 - P(y > i \mid x)} \quad (i = 1, 2, \cdots, k-1).$$

故

$$P(y \leqslant i \mid x) = 1 - P(y > i \mid x) = 1 - \frac{\exp\left(\beta_{i0} + \sum_{j=1}^{p}\beta_j x_j\right)}{1 + \exp\left(\beta_{i0} + \sum_{j=1}^{p}\beta_j x_j\right)} = \frac{1}{1 + \exp\left(\beta_{i0} + \sum_{j=1}^{p}\beta_j x_j\right)}.$$

实际上是将 k 个等级分为两类：$\{1,2,\cdots,i\}$ 与 $\{i+1,i+2,\cdots,k\}$，在这两类基础上定义的 logit 表示属于前 i 个等级的累积概率与后 $k-i$ 个等级的累积概率的优势之对数，与广义 logit 模型不同的是，在拟合的所有累积 logit 模型中，同一自变量的偏回归系数是固定不变的，即偏回归系数 β_j 与 i 无关，各累积 logit 模型只有截距项是不同的.也就是说，如果根据拟合的累积 logit 模型绘制响应变量的累积概率与自变量所对应的曲线，则各 logit 模型所对应的曲线是平行的，只有各条曲线的截距不同.

与前面提到的 logistic 回归模型的检验方法相同，仍然是用似然比检验、得分检验和 Wald 检验对回归系数的意义和回归模型的拟合优度进行检验.这几种检验方法的原理和方法已在前面的章节中提及，此处不再赘述.

6.4.2　实例

例 6.4 探讨了影响成年女性压力性尿失禁严重程度的危险因素.影响因素有 5 个，年龄、超重、分娩方式、是否接受过盆腔手术、是否患有泌尿系统疾病.响应变量为压力性尿失禁的程度，共有 4 个等级.变量赋值情况见表 6.19.

表 6.19　各变量的赋值情况

因素	变量名	分级说明
压力性尿失禁 严重程度	Y	0＝无；1＝轻度；2＝中度；3＝重度
年龄（岁）	X_1	数值变量
超重	X_2	1＝有；2＝无（参照水平）
接受过盆腔手术	X_3	1＝有；2＝无（参照水平）
有泌尿系统疾病	X_4	1＝有；2＝无（参照水平）
分娩方式	X_5	1＝未分娩；2＝剖宫产； 3＝阴道分娩（参照水平）

响应变量为 4 分类有序变量，以"无尿失禁"为参照水平，拟和累积 logit 模型进行序数 logistic 回归分析.本例用 SAS 软件中的 genmod 模块进行序数 logistic 回归分析.表 6.20 显示了回归模型的偏回归系数、标准误、Wald 检验结果、OR 值及其 95％可信区间.

表 6.20　序数 logistic 回归分析的偏回归系数及其 95％CI

	偏回归系数	标准误	OR	95％CI
截距 3	-5.405	0.117	—	—
截距 2	-4.473	0.099	—	—
截距 1	-2.392	0.085	—	—
年龄	0.017	0.002	1.017	$1.014\sim1.020$
超重	0.281	0.047	1.325	$1.208\sim1.453$

	偏回归系数	标准误	OR	95%CI
接受过盆腔手术	0.399	0.051	1.490	1.348~1.648
有泌尿系统疾病	0.345	0.146	1.412	1.060~1.881
未分娩	−1.697	0.159	0.183	0.134~0.250
剖宫产	−0.989	0.097	0.372	0.308~0.450

可见，各模型的偏回归系数相同，只有截距项不同，这是与无序多分类响应变量的 logistic 回归模型的最大差别. 年龄的 OR 值为 1.017，说明当年龄每增加一个等级时，尿失禁严重程度提高一个或一个等级以上的可能性将增加 1.7%（95%CI：1.014~1.020）. 超重者尿失禁严重程度提高一个或一个等级以上的可能性是体重正常者的 1.325 倍（OR：1.325，95%CI：1.208~1.453）. 接受过盆腔手术的观察对象、患过泌尿系统疾病的观察对象，其尿失禁严重程度提高一个或一个等级以上的可能性将分别增加 49.0%（OR：1.490，95%CI：1.348~1.648）和 41.2%（OR：1.412，95%CI：1.060~1.881）. 与阴道分娩的观察对象相比较，未分娩者和剖宫产者压力性尿失禁严重程度提高一个或一个等级以上的可能性分别显著下降了 81.7%（OR：0.183，95%CI：0.134~0.250）和 62.8%（OR：0.372，95%CI：0.308~0.450），提示剖宫产和未分娩可以降低压力性尿失禁的严重程度.

表 6.21　模型的拟合参数

	只包括截距项	最终模型
AIC	15313.910	14560.537
BLC	15336.506	14628.323
$-2\ln L$	15307.910	14542.537

表 6.21 为模型的拟合参数，最终模型和只包括常数项的模型的 $-2\ln L$ 之差即为表 6.22 中似然比检验的统计量.

表 6.22　模型拟合优度检验结果

	χ^2	自由度	P
似然比检验	765.3734	6	<0.0001
得分检验	660.6090	6	<0.0001
Wald 检验	555.2914	6	<0.0001

表 6.22 是分别用似然比检验、得分检验和 Wald 检验进行模型的整体拟合效果检验的结果，三种检验的 P 值均小于 0.0001，说明模型的拟合效果较好.

6.5　logistic 回归方程的注意事项

6.5.1　样本量

由于 logistic 回归的影响变量是分类变量，所以 logistic 回归模型所需要的样本量通常比多元线性回归模型要大，而且不同于线性回归只对总样本量的数目有要求，logistic 回归模型对样本量的要求更加严格，模型中分类响应变量的各分类的样本数目都要足够多，尽管目前还没有计算公式能精确估算 logistic 回归所需要的确切样本量，不过一般认为响应变量的各个类别的观察单位数都要达到自变量个数的 10 倍以上时才能获得较好的拟合效果，若能达到 20 倍以上，logistic 回归模型将更加稳健. 此外除了尽量保证有足够多的观察单位数，还应尽量控制各自变量的分层数，避免因交叉分层太多而导致样本量不足.

6.5.2　变量类型

logistic 回归模型对于自变量的类型没有特殊要求. 如果自变量为二分类变量，可以直接放入 logistic 回归模型，其偏回归系数为两个水平发生事件情况的优势比之对数值；当自变量为无序多分类变量时，变量的各水平之间是相互独立的，没有量的差别，因此与 $\text{logit}P$ 之间不存在线性关系，需要对自变量设置哑变量，如果该自变量有 k 个水平，则需将该变量转化为 $k-1$ 个哑变量，每个哑变量均为二分类变量，拟合模型后得到 $k-1$ 个偏回归系数.

当自变量是连续型变量时可以直接纳入模型，偏回归系数表示当其他自变量固定不变时，连续型自变量每改变一个单位，响应变量发生与不发生事件的概率之比的对数值. 也可以将连续型自变量按照一定的标准分组，作为有序分类变量或二分类变量来处理，当然这样可能会损失一部分数据信息.

如果自变量为有序变量时，可将其按照无序多分类变量设置哑变量处理，偏回归系数的解释与无序多分类变量时相同；如果有序变量各等级间的程度相近，也可按照等级顺序将其各等级依次赋值为连续的数值，然后以连续型变量的形式进入模型，其偏回归系数的解释则与连续型自变量时相同.

6.5.3　自变量的筛选

总的来说，logistic 回归模型变量筛选方法和多元线性回归模型类似. 在 logistic 回归分析中，当自变量的数目很多时，首先应根据专业知识和单因素分析结果用较为宽松的标准构建自变量集，通常先对每一个自变量进行单因素 logistic 回归分析，其检验水准 α 可取大于 0.05（如 $\alpha = 0.1$），单因素分析中有意义的自变量和既往已被证实具有生物学或临床意义的变量可一并纳入多因素 logistic 回归模型，然后可采用前进法、后退法或逐步法完成自变量筛选，以获得最优回归模型.

如果所进行的是危险因素的探索性研究，只是探索性地在许多变量中寻找可能的危险因素或保护因素，并没有明确的有肯定临床意义的影响因素，也可以用逐步 logistic 回归简化筛选过程，只根据统计学的方法来选择有统计学意义的变量，而不考虑专业知识.

多数情况下基于不同筛选方法得到的回归模型的结果应该基本一致，如果各个模型的偏回归系数或其模型诊断统计量差异巨大，应该进一步寻找原因，从可解释性、专业知识和统计学意义等多方面进行探索，以确定最合理的回归模型. 例 6.1 若将 5 个自变量一起放到多因素 logistic 回归模型中，用逐步回归法进行变量筛选也能获得相近的研究结果，受篇幅限制，不再列出具体回归结果.

6.5.4　缺失数据的问题

不管是哪种类型的研究资料，数据缺失都是一个难以避免的问题. 在多因素回归模型建立过程中，只有所有自变量和响应变量都完整无缺的观测记录才能会纳入到模型构建过程中，只要某条记录中有任何一个变量出现缺失，则该条记录都不会被纳入到方程中. 因此，如研究中计划研究的因素很多，且每个因素都有一定数量的缺失，则最终的多因素回归模型可能只包含了很少的观测记录，此时应注意说明各变量的缺失情况及多因素回归模型中包含的记录数量. 如果缺失太多，可以结合临床意义和统计学意义在多因素模型的构建过程中去掉一个或几个缺失率太高的自变量，以保证模型的稳定性和准确性.

本 章 小 结

根据研究数据的性质和研究设计的类型，logistic 回归可以分成不同的分支，即独立设计资料的非条件 logistic 回归和相关数据的配对设计下的条件 logistic 回归. 根据响应变量的类型（即二分类、无序多分类和有序多分类），独立设计资料的非条件 logistic回归又可以进一步分为：二分类、无序多分类和有序多分类响应变量的 logistic 回归. 在应用 logistic 回归进行数据分析时，应根据研究设计和响应变量的类型选择相应的 logistic 回归分析模型.

logistic 回归模型对于自变量的类型没有特殊要求，连续型数值变量、二分类变量、无序多分类变量和有序多分类变量均可作为自变量纳入模型.

采用最大似然法估计 logistic 模型的偏回归系数 β_i，它表示当其他自变量固定不变时，自变量 X_i 每改变一个单位或等级，响应变量发生与不发生事件的概率之比的对数值，即 OR 或 RR 的对数值；β_0 表示在所有自变量 X_i 均为 0，即不暴露于任何危险因素的条件下，响应变量发生与不发生事件的概率之比的对数值.

对 logistic 回归模型中的偏回归系数的检验方法有 Wald 检验、得分检验和似然比检验. Wald 检验多用于衡量单个自变量对模型的贡献是否有意义；得分检验的结果通常情况下与 Wald 检验结果基本一致；似然比检验是对模型的所有偏回归系数进行整体检验，即检验模型的整体拟合情况.

思考与练习

1. 常用哪些方法对 logistic 回归方程进行检验？各有何优缺点？

2. logistic 回归方程的偏回归系数和线性回归方程的偏回归系数有何异同？

3. 在一项病例对照研究中，调查了 36 名急性心肌梗死患者和 35 名健康对照的吸烟和高血压状况，并通过抑郁量表评价了观察对象的抑郁症现患状况，欲研究抑郁与急性心肌梗死之间的关系，数据见表 6.23. 试分析.（心肌梗死：1＝是，0＝否；抑郁：1＝是，0＝否；吸烟：1＝是，0＝否；高血压：1＝是，0＝否；性别：1＝男，2＝女；年龄，岁）

表 6.23　急性心肌梗死与抑郁的关系研究的数据

编号	心肌梗死	年龄	抑郁	吸烟	高血压	性别	编号	心肌梗死	年龄	抑郁	吸烟	高血压	性别
1	0	54	1	0	0	2	37	1	69	0	0	1	2
2	0	75	0	0	0	2	38	1	57	0	1	0	2
3	0	68	0	0	0	2	39	1	62	0	0	0	2
4	0	52	0	0	1	2	40	1	69	0	0	0	2
5	0	59	0	0	1	2	41	1	69	0	0	1	2
6	0	65	0	0	0	2	42	1	64	0	0	1	2
7	0	47	0	0	0	2	43	1	57	0	0	1	2
8	0	55	0	0	1	2	44	1	69	0	0	1	2
9	0	74	0	0	0	2	45	1	63	1	0	0	2
10	0	60	0	0	0	2	46	1	63	0	1	0	2
11	0	61	0	0	0	2	47	1	79	0	0	1	2
12	0	68	0	0	0	2	48	1	62	1	1	1	1
13	0	75	0	0	1	2	49	1	51	1	0	1	1
14	0	52	0	0	1	2	50	1	67	1	1	1	1
15	0	69	0	1	1	1	51	1	56	1	1	0	1
16	0	65	1	0	1	1	52	1	56	1	1	1	1
17	0	50	0	0	0	1	53	1	63	1	1	0	1
18	0	54	0	1	1	1	54	1	71	0	1	0	1
19	0	38	0	0	0	1	55	1	67	0	0	0	1
20	0	43	0	1	0	1	56	1	69	0	1	0	1
21	0	41	0	1	1	1	57	1	66	0	1	1	1
22	0	53	0	1	0	1	58	1	52	0	1	0	1
23	0	65	0	0	0	1	59	1	71	0	1	1	1
24	0	46	0	1	0	1	60	1	55	0	1	0	1
25	0	66	0	0	0	1	61	1	58	0	1	0	1
26	0	60	0	1	0	1	62	1	71	0	1	1	1
27	0	65	0	0	0	1	63	1	47	0	1	0	1
28	0	43	0	0	0	1	64	1	61	0	1	0	1
29	0	73	0	1	1	1	65	1	63	0	0	1	1
30	0	63	0	1	0	1	66	1	39	0	1	1	1
31	0	54	0	1	0	1	67	1	58	0	1	0	1
32	0	58	0	1	0	1	68	1	49	1	1	0	1
33	0	45	0	0	0	1	69	1	69	1	0	0	1
34	0	45	0	1	0	1	70	1	71	1	1	1	1
35	0	40	0	1	0	1	71	1	59	1	0	1	1
36	1	67	1	1	1	2							

4. 某眼科医生研究某种药物治疗急性结膜炎的疗效，以安慰剂作为对照进行双盲临床试验，疾病的疗效分为痊愈、有效、好转和无效 4 类，数据见表 6.24，试进行 logistic 分析.（分组：1＝试验药物，2＝安慰剂；性别：1＝男，2＝女；疗效：1＝痊愈，2＝有效，3＝好转，4＝无效；年龄，岁）

表 6.24　某种药物治疗急性结膜炎的疗效数据

性别	分组	年龄	疗效	性别	分组	年龄	疗效
2	2	36	1	1	1	25	1
2	2	51	2	1	1	49	2
1	1	18	1	2	2	36	4
2	2	49	3	2	1	18	3
2	2	58	3	2	2	25	1
2	1	51	1	2	1	28	4
2	2	24	1	2	1	38	2
1	2	28	1	2	2	30	3
2	1	24	1	1	2	22	2
2	2	19	1	2	1	38	3
2	1	44	1	2	2	27	3
1	2	18	1	1	1	23	3
2	1	36	1	2	2	52	3
2	2	22	1	2	2	57	2
2	2	67	1	2	2	55	3
1	1	69	4	2	1	23	3
2	2	57	1	2	1	39	1
2	1	50	1	1	1	47	1
2	2	19	3	1	2	30	3
2	2	46	1	1	2	19	3
2	2	36	1	1	2	31	4
1	1	30	1	2	1	56	1
2	2	37	1	1	2	21	4
2	2	59	1	2	1	47	2
1	2	43	2	2	1	49	1
2	1	43	3	2	2	61	3
2	2	66	4	1	2	33	3
2	2	59	4	2	1	24	3
2	2	33	4	1	2	57	1

续表

性别	分组	年龄	疗效	性别	分组	年龄	疗效
1	1	63	1	1	2	63	4
2	2	56	4	1	2	30	1
1	2	21	3	2	2	34	3
2	2	55	1	1	2	48	3
2	1	32	1	1	1	61	1
2	1	40	1	2	1	26	1
1	1	25	1	2	1	42	1
2	2	26	1	2	1	37	3
1	1	24	1	1	2	64	3
2	2	34	3	2	1	57	3
2	2	34	3	2	1	29	3
2	2	21	1	1	1	22	2

第 7 章   生 存 分 析

前瞻性研究中，随访（follow-up）被广泛应用于医学干预和预防措施的长期效果观察．在分析随访资料时，主要面临两方面问题：①不但要考虑事件结局，还要考虑发生结局所经历的时间，而经典的统计分析方法却不能同时分析"结局"和"时间"这两个因素；②研究对象失访等情况导致随访数据缺失，从而造成信息不完整．如果将这类不完整的数据完全抛弃，则会损失信息．要结合以上问题对数据进行分析，则需要有特定的统计方法．生存分析即是一种处理此类问题的方法．

生存分析（survival analysis）是可以综合考虑事件的结局和发生结局所经历时间的一类统计分析方法，同时它还可以充分利用完整信息和不完整信息来描述生存时间分布特征，以及分析生存过程的影响因素．尽管生存分析方法不属于经典多元统计分析的范畴，但它在生物医学研究中的应用非常广泛，因此，我们也将生存分析的相关内容作为独立的章节进行介绍．

本章将首先介绍生存分析中的基本概念，然后重点介绍生存分析的常用模型，包括指数模型、Weibull 模型、Cox 比例风险回归模型及扩展的比例风险回归模型．

7.1   生存分析概述

7.1.1   基本概念

1. 起始事件与终点事件

起始事件（initial event）是标志研究对象生存过程开始的特征事件，如手术、疾病确诊和首次用药等．终点事件（endpoint event）又称失效事件（failure event），指研究者所关心的研究对象的特定结局，如死亡、疾病复发等．二者主要依据研究目的而定，需在研究设计时就明确规定并在研究过程中严格遵守．

2. 生存时间

从起始事件到终点事件所经历的时间称为生存时间（survival time），也称为失效时间（failure time）．例如，某研究为探讨影响原发性食管癌患者术后生存时间的因素，对食管癌切除术后患者进行定期随访调查，部分资料见表 7.1.

表 7.1   5 例食管癌患者术后随访记录

编号	姓名	性别	开始日期	终止日期	结局	生存时间（月）
1	赵××	男	2007−07−08	2010−08−23	失访	37.5
2	钱××	男	2007−07−01	2011−03−10	死亡	44.3
3	孙××	女	2007−07−16	2009−08−25	死亡	25.3
4	李××	男	2007−08−18	2009−02−20	复发	18.1
5	周××	女	2007−10−10	2012−07−01	生存	56.7

该研究中的起始事件是患者接受手术治疗，终点事件是患者死亡/复发．研究者观察并记录了每例患者的手术日期（开始日期）以及死亡/复发日期（终止日期），则二者的间隔即为患者的生存时间．表 7.1 中，5 例患者的生存时间分依次为 37.5、44.3、25.3、18.1 和 56.7 个月．他们的生存过程见图 7.1．

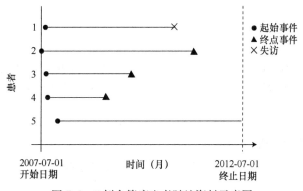

图 7.1　5 例食管癌患者随访资料示意图

反映生存时间的数据分为以下两种类型：

（1）完全数据（complete data）．

如果终点事件发生在研究结束前，并且能够得到准确的生存时间，这类数据称为完全数据，它为研究提供完整信息．如图 7.1 中，2，3 号患者在研究结束前死亡，4 号患者研究结束前复发，他们的生存时间信息是完整的．

（2）删失数据（censored data）．

如果由于某种原因未能观察到研究对象的终点事件，无法获知研究对象的确切生存时间，这种现象称为删失（sensoring）．删失数据只提供了部分信息，因此也称为不完全数据（incomplete data）．删失的原因主要有：①研究对象主动退出；②失访，指与研究对象失去联系（无应答）或研究对象由于非研究因素死亡而未观察到规定的终点事件，如图 7.1 中 1 号患者研究结束前失访，属于删失数据；③患者的生存时间超过了预先设定的研究终止期，如图 7.1 中 5 号患者在研究结束时依然未能观察到终点事件，属于删失数据；④在动物实验中，有时预先规定当有多少个动物发生了终点事件就终止实验，当实验停止时，还仍有一部分动物尚未出现终点事件．

由于多数生存分析方法都是在对生存时间进行排序的基础上进行的统计分析，尤其对于小样本数据，即使是小的舍入误差，也可能导致生存时间的顺序改变而影响分析结果．所以，一般情况下，使用较小的时间单位准确性更高．

7.1.2 生存分析常用的统计量

生存分析中常用的统计量一般是时间的函数，它们从不同角度描述了生存时间的分布规律．在生存过程的描述以及对总体生存模式的推断过程中，这些统计量起到了举足轻重的作用．下面给出一些常用的统计量．

1. 概率密度函数

生存时间是一个随机变量（常用 T 表示），因此也有相应的分布．假定生存时间 T

服从含有未知参数的某种分布，概率密度函数表示为 $f(t)$，具体形式为

$$f(t) = \lim_{\Delta t \to 0} \frac{P\{个体在(t, t + \Delta t)\ 内发生终点事件\}}{\Delta t},$$

其中，Δt 是指一段非常小的时间区间. 生存时间的概率密度函数表示在某时刻 t 终点事件发生的瞬时速率.

2. 生存函数

概率密度函数 $f(t)$ 的累积形式称为生存函数（survival function），又称累积生存概率或生存率. 生存函数用 $S(t)$ 表示，是指个体生存时间 T 大于 t 的可能性，其数学表达为

$$S(t) = P(T > t) = \int_t^\infty f(u)\,\mathrm{d}u. \tag{7.1}$$

实际计算时 $S(t)$ 一般按下式进行估计

$$S(t) = \frac{生存时间 > t\ 的个体数}{随访个体总数},$$

$S(t)$ 是单调函数，随着生存时间 t 增加，$S(t)$ 单调递减. 实际应用中，一般采用生存函数来描述生存过程.

为了更加直观地呈现生存过程，Berkson（1942）提出用图形表示 $S(t)$，即生存曲线. 它是以生存时间 t 为横轴，以 $S(t)$ 为纵轴绘制而成的曲线. 以表 7.1 中的随访数据为例，绘制生存曲线见图 7.2.

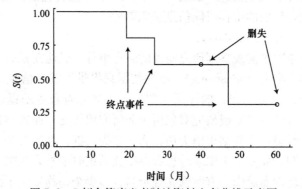

图 7.2　5 例食管癌患者随访资料生存曲线示意图

生存曲线呈阶梯状，每一级阶梯代表一个终点事件发生的时间点，图 7.2 中的三个阶梯依次代表了 4，3 和 2 号患者的死亡事件，阶梯对应的横坐标为死亡发生的时间点. 在删失时间点无阶梯，如图 7.2 中的圆圈依次表示 1 号和 5 号患者删失，其对应的横坐标为删失时间点. 本例数据中最大的生存时间点是删失数据，因此生存曲线不与横轴相交，否则生存曲线在最大生存时间点处与横轴相交. 由于随着观察时间的增加，观察例数越来越少，因此一般曲线尾部显示的生存率可能不稳定.

3. 风险函数

风险函数（hazard function）指研究对象在活过 t 时刻以后，在 t 到 $t + \Delta t$ 这一段很短时间内终点事件发生概率与 Δt 之比的极限值，一般用 $h(t)$ 表示. 计算公式为

$$h(t) = \lim_{\Delta t \to 0} \frac{P(t \leqslant T < (t + \Delta t) \mid T \geqslant t)}{\Delta t}. \tag{7.2}$$

其含义为生存时间已达 t 的个体在接下来的 Δt 时间内发生终点事件的瞬时风险率. $h(t)$ 是一个条件概率，因此风险函数又称为条件死亡率、瞬时死亡率等.

实际计算时，$h(t)$ 一般按下式进行估计

$$h(t) = \frac{\text{在}(t, t + \Delta t)\text{内发生终点事件的个体数}}{\text{在}\ t\ \text{时刻尚存活的个体数} \times \Delta t}.$$

风险函数可以恒为常量或者是增函数、减函数，甚至是更为复杂的函数形式. 几种常见的风险函数见图 7.3.

图 7.3 中，$h_1(t)$ 所示的风险函数不随时间 t 改变，如身体健康的中青年的死亡风险稳定在一个相对较低的水平；$h_2(t)$ 所示的风险函数随时间增大而增加，如治疗无好转的艾滋病患者，其死亡风险逐渐增大；$h_3(t)$ 所示的风险函数随时间增加而减小，如意外发生车祸抢救成功后的患者死亡风险将逐渐减小；$h_4(t)$ 所示的风险函数呈"U"形，开始时终点事件发生的风险较大，随后

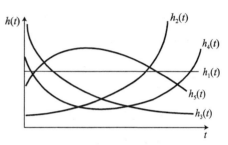

图 7.3　常见风险函数示意图

逐渐降低并稳定在一个较低的风险水平，最后风险又逐渐升高；$h_5(t)$ 所示的风险函数呈山峰形，开始时终点事件发生的风险随时间增加而增大，达到最大风险后逐渐降低.

4. 累积风险函数

对风险函数进行积分可得到累积风险函数（cumulative hazard function），用 $H(t)$ 表示，计算公式为

$$H(t) = \int_0^t h(u) \mathrm{d}u.$$

实际上，前面介绍的 4 个统计量 $f(t)$, $S(t)$, $h(t)$ 以及 $H(t)$ 之间是存在紧密联系的. 通过对 $h(t)$ 进行数学变换

$$\begin{aligned}
h(t) &= \lim_{\Delta t \to 0} \frac{P(t \leqslant T < (t + \Delta t) \mid T \geqslant t)}{\Delta t} \\
&= \lim_{\Delta t \to 0} \frac{P(t \leqslant T < (t + \Delta t) \cdot T \geqslant t)}{\Delta t \cdot P(T \geqslant t)} \\
&= \lim_{\Delta t \to 0} \frac{S(t) - S(t + \Delta t)}{\Delta t \cdot S(t)} = -\lim_{\Delta t \to 0} \frac{S'(t)}{S(t)} \\
&= -\frac{\mathrm{d}(\ln S(t))}{\mathrm{d}(t)}. \tag{7.3}
\end{aligned}$$

再对式（7.3）两侧同时求积分，可得

$$S(t) = \mathrm{e}^{-\int_0^t h(u)\mathrm{d}u} = \mathrm{e}^{-H(t)}. \tag{7.4}$$

式（7.4）实现了 $S(t)$ 和 $H(t)$ 之间的转换.

根据 Bayes 定理，可以证明

$$h(t)\Delta t = P(t \leqslant T < (t + \Delta t) \mid T \geqslant t) = \frac{P(t \leqslant T < (t + \Delta t) \cdot T \geqslant t)}{P(T \geqslant t)}$$

$$= \frac{P(t \leqslant T < t + \Delta t)}{P(T \geqslant t)} = \frac{f(t)\Delta t}{S(t)},$$

即 $f(t)$，$h(t)$，$S(t)$ 三者之间的关系可以表示为

$$f(t) = h(t)S(t). \tag{7.5}$$

结合式 (7.4) 和式 (7.5)，即可实现 $f(t)$，$h(t)$，$S(t)$ 之间的自由转换.

综上可知，$f(t)$，$S(t)$，$h(t)$ 和 $H(t)$ 中只要其中任一函数已知，其他三个函数的形式即可以导出.

5. 中位生存期

由于生存时间的分布一般是偏态的，故常用生存时间的中位数而不用算术平均数表示生存时间的平均水平. 中位生存期（median survival time）又称半数生存期，是指当且仅当有 50% 的个体存活时的时间. 中位生存期越长，表示疾病预后越好；中位生存期越短，表示疾病预后越差.

7.1.3 生存分析的基本方法

生存分析具有较为完善的方法体系，其统计方法可分为参数方法、半参数方法和非参数方法三类，见图 7.4.

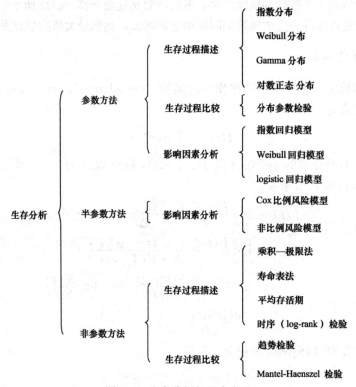

图 7.4　生存分析的基本方法

以上生存分析方法可以解决下面几类问题：

（1）描述生存过程，即研究生存时间的分布规律，如估计生存率等；

（2）比较生存过程，即比较两组或多组生存时间的分布情况；

（3）危险因素分析，通过建立模型分析影响生存过程的危险因素；

（4）生存率的预测，即通过统计模型对个体生存过程进行预测.

由于基础医学统计学中对于生存分析的非参数方法已经有了详细的介绍，故本章不再赘述. 下面几节将重点介绍生存分析方法中的参数模型（指数模型、Weibull 模型）及半参数模型（Cox 比例风险回归模型、非比例风险回归模型）.

7.2   生存分析的参数模型

在长期的实践中发现有些理论分布可以很好地拟合生存时间的分布，如果能恰当地选择这些分布模型，就可以利用模型中的有关参数对生存资料进行更为深入的分析和解释.

7.2.1   指数模型

1. 指数分布

指数分布（exponential distribution）是历史上最早用于描述寿命的分布. 在 20 世纪 40 年代，研究者应用指数分布建立电子系统的寿命模型. 随后，指数模型相继在动物和人的慢性病、传染病研究中被应用. 可以说指数分布在生存分析中处于基础地位，故首先予以介绍.

假设生存时间用随机变量 T 表示，若 T 的概率密度函数为

$$f(t) = \begin{cases} \lambda e^{-\lambda t}, & t \geqslant 0, \lambda > 0, \\ 0, & t < 0. \end{cases}$$

则称 T 服从参数为 λ 的指数分布，记为 $T \sim E(\lambda)$. 其中，λ 是指数分布的尺度参数（scale parameter），决定指数分布的分散度.

相应地，T 的分布函数为

$$F(T \leqslant t) = \begin{cases} 1 - e^{-\lambda t}, & t \geqslant 0, \lambda > 0, \\ 0, & t < 0. \end{cases}$$

生存函数 $S(t)$ 和风险函数 $h(t)$ 分别为

$$S(t) = 1 - F(t) = e^{-\lambda t}, \quad (t \geqslant 0, \lambda > 0), \tag{7.6}$$

$$h(t) = f(t)/S(t) = \lambda, \quad (t \geqslant 0, \lambda > 0). \tag{7.7}$$

式（7.7）说明在指数分布下，任意时刻风险函数的值恒为常数 λ.

若 $T \sim E(\lambda)$，则 T 的期望 $E(T) = 1/\lambda$，即 λ 与 T 的平均水平（期望值）呈倒数关系，因此，λ 的值可反映平均生存时间的长短. λ 越大，平均生存时间越短；λ 越小，平均生存时间越长. λ 取不同值时，$S(t)$ 的变化规律见图 7.5.

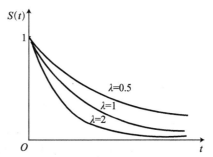

图 7.5 λ 不同取值时的 $S(t)$ 变化规律

可见,λ 的作用相当于对时间刻度进行压缩,λ 增大可使生存曲线向左压缩,换言之,生存曲线下降速度加快.

2. 指数分布的参数估计

λ 是指数分布中唯一的参数. 不经证明,直接给出其极大似然估计值为

$$\hat{\lambda} = \frac{m}{\sum_{i=1}^{n} t_i} = \frac{m}{T},$$

其中,n 为样本含量;m 为完全数据的个数;t_i 为每个观察对象的生存时间,$i = 1, 2, \cdots, n$;$T = \sum_{i=1}^{n} t_i$ 为 n 个观察对象的生存时间之和（包括完全数据和截尾数据）. λ 的方差估计为

$$\mathrm{Var}(\hat{\lambda}) = \frac{m}{T^2}.$$

当样本含量较大时,可用正态近似法估计 λ 的可信区间.

3. 指数回归模型

在生存资料的分析中,生存过程是我们的关注点,一般服从指数分布. 指数回归模型是在指数分布的基础上引入预后因素,进而分析哪些因素影响着生存过程及其影响程度.

例 7.1 为了评估手术治疗对小细胞肺癌患者预后的影响,某研究共随访调查了 177 例小细胞肺癌患者,收集的生存资料（完全数据）见表 7.2.

表 7.2　177 例小细胞肺癌患者的随访资料

编号	疾病分期	手术治疗	生存时间（月）
1	0	1	19
2	1	0	42
3	0	1	14
4	0	0	5
5	1	1	13
6	1	0	8
7	0	1	31
8	0	1	58
9	1	1	35
⋮	⋮	⋮	⋮
177	0	1	24

表 7.2 中变量依次为:研究对象编号,疾病分期（X_1:1 表示广泛期,0 表示局限期）,研究对象是否接受了手术治疗（X_2:1 表示是,0 表示否）,生存时间（time,月）. 研究者在评估手术治疗对患者预后的影响的同时,还要考虑患者疾病分期. 如何分析多个因素对生存时间的影响,并确定其作用的大小呢?

根据式（7.7）,若患者生存时间 $T \sim E(\lambda)$,则 $h(t) = \lambda$. λ 一方面反映平均生存时间的长短,另一方面与患者的预后密切相关. 因此,可以通过建立 λ 与各因素间的指数回归模

型，来确定各种因素如何影响患者死亡的发生风险. 设有 P 个预后因素 $X_1, X_2, \cdots, X_p$，令指数分布的参数 λ 为预后因素的函数，并把这种函数关系用如下指数回归方程表示：

$$\lambda = \exp(\beta_0 + \beta_1 x_1 + \beta_2 x_2 + \cdots + \beta_p x_p),$$

其中，β_0 为常数项，$\beta_j (j = 1, 2, \cdots, p)$ 为与预后因素有关的参数. 其他影响因素不变时，X_j 每改变一个单位，风险函数 λ 的改变量为 $\exp(\beta_j) (j = 1, 2, \cdots, p)$.

当所有预后因素都不存在的情况下，基准风险函数为 $\lambda_0 = e^{\beta_0}$；当存在多个预后因素时，这些因素以乘法关系相结合作用于风险函数，即

$$\lambda = e^{\beta_0} e^{\beta_1 x_1} e^{\beta_2 x_2} \cdots e^{\beta_p x_p}.$$

建立指数回归模型需满足的前提条件是生存时间服从指数分布. 下面介绍一种检验生存时间是否符合指数分布的图形判断方法. 由于指数分布下的生存函数为

$$S(t) = e^{-\lambda t}.$$

经对数转换得

$$\ln S(t) = -\lambda t. \tag{7.8}$$

式 (7.8) 是以 $\ln S(t)$ 为响应变量，时间 t 为解释变量的一元线性回归方程. 实践中，一般用 Kaplan-Meier 法估计生存率 $S(t)$，再以 $\ln S(t)$ 为纵坐标，以时间 t 为横坐标，绘制散点图，若散点图近似呈现为过原点的直线，可初步判断该资料服从指数分布.

继续例 7.1，首先通过用 Kaplan-Meier 方法对手术患者和未手术患者的生存情况进行描述见图 7.6.

图 7.6 显示，手术治疗组（$X_2 = 1$）的生存率 $S(t)$ 要高于未手术组（$X_2 = 0$）. 进一步地，我们以生存时间（time）为横坐标，以 $\ln S(t)$ 为纵坐标，对接受手术者和未接受手术者分别绘制散点图，见图 7.7.

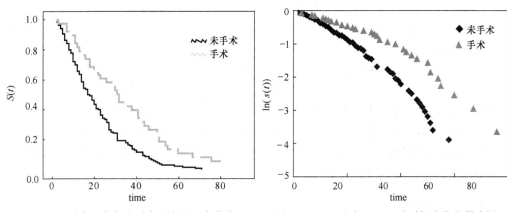

图 7.6　手术患者与未手术患者的生存曲线　　　图 7.7　两组患者 $\ln S(t)$ 随时间变化的散点图

结果显示图形近似呈过原点的直线. 通过图示法可初步判断研究对象的生存时间服从指数分布.

我们建立小细胞肺癌患者死亡风险 λ 与疾病分期 X_1 和手术治疗 X_2 两个因素间的指数回归模型如下

$$\lambda = \exp(\beta_0 + \beta_1 x_1 + \beta_2 x_2).$$

指数回归模型中的参数估计一般采用极大似然估计方法，通常用 Newton-Raphson 迭

代法求解. 例 7.1 中回归模型的参数估计值见表 7.3.

表 7.3　例 7.1 参数估计结果

变量	自由度	系数	估计标准误	P
疾病分期	1	0.3154	0.1545	0.0437
手术治疗	1	−0.3949	0.1858	0.0276
常数项	1	−3.1818	0.1066	<0.0001

检验回归模型是否有统计学意义采用似然比检验方法,$H_0:\beta_0 = \beta_1 = \cdots = \beta_p = 0$,检验统计量为

$$\chi_{LR}^2 = 2[\ln L(\hat{\beta}) - \ln L(\hat{\beta}_0)],$$

其中,$\ln L(\hat{\beta})$ 表示模型包括全部回归变量时的对数似然函数值;$\ln L(\hat{\beta}_0)$ 表示只含常数项模型的对数似然函数值. 在 H_0 成立时,$\chi_{LR}^2 \sim \chi^2(v)$,$v = p - 1$.

本例中,$\chi^2 = 2 \times [-219.878 - (-224.848)] = 9.94$,$P = 0.0016$,按 $\alpha = 0.05$ 的检验水准,可认为该回归模型有统计学意义.

指数回归模型中对于参数的检验可采用似然比检验、Wald 检验或得分检验. 这里,我们采用似然比检验.

对于变量疾病分期 X_1,$\chi^2 = 2 \times [-219.878 - (-221.912)] = 4.068$,$P = 0.0437$;

对于变量手术治疗 X_2,$\chi^2 = 2 \times [-219.878 - (-222.306)] = 4.856$,$P = 0.0276$.

故按 $\alpha = 0.05$ 的检验水准,两个变量均有统计学意义,最终建立指数回归模型

$$\lambda = \exp(-3.1818 + 0.3154 x_1 - 0.3949 x_2).$$

根据建立的指数回归模型,可以进一步计算接受手术治疗的患者与未手术的患者相比,死亡风险比

$$HR = \frac{h(t \mid x_2 = 1)}{h(t \mid x_2 = 0)} = \frac{\lambda(x_2 = 1)}{\lambda(x_2 = 0)} = e^{-0.3949} = 0.6737,$$

即在任意时刻 t,接受手术治疗患者的死亡风险相比于未手术患者减少了 32.63%（$1 - 0.6737 = 0.3263$）,说明手术治疗是改善小细胞肺癌患者预后状况的有效方法.

指数模型的结构比较简单,参数估计也相对容易. 但由于它需要资料满足任意时刻风险函数值都等于常数 λ,所以对数据适应性较差.

7.2.2　Weibull 模型

相对于指数模型,Weibull 模型允许风险函数随时间变化,它是指数模型的推广,因此适用范围要比指数模型更宽泛.

1. Weibull 分布

Weibull 分布是瑞典数学家 Waloddi Weibull 于 1939 年首先提出的,其概率密度函数 $f(t)$ 和分布函数 $F(t)$ 为

$$f(t) = \lambda \gamma t^{\gamma-1} \exp(-\lambda t^{\gamma}),$$

$$F(t) = 1 - \exp(-\lambda t^{\gamma}).$$

生存函数 $S(t)$ 和风险函数 $h(t)$ 为

$$S(t) = 1 - F(t) = \exp(-\lambda t^{\gamma}), \tag{7.9}$$

$$h(t) = f(t)/S(t) = \lambda \gamma t^{\gamma - 1}. \tag{7.10}$$

Weibull 分布包含两个参数 λ 和 γ，λ 是尺度参数，含义与指数分布类似；γ 称为形状参数（shape parameter），它决定了风险函数的形态. 当 $\gamma > 1$ 时，风险函数值随时间增大而增加；当 $\gamma < 1$ 时，风险函数值随时间增大而减小；当 $\gamma = 1$ 时，Weibull 分布退化为指数分布. 图 7.8 描绘了在 $\lambda = 1$ 的条件下，γ 的取值分别为 0.5，1，2 和 4 时 Weibull 分布的风险函数.

由于 Weibull 分布比指数分布多了一个参数 γ，所以 Weibull 分布在分布形式上更为灵活，对生存过程的描述更加精确，检验的效能也更高.

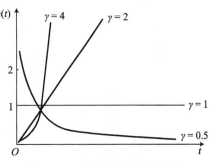

图 7.8　γ 取不同值时 Weibull 分布的风险函数曲线（$\lambda = 1$）

2. Weibull 分布的参数估计

1）极大似然估计法.

假定有 n 个患者的生存资料，第 i 个患者生存时间记为 $t_i (i = 1, \cdots, n)$，用 d_i 作为是否删失的指示变量，$d_i = 1$ 表示终点事件发生，$d_i = 0$ 表示删失，则似然函数为

$$L(\lambda, \gamma) = \prod_{i=1}^{n} \left[h(t_i)^{d_i} S(t_i) \right] = \prod_{i=1}^{n} \left[(\lambda \gamma t_i^{\gamma-1})^{d_i} \exp(-\lambda t_i^{\gamma}) \right],$$

令

$$\begin{cases} \dfrac{\partial \ln L(\lambda, \gamma)}{\partial \lambda} = 0, \\ \dfrac{\partial \ln L(\lambda, \gamma)}{\partial \gamma} = 0. \end{cases}$$

解似然方程组即可得到参数 γ 和 λ 的估计值.

2）近似估计法.

根据式（7.9），Weibull 分布的生存函数经两次对数变换得

$$\ln[-\ln S(t)] = \ln\lambda + \gamma \ln t. \tag{7.11}$$

以 $\ln[-\ln S(t)]$ 为响应变量，$\ln t$ 为解释变量，用最小二乘法估计直线方程的截距 $\ln\lambda$ 以及斜率 γ，从而得参数 γ 和 λ 的估计值.

3. Weibull 回归模型

如果生存时间服从 Weibull 分布，且风险随时间单调变化，则可用 Weibull 回归模型分析各个因素对生存过程的影响. 假设尺度参数 λ 是关于影响因素 $X_1, X_2, \cdots, X_p$ 的函数，形式如下

$$\lambda = \exp(\beta_0 + \beta_1 x_1 + \beta_2 x_2 + \cdots + \beta_p x_p), \tag{7.12}$$

其中，β_0 为常数项，$\beta_1, \beta_2, \cdots, \beta_p$ 为因素 $X_1, X_2, \cdots, X_p$ 的偏回归系数. 将式（7.12）代入到

Weibull 分布的风险函数和生存函数中，便分别得到在影响因素 $X_1, X_2, \cdots, X_p$ 作用下的风险函数

$$h(t) = \gamma t^{\gamma-1} \exp(\beta_0 + \beta_1 x_1 + \beta_2 x_2 + \cdots + \beta_p x_p),$$

以及生存函数

$$S(t) = \exp[-t^\gamma \exp(\beta_0 + \beta_1 x_1 + \beta_2 x_2 + \cdots + \beta_p x_p)].$$

对于回归模型的检验同样采用似然比检验，模型中参数的检验可采用似然比检验、Wald 检验或得分检验.

与指数分布相类似，在拟合 Weibull 模型之前，要对生存时间是否符合 Weibull 分布进行检验，下面介绍如何利用图形法判断. 根据直线回归方程 (7.11)，以 $\ln[-\ln S(t)]$ 为纵坐标，一般用 Kaplan-Meier 法估计的生存率代替 $S(t)$，再以时间之对数 $\ln t$ 为横坐标，绘制散点图，若散点图近似呈直线趋势，则初步判断该资料服从 Weibull 分布.

例 7.2（继例 7.1）　我们根据小细胞肺癌患者生存时间的分布特征，已经尝试拟合了生存分析参数模型中形式最为简单的指数回归模型，Weibull 模型是指数模型的推广，试采用 Weibull 回归模型重新拟合该资料.

建立 Weibull 回归模型的前提条件是生存时间服从 Weibull 分布. 以 $\ln[-\ln S(t)]$ 为纵坐标，$\ln t$ 为横坐标，绘制散点图，发现图形近似呈两条直线（图 7.9），可初步判断生存时间服从 Weibull 分布.

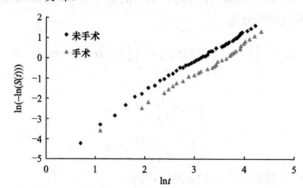

图 7.9　手术患者与非手术患者的 $\ln[-\ln S(t)]$ 对 $\ln t$ 散点图

拟合 Weibull 回归模型，结果见表 7.4.

表 7.4　Weibull 回归模型拟合结果

变量	自由度	参数估计值	标准误	χ^2	P
疾病分期	1	0.4623	0.0975	8.93	0.0028
手术治疗	1	-0.5970	0.1171	10.32	0.0013
常数项	1	-5.2179	0.0690	2273.26	<0.0001
λ	1	0.6301	0.0367		
γ	1	1.5870	0.0925		

最终得到回归模型：$h(t) = 1.5870t^{0.5870}\exp(-5.2179 + 0.4623x_1 - 0.5970x_2)$.

进一步计算手术患者与未手术患者发生死亡事件的风险比

$$\text{HR} = \frac{h(t \mid x_2 = 1)}{h(t \mid x_2 = 0)} = e^{-0.5970} = 0.5505,$$

即与未手术患者相比，接受手术治疗的患者死亡风险降低了 44.95%（$1 - 0.5505 = 0.4495$）.

以上结果说明，处于广泛期的患者比局限期患者的死亡风险更大；接受手术治疗的患者与未手术的患者相比死亡风险减小. 虽然采用 Weibull 回归模型得到的结论与指数回归模型相同，但是二者得出的风险比 HR 的值略有差别，那么究竟哪个模型更为有效呢？我们可通过检验参数 γ 是否等于 1 进行判断，如果总体的 $\gamma = 1$，则建立 Weibull 回归模型与建立指数回归模型相同. 采用似然比检验，$H_0 : \ln\gamma = 0$，$H_1 : \ln\gamma \neq 0$，检验统计量为

$$\chi^2_{\text{LR}} = 2(\ln L_W - \ln L_E) \sim \chi^2(1),$$

其中，$\ln L_W$ 是 Weibull 模型的对数似然函数，$\ln L_E$ 是指数模型的对数似然函数. Weibull 模型只比指数模型多了一个参数 γ，所以似然比检验的统计量 χ^2_{LR} 服从自由度为 1 的 χ^2 分布.

例 7.2 中，$\chi^2_{\text{LR}} = 2(\ln L_W - \ln L_E) = 2[(-194.715) - (-219.878)] = 50.326$，$P < 0.001$. 说明对于该资料，建立 Weibull 回归模型要优于指数回归模型. 进一步地，我们比较两个模型的 AIC 和 BIC 值（表 7.5），发现 Weibull 回归模型的 AIC 和 BIC 值相比指数回归模型都有所减少，进一步说明该资料建立 Weibull 回归模型要优于指数回归模型.

表 7.5　比较模型的 AIC 和 BIC 值

模型	AIC	BIC
指数回归模型	445.756	455.284
Weibull 回归模型	397.430	410.135

统计建模是一个不断探索的过程，在对模型的选择上，通常根据数据的分布特征，以最简单的模型出发，由浅入深地逐步发现并挖掘其中蕴涵的规律性，最终建立更为适合的统计模型.

可用于描述和分析生存资料的理论分布除了指数分布和 Weibull 分布以外，还有 Gamma 分布、对数正态分布、线性指数分布和 Gompertz 分布等. 详见参考文献 [59].

7.3　Cox 比例风险模型

随访资料中生存时间的分布有时难以确定，而且经常存在删失数据，这限制了参数模型在实践中的应用. 英国统计学家 D. R. Cox 于 1972 年提出了 Cox 比例风险模型，该模型在分析因素对于生存过程的影响时，对生存时间的分布形式没有具体要求，近些年来已在医学研究中广泛应用.

例 7.3　为探索乳腺癌术后患者的预后影响因素，某医院肿瘤科医生对 74 例乳腺癌术后患者进行随访，收集的资料包括：确诊年龄（X_1，岁）、首发转移类型（X_2：1

表示多发，0 表示单发）、激素受体检测结果（X_3：1 表示阳性，0 表示阴性）、生存状态（status：1 表示死亡，0 表示删失）及生存时间（time，月），数据形式见表 7.6.

表 7.6 某医院 74 例乳腺癌患者随访数据

编号	确诊年龄（岁）	首发转移类型	激素受体检测	生存状态	生存时间（月）
1	34	1	1	1	120
2	28	1	0	1	35
3	31	1	0	0	28
4	51	1	1	1	63
5	36	0	1	1	95
6	33	0	0	0	130
7	31	1	1	1	100
8	44	0	1	0	128
⋮	⋮	⋮	⋮	⋮	⋮
74	46	0	1	1	120

研究者欲评价首发转移类型 X_2 对于患者术后生存时间的影响，并以年龄 X_1 作为控制变量. 根据乳腺癌的年龄分布特征将确诊年龄设置为分类变量

$$X_1 = \begin{cases} 1, & \text{确诊年龄} > 35 \text{ 岁}, \\ 0, & \text{确诊年龄} \leqslant 35 \text{ 岁}. \end{cases}$$

由于患者生存时间的分布未能确定，而且部分患者在研究终止时仍存活，未出现死亡事件，属于删失数据，所以无法拟合参数模型，可考虑建立 Cox 比例风险回归模型.

7.3.1 Cox 回归模型的基本原理

1. Cox 回归模型的基本形式

研究对象的生存过程是多个影响因素综合作用的结果. Cox 回归模型可直接建立终点事件的发生风险（即风险函数 $h(t \mid X)$）与这些影响因素之间的函数关系. 当所有影响因素均不存在时，研究对象终点事件的发生风险称为基准风险函数，用 $h_0(t)$ 表示，$h_0(t)$ 是仅与时间有关的风险. 当研究对象中存在多个影响终点事件发生的因素时，风险函数 $h(t \mid X)$ 可视为这些影响因素同时作用在基准风险函数 $h_0(t)$ 上的综合结果. 此时，通常将风险函数表达为基准风险函数（和时间有关）与相应协变量函数（和时间无关）的乘积：

$$h(t \mid X) = h_0(t) g(X),$$

其中，风险函数 $h(t \mid X)$ 表示 t 时刻存活的患者瞬间死亡的概率；$X = (X_1, X_2, \cdots X_p)$ 为 p 维协变量，其中，$X_i (i = 1, 2, \cdots p)$ 是表示患者特征的变量或影响终点事件的因素；函数 $g(X)$ 反映协变量的影响情况，一般要满足 $g(0) = 1$，并且对任意 X，有 $g(X) > 0$. 当影响终点事件的因素都不存在，即 $g(0) = 1$ 时，$h(t \mid X) = h_0(t)$. 对于协变量函数 $g(X)$，通常表示为对数线性模型 $g(X) = e^{X^T \beta}$，相应地，风险函数可以表示为

$$h(t \mid X) = h_0(t) e^{X^T \beta}. \tag{7.13}$$

式（7.13）被称为 Cox 比例风险回归模型（Cox's proportional hazards regression model，PHREG）. $h_0(t)$ 是仅与时间有关的风险函数，其分布没有明确的假定，是模型的非参数部分；$e^{X^{\mathrm{T}}\beta}$ 是在 $h_0(t)$ 效应的基础上产生作用的，而且 $e^{X^{\mathrm{T}}\beta}$ 所致效应的估算值不受时间影响，是模型的参数部分. 因此 Cox 回归模型属于半参数回归模型（semi-parametric regression model），兼有参数和非参数方法的特点.

式（7.13）经过整理，可写成下面的形式

$$\ln \frac{h(t)}{h_0(t)} = X^{\mathrm{T}}\beta.$$

因此，对任一个体在任何时刻的风险函数都正比于基准风险函数，比例因子为 $e^{X^{\mathrm{T}}\beta}$.

例如，在例 7.3 中，当患者确诊年龄 $\leqslant 35$ 岁（$X_1 = 0$）且为首次单发转移（$X_2 = 0$）时，乳腺癌术后患者的死亡基准风险函数为 $h_0(t)$. 在确诊年龄 > 35 岁（$X_1 = 1$）且为首次多发转移（$X_2 = 1$）时，死亡风险变为 $h(t \mid X)$. 其 Cox 比例风险回归模型可表示为

$$h(t \mid X) = h_0(t)e^{\beta_1 x_1 + \beta_2 x_2} = h_0(t)e^{\beta_1 + \beta_2}.$$

风险函数 $h(t \mid X)$ 的值可以随时间的变化而变化，但是与基准死亡风险 $h_0(t)$ 保持一个恒定的比例，即 $e^{\beta_1 x_1 + \beta_2 x_2}$.

对于任意两组个体，其影响因素分别为 X_1 和 X_2，则两组个体风险函数之比称为风险比（hazard ratio，HR），即

$$\mathrm{HR}(t \mid X_1, X_2) = h(t \mid X_1)/h(t \mid X_2) = h_0(t)e^{X_1^{\mathrm{T}}\beta}/h_0(t)e^{X_2^{\mathrm{T}}\beta} = e^{(X_1 - X_2)^{\mathrm{T}}\beta}.$$

$$(7.14)$$

风险比的含义与相对危险度相同，表示某一组个体终点事件发生风险是另一组个体终点事件发生风险的倍数. 例如，通过例 7.3 所建立的 Cox 比例风险回归模型，我们可以计算出年龄大于 35 岁的患者中，相对于首发单个转移的患者（$X_2 = 0$），首发多个部位转移的患者（$X_2 = 1$）死亡事件发生的风险比为

$$\mathrm{HR}(t \mid x_2 = 1, x_2 = 0) = h_0(t)e^{\beta_1 \times 1 + \beta_2 \times 1}/h_0(t)e^{\beta_1 \times 1 + \beta_2 \times 0} = e^{\beta_1 \times (1-1) + \beta_2 \times (1-0)} = e^{\beta_2}.$$

其含义为：在年龄大于 35 岁的乳腺癌术后患者中，首发多个部位转移患者的死亡风险是首发单个转移患者的 e^{β_2} 倍.

Cox 比例风险回归模型对基准风险函数 $h_0(t)$ 的具体分布不作要求. 通过式（7.14）不难看出，分子分母中同时出现的基准风险函数 $h_0(t)$ 可以被约掉，即计算 HR 时不必考虑基准风险函数 $h_0(t)$ 的具体形式. 因此，建立 Cox 回归模型不需要假设生存时间的分布类型，这也是该模型在医学研究中得以广泛应用的一个重要原因.

2. 适用条件

建立 Cox 回归模型需要满足以下前提条件：各危险因素的取值及效应均不随时间变化，任意时刻的风险比都是恒定的. 这是 Cox 回归模型的一个重要假设，也是"比例风险"的含义所在. 本节的最后会介绍如何判断比例风险是否成立.

3. Cox 比例风险模型与指数回归模型、Weibull 回归模型的关系

（1）当 $h_0(t) = e^a$，即 $h_0(t)$ 为常数时，有

$$h(t \mid X) = \exp(\alpha + X^{\mathrm{T}}\beta),$$

即为指数回归模型；

（2）当 $h_0(t) = \gamma t^{\gamma-1} e^\alpha$ 时，有

$$h(t \mid X) = \gamma t^{\gamma-1} \exp(\alpha + X^{\mathrm{T}}\beta),$$

即为 Weibull 回归模型.

可见，指数回归模型和 Weibull 回归模型可看成 Cox 比例风险模型的特例.

Cox 比例风险模型在不对生存时间的具体分布进行假设的情况下，依然能够估计影响因素的 HR，进而评价各个因素对生存过程的作用效果，而这一点是指数回归模型和 Weibull 回归模型所不及的. 鉴于此，Cox 回归模型的提出被誉为生存分析研究历史的里程碑.

7.3.2 Cox 回归模型的参数估计

建立 Cox 比例风险模型的过程中，在估计危险因素的回归系数时，为了避免对基准风险函数做确切估计，D. R. Cox 于 1972 年通过计算条件死亡概率，利用偏似然函数的方法解决了参数估计和假设检验问题.

与极大似然估计稍有不同，偏似然函数的构造思想是：将 n 个患者的生存时间按照从小到大的顺序排列 $t_1 \leqslant t_2 \leqslant \cdots \leqslant t_i \leqslant \cdots \leqslant t_n$，$R_i$ 表示生存时间 $T \geqslant t_i$ 并且具有死亡风险的所有患者的集合，称 R_i 为危险集. 对每一个死亡时间点 t_i，R_i 中的每个个体经历这一时间点时均有死亡风险. 那么在 t_i 时刻尚存活的个体 $i, i+1, i+2, \cdots, n$ 中，第 i 个个体在该时刻死亡的条件概率是

$$q_i = \frac{h_0(t_i)\exp(\beta_1 x_{i1} + \cdots + \beta_p x_{ip})}{\sum\limits_{m=i}^{n} h_0(t_i)\exp(\beta_1 x_{m1} + \cdots + \beta_p x_{mp})} = \frac{\exp(\beta_1 x_{i1} + \cdots + \beta_p x_{ip})}{\sum\limits_{m=i}^{n} \exp(\beta_1 x_{m1} + \cdots + \beta_p x_{mp})} = \frac{e^{X_i^{\mathrm{T}}\beta}}{\sum\limits_{m \in R_i} e^{X_m^{\mathrm{T}}\beta}},$$

其中，$x_{i1}, x_{i2}, \cdots, x_{ip}$ 表示在 t_i 时刻死亡患者的风险因素；$\sum\limits_{m \in R_i} e^{X_m^{\mathrm{T}}\beta}$ 表示在 t_i 时刻对风险集 R_i 中所有患者的 $e^{X^{\mathrm{T}}\beta}$ 求和，$m = i, \cdots, n$. 再根据概率乘法原理，所有个体死亡的概率为各时间点条件死亡概率的连乘积，从而构造出条件偏似然函数

$$L(\beta) = \prod_{i=1}^{n} q_i = \prod_{i=1}^{n} \left[\frac{e^{X_i^{\mathrm{T}}\beta}}{\sum\limits_{m \in R_i} e^{X_m^{\mathrm{T}}\beta}} \right]^{\delta_i} = \prod_{i=1}^{n} \frac{e^{X_i^{\mathrm{T}}\beta}}{\sum\limits_{m \in R_i} e^{X_m^{\mathrm{T}}\beta}}, \tag{7.15}$$

其中，$\delta_i = \begin{cases} 1 & \text{第 } i \text{ 个体死亡}, \\ 0 & \text{第 } i \text{ 个体删失} . \end{cases}$

一般的似然函数应包括所有样本点，而这里的 $L(\beta)$ 只含有死亡时点（完全数据），故称之为偏似然函数.

为了估计回归系数向量 $\beta = (\beta_1, \beta_2, \cdots, \beta_p)^{\mathrm{T}}$，首先将式（7.15）取对数，得到对数偏似然函数

$$\ln L(\beta) = \sum_{i=1}^{n} \left(X_i^{\mathrm{T}}\beta - \ln \sum_{m \in R_i} e^{X_m^{\mathrm{T}}\beta} \right). \tag{7.16}$$

然后对 $\beta_j (j = 1, 2, \cdots, p)$ 求一阶偏导数，并且令 $\dfrac{\partial \ln L(\beta)}{\partial \beta_j} = 0$，可得到下面的联立

方程组

$$
\begin{cases}
\dfrac{\partial \ln L(\beta)}{\partial \beta_1} = 0, \\[2mm]
\dfrac{\partial \ln L(\beta)}{\partial \beta_2} = 0, \\[1mm]
\quad\cdots\cdots \\[1mm]
\dfrac{\partial \ln L(\beta)}{\partial \beta_p} = 0.
\end{cases}
$$

用 Newton-Raphson 迭代方法求解该联立方程组，即可得到 β_j 的偏极大似然估计值.
要估计回归系数方差，需求出对数偏似然函数对 $\beta_j (j = 1, 2, \cdots, p)$ 的二阶偏导数

$$
\frac{\partial^2 \ln L(\beta)}{\partial \beta_j{}^2} = -\sum_{i=1}^{n} \left[\frac{\left(\sum\limits_{m \in R_i} x_{mj}^2 \mathrm{e}^{X_m^{\mathrm{T}}\beta}\right)\left(\sum\limits_{m \in R_i} \mathrm{e}^{X_m^{\mathrm{T}}\beta}\right) - \left(\sum\limits_{m \in R_i} x_{mj} \mathrm{e}^{X_m^{\mathrm{T}}\beta}\right)^2}{\left(\sum\limits_{m \in R_i} \mathrm{e}^{X_m^{\mathrm{T}}\beta}\right)^2} \right].
$$

由二阶偏导数的负值组成的矩阵被称为信息矩阵，由 $I(\beta)$ 表示，则

$$
I(\beta) = -\frac{\partial^2 \ln L(\beta)}{\partial \beta_j \, \partial \beta_s}, \quad j = 1, 2, \cdots, p, \ s = 1, 2, \cdots, p.
$$

回归系数的方差估计值 $V(\hat{\beta})$ 可由信息矩阵的逆矩阵得到

$$
V(\hat{\beta}) = I(\beta)^{-1},
$$

则回归系数标准误的估计值 $S(\hat{\beta})$ 为

$$
S(\hat{\beta}) = \left[I(\beta)^{-1} \right]^{1/2}.
$$

以上的参数估计方法是针对生存时间无重复的生存资料而言的. 如果生存时间有重复，即在 t_i 时刻有两个或两个以上患者死亡，我们称为有节点（ties），这种情况下要估计回归系数，需要对上述偏似然函数的表达式进行修正.

修正的方法有三种，第一种是精确偏似然函数方法，计算较为复杂，另外两种是 Breslow（1974 年）和 Efron（1977 年）分别提出的精确偏似然函数渐近表达法. 统计软件 SAS 有相应的程序可以得到三种方法的估计值. 一般来说，Efron 方法比 Breslow 方法所得的结果更精确，但是在生存时间重复不多的情况下，Breslow 方法也可以得到较满意的估计.

例 7.3 中，采用偏极大似然估计方法估计回归系数，变量 X_1（年龄）的回归系数 $\hat{\beta}_1 = 0.431$，标准误 $S(\hat{\beta}_1) = 0.346$；变量 X_2（首发转移类型）的回归系数 $\hat{\beta}_2 = 0.637$，标准误 $S(\hat{\beta}_2) = 0.297$.

所得 Cox 比例风险回归模型如下

$$
h(t) = h_0(t)\exp(0.431 x_1 + 0.637 x_2).
$$

分析结果表明，年龄大于 35 岁的乳腺癌术后患者的死亡风险是年龄小于等于 35 岁患者的 1.539 倍（$e^{0.431} = 1.539$）；首发多个部位转移的患者术后死亡风险是首发单个转移患者的 1.891 倍（$e^{0.637} = 1.891$）.

7.3.3　Cox 比例风险回归模型的假设检验

建立 Cox 回归模型并估计回归系数以后，需要对回归系数是否有统计学意义进行检验. 与前面介绍的广义线性模型回归系数的假设检验方法类似（请参考第 5 章），用

于 Cox 模型回归系数检验的方法有 3 种：偏似然比检验、Wald 检验和得分检验.

偏似然比检验主要用于模型中不显著变量的剔除和新变量的引入，以及包含不同协变量的模型间的比较. 当 Cox 回归模型中包含 p 个解释变量，检验其中第 j 个解释变量是否有统计学意义时，偏似然比检验的统计量 χ^2_{LR} 的值为

$$\chi^2_{\mathrm{LR}} = 2[\ln L(\hat{\beta}) - \ln L(\hat{\beta}_{p-1})],$$

其中，$\ln L(\hat{\beta})$ 表示模型包括全部 p 个回归变量时的对数偏似然函数；$\ln L(\hat{\beta}_{p-1})$ 表示模型除了第 j 个回归变量外，其他 $p-1$ 个回归变量的对数偏似然函数. 在 $H_0 : \beta_j = 0$ 成立的前提下，$\chi^2_{\mathrm{LR}} \sim \chi^2(1)$.

在例 7.3 中，对变量 X_2 的回归系数 β_2 进行假设检验，模型中包含 X_1 和 X_2 两个变量时的对数偏似然函数值为 -167.224，模型中去除 X_2 后的对数偏似然函数值为 -169.526，则

$$\chi^2_{\mathrm{LR}} = 2[\ln L(\hat{\beta}) - \ln L(\hat{\beta}_{p-1})] = 2[-167.224 - (-169.526)] = 4.604,$$

$$v = 1, \quad p = 0.0319.$$

因此，在显著性水平 $\alpha = 0.05$ 的情况下，变量 X_2 有统计学意义. 可认为首发转移个数是乳腺癌术后患者的预后影响因素.

Wald 检验可用于检验模型中的协变量是否应被剔除. 当对模型中第 j 个回归变量的系数作统计学检验时，相应的统计量为

$$z = \hat{\beta}_j / S(\hat{\beta}_j),$$

即回归系数的估计值与回归系数标准误估计值的比. 对于大样本而言，由于 z 服从标准正态分布，所以 z^2 服从自由度为 1 的 χ^2 分布. 因此，Wald 检验统计量也可以表示为

$$\chi^2_w = [\hat{\beta}_j / S(\hat{\beta}_j)]^2 \sim \chi^2(1).$$

例 7.3 中对回归系数 β_2 的假设检验采用 Wald 方法，则

$$\chi^2_w = [\hat{\beta}_j / S(\hat{\beta}_j)]^2 = [0.637/0.297]^2 = 4.6,$$

$$v = 1, \quad p = 0.032.$$

在显著性水平 $\alpha = 0.05$ 的情况下，依然认为变量 X_2 有统计学意义.

得分检验既可以检验一个或多个新变量能否引入模型，也可以检验变量间的交互作用能否对生存时间产生影响. 假定已建立一个包含 P 个协变量的模型，其参数估计为向量 β，信息矩阵为 I，方差-协方差矩阵为 V，当增加第 K 个协变量时 $(K > P)$，其对应的回归系数为 β_K，将模型中包含 P 个协变量的回归系数向量和 β_K 代入式 (7.16)，求其一阶偏导数 f_K，二阶偏导数 g_K，二阶混合偏导数 G_K 和 $V = I^{-1}$，则在 $H_0 : \beta_K = 0$ 成立的条件下，

$$\chi^2 = \frac{f_K^2}{g_K - G_K V G_K^{\mathrm{T}}} \sim \chi^2(1).$$

7.3.4　风险指数

从 Cox 模型可以看出，终点事件发生的风险与患者具有的危险因素及各因素对应的回归系数大小有关，式 (7.12) 的指数部分取值越大，则风险函数 $h(t \mid X)$ 的值越大，将 Cox 模型的指数部分称为风险指数 (hazard index, HI)，于是

$$\mathrm{HI} = \beta_1 x_1 + \beta_2 x_2 + \cdots + \beta_p x_p.$$

HI 是反应个体预后情况的指标，它代表了各协变量的综合效应，可用来对个体未来的生存情况进行预测. 将患者各风险因素的取值代入该方程，即可得到个体的风险指数 HI，HI 越大表示终点事件发生的风险越高或预后越差.

例 7.3 中，1 号患者风险指数 $HI_1 = 0.431 \times 0 + 0.637 \times 1 = 0.637$，4 号患者的风险指数 $HI_4 = 0.431 \times 1 + 0.637 \times 1 = 1.067$. 可以看出，对于乳腺癌术后患者而言，首发转移个数越多，其预后越差.

7.3.5　比例风险的检验方法

某因素对预后的作用强度恒定是应用 Cox 比例风险模型的前提，即各危险因素的效应不随时间变化而变化. 应用 Cox 模型之前，应该首先考察资料是否满足比例风险恒定的要求，常用的判断方法有：图示法和拟合优度检验法.

1. 图示法

当比例风险假定成立时，在式 (7.4) 的基础上，结合比例风险模型 $h(t \mid X) = h_0(t) e^{X^T \beta}$，可以得出在协变量 $X = (X_1, X_2, \cdots, X_p)$ 的作用下，生存函数 $S(t \mid X)$ 与基准生存函数 $S_0(t)$ 的关系

$$S(t \mid X) = e^{-\int h(u, X) du} = e^{-\int h_0(u) e^{b^T X} du} = e^{[-\int h_0(u) du] e^{b^T X}} = S_0(t)^{e^{b^T X}}.$$

对上式进行对数 — 负对数变换得

$$\ln[-\ln S(t, X)] = \ln[-e^{b^T X} \times \ln S_0(t)] = \ln[e^{b^T X}] + \ln[-\ln S_0(t)]$$
$$= b^T X + \ln[-\ln S_0(t)].$$

假设两组个体协变量取值分别为 $X_1 = (x_{11}, x_{12}, \cdots, x_{1m})$ 和 $X_2 = (x_{21}, x_{22}, \cdots, x_{2m})$，则

$$\ln[-\ln S(t, X_1)] = b^T X_1 + \ln[-\ln S_0(t)], \tag{7.17}$$
$$\ln[-\ln S(t, X_2)] = b^T X_2 + \ln[-\ln S_0(t)]. \tag{7.18}$$

式 (7.17) 与式 (7.18) 相减得

$$\ln[-\ln S(t, X_1)] - \ln[-\ln S(t, X_2)] = b^T(X_1 - X_2).$$

可见，如果比例风险假定成立，则二者的差值是与时间 t 无关的常数 $b^T(X_1 - X_2)$. 绘制按照解释变量分组的 $\ln[-\ln S(t, X)]$ 随时间 t 变化的曲线，如曲线间的垂直距离保持不变，即各曲线保持平行，则提示比例风险假设成立.

例如，用图示法判断例 7.3 中的变量 X_2 是否满足比例风险假定，分别绘制 $X_1 = 1$ 和 $X_1 = 0$ 时 $\ln[-\ln S(t, X)]$ 随时间 t 变化的散点图 (图 7.10)，可以看出，两组曲线间的垂直距离基本相同，可认为符合比例风险假设.

采用图示法的优势在于简单直观，但是该方法的主观性较强. 若待检验的变量为连续变量，要先离散化，即先转换成分类变量，再进行图形判断.

2. 拟合优度检验法

另一种判断比例风险假定是否成立的方法是采用拟合优度检验，该方法相对图示法来说更客观，但是无法直观呈现各组生存率的变化趋势. 我们先介绍拟合优度检验方法所涉及的统计量. 对于所有发生终点事件的患者，将各协变量的实际值与期望值的差值

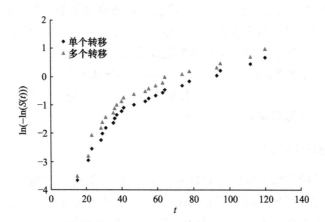

图 7.10　图示法判断变量 X_2 是否满足比例风险假定

称为 Schoenfeld 残差（Schoenfeld residuals），表示为

$$\text{Schoenfeld 残差} = x_{ik} - \sum_{m \in R(t_i)} x_{mk} p_m,$$

其中，x_{ik} 为在 t_i 时刻发生终点事件的患者的第 k 个协变量的实际取值，x_{mk} 为 t_i 时刻尚在风险集里的患者 m 的第 k 个协变量取值，p_m 为风险集中患者 m 在 t_i 时刻发生终点事件的概率. $\sum_{m \in R(t_i)} x_{mk} p_m$ 的含义是 t_i 时刻尚在风险集中的所有患者第 k 个协变量的加权平均值. 这样，对于所有发生终点事件的患者的每一个协变量，都可以计算出相应的 Schoenfeld 残差.

拟合优度检验的思想是：如果某变量符合比例风险假定，那么该变量的 Schoenfeld 残差与生存时间不相关. 该检验的计算步骤为：

（1）计算待检验变量的 Schoenfeld 残差；

（2）对非删失数据的生存时间排秩 R；

（3）检验 Schoenfeld 残差与 R 的相关性.

检验假设为 $H_0 : \rho = 0$，若拒绝 H_0，则认为该变量不满足比例风险假定.

7.4　扩展的比例风险回归模型

在 Cox 比例风险模型中，我们假设协变量的效应与时间无关，同时，每个研究对象的终点事件仅允许发生一次，且每个个体的生存时间是独立的. 然而，在实践中，协变量的效应在研究期间可能会随着时间而改变，同一终点事件也可能在观察期间反复发生. 在这种情况下，比例风险模型就不再适用，但是可以通过本节介绍的扩展的比例风险模型来解决.

7.4.1　含依时协变量的生存模型

应用 Cox 比例风险回归模型的前提是某预后因素的效应不随时间变化. 也就是说，具有某预后因素者的死亡风险与不具有该因素者的死亡风险的比例在所有时间上都保持

恒定, 回顾式 (7.12)

$$h(t \mid X) = h_0(t) e^{X^T \beta}.$$

这个比例为常数 $e^{X^T \beta}$. 然而, 有时也会遇到这样的情况, 因素的效应 (风险比) 是随时间而变化的. 请看下面的例子:

例 7.4 (继续例 7.3) 研究者继续探索另一因素激素受体 (X_3) 对乳腺癌患者术后生存情况的影响, 其中年龄为需要控制的混杂因素.

研究者尝试拟合 Cox 比例风险模型, 首先检验变量是否符合比例风险假定. 激素受体阳性患者和激素受体阴性患者的生存曲线见图 7.11.

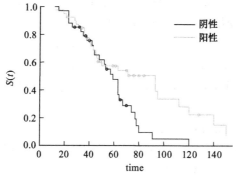

图 7.11 两组患者的生存曲线

进一步绘制控制患病年龄后两组患者的 $\ln[-\ln S(t,X)]$ 随时间 t 变化的散点图 (图 7.12).

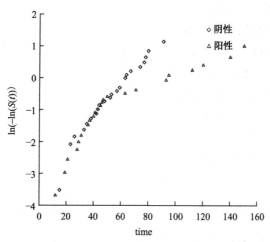

图 7.12 $\ln[-\ln S(t,X)]$ 随时间 t 变化的散点图

图 7.12 显示, 两条曲线并不平行, 前半段趋势基本相同, 后半段两条曲线逐渐分开. 可见, 图示法检验结果显示, 该变量并不符合比例风险假设.

再采用拟合优度检验方法进行检验, 在所有非删失数据中, 激素受体检测变量的 Schoenfeld 残差与生存时间的相关系数为 -0.2771 ($P = 0.0446$), 进一步验证了该变量不符合比例风险假设.

图示法和拟合优度检验结果均认为激素受体检测这个变量不符合比例风险假设, 随着时间的变化，该变量的效应并非一成不变，无法用 Cox 比例风险回归模型进行分析.

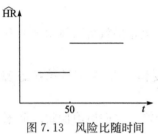

图 7.13　风险比随时间
改变示意图

仔细观察激素受体检测结果为阴性和阳性的两组患者的生存曲线，发现在随访的第 50 周以前，两组的生存率的变化趋势相似，即死亡风险大致相同，但是第 50 周以后，生存曲线开始逐渐分离，说明在随访第 50 周以后，两组患者的死亡风险开始出现差异. 由此，两组的风险比在第 50 周以后可能会开始变化（图 7.13）.

为了解决这一问题，我们在原来 Cox 模型的基础之上加入依时协变量来解释激素受体检测变量随时间变化的部分，并称之为含依时协变量的 Cox 比例风险模型.

令 $g_1(t) = \begin{cases} 1, & t < 50, \\ 0, & t \geqslant 50, \end{cases}$　$g_2(t) = \begin{cases} 0, & t < 50, \\ 1, & t \geqslant 50, \end{cases}$

$g_1(t)$ 和 $g_2(t)$ 是表示两个时间段的指示变量，建立的含依时协变量的 Cox 比例风险模型的具体形式是

$$h(t, X(t)) = h_0(t)\exp[\beta x_1 + \delta_1(x_3 \cdot g_1(t)) + \delta_2(x_3 \cdot g_2(t))],$$

这里，$x_3 \cdot g_1(t)$ 和 $x_3 \cdot g_2(t)$ 为依时协变量. 通过以上模型容易得出以下结论.

(1) 当 $t < 50$ 时，$x_3 \cdot g_2(t) = 0$，则

$$h(t, X(t)) = h_0(t)\exp[\beta x_1 + \delta_1(x_3 \cdot g_1(t))],$$

激素受体检测的风险比估计值为 $\widehat{HR} = \exp(\hat{\delta}_1)$；

(2) 当 $t \geqslant 50$ 时，$x_3 \cdot g_1(t) = 0$，则

$$h(t, X(t)) = h_0(t)\exp[\beta x_1 + \delta_2(x_3 \cdot g_2(t))],$$

激素受体检测的风险比估计值为 $\widehat{HR} = \exp(\hat{\delta}_2)$.

可见扩展的比例风险模型中加入了依时协变量后，不同的时间段内激素受体检测变量的风险比值也不同，这正是依时变量的作用所在.

对于参数 β, δ_1 和 δ_2 的估计仍然采用偏极大似然估计方法，估计结果见表 7.7.

表 7.7　参数的偏极大似然估计结果

变量	自由度	参数估计	标准误	χ^2	P	HR
x_1	1	0.4137	0.3358	1.5181	0.2179	1.512
$x_3 \cdot g_1(t)$	1	0.0289	0.3875	0.0055	0.9406	1.029
$x_3 \cdot g_2(t)$	1	−1.6879	0.4816	12.2848	0.0005	0.185

结果显示，当 $t < 50$ 时，与激素受体检测结果阴性的乳腺癌患者相比，激素受体阳性患者的死亡风险为 $\widehat{HR} = \exp(\hat{\delta}_1) = 1.029$（$P = 0.9406$），两组差异无统计学意义，说明暂不能认为两组患者的死亡风险有差异；当 $t \geqslant 50$ 时，与激素受体阴性的乳腺癌患者相比，激素受体阳性患者的死亡风险为 $HR = \exp(\hat{\delta}_2) = 0.185 = 1/5.405$（$P = 0.0005$），表明激素受体检测为阴性的患者死亡风险是检测结果阳性患者的 5.4054 倍.

以上方法适用于协变量的取值不随时间变化但其效应却随时间变化的情况. 临床中，还会遇到相反的情况，即协变量的效应不随时间改变而其取值却在每次随访中存在变动，这也属于依时协变量的范畴，依然可以通过扩展的 Cox 比例风险模型解决. 另

外，依时协变量进入模型的形式也可以多样化，详细内容请见参考文献 [56].

7.4.2 终点事件重复发生的生存模型

大部分探索终点事件与影响因素之间关系的研究中，同一研究对象的终点事件在研究期间最多只能发生一次（如死亡事件），我们前面介绍的分析方法也都是针对终点事件只发生一次的情况. 然而，在临床实践中，终点事件在研究期间可能发生多次，如膀胱癌切除术后一段时间内的复发情况；再如，慢性心力衰竭患者首次住院以后再住院情况等. 随着近年来生存分析方法的发展，统计学家通过改进资料的整理方法和参数估计标准误的计算方法，已经使采用 Cox 比例风险模型解决上述问题成为可能.

例 7.5 在一项对老年冠心病患者（年龄≥60 岁）实施非心脏手术的麻醉策略优化的研究中，研究者欲评价两种不同的麻醉方式（吸入全麻和静脉全麻）对于患者术后心脏事件发生情况的影响，心脏事件的定义为发生以下任一事件：急性心肌梗死、充血性心力衰竭或非致死性心跳骤停. 研究者共观察了 5 个时间点（rtime），即术中、术后第 1 天、第 2 天、第 3 天和第 4 天，相应的 rtime 取值分别为 1，2，3，4，5，记录 719 例患者各个时间点上心脏事件的发生情况. 原始数据库中部分资料见表 7.8 和表 7.9.

表 7.8 麻醉策略优化研究变量说明及赋值

变量	说明	赋值或单位
ID	患者编号	—
status	结局	1＝死亡，0＝生存
group	麻醉方式	1＝吸入全麻，0＝静脉全麻
sex	性别	1＝男，2＝女
age	年龄	岁
NYHA	心功能分级	1＝Ⅰ级，2＝Ⅱ级，3＝Ⅲ级～Ⅳ级
rtime	终点事件发生时间	天

表 7.9 老年冠心病患者实施非心脏手术的麻醉策略优化研究中部分患者随访资料

ID	status	group	sex	age	NYHA	rtime No. 1	rtime No. 2	rtime No. 3
1	0	0	1	67	2			
2	1	1	1	72	3	1	2	
3	0	1	1	65	2			
4	1	0	1	68	2	3	4	5
5	0	1	1	78	1			
6	0	1	1	69	2			
7	0	0	2	67	2			
8	1	1	2	83	1	2		
⋮	⋮	⋮	⋮	⋮	⋮	⋮	⋮	⋮
719	1	1	1	78	3	3	5	

　　以上资料中显示，1，3，5，6，7号患者在随访中未发生心脏事件；2号患者发生了2次心脏事件，时间分别是手术中和术后第1天；4号患者共发生3次心脏事件，时间分别是术后第2，3，4天等.

　　为了满足Cox比例风险模型对于数据格式的要求，需要重新整理数据形式. 首先，将终点事件重复发生的患者资料拆分成多条记录. 然后，增加变量 T_1 和 T_2 用于定义观察时间区间的下限和上限，同时增加指示变量 status 定义该区间上终点事件是否发生（1＝发生心脏事件，0＝删失），其他协变量的值不变. 以2号患者为例，数据整理具体过程如下.

　　2号患者共发生了2次心脏事件，第1次是在手术中，定义时间区间 $T_1 = 0$，$T_2 = 1$，在这个区间里发生了心脏事件，所以指示变量 status＝1；第2次心脏事件发生在术后第1天，定义时间区间 $T_1 = 1$，$T_2 = 2$，该区间内发生了心脏事件，所以 status＝1；在后面的随访中，即在时间区间 $T_1 = 3$，$T_2 = 5$ 中，患者无心脏事件发生，所以 status＝0. 其他协变量的值不变. 经过以上整理，2号患者的1条原始记录被拆分为3条记录. 变量 L 用于定义整理后形成的3条记录的时间顺序，取值分别为1，2，3.

　　1，3，5，6，7号患者在随访中未发生心脏事件，依然可以按照上面的方法整理，定义时间区间 $T_1 = 1$，$T_2 = 5$，只是在该区间里并未发生心脏事件，因此 status＝0. 其他协变量的值不变.

　　经过重新整理后的数据形式见表7.10.

表 7.10　患者随访资料重新整理

id	status	L	T_1	T_2	group	sex	age	NYHA
1	0	1	0	5	0	1	67	2
2	1	1	0	1	1	1	72	3
2	1	2	1	2	1	1	72	3
2	0	3	2	5	1	1	72	3
3	0	1	0	5	1	1	65	2
4	1	1	0	3	0	1	68	2
4	1	2	3	4	0	1	68	2
4	1	3	4	5	0	1	68	2
5	0	1	0	5	1	1	78	1
6	0	1	0	5	1	1	69	2
7	0	1	0	5	0	2	67	2
8	1	1	0	2	1	2	83	1
8	0	2	2	5	1	2	83	1
⋮	⋮	⋮	⋮	⋮	⋮	⋮	⋮	⋮
718	1	1	0	3	1	1	78	3
719	1	2	3	5	1	1	78	3

为研究麻醉方式对心脏事件发生的影响,考虑到性别、年龄和心功能分级为可能的混杂因素,因此也将这些变量一并纳入模型中加以控制. 首先将年龄变量分组

$$\text{age1} = \begin{cases} 0, & \text{患者年龄} \leqslant 70 \text{ 岁,} \\ 1, & \text{患者年龄} > 70 \text{ 岁.} \end{cases}$$

然后,将变量心功能分级设置为哑变量形式,赋值方法见表 7.11.

表 7.11　变量 NYHA 的哑变量设置说明

心功能分级	NYHA1	NYHA2
Ⅰ级	0	0
Ⅱ级	1	0
Ⅲ级~Ⅳ级	0	1

建立的生存模型为

$$h(t, X) = h_0(t)\exp(\beta_1 \text{group} + \beta_2 \text{age1} + \beta_3 \text{sex} + \beta_4 \text{NYHA1} + \beta_5 \text{NYHA2}).$$

模型参数估计依然采用偏极大似然估计方法. 假设将所有患者发生的全部终点事件按发生时间从小到大排序得到 $t_i(i = 1, 2, \cdots, 5)$. 建立的似然函数为

$$L = \prod_{i=1}^{5} L_i = L_1 \times L_2 \times L_3 \times L_4 \times L_5,$$

式中每一项 L_i 都是一个条件概率,即 t_i 时刻尚在风险集 $R(t_i)$ 的患者该时刻发生心脏事件的概率,L_i 的计算方法如下

$$L_i = \frac{\exp(\beta_1 \text{group}_{(i)} + \beta_2 \text{age1}_{(i)} + \beta_3 \text{sex}_{(i)} + \beta_4 \text{NYHA1}_{(i)} + \beta_5 \text{NYHA2}_{(i)})}{\sum_{s \in R(t_i)} \exp(\beta_1 \text{group}_{s(i)} + \beta_2 \text{age1}_{s(i)} + \beta_3 \text{sex}_{s(i)} + \beta_4 \text{NYHA1}_{s(i)} + \beta_5 \text{NYHA2}_{s(i)})},$$

上式中,$\text{group}_{(i)}$,$\text{age1}_{(i)}$,$\text{sex}_{(i)}$,$\text{NYHA1}_{(i)}$,$\text{NYHA2}_{(i)}$ 表示各变量在 t_i 时刻的取值;$s(i)$ 表示 t_i 时刻在风险集 $R(t_i)$ 中的患者人数.

整理后的数据集虽然使模型拟合得以实现,但是也带来了新的问题,即来自同一患者的多条记录之间存在相关性. 而传统的 Cox 比例风险模型都是假定记录之间是独立的,然后进行参数估计. 为了校正记录之间相关性的影响,1989 年 Lin 和 Wei 提出了robust 方差估计的方法,很好地校正了来自同一个体的重复观测之间的相关性问题.

Robust 方差估计主要是对模型回归系数的估计方差进行了调整

$$R(\hat{\beta}) = \text{var}(\hat{\beta})[R_s^{\mathrm{T}} R_s]\text{var}(\hat{\beta}),$$

其中 R_s 为残差得分(score residuals)矩阵. 具体计算过程较为繁杂,可通过计算机辅助实现. 例 7.5 模型参数估计结果见表 7.12.

表 7.12　例 7.5 模型参数估计结果

变量	自由度	系数	标准误	标准误比值	χ^2	P	HR
group	1	−0.7185	0.2799	1.239	6.5901	0.0103	0.488
sex	1	−0.7057	0.5095	1.359	1.9191	0.1660	0.494
age1	1	0.4749	0.5157	1.489	0.8481	0.3571	1.608

续表

变量	自由度	系数	标准误	标准误比值	χ^2	P	HR
NYHA1	1	1.4507	0.7718	1.050	3.5333	0.0601	4.266
NYHA2	1	0.8384	0.9185	1.090	0.8332	0.3613	2.313

注：标准误比值的含义为采用 robust 方差估计得到的估计系数标准误与未采用该方法得到的估计系数标准误之比

结果显示，在控制了性别、年龄和心功能分级后，吸入全麻患者与静脉全麻患者相比，心脏事件发生的风险是 $HR = \exp(\hat{\beta}_1) = 0.488 = 1/2.049$（$P = 0.0103$），即老年冠心病患者实施非心脏手术时，静脉全麻患者心脏事件的发生风险是吸入全麻患者的 2.049 倍. 这里模型系数估计方差是经过 Robust 方差估计方法校正的结果.

以上通过两个实例介绍了生存分析中，如何应用扩展的比例风险模型处理含有依时变量或终点事件重复发生的问题. 随着生存分析方法的不断发展，扩展的比例风险模型在经典的 Cox 模型基础之上，能解决更多的问题. 比如利用竞争风险模型分析危险因素对多分类终点事件的影响；利用分层的 Cox 模型来控制混杂变量等. 具体内容请见参考文献 [91].

7.5　生存分析中的注意事项

生存分析对于资料的要求：

（1）终点事件发生例数和所占比例不宜太少. 由于信息主要由完全数据提供，终点事件发生例数少则信息量少；

（2）删失原因无偏性. 例如，老年患者不重视随访而失访，可能使估计的生存率偏高；为防止删失数据造成的偏性，常需对被删失者的年龄、职业和地区等构成情况进行分析；

（3）生存时间应尽可能记录精确. 因为多数生存分析方法都是在生存时间排序的基础上进行的，即使是小的舍入误差，也可能改变生存时间顺序而影响结果.

生存分析模型的建模策略与多重线性回归模型及 logistic 回归模型的建模策略相类似，即先对每个变量进行单因素分析，再对相关变量进行多因素分析. 值得注意的是，拟合模型之前，要检测数据是否符合该模型的使用条件. 例如，在建立生存分析的参数模型前，需考察生存时间的分布是否符合特定的参数分布形式；在建立 Cox 比例风险模型前，需要考察每个协变量是否符合比例风险假定，如不符合，则需考虑加入依时协变量，然后采用扩展的 Cox 比例风险模型进行分析.

一般地，生存分析要求样本量要足够大，数据中终点事件发生率不能太低，经验估计方法是数据中发生终点事件的样本数至少为解释变量个数的 10 倍以上. 通常，删失比例越高，或删失时间越早，则所需样本含量越多.

本　章　小　结

生存分析是可以综合考虑事件结局和发生结局所经历时间的一类统计学分析方法.

在生存分析的参数方法中，我们主要介绍了指数模型和 Weibull 模型. 然而，随访资料中，有时生存时间的分布很难确定，这限制了参数模型在实践中的使用. Cox 比例风险模型在不对生存时间的具体分布进行假设的情况下，依然能够估计各个影响因素对生存过程的作用效果，这一点是参数模型所不及的. 在实践中，比例风险不能满足时，如协变量的效应在研究期间随着时间而改变，或同一终点事件在观察期间反复发生等情况下，扩展的比例风险模型可以有效地帮助我们解决此类问题.

思考与练习

1. 指数回归模型和 Weibull 回归模型有何联系和区别？
2. 设一组患者生存时间的分布服从 $\lambda = 0.7$ 的指数分布. 试作以下分析：
(1) 画出生存函数曲线；
(2) 计算平均生存时间；
(3) 计算生存时间大于 3 个单位时间的概率.
3. 某研究为了探讨骨髓移植治疗预后影响因素，共随访 137 例接受骨髓移植的白血病患者，收集资料如下（表 7.13，表 7.14），试建立生存模型.

表 7.13 白血病患者生存数据变量说明及赋值

变量	说明	赋值或单位
id	患者编号	—
x_1	性别	1＝男，0＝女
x_2	患者年龄	岁
x_3	骨髓捐赠者年龄	岁
x_4	血小板是否恢复正常水平	1＝是，0＝否
x_5	是否复发	1＝是，0＝否
x_6	等待手术时间	天
x_7	医院编码	1＝A 医院，2＝B 医院，3＝C 医院，4＝D 医院
time	生存时间	天
status	结局	1＝死亡，0＝存活

表 7.14 137 例骨髓移植的白血病患者预后数据资料

id	x_1	x_2	x_3	x_4	x_5	x_6	x_7	time	status
1	1	13	24	1	0	90	1	1363	0
2	0	25	29	1	0	210	1	1030	0
3	0	25	31	1	0	180	1	860	0
4	1	21	15	1	0	120	1	414	1
5	0	25	19	1	0	60	1	2204	1
6	1	50	38	1	0	270	1	1063	1

续表

id	x_1	x_2	x_3	x_4	x_5	x_6	x_7	time	status
7	1	35	36	1	0	90	1	481	1
8	1	37	34	1	0	120	1	105	1
9	1	26	24	1	0	90	1	641	1
10	1	50	48	1	0	120	1	390	1
11	1	45	43	0	0	90	1	288	1
12	1	28	30	1	1	90	1	522	1
13	0	43	43	0	0	90	1	79	1
14	1	14	19	1	1	60	1	1156	1
15	0	17	14	1	1	120	1	583	1X
16	0	32	33	1	0	150	1	48	1
17	0	30	23	1	1	120	1	431	1
18	1	30	32	1	0	150	1	1074	1
19	0	33	28	1	1	120	1	393	1
20	1	18	23	1	0	750	1	2640	0
21	1	29	26	1	0	24	1	2430	0
22	1	35	31	1	0	120	1	2252	0
23	1	27	17	1	0	210	1	2140	0
24	0	36	39	1	0	240	1	2133	0
25	1	24	28	1	0	240	1	1238	0
26	0	22	21	0	1	210	1	491	1
27	1	22	23	1	0	300	1	162	1
28	0	8	2	0	1	105	1	1298	1
29	1	39	48	1	1	210	1	121	1
30	1	20	19	0	0	75	1	2	1
31	1	27	25	1	1	90	1	62	1
32	1	32	32	1	1	180	1	265	1
33	1	31	28	1	1	630	1	547	1
34	0	20	23	1	1	180	1	341	1
35	0	35	40	1	0	300	1	318	1
36	1	36	39	1	1	90	1	195	1
37	0	35	33	1	1	120	1	469	1
38	1	7	2	1	1	135	1	93	1
39	1	23	25	1	1	210	1	515	1

续表

id	x_1	x_2	x_3	x_4	x_5	x_6	x_7	time	status
40	0	11	7	1	0	120	1	183	1
41	1	14	18	0	0	150	1	105	1
42	0	37	35	1	1	270	1	128	1
43	0	19	32	0	0	285	1	164	1
44	0	37	34	1	1	240	1	129	1
45	0	25	29	1	1	510	1	122	1
46	1	35	28	1	0	780	1	80	1
47	1	15	14	1	0	150	1	677	1
48	1	26	33	1	0	98	1	2081	0
49	1	21	37	1	0	1720	1	1602	0
50	1	26	35	1	0	127	1	1496	0
51	0	17	21	1	0	168	1	1462	0
52	1	32	36	1	0	93	1	1433	0
53	1	22	31	1	0	2187	1	1377	0
54	1	20	17	1	0	1006	1	1330	0
55	1	22	24	1	0	1319	1	996	0
56	0	18	21	1	0	208	1	226	0
57	1	18	14	1	0	110	1	418	1
58	1	15	20	1	1	824	1	417	1
59	0	18	5	1	0	146	1	276	1
60	1	20	33	1	1	85	1	156	1
61	1	27	27	1	1	187	1	781	1
62	0	40	37	1	0	129	1	172	1
63	1	22	20	1	0	128	1	487	1
64	1	28	32	1	1	84	1	716	1
65	0	26	32	1	0	329	1	194	1
66	0	39	31	1	1	147	1	371	1
67	1	15	20	1	0	943	1	526	1
68	1	20	26	1	0	2616	1	122	1
69	1	19	13	1	0	270	1	2569	0
70	1	31	34	1	0	60	1	2506	0
71	1	35	31	1	0	120	1	2409	0
72	1	16	16	1	0	60	1	2218	0
73	0	29	35	1	0	90	1	1857	0

续表

id	x_1	x_2	x_3	x_4	x_5	x_6	x_7	time	status
74	1	19	18	1	0	210	1	1829	0
75	1	26	30	1	0	90	1	1562	0
76	1	27	34	1	0	240	1	1470	0
77	0	30	16	1	0	180	2	1258	0
78	1	34	54	0	0	240	2	10	1
79	0	33	41	0	0	180	2	53	1
80	0	30	35	0	0	150	2	80	1
81	0	23	25	0	0	150	2	35	1
82	1	27	21	1	0	690	2	1631	0
83	0	45	42	1	1	180	2	73	1
84	0	32	43	1	0	150	2	168	1
85	0	41	29	1	0	750	2	74	1
86	0	24	23	1	0	203	2	1182	0
87	0	27	22	0	0	191	2	1167	0
88	1	36	43	1	1	393	2	162	1
89	0	23	16	1	1	331	2	262	1
90	1	42	48	0	0	196	2	1	1
91	1	30	19	0	0	178	2	107	1
92	0	29	20	1	1	361	2	269	1
93	1	22	20	1	1	834	2	350	0
94	0	37	36	1	0	180	3	1850	0
95	0	34	32	1	0	270	3	1843	0
96	0	35	32	1	0	180	3	1535	0
97	0	33	28	1	0	150	3	1447	0
98	0	21	18	1	0	120	3	1384	0
99	1	28	30	1	1	120	3	222	1
100	1	33	22	1	1	210	3	1356	0
101	1	47	27	1	0	900	3	1136	0
102	0	40	39	1	0	210	3	845	0
103	1	43	50	1	1	240	3	392	1
104	1	44	37	1	0	360	3	63	1
105	1	48	56	0	1	330	3	97	1
106	0	31	25	1	1	240	3	153	1
107	1	52	48	1	0	180	3	363	1

续表

id	x_1	x_2	x_3	x_4	x_5	x_6	x_7	time	status
108	1	24	40	1	0	174	3	1199	0
109	1	19	28	1	0	236	3	1111	0
110	1	17	28	1	0	151	3	530	0
111	0	17	20	1	1	937	3	1279	1
112	1	28	25	1	1	303	3	110	1
113	0	37	38	1	1	170	3	243	1
114	1	17	26	0	0	239	3	86	1
115	1	15	18	1	0	508	3	466	1
116	1	29	32	1	1	74	3	262	1
117	0	45	39	1	0	105	4	2246	0
118	0	33	30	1	0	225	4	1870	0
119	1	32	23	1	0	120	4	1799	0
120	0	23	28	1	0	90	4	1709	0
121	1	37	34	1	0	60	4	1674	0
122	1	15	19	1	0	90	4	1568	0
123	0	22	12	1	0	450	4	1527	0
124	1	46	31	1	0	75	4	1324	0
125	1	18	17	1	0	90	4	957	0
126	0	27	30	1	0	60	4	932	0
127	1	28	29	1	0	75	4	847	0
128	1	23	26	1	0	180	4	848	0
129	1	35	18	1	1	30	4	1499	0
130	0	29	21	1	0	105	4	704	1
131	1	23	16	1	1	90	4	653	1
132	0	35	41	1	0	105	4	2024	0
133	1	50	36	1	0	120	4	1345	0
134	0	27	36	0	0	180	4	16	1
135	0	33	39	1	1	180	4	248	1
136	0	39	43	1	1	150	4	732	1
137	0	17	14	1	1	210	4	105	1

数据来源: Survival Analysis Techniques for Censored and Truncated Data, Second Edition, John P. Klein, 2003

第 8 章　主成分分析

主成分分析（principal component analysis）又称为主分量分析或主轴分析，1901 年由 Karl Pearson 针对非随机变量首次提出，1933 年 Harold Hotelling 对主成分分析进行了深入研究并将其推广到随机变量的情形. 医学研究往往会涉及较多变量，变量太多不但会增加计算的复杂性，而且变量间的相关性会造成信息重叠，这给数据分析与问题解释带来困难. 在综合评价研究中，常从不同角度测量多个指标对研究对象进行评价，若仅选取单个指标进行评价不但会损失很多信息，而且所得结论也具有一定的片面性，甚至依据不同指标进行评价所得到的结论可能会相互矛盾. 能否有一种合理的方法，既能减少指标数目，又尽量不损失或少损失信息，对研究对象进行全面综合的评价？主成分分析正是一种用来解决此类问题的统计手段，能有效实现多指标的综合与降维.

主成分分析是利用降维的思想，通过对原始变量进行线性组合，在尽可能多地保留原始变量信息的前提下，将彼此相关的多个指标转化为较少几个相互独立的综合指标的多元统计方法. 这样既能压缩数据，简化数据结构，又能使复杂问题简单化，便于数据解释. 在实际应用中，主成分分析很少单独使用，而是作为一个中间过程，对数据进行压缩后再采用其他多元统计方法解决相关问题. 本章将对主成分分析的基本原理及应用进行详细介绍.

8.1　主成分模型及几何意义

例 8.1　在 2008 年开展的一项关于成人亚健康状态评估的调查研究中，对武汉地区 2736 名 18～55 岁的成人进行了亚健康状态调查，12 项调查指标的含义及赋值情况见表 8.1. 本研究中 12 个指标从不同方面反映了人群的亚健康状态，那么应如何基于多个指标对人群的亚健康状态进行评价？如何对调查人群中不同性别、不同年龄组及不同职业人群的亚健康状态进行比较？

表 8.1　成人亚健康调查各指标的含义及赋值情况

指标	含义及赋值					
	1	2	3	4	5	6
X_1：您对自己的人际关系感到满意吗	很不满意	不满意	说不清楚	满意	很满意	—
X_2：您对自己满意吗	很不满意	不满意	说不清楚	满意	很满意	—
X_3：您对从朋友处得到的支持满意吗	很不满意	不满意	说不清楚	满意	很满意	
X_4：您觉得自己的生活有意义吗	完全没有	很少有	有	经常有	几乎总有	—
X_5：您觉得自己的生活有乐趣吗	完全没有	很少有	有	经常有	几乎总有	—

指标	含义及赋值					
	1	2	3	4	5	6
X_6：您是否有心情注意个人的 日常生活	完全没有	很少有	有	经常有	几乎总有	—
X_7：您感到气短吗	几乎总是	经常有	有	很少有	完全没有	—
X_8：您感到胸闷吗	几乎总是	经常有	有	很少有	完全没有	—
X_9：您觉得筋疲力尽吗	所有时间	多数时间	较多时间	部分时间	较少时间	没有
X_{10}：您觉得疲劳吗	所有时间	多数时间	较多时间	部分时间	较少时间	没有
X_{11}：夜里醒来或第二天早醒	≥3 晚/周	1～2 晚/周	≤1 晚/周	没有	—	—
X_{12}：做不好的梦	≥3 晚/周	1～2 晚/周	≤1 晚/周	没有	—	—

"—"：表示没有该等级

资料来源：国家科技部"十一五"支撑课题（项目编号：2008BAI52B01）

表 8.1 显示，虽然 12 个指标的调查内容不同，但某些指标表达的意义却具有一定的相似性，如变量 $X_1 \sim X_3$ 均从不同角度反映调查对象对社会关系的满意度，变量 $X_4 \sim X_6$ 反映心理健康状况等. 12 个指标间的 Spearman 相关系数见表 8.2.

表 8.2 成人亚健康调查资料的 Spearman 相关系数矩阵

编号	X_1	X_2	X_3	X_4	X_5	X_6	X_7	X_8	X_9	X_{10}	X_{11}	X_{12}
X_1	1.0000	**0.7313**	**0.7340**	0.1751	0.1755	0.1936	0.1650	0.1670	0.2256	0.2184	0.0847	0.1185
X_2	0.7313	1.0000	**0.6330**	0.2036	0.1904	0.2037	0.1636	0.1566	0.2236	0.2288	0.0946	0.1353
X_3	0.7340	0.6330	1.0000	0.1775	0.1933	0.1889	0.1386	0.1521	0.2334	0.2277	0.0831	0.0977
X_4	0.1751	0.2036	0.1775	1.0000	**0.8096**	**0.6861**	0.0787	0.0735	0.1659	0.1431	0.0859	0.0761
X_5	0.1755	0.1904	0.1933	0.8096	1.0000	**0.6319**	0.0954	0.0745	0.1839	0.1548	0.0913	0.0764
X_6	0.1936	0.2037	0.1889	0.6861	0.6319	1.0000	0.0658	0.0640	0.1772	0.1527	0.0609	0.0572
X_7	0.1650	0.1636	0.1386	0.0787	0.0954	0.0658	1.0000	**0.8306**	0.2890	0.2849	0.1877	0.1971
X_8	0.1670	0.1566	0.1521	0.0735	0.0745	0.0640	0.8306	1.0000	0.2782	0.2667	0.1968	0.2016
X_9	0.2256	0.2236	0.2334	0.1659	0.1839	0.1772	0.2890	0.2782	1.0000	**0.8104**	0.1484	0.1743
X_{10}	0.2184	0.2288	0.2277	0.1431	0.1548	0.1527	0.2849	0.2667	0.8104	1.0000	0.1785	0.2037
X_{11}	0.0847	0.0946	0.0831	0.0859	0.0913	0.0609	0.1877	0.1968	0.1484	0.1785	1.0000	**0.7931**
X_{12}	0.1185	0.1353	0.0977	0.0761	0.0764	0.0572	0.1971	0.2016	0.1743	0.2037	0.7931	1.0000

表 8.2 显示，某些指标间的相关性较强，如变量 X_1 与 X_2，X_3 的相关系数分别为 0.7313，0.7340，X_4 与 X_5，X_6 的相关系数分别为 0.8096，0.6861. 相关性较强的变量间存在信息重叠，共同受到某潜在因子的支配，因此可用相应的方法对相关性较强的变量进行提炼或综合，达到降维或简化数据的目的. 主成分分析正是一种简化数据结构的方法，通过对彼此相关的多个指标进行线性组合，得到几个相互独立的新变量来综合原始变量的信息. 因此，可对本例中的 12 个指标进行主成分分析形成综合指标，进而利

用综合指标对人群的亚健康状态进行综合评价.

8.1.1 主成分模型

设有 n 个观测对象, 对每例观测对象测量了 p 个指标 (变量) $X_1, X_2, \cdots, X_p$, 将这 p 个观察指标进行线性组合得到一组新变量 $Z_1, Z_2, \cdots, Z_p$, 原始变量与新变量间的线性变换关系如下

$$\begin{cases} Z_1 = a_{11}X_1 + a_{12}X_2 + \cdots + a_{1p}X_p, \\ Z_2 = a_{21}X_1 + a_{22}X_2 + \cdots + a_{2p}X_p, \\ \vdots \qquad\qquad \cdots\cdots \\ Z_p = a_{p1}X_1 + a_{p2}X_2 + \cdots + a_{pp}X_p. \end{cases} \tag{8.1}$$

式 (8.1) 矩阵形式表达如下

$$Z = AX \ \text{或} \ \begin{cases} Z_1 = a_1^{\mathrm{T}}X, \\ Z_2 = a_2^{\mathrm{T}}X, \\ \cdots\cdots \\ Z_p = a_p^{\mathrm{T}}X, \end{cases} \tag{8.2}$$

其中

$$Z = \begin{bmatrix} Z_1 \\ Z_2 \\ \vdots \\ Z_p \end{bmatrix}, \quad A = \begin{bmatrix} a_{11} & a_{12} & \cdots & a_{1p} \\ a_{21} & a_{22} & \cdots & a_{2p} \\ \vdots & \vdots & & \vdots \\ a_{p1} & a_{p2} & \cdots & a_{pp} \end{bmatrix} = \begin{bmatrix} a_1^{\mathrm{T}} \\ a_2^{\mathrm{T}} \\ \vdots \\ a_p^{\mathrm{T}} \end{bmatrix}, \quad X = \begin{bmatrix} X_1 \\ X_2 \\ \vdots \\ X_p \end{bmatrix}.$$

设随机向量 X 的协方差矩阵 $\mathrm{Cov}(X) = \Sigma$, 由新变量 Z 的矩阵表达式 (8.2) 可得新变量 Z_i 的方差及协方差的计算式为

$$\mathrm{Var}(Z_i) = \mathrm{Var}(a_i^{\mathrm{T}}X) = a_i^{\mathrm{T}}\mathrm{Cov}(X)a_i = a_i^{\mathrm{T}}\Sigma a_i \quad (i = 1, 2, \cdots, p),$$

$$\mathrm{Cov}(Z_i, Z_j) = \mathrm{Cov}(a_i^{\mathrm{T}}X, a_j^{\mathrm{T}}X) = a_i^{\mathrm{T}}\mathrm{Cov}(X)a_j = a_i^{\mathrm{T}}\Sigma a_j \quad (i, j = 1, 2, \cdots, p; i \neq j).$$

若要用新变量 $Z_1, Z_2, \cdots, Z_p$ 来代替原始变量 $X_1, X_2, \cdots, X_p$, 这就要求新变量能概括原始变量的信息. 在统计学中常用方差来表示信息量, Z_i 的方差 $\mathrm{Var}(Z_i)$ 越大表示包含的信息越多. 由于 $\mathrm{Var}(Z_i) = a_i^{\mathrm{T}}\Sigma a_i$, 必须对 a_i 的取值加以限制, 否则 $\mathrm{Var}(Z_i)$ 可无限增大. 因此, 常在 $a_i^{\mathrm{T}}a_i = 1$ 的约束条件下, 求满足该条件的 a_i 使 $\mathrm{Var}(Z_i)$ 达到最大. 主成分分析要求在以下约束条件下进行

(1) $a_i^{\mathrm{T}}a_i = 1(i = 1, 2, \cdots, p)$, 即 $a_{i1}^2 + a_{i2}^2 + \cdots + a_{ip}^2 = 1(i = 1, 2, \cdots, p)$;

(2) $\mathrm{Cov}(Z_i, Z_j) = a_i^{\mathrm{T}}\Sigma a_j = 0(i, j = 1, 2, \cdots, p; i \neq j)$, 即 Z_i 与 Z_j 相互独立;

(3) 在上述两约束条件成立的条件下, $\mathrm{Var}(Z_i) = a_i^{\mathrm{T}}\Sigma a_i$ 达到最大.

从主成分模型及约束条件可知, 线性变换的系数矩阵 A 为正交矩阵, 即 $AA^{\mathrm{T}} = A^{\mathrm{T}}A = I$, I 为单位矩阵. 主成分分析的核心过程是求解线性变换的系数矩阵 A, 进而通过线性变换得到新变量 Z, 并使 $Z_1, Z_2, \cdots, Z_p$ 之间相互独立. 根据以上约束条件, 在 $a_1^{\mathrm{T}}a_1 = 1$ 的条件下, 若存在 a_1 使 $\mathrm{Var}(Z_1)$ 最大, 则称 Z_1 为第 1 主成分; 在 $a_2^{\mathrm{T}}a_2 = 1$ 及 $a_2^{\mathrm{T}}\Sigma a_1 = 0$ 的条件下, 若存在 a_2 使 $\mathrm{Var}(Z_2)$ 最大, 则称 Z_2 为第 2 主成分; 在 $a_i^{\mathrm{T}}a_i = 1$

及 $a_i^{\mathrm{T}} \Sigma a_j = 0 (j = 1, 2, \cdots, i-1)$ 的条件下，若存在 a_i 使 $\mathrm{Var}(Z_i)$ 最大，则称 Z_i 为第 i 主成分. 以此类推，可得到 p 个主成分，且 $\mathrm{Var}(Z_1) \geqslant \mathrm{Var}(Z_2) \geqslant \cdots \geqslant \mathrm{Var}(Z_p)$.

8.1.2　主成分分析的几何意义

为便于说明，我们将在二维空间中讨论主成分的几何意义. 设有 n 个样品，测量了每个样品的两个观测指标 $X = (X_1, X_2)$，在变量 X_1 与 X_2 所确定的二维平面中，n 个样品点的散点分布情况见图 8.1（a）.

图 8.1（a）显示，变量 X_1 与 X_2 之间具有较强的相关性，散点的分布具有线性趋势，并且散点沿 X_1 轴和 X_2 轴方向都具有较大的变异，即变量 X_1 与 X_2 的方差均较大. 在分析中，若仅考虑 X_1 轴或 X_2 轴任一方向上的变异都将损失很大一部分信息.

若将坐标轴 X_1, X_2 绕原点按逆时针方向作一定角度的旋转，得到新的坐标轴 Z_1，Z_2，使得在新坐标平面上散点的分布不再具有相关性，且变异主要集中在一个方向. 图 8.1（b）显示了这一情况，Z_2 的取值不随 Z_1 取值的变化而变化，即新变量 Z_1, Z_2 之间相互独立，而且数据的变异主要集中在 Z_1 方向上，Z_2 方向上的变异较小. 此时，仅变量 Z_1 就能反映变量 X_1, X_2 所包含的主要信息，实现了降维.

设坐标轴 X_1, X_2 沿逆时针方向旋转角度 θ 形成新坐标轴 Z_1, Z_2，则二维平面上任意一点的坐标由 (x_1, x_2) 变成新坐标系下的 (z_1, z_2)，见图 8.1（c）. 旋转前后新旧坐标之间有如下数量关系

$$\begin{cases} z_1 = x_1 \cos\theta + x_2 \sin\theta, \\ z_2 = -x_1 \sin\theta + x_2 \cos\theta. \end{cases} \tag{8.3}$$

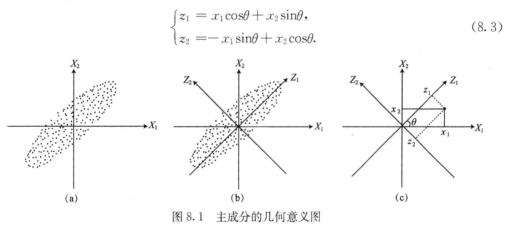

图 8.1　主成分的几何意义图

综上可知，从几何图示上看，主成分分析就是坐标旋转寻求新坐标系的过程，在新坐标系中各坐标轴所在的方向是使原始数据变异最大的方向，各主成分表达式反映了新坐标系与原坐标系间的数量转化关系. 从代数变换上看，主成分分析的过程就是寻找一个适当的线性变换，将彼此相关的变量转化为彼此独立的新变量，并且使较少的几个综合变量就能综合原始变量所包含的主要信息.

8.2　主成分的求解

8.2.1　主成分系数矩阵的求解过程

主成分系数矩阵的求解实际上是在 $a_i^T a_i = 1$ 及 $a_i^T \Sigma a_j = 0 (j = 1, 2, \cdots, i-1)$ 的约束条件下，求 $\mathrm{Var}(Z_i) = a_i^T \Sigma a_i$ 的极值. 可用 Lagrange multiplier（拉格朗日乘子法）解决此问题.

第 1 主成分的求解是在 $a_1^T a_1 = 1$ 的约束条件下，求使得 $\mathrm{Var}(Z_1)$ 取得最大值的 $a_1 = (a_{11}, a_{12}, \cdots, a_{1p})^T$，引入未知参数 λ 构造 Lagrange function（拉格朗日函数）为

$$L(a_1, \lambda) = a_1^T \Sigma a_1 - \lambda(a_1^T a_1 - 1). \tag{8.4}$$

对上式两边求关于 a_1 与 λ 的偏导，并且令其等于 0，可得以下方程组

$$\begin{cases} \dfrac{\partial L(a_1, \lambda)}{\partial a_1} = 2\Sigma a_1 - 2\lambda a_1 = 0, \\[2mm] \dfrac{\partial L(a_1, \lambda)}{\partial \lambda} = a_1^T a_1 - 1 = 0. \end{cases} \tag{8.5}$$

式 (8.5) 可整理为

$$\begin{cases} \Sigma a_1 - \lambda a_1 = 0, \\ a_1^T a_1 = 1. \end{cases} \tag{8.6}$$

由于 $a_1 \neq 0$，则 $\Sigma a_1 - \lambda a_1 = (\Sigma - \lambda I)a_1 = 0$ 的充要条件为

$$|\lambda I - \Sigma| = 0. \tag{8.7}$$

式中 $|\lambda I - \Sigma|$ 为 X 的协方差矩阵 Σ 的特征多项式，令其等于 0 可求出 λ 的 p 个根，就是 Σ 的全部特征根. 由于第 1 主成分 Z_1 的方差 $\mathrm{Var}(Z_1) = a_1^T \Sigma a_1 = a_1^T \lambda a_1 = \lambda$，则 $\mathrm{Var}(Z_1)$ 的最大值为 Σ 的最大特征根 λ_1. 将 $\lambda = \lambda_1$ 代入式 $\Sigma a_1 - \lambda a_1 = 0$，可得：$\Sigma a_1 = \lambda_1 a_1$，可知 a_1 是特征根 λ_1 所对应的特征向量. 由于 a_1 受到条件 $a_1^T a_1 = 1$ 的限制，必须将 λ_1 对应的特征向量进行单位化，则 a_1 为 λ_1 所对应的单位特征向量.

由此可知，第 1 主成分 Z_1 的方差为 Σ 最大的特征根 λ_1，线性表达式系数 a_1 为 λ_1 对应的单位特征向量，第 1 主成分 $Z_1 = a_1^T X$.

第 2 主成分的求解是在 $a_2^T a_2 = 1$ 及 $a_2^T a_1 = 0$ 的约束条件下，求使得 $\mathrm{Var}(Z_2)$ 达最大值的 $a_2 = (a_{21}, a_{22}, \cdots, a_{2p})^T$. 这时引入两个未知参数 λ，η 构造拉格朗日函数如下

$$L(a_2, \lambda, \eta) = a_2^T \Sigma a_2 - \lambda(a_2^T a_2 - 1) - \eta(a_2^T a_1 - 0). \tag{8.8}$$

对上式两边求关于 a_2，λ 及 η 的导数，并且令其等于 0，可得以下方程组

$$\begin{cases} \dfrac{\partial L(a_2, \lambda, \eta)}{\partial a_2} = 2\Sigma a_2 - 2\lambda a_2 = 0, \\[2mm] \dfrac{\partial L(a_2, \lambda, \eta)}{\partial \lambda} = a_2^T a_2 - 1 = 0, \\[2mm] \dfrac{\partial L(a_2, \lambda, \eta)}{\partial \eta} = a_2^T a_1 = 0. \end{cases} \tag{8.9}$$

由于 $a_2 \neq 0$，则 $\Sigma a_2 - \lambda a_2 = (\Sigma - \lambda I)a_2 = 0$ 的充要条件为

$$|\lambda I - \Sigma| = 0.$$

据上式可知，λ 的取值为 X 的协方差矩阵 Σ 的全部特征根. 由于第 2 主成分 Z_2 的方

差为 $\mathrm{Var}(Z_2) = a_2^\mathrm{T} \Sigma a_2 = a_2^\mathrm{T} \lambda a_2 = \lambda$, 并且要与第 1 主成分正交, 因此在与第 1 主成分正交的所有方向上 $\mathrm{Var}(Z_2)$ 的最大值为 Σ 的第二大特征根 λ_2. 将 $\lambda = \lambda_2$ 代入式 $\Sigma a_2 - \lambda a_2 = 0$, 可得: $\Sigma a_2 = \lambda_2 a_2$, 则 a_2 是特征根 λ_2 所对应的特征向量. 由于 a_2 受到条件 $a_2^\mathrm{T} a_1 = 0$ 及 $a_2^\mathrm{T} a_2 = 1$ 的限制, 必须将 λ_2 对应的特征向量进行正交化, 再进行单位化, 则 a_2 为特征根 λ_2 所对应的单位正交特征向量.

可知, 第 2 主成分 Z_2 的方差为 Σ 第二大的特征根 λ_2, 线性表达式的系数 a_2 为 λ_2 对应的单位正交特征向量, 则第 2 主成分 $Z_2 = a_2^\mathrm{T} X$.

由于 X 的协方差矩阵 Σ 为实对称非负定矩阵, 因此可记 Σ 的 p 个特征根为 $\lambda_1 \geqslant \lambda_2 \geqslant \cdots \geqslant \lambda_p \geqslant 0$, 相应的单位正交特征向量为 $a_1, a_2, \cdots, a_p$. 综合第 1、2 主成分的求解过程可得, X 的第 i 主成分 Z_i 的线性表达式为

$$Z_i = a_i^\mathrm{T} X \quad (i = 1, 2, \cdots, p).$$

Z_i 的方差为

$$\mathrm{Var}(Z_i) = \lambda_i \quad (i = 1, 2, \cdots, p).$$

在例 8.1 中, 采用 12 个指标对人群亚健康状态进行评价, 通过主成分分析可得协方差矩阵的特征根及特征向量如下.

表 8.3 显示, 12 个主成分的特征根及相应的贡献率依次减小, 特征根从 3.0673 降至 0.0781, 贡献率从 0.3192 减至 0.0081. 特征根、贡献率及累计贡献率的意义将在后文详细说明. 利用表 8.3 的数据绘制如下折线图, 可以直观展示特征根及贡献率的变化.

表 8.3 例 8.1 中协方差矩阵的特征根

主成分	特征根	特征根差值	贡献率	累积贡献率
1	3.0673	1.3027	0.3192	0.3192
2	1.7647	0.2855	0.1836	0.5028
3	1.4791	0.2752	0.1539	0.6567
4	1.2039	0.1507	0.1253	0.7820
5	1.0532	0.8344	0.1096	0.8916
6	0.2188	0.0204	0.0228	0.9143
7	0.1984	0.0292	0.0206	0.9350
8	0.1693	0.0154	0.0176	0.9526
9	0.1538	0.0304	0.0160	0.9686
10	0.1234	0.0234	0.0128	0.9815
11	0.1001	0.0220	0.0104	0.9919
12	0.0781		0.0081	1.0000

图 8.2 表明, 第 1~5 主成分的特征根及贡献率下降幅度明显, 自第 6 主成分开始特征根与贡献率的取值趋于稳定. 累积贡献率在第 5 主成分以前增速较快, 在第 5 主成

分处已接近 90%，其后的增幅较小.

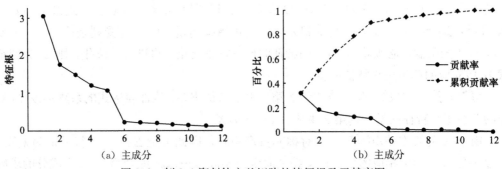

图 8.2　例 8.1 资料协方差矩阵的特征根及贡献率图

12 个特征根所对应的单位正交特征向量见表 8.4.

表 8.4　例 8.1 中协方差矩阵的特征向量

变量	特征向量											
	1	2	3	4	5	6	7	8	9	10	11	12
X_1	0.246	0.170	0.292	**−0.409**	−0.113	0.091	0.039	0.030	−0.014	−0.796	0.032	0.015
X_2	0.255	0.162	0.298	**−0.387**	−0.101	−0.714	−0.025	−0.150	−0.074	0.349	0.012	−0.028
X_3	0.236	0.168	0.266	**−0.372**	−0.115	0.659	−0.036	0.101	0.082	0.488	−0.050	0.025
X_4	0.182	0.147	0.327	**0.392**	0.128	0.026	−0.280	0.025	0.035	−0.009	0.140	0.754
X_5	0.190	0.153	0.323	**0.387**	0.132	0.018	−0.522	0.058	−0.014	−0.043	−0.081	−0.620
X_6	0.187	0.168	0.332	**0.388**	0.113	0.023	0.798	−0.065	0.010	0.035	−0.055	−0.134
X_7	0.239	−0.077	−0.145	−0.160	**0.621**	−0.031	−0.016	0.010	0.040	−0.032	−0.698	0.118
X_8	0.235	−0.079	−0.138	−0.167	**0.629**	0.046	0.037	−0.015	−0.018	0.034	0.692	−0.113
X_9	0.462	0.220	**−0.429**	0.130	−0.199	0.037	0.013	0.161	−0.684	0.016	−0.018	0.033
X_{10}	0.461	0.190	**−0.427**	0.120	−0.228	−0.048	−0.019	−0.181	0.682	−0.027	0.031	−0.028
X_{11}	0.293	**−0.623**	0.122	0.065	−0.144	0.148	−0.055	−0.656	−0.172	−0.019	−0.023	0.007
X_{12}	0.301	**−0.599**	0.110	0.040	−0.153	−0.134	0.069	0.685	0.148	0.018	0.021	−0.011

表 8.4 中的 12 个特征向量就是主成分分析需要求解的线性变换的系数矩阵 A，进而可写出 12 个主成分的表达式，如第 1、2 主成分为

$$Z_1 = 0.246X_1 + 0.255X_2 + 0.236X_3 + 0.182X_4 + 0.190X_5 + 0.187X_6$$
$$+ 0.239X_7 + 0.235X_8 + 0.462X_9 + 0.461X_{10} + 0.293X_{11} + 0.301X_{12},$$
$$Z_2 = 0.170X_1 + 0.162X_2 + 0.168X_3 + 0.147X_4 + 0.153X_5 + 0.168X_6$$
$$- 0.077X_7 - 0.079X_8 + 0.220X_9 + 0.190X_{10} - 0.623X_{11} - 0.599X_{12}.$$

以此类推，可写出其他 10 个主成分的表达式. 每个主成分可能具有独特的专业意义，代表研究对象的某种属性. 据表 8.4 可知，第 1 主成分中各变量的系数较为均衡，第 1 主成分可以看作是反映人群亚健康状态的综合指标. 第 2 主成分中变量 X_{11} 与 X_{12} 的系数的绝对值较大，由于在表 8.1 中 X_{11} 表示夜里醒来或第二天早醒的频率，X_{12} 表示做不好的梦的频率，这两个变量均反映睡眠状况，所以可将第 2 主成分定义为睡眠因

子. 第 3 主成分中变量 X_9 与 X_{10} 的系数绝对值较大, 反映身体疲劳状况, 可将第 3 主成分定义为疲劳因子. 第 4 主成分中变量 $X_1 \sim X_6$ 的系数绝对值较大, 反映对社会满意程度与心理健康状况, 可将第 4 主成分定义为社会支持与心理因子. 第 5 主成分中变量 X_7 与 X_8 的系数绝对值较大, 反映身体不适情况, 可将第 5 主成分定义为躯体症状因子.

8.2.2　主成分模型中的统计量

1. 特征根

特征根 λ_i 等于第 i 主成分的方差 $\mathrm{Var}(Z_i)$, 是表示主成分影响力度的指标, 代表该主成分可以解释多少原始变量的信息. 若某特征根小于所有特征根的均值, 即 $\lambda_i < \sum_{i=1}^{p} \lambda_i / p$, 说明该主成分的解释力度还不如原始变量的平均解释力度大. 在例 8.1 中, 根据表 8.3 可计算出协方差矩阵的 12 个特征根的均值为 0.8008.

2. 主成分 Z_i 的贡献率

计算公式为 $\lambda_i / \sum_{i=1}^{p} \lambda_i$, 反映了第 i 个主成分提取的信息占总信息的比例. 贡献率越大, 表明主成分 Z_i 综合原始变量 $X_1, X_2, \cdots, X_p$ 信息的能力越强. 第 1 主成分 Z_1 的贡献率最大, $Z_2, \cdots, Z_p$ 的贡献率依次减小, 综合原始变量信息的能力逐渐减弱.

表 8.3 显示, 第 1 主成分 Z_1 的贡献率最大, 能解释 12 个原始变量中 31.92% 的信息, 第 2 主成分 Z_2 次之, 能解释 18.36% 的信息, $Z_1 \sim Z_{12}$ 各主成分的贡献率依次降低.

3. 累积贡献率

前 m 个主成分的贡献率之和称为主成分 $Z_1, Z_2, \cdots, Z_m$ 的累积贡献率, 即 $\sum_{i=1}^{m} \lambda_i / \sum_{i=1}^{p} \lambda_i$, 它表示前 m 个主成分 $Z_1, Z_2, \cdots, Z_m$ 综合原始变量 $X_1, X_2, \cdots, X_p$ 所含信息的能力, 或者说新生成的 m 个变量代替原始变量的精度, 累计贡献率越大, 精度越高.

在表 8.3 中前 4 个主成分能提取 12 个原始变量中 78.20% 的信息, 前 5 个主成分能提取 89.16% 的信息.

4. 主成分对变量 X_i 的贡献率

上述的贡献率及累积贡献率均反映的是主成分综合提取原始变量信息的能力, 然而我们不仅要关注主成分对原始变量综合信息的提取力度, 同时也要关注主成分对每个变量信息提取的比例.

由于 $Z = AX$, 在等式两边同时左乘正交矩阵 A^{T}, 可得 $X = A^{\mathrm{T}}Z$, $X_j = a_{1j}Z_1 + a_{2j}Z_2 + \cdots + a_{pj}Z_p$, 则 X_j 的方差为

$$
\begin{aligned}
\mathrm{Var}(X_j) = \sigma_{jj} &= \mathrm{Var}(a_{1j}Z_1 + a_{2j}Z_2 + \cdots + a_{pj}Z_p) \\
&= a_{1j}^2 \mathrm{Var}(Z_1) + a_{2j}^2 \mathrm{Var}(Z_2) + \cdots + a_{pj}^2 \mathrm{Var}(Z_p) \\
&= a_{1j}^2 \lambda_1 + a_{2j}^2 \lambda_2 + \cdots + a_{pj}^2 \lambda_p = \sum_{i=1}^{p} \lambda_i a_{ij}^2.
\end{aligned} \tag{8.10}
$$

那么第 i 主成分 Z_i 提取变量 X_j 信息的比例为 $\lambda_i a_{ij}^2 \big/ \sum\limits_{i=1}^{p} \lambda_i a_{ij}^2$，称为主成分 Z_i 对变量 X_j 的贡献率，那么前 m 个主成分 $Z_1, Z_2, \cdots, Z_m$ 对变量 X_j 的贡献率为 v_j^m，

$$v_j^m = \frac{\sum\limits_{i=1}^{m} \lambda_i a_{ij}^2}{\sigma_{jj}} = \frac{\sum\limits_{i=1}^{m} \lambda_i a_{ij}^2}{\sum\limits_{i=1}^{p} \lambda_i a_{ij}^2}. \tag{8.11}$$

以例 8.1 中对变量 X_1 的信息提取能力为例，根据表 8.3 及 8.4 中的特征根与特征向量取值可得，第 1 主成分 Z_1 对变量 X_1 的贡献率为

$$\frac{\lambda_1 a_{11}^2}{\sum\limits_{i=1}^{12} \lambda_i a_{i1}^2} = \frac{3.067 \times 0.246^2}{3.067 \times 0.246^2 + 1.765 \times 0.170^2 + \cdots + 0.078 \times 0.015^2} = 28.12\%.$$

前 5 个主成分对变量 X_1 的贡献率为

$$\frac{\sum\limits_{i=1}^{5} \lambda_i a_{i1}^2}{\sum\limits_{i=1}^{12} \lambda_i a_{i1}^2} = \frac{3.067 \times 0.246^2 + 1.765 \times 0.170^2 + \cdots + 1.053 \times (-0.113)^2}{3.067 \times 0.246^2 + 1.765 \times 0.170^2 + \cdots + 0.078 \times 0.015^2} = 87.79\%.$$

以此类推，可求得任意一个或几个主成分对变量 X_j 的贡献率.

8.2.3　主成分的性质

设随机向量 X 的协方差矩阵 Σ 的特征根为 $\lambda_1 \geqslant \lambda_2 \geqslant \cdots \geqslant \lambda_p \geqslant 0$，相应的单位正交特征向量为 $a_1, a_2, \cdots, a_p$，X 的第 i 主成分 $Z_i = a_i^{\mathrm{T}} X (i = 1, 2, \cdots, p)$. 根据主成分的数学模型及相应的求解过程，可知主成分具有以下性质.

1. 主成分的协方差矩阵及总方差

主成分 Z 的协方差矩阵为对角矩阵 $\mathrm{diag}(\lambda_1, \lambda_2, \cdots, \lambda_p)$，并且各主成分方差的和 $\sum\limits_{i=1}^{p} \mathrm{Var}(Z_i)$ 等于原始变量方差的和 $\sum\limits_{i=1}^{p} \mathrm{Var}(X_i)$.

主成分的协方差矩阵 $\mathrm{Cov}(Z)$ 为

$$\mathrm{Cov}(Z) = \mathrm{Cov}(AX) = A^{\mathrm{T}} \mathrm{Cov}(X) A = \begin{bmatrix} a_1^{\mathrm{T}} \Sigma a_1 & a_1^{\mathrm{T}} \Sigma a_2 & \cdots & a_1^{\mathrm{T}} \Sigma a_p \\ a_2^{\mathrm{T}} \Sigma a_1 & a_2^{\mathrm{T}} \Sigma a_2 & \cdots & a_2^{\mathrm{T}} \Sigma a_p \\ \vdots & \vdots & & \vdots \\ a_p^{\mathrm{T}} \Sigma a_1 & a_p^{\mathrm{T}} \Sigma a_2 & \cdots & a_p^{\mathrm{T}} \Sigma a_p \end{bmatrix}.$$

由于 $a_i, a_j (i, j = 1, 2, \cdots, p; i \neq j)$ 是相互正交的单位特征向量，所以，$a_i^{\mathrm{T}} \Sigma a_i = \lambda_i$，$a_i^{\mathrm{T}} \Sigma a_j = 0.$

$$\mathrm{Cov}(Z) = \begin{bmatrix} a_1^{\mathrm{T}} \Sigma a_1 & 0 & \cdots & 0 \\ 0 & a_2^{\mathrm{T}} \Sigma a_2 & \cdots & 0 \\ \vdots & \vdots & & \vdots \\ 0 & 0 & \cdots & a_p^{\mathrm{T}} \Sigma a_p \end{bmatrix} = \begin{bmatrix} \lambda_1 & 0 & \cdots & 0 \\ 0 & \lambda_2 & \cdots & 0 \\ \vdots & \vdots & & \vdots \\ 0 & 0 & \cdots & \lambda_p \end{bmatrix} = \mathrm{diag}(\lambda_1, \lambda_2, \cdots, \lambda_p).$$

$$\tag{8.12}$$

从协方差矩阵变化的角度来讲，主成分分析就是将原始变量的协方差矩阵 $\mathrm{Cov}(X)$ 对角化的过程，即对于协方差矩阵 $\mathrm{Cov}(X)$（实对称矩阵）可以找到一个正交矩阵 A，使得 $A^{\mathrm{T}}\mathrm{Cov}(X)A$ 为对角矩阵，其中 $A = (a_1, a_2, \cdots, a_p)$.

主成分的总方差为

$$\sum_{i=1}^{p} \mathrm{Var}(Z_i) = \sum_{i=1}^{p} \lambda_i = \mathrm{tr}(A^{\mathrm{T}} \Sigma A) = \mathrm{tr}(\Sigma A^{\mathrm{T}} A)$$

$$= \mathrm{tr}(\Sigma I) = \mathrm{tr}(\Sigma) = \sum_{i=1}^{p} \mathrm{Var}(X_i). \tag{8.13}$$

从总方差相等的角度来看，主成分分析把原始变量 $X_1, X_2, \cdots, X_p$ 的总方差 $\sum_{i=1}^{p} \mathrm{Var}(X_i)$ 重新进行了分配，将其分解成 p 个不相关变量 $Z_1, Z_2, \cdots, Z_p$ 的方差之和 $\sum_{i=1}^{p} \mathrm{Var}(Z_i)$，在分配过程中既不增加也不减少原始变量的信息.

2. 主成分 Z_i 与原始变量 X_j 间的相关系数

由于 $Z_i = a_i^{\mathrm{T}} X$，$X_j = e_j^{\mathrm{T}} X$，其中 $e_j = (0, \cdots, 0, 1, 0, \cdots, 0)^{\mathrm{T}}$ 是第 j 元素为 1 其余元素均为 0 的单位向量，$X = (X_1, X_2, \cdots, X_p)^{\mathrm{T}}$.

Z_i 与 X_j 的协方差为

$$\mathrm{Cov}(Z_i, X_j) = \mathrm{Cov}(a_i^{\mathrm{T}} X, e_j^{\mathrm{T}} X) = a_i^{\mathrm{T}} \mathrm{Cov}(X) e_j = a_i^{\mathrm{T}} \Sigma e_j$$

$$= a_i^{\mathrm{T}} \Sigma a_i a_i^{\mathrm{T}} e_j = \mathrm{Var}(Z_i) a_i^{\mathrm{T}} e_j = \lambda_i a_{ij}. \tag{8.14}$$

Z_i 与 X_j 的相关系数为

$$\rho(Z_i, X_j) = \frac{\mathrm{Cov}(Z_i, X_j)}{\sqrt{\mathrm{Var}(Z_i)\mathrm{Var}(X_j)}} = \frac{\lambda_i a_{ij}}{\sqrt{\lambda_i} \sigma_{jj}} = \frac{\sqrt{\lambda_i} a_{ij}}{\sqrt{\sigma_{jj}}} \quad (i, j = 1, 2, \cdots, p). \tag{8.15}$$

主成分 Z_i 与原始变量 X_j 的相关系数又称为因子载荷，表示 Z_i 与 X_j 间的关联强度，实际上相关系数的平方为 Z_i 对变量 X_j 的贡献率. 为明确表达，将所有的相关系数整理见表 8.5.

表 8.5　各主成分 Z_i 与原始变量 X_j 间的相关系数

	X_1	X_2	$\cdots$	X_j	$\cdots$	X_p
Z_1	$\dfrac{\sqrt{\lambda_1} a_{11}}{\sqrt{\sigma_{11}}}$	$\dfrac{\sqrt{\lambda_1} a_{12}}{\sqrt{\sigma_{22}}}$	$\cdots$	$\dfrac{\sqrt{\lambda_1} a_{1j}}{\sqrt{\sigma_{jj}}}$	$\cdots$	$\dfrac{\sqrt{\lambda_1} a_{1p}}{\sqrt{\sigma_{pp}}}$
Z_2	$\dfrac{\sqrt{\lambda_2} a_{21}}{\sqrt{\sigma_{11}}}$	$\dfrac{\sqrt{\lambda_2} a_{22}}{\sqrt{\sigma_{22}}}$	$\cdots$	$\dfrac{\sqrt{\lambda_2} a_{2j}}{\sqrt{\sigma_{jj}}}$	$\cdots$	$\dfrac{\sqrt{\lambda_2} a_{2p}}{\sqrt{\sigma_{pp}}}$
$\vdots$	$\vdots$	$\vdots$		$\vdots$		$\vdots$
Z_i	$\dfrac{\sqrt{\lambda_i} a_{i1}}{\sqrt{\sigma_{11}}}$	$\dfrac{\sqrt{\lambda_i} a_{i2}}{\sqrt{\sigma_{22}}}$	$\cdots$	$\dfrac{\sqrt{\lambda_i} a_{ij}}{\sqrt{\sigma_{jj}}}$	$\cdots$	$\dfrac{\sqrt{\lambda_i} a_{ip}}{\sqrt{\sigma_{pp}}}$
$\vdots$	$\vdots$	$\vdots$		$\vdots$		$\vdots$
Z_p	$\dfrac{\sqrt{\lambda_p} a_{p1}}{\sqrt{\sigma_{11}}}$	$\dfrac{\sqrt{\lambda_p} a_{p2}}{\sqrt{\sigma_{22}}}$	$\cdots$	$\dfrac{\sqrt{\lambda_p} a_{pj}}{\sqrt{\sigma_{jj}}}$	$\cdots$	$\dfrac{\sqrt{\lambda_p} a_{pp}}{\sqrt{\sigma_{pp}}}$

将表 8.5 第 j 列相关系数的平方求和为

$$\sum_{i=1}^{p} \rho^2(Z_i, X_j) = \sum_{i=1}^{p} \left(\frac{\sqrt{\lambda_i} a_{ij}}{\sqrt{\sigma_{jj}}}\right)^2 = \frac{\sum_{i=1}^{p} \lambda_i a_{ij}^2}{\sigma_{jj}} = \frac{\sum_{i=1}^{p} \lambda_i a_{ij}^2}{\sum_{i=1}^{p} \lambda_i a_{ij}^2} = 1. \qquad (8.16)$$

可见, 表 8.5 中任一列相关系数的平方和为 1. 这表明变量 X_j 的信息完全包含在主成分 $Z_1, Z_2, \cdots, Z_p$ 中.

将表 8.5 第 i 行相关系数的平方加权求和为 (以 X 的方差为权重)

$$\sum_{j=1}^{p} \sigma_{jj} \rho^2(Z_i, X_j) = \sum_{j=1}^{p} \sigma_{jj} \left(\frac{\sqrt{\lambda_i} a_{ij}}{\sqrt{\sigma_{jj}}}\right)^2 = \sum_{j=1}^{p} \lambda_i a_{ij}^2 = \lambda_i \sum_{j=1}^{p} a_{ij}^2 = \lambda_i. \qquad (8.17)$$

表 8.5 中任一行相关系数的加权平方和为相应主成分的特征根或方差. 式 (8.17) 表示第 i 主成分对变量 $X_1, X_2, \cdots, X_p$ 的贡献.

8.2.4 标准化变量的主成分及性质

在主成分分析实际应用中, 不同的变量往往有不同的量纲, 通过协方差矩阵 Σ 求解主成分总是优先考虑方差大的变量. 当各个变量的度量单位不同或取值范围彼此相差很大时, 对不同量纲的变量直接做线性组合是不合适的, 甚至可能会造成不合理的结果. 为消除量纲不同所带来的影响, 常采用标准化的方法对原始变量进行处理, 标准化公式为

$$X_j^* = \frac{X_j - E(X_j)}{\sqrt{\mathrm{Var}(X_j)}} \quad (j = 1, 2, \cdots, p), \qquad (8.18)$$

其中, $E(X_j)$ 表示变量 X_j 的均值, $\mathrm{Var}(X_j)$ 为变量 X_j 的方差, 标准化变量 X_j^* 的均值 $E(X_j^*) = 0$, 方差 $\mathrm{Var}(X_j^*) = 1$, 这时标准化随机向量 $X^* = (X_1^*, X_1^*, \cdots, X_p^*)^{\mathrm{T}}$ 的协方差矩阵 Σ^* 就是原随机向量 X 的相关矩阵 $R = (\rho_{ij})_{p \times p}$. 因此, 从数据标准化后的协方差矩阵 Σ^* 出发求主成分就是从原数据相关矩阵 R 出发求主成分, 记相关矩阵 R 的特征根为 $\lambda_1^* \geqslant \lambda_2^* \geqslant \cdots \geqslant \lambda_p^* \geqslant 0$, 相应的单位正交特征向量为 $a_1^* \geqslant a_2^* \geqslant \cdots \geqslant a_p^*$, 则标准化随机向量 X^* 的第 i 主成分为: $Z_i^* = (a_i^*)^{\mathrm{T}} X^*$.

标准化主成分 Z^* 具有与数据未标准化时的主成分 Z 相同的性质, 并且由于标准化后每个变量的方差均为 1, 会使某些性质更加简化和直观, 具体内容不再赘述.

将数据标准化之后进行主成分分析, 等价于直接从原数据的相关矩阵 R 出发进行主成分分析, 但是从协方差矩阵 Σ 与相关矩阵 R 出发进行主成分分析会得到不同的分析结果, 并且各主成分的意义也可能会发生变化.

对例 8.1 数据进行标准化后主成分分析结果见表 8.6.

表 8.6 例 8.1 资料相关矩阵的特征根

主成分	特征根	特征根差值	贡献率	累积贡献率
1	3.7548	1.5997	0.3129	0.3129
2	2.1550	0.3044	0.1796	0.4925

续表

主成分	特征根	特征根差值	贡献率	累积贡献率
3	1.8506	0.3187	0.1542	0.6467
4	1.5319	0.2286	0.1277	0.7744
5	1.3033	0.9781	0.1086	0.8830
6	0.3253	0.0071	0.0271	0.9101
7	0.3182	0.1303	0.0265	0.9366
8	0.1879	0.0274	0.0157	0.9523
9	0.1605	0.0158	0.0134	0.9656
10	0.1447	0.0060	0.0121	0.9777
11	0.1386	0.0094	0.0116	0.9892
12	0.1292		0.0108	1.0000

　　表 8.6 显示，12 个主成分的特征根及贡献率逐次降低. 将表 8.6 与表 8.3 进行比较后可以看出，数据标准化前后特征根的变化较大，但贡献率与累积贡献率的变化幅度较小.

　　数据标准化后主成分分析所得特征根及贡献率的趋势见图 8.3.

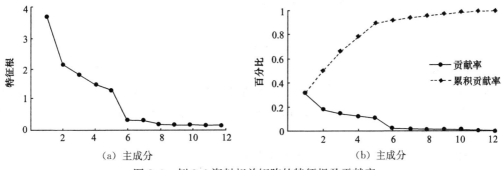

(a) 主成分　　　　　　　　　　　　　　　　(b) 主成分

图 8.3　例 8.1 资料相关矩阵的特征根及贡献率

　　与图 8.2 相比，同样是自第 6 主成分起特征根及贡献率的变化趋于平稳，在第 5 主成分后累积贡献率的增幅不大，但未标准化时前五个主成分的累积贡献率比标准化后的结果高 0.86%.

　　数据标准化后 12 个主成分的单位正交特征向量见表 8.7.

表 8.7　相关矩阵的特征向量

变量	特征向量											
	1	2	3	4	5	6	7	8	9	10	11	12
X_1^*	0.343	−0.021	**−0.468**	0.133	0.063	0.035	0.031	−0.798	0.043	−0.027	−0.026	0.002
X_2^*	0.341	−0.023	**−0.422**	0.132	0.065	−0.726	−0.004	0.390	0.0417	0.005	0.053	0.007
X_3^*	0.334	−0.025	**−0.446**	0.114	0.041	0.679	−0.050	0.452	−0.067	0.022	−0.030	−0.023

续表

| 变量 | 特征向量 | | | | | | | | | | | |
	1	2	3	4	5	6	7	8	9	10	11	12
X_4^*	0.316	**−0.412**	0.284	0.006	0.075	−0.03	−0.263	0.003	−0.001	−0.435	−0.410	−0.464
X_5^*	0.318	**−0.397**	0.272	−0.004	0.073	0.016	−0.507	−0.049	−0.017	0.3424	0.345	0.408
X_6^*	0.301	**−0.394**	0.240	−0.004	0.053	0.036	0.818	0.031	0.004	0.108	0.065	0.086
X_7^*	0.239	0.365	0.152	−0.256	**0.467**	−0.025	−0.010	−0.020	−0.080	0.579	−0.250	−0.312
X_8^*	0.236	0.363	0.148	−0.250	**0.481**	0.044	0.034	0.022	0.081	−0.577	0.233	0.317
X_9^*	0.301	0.180	0.056	−0.364	**−0.489**	0.009	−0.001	−0.028	−0.064	−0.036	0.542	−0.449
X_{10}^*	0.299	0.195	0.056	−0.337	**−0.507**	−0.027	−0.008	0.015	0.086	0.018	−0.540	0.445
X_{11}^*	0.183	0.295	0.274	**0.542**	−0.116	0.063	−0.007	0.027	0.691	0.071	0.045	−0.088
X_{12}^*	0.193	0.304	0.255	**0.533**	−0.128	−0.040	0.022	−0.031	−0.700	−0.068	−0.019	0.075

注：表中的 $X_1^* \sim X_{12}^*$ 为标准化变量

据表 8.7 可以写出数据标准化后主成分分析的 12 个主成分表达式. 第 1、2 主成分为

$$Z_1^* = 0.343X_1^* + 0.341X_2^* + 0.334X_3^* + 0.316X_4^* + 0.318X_5^* + 0.301X_6^*$$
$$+ 0.239X_7^* + 0.236X_8^* + 0.301X_9^* + 0.299X_{10}^* + 0.183X_{11}^* + 0.193X_{12}^*,$$
$$Z_2^* = -0.021X_1^* - 0.023X_2^* - 0.025X_3^* - 0.412X_4^* - 0.397X_5^* - 0.394X_6^*$$
$$+ 0.365X_7^* + 0.363X_8^* + 0.180X_9^* + 0.195X_{10}^* + 0.295X_{11}^* + 0.304X_{12}^*.$$

其他主成分的表达式不再赘述. 需注意, 主成分表达式中的变量为标准化变量, 有关的结果解释也是针对标准化变量而言, 但将其中的标准化变量转化为原始变量后即可得到关于原始变量的主成分表达式. 据表 8.7 可以确定各主成分的意义, 第 1 主成分可以看作是反映人群亚健康状态的综合指标. 第 2 主成分中变量 $X_4^* \sim X_6^*$ 的系数绝对值较大, 将其定义为心理因子. 第 3 主成分中变量 $X_1^* \sim X_3^*$ 的系数绝对值较大, 定义为社会支持因子. 第 4 主成分中变量 X_{11}^* 与 X_{12}^* 的系数绝对值较大, 定义为睡眠因子. 第 5 主成分中变量 $X_7^* \sim X_{10}^*$ 的系数绝对值较大, 可定义为躯体症状及疲劳因子.

通过对数据标准化前后主成分分析结果进行对比可以看出, 数据标准化会对主成分分析的特征根、贡献率、累积贡献率及主成分的意义产生影响, 这主要是由于标准化过程使数据的协方差矩阵发生了改变, 进而得到不同的特征根及特征向量.

8.2.5 主成分分析的步骤

以上详细介绍了主成分分析的基本原理及主成分的求解过程, 下面将对主成分分析的具体步骤进行归纳.

1) 根据研究目的确定初始分析变量, 判断数据是否适合进行主成分分析.

主成分分析要求各变量间具有一定的相关性, 相关程度越强主成分分析的效果越好. 若原始数据中大部分变量间的相关系数较小, 则进行主成分分析难以得到满意的效果. 此外, 可对原始数据的相关系数矩阵进行 KMO 检验及 Bartlett 球形检验, 以辅助

判断是否有必要进行主成分分析. KMO 检验统计量是用于比较变量间简单相关系数和偏相关系数的指标，KMO 值在 0.9 以上表示非常适合进行主成分分析，0.8 左右表示适合，0.7 左右表示一般，0.6 左右表示不太适合，0.5 以下表示极不适合. Bart-lett 球形检验是检验原始变量的相关矩阵是否为单位矩阵. 如表 8.2 的相关系数矩阵显示如表 8.2 的相关系数矩阵显示测量亚健康各维度的变量间相关性较高，KMO 统计量为 0.6795，Bartlett 球形检验 $P < 0.0001$，可判断例 8.1 的数据适合进行主成分分析.

2）根据初始变量的特性判断是否需要对数据进行标准化.

进行主成分分析前是否需要对原始数据进行标准化，即根据协方差矩阵还是相关矩阵求主成分，尚无定论，实际应用中都可以尝试一下. 一般而言，当所选择的变量具有不同量纲、不同数量级或各变量的变异水平差别很大时，应该选择基于相关系数矩阵进行主成分分析. 将原始数据进行标准化后各变量的方差均为 1，抹平了原始变量间离散程度的差异，而方差是变量信息的重要表达形式，标准化的过程无疑抹杀了一部分信息，势必会对分析结果产生影响，由此看来在对同数量级、同量纲或变异程度差异不大的变量进行主成分分析时，基于协方差矩阵进行主成分分析的效果可能会更好. 在例 8.1 中各变量为无量纲的等级变量，各变量的变异程度较为接近，且从标准化前后主成分分析结果来看，基于协方差矩阵的主成分分析的结果更优. 因此，对例 8.1 进行主成分分析可不必事先对数据进行标准化.

3）求协方差矩阵或相关矩阵的特征根以及相应的贡献率、累积贡献率和标准正交特征向量. 特征根与特征向量的计算过程复杂，但在统计软件中较易实现.

4）选取主成分，确定保留主成分数目，并对主成分的实际意义进行解释.

主成分分析的目的是要压缩指标，实现降维，以期用尽可能少的主成分包含原始变量中尽可能多的信息，确定保留主成分的数目有以下几条原则.

（1）特征根. 经验方法是保留主成分的特征根大于原 p 个变量方差的均值，即保留的每个主成分至少能单独解释原 p 个变量组中 $1/p$ 的信息. 如果在数据标准化后进行主成分分析，则保留特征根大于 1 的主成分. 据例 8.1 的分析结果可知，无论数据是否标准化，前 5 个主成分的特征根均大于原变量方差的均值；

（2）累积贡献率. 一般要求前 m 个主成分累积贡献率达到 70% 以上；

（3）对变量 X_j 的贡献率. 前 m 个主成分对原始变量中每个变量 X_j 的贡献率不能太低，即使综合提取的累积贡献率较高，也要注意对单独每个变量的信息提取是否充分；

（4）碎石图. 碎石图是以主成分为横坐标，特征根为纵坐标的折线图. 直观展示了特征根的变化趋势，以辅助判断应保留主成分的数量；

（5）综合判断. 实践表明，依据累积贡献率保留的主成分偏多，而按照特征根确定的主成分偏少. 在实际应用中，可以先根据碎石图，找到碎石图比较平缓时对应的主成分数，然后再结合累积贡献率及特征根，以确定合适的主成分数量，同时也要考虑选取的主成分利于进行解释.

在例 8.1 中，图 8.2 显示第 5 主成分以后特征根的取值较为平稳，且前 5 个主成分的累积贡献率已达 89.16% 且趋于稳定，因此保留五个主成分较合适.

在选取主成分后，需对主成分进行解释，但数据是否进行了标准化会使主成分的意义发生改变. 如对例 8.1 的数据进行主成分分析, 未标准化时第 1～5 主成分可依次定义为综合因子、睡眠因子、疲劳因子、社会支持及心理因子和躯体症状因子; 在数据标准化后第 1～5 主成分依次为综合因子、心理因子、社会支持因子、睡眠因子和躯体症状及疲劳因子.

5) 根据主成分表达式计算主成分得分, 基于主成分得分可进行更深入分析.

8.3　主成分分析的应用

主成分分析是通过一组变量的几个线性组合来解释这组变量的方差协方差结构, 以达到数据压缩与数据解释的目的. 主成分分析常作为一种达到目的的中间过程, 而非目的本身, 利用主成分得分可进一步进行综合评价、回归分析、判别分析、聚类分析等.

8.3.1　综合评价

综合评价是指对一个具有多种属性的系统或对象, 采用多个指标对其作出全局性、整体性的评价. 构建综合评价指标是实现综合评价的关键, 以下将介绍三种基于主成分的综合评价方法.

(1) 只用第 1 主成分作为评估指数, 即 $Y = Z_1$. 由于第 1 主成分与原始变量 X_1, $X_2, \cdots, X_p$ 的综合相关性最强, 若以一个综合变量来代替所有原始变量, Z_1 是最佳选择. 另一方面第 1 主成分 Z_1 对应于数据变异最大的方向, 是使数据信息损失最小, 精度最高的一维综合变量.

但值得指出的是, 使用这种方法的前提条件是, 要求所有评估指标间都是正相关, 即原始变量 $X_1, X_2, \cdots, X_p$ 相关系数矩阵 $R = (\rho_{ij})_{p \times p}$ 的每一个元素都是正值, 这样才能保证第 1 特征向量的所有分量均大于 0 ($L_1 = (\alpha_{11}, \alpha_{12}, \cdots, \alpha_{1p})^T > 0$). 如果不满足这个前提条件, 这时很难以第 1 主成分 Z_1 的取值大小对样品进行排序. 特别是当出现某一分量 $\alpha_{ij} = 0$ 或 $\alpha_{ij} \approx 0$ 时, 以 Z_1 作为评估指数要慎重, 防止遗漏变量 X_j 上的重要信息.

(2) 利用前 m 个主成分 $Z_1, Z_2, \cdots, Z_m$ 的线性组合, 并以每个主成分 Z_i 的方差贡献率 $\alpha_i = \lambda_i / \sum_{i=1}^{p} \lambda_i$ 作为权数构造综合评价指标

$$Y = \alpha_1 Z_1 + \alpha_2 Z_2 + \cdots + \alpha_m Z_m.$$

依据每个研究对象计算出的 Y 值可进行排序、组间比较或分类划级.

(3) 第三种方法是在前两种方法的基础上又作了改进, 具体做法是: 先将原始数据进行标准化处理, 然后依据原始数据中变量的重要程度对标准化后的变量赋予权重 $(1 + w_j)$ (w_j 为专家确定的变量权重), 然后对标准化且赋权后的变量进行主成分分析, 最后以第 1 主成分作为综合评价指标.

例 8.2 (续例 8.1)　上面从协方差矩阵出发对例 8.1 的数据进行了主成分分析, 并选取了 5 个主成分, 现将利用选取的 5 个主成分对该人群亚健康状态进行综合评估, 并对不同性别、不同年龄组及不同职业人群的亚健康状态进行比较.

(1) 在本例中选取第二种方法构建综合评价指标, 其表达式为

$$Y = 0.3192 Z_1 + 0.1836 Z_2 + 0.1539 Z_3 + 0.1253 Z_4 + 0.1096 Z_5.$$

根据以上表达式可得到每个调查对象的亚健康综合评分,评分越低表示亚健康状态越严重,并且通过综合评分 Y 可对人群进行排序或对该人群亚健康状态进行等级划分.

(2) 不同性别亚健康状态的比较(表 8.8):采用方差分析比较不同性别的综合评分 Y 是否不同.

表 8.8 不同性别人群亚健康综合评分 Y 的比较

性别	观测数	均值	标准误	95%CI
男	1677	4.5379	0.0165	4.5055~4.5702
女	1059	4.5028	0.0197	4.4642~4.5414

由表 8.8 可以看出,女性的亚健康综合评分略低于男性,但两者差异不具有统计学意义($P=0.1993$).

(3) 不同年龄段人群亚健康状态比较(表 8.9).

表 8.9 不同年龄段人群亚健康综合评分 Y 的比较

年龄(岁)	观测数	均值	标准误	95%CI
18~30	1186	4.5927	0.0208	4.5520~4.6334
31~45	1216	4.4645	0.0177	4.4297~4.4993
46~55	334	4.4988	0.0327	4.4344~4.5631

不同年龄段人群亚健康状态综合评分的差异具有统计学意义($P<0.0001$),31~45 岁人群评分最低.

(4) 不同职业人群亚健康状态比较(表 8.10).

表 8.10 不同职业人群亚健康综合评分 Y 的比较

职业	观测数	均值	标准误	95%CI
公务员	650	4.5480	0.0240	4.5010~4.5951
企业白领	485	4.6105	0.0314	4.5487~4.6722
工人	1065	4.3988	0.0183	4.3630~4.4347
农民	160	4.2973	0.0543	4.1901~4.4044
大学生	376	4.8238	0.0385	4.7481~4.8996

不同职业人群亚健康状态综合评分的差异具有统计学意义($P<0.0001$),农民评分最低,工人次低,大学生最高.

8.3.2 主成分回归

在多元线性回归分析中,经常会遇到模型存在多重共线性问题,这会导致回归系数 $\hat{\beta}$ 的估计不稳定,对样本个别观测的增减以及样本含量的变化非常敏感,有时甚至会得出与实际完全相反的 $\hat{\beta}$ 估计值,造成模型推断与解释困难. 解决多重共线性的方法很多,有删除相关变量、岭回归法、偏最小二乘法、Lasso 回归及主成分回归法等. 主成分回归由 William F. Massy 在 1965 年提出,将主成分分析与多元线性回归相结合,克服了多重共线性导致的模型参数估计不稳定问题. 主成分回归能减小 $\hat{\beta}$ 的方差,使 $\hat{\beta}$ 的估计稳定，然而 $\hat{\beta}$ 的估计是有偏估计，并且会使模型的残差平方和 SSE 增大. 因此，主成分回归是以有偏估计为代价换来了更小的方差，有效改进了模型参数的估计.

下面是主成分回归的步骤.

（1）对自变量进行主成分分析. 对量纲不同的自变量要标准化后再进行主成分分析.

（2）选取主成分. 常有以下几种选取方法：①top-down 法：一是要求累积贡献率达到一定的标准（比如 85% 以上）；二是舍弃特征根近似为 0 的主成分，由于这两种方法都是将特征根从小到大排列然后进行选择，因此均可称为 top-down 法. ②相似主成分回归：依据主成分与因变量之间的相关性大小对主成分排序，然后将主成分逐个包含到模型中直到模型的预测残差平方和 PRESS 或残差平方和均方误 MSE 达最小. ③多元线性回归中的变量选择方法及变量选择准则均可用于主成分回归中对主成分的筛选.

（3）将保留的 m 个主成分作为自变量，用最小二乘法与因变量建立回归方程.

（4）将主成分表达式与变量标准化的表达式带入回归方程，整理后得到原自变量与因变量的回归方程.

例 8.3　在 2010 年的《人体生理常数数据库扩大人群调查》研究中，调查了 244 名 9～18 岁蒙古族青少年男性，测量指标有：用力呼气肺活量 FVC（L）Y、年龄（岁）X_1、身高（cm）X_2、体重（kg）X_3 和臀围（cm）X_4，数据见表 8.11. 试用多元回归分析探讨用力呼气肺活量与年龄、身高、体重及臀围的关系.

表 8.11　244 名蒙古族儿童的调查数据

编号	年龄（岁）	身高（cm）	臀围（cm）	体重（kg）	FVC（L）
1	9	128	66	24.8	1.70
2	10	166	88	53.6	4.93
3	11	152	78	39.9	2.51
4	12	167	84	46.4	3.89
5	13	171	93	56.7	3.78
6	14	174	100	83.2	5.26
7	15	182	89	58.7	4.16
8	16	180	89	49.6	4.27
9	17	179	86	53.4	4.41
⋮	⋮	⋮	⋮	⋮	⋮
244	18	178	90	61.8	4.66
均数	13.4836	156.2230	84.4713	47.7406	3.3537
标准差	2.1611	12.5534	8.1312	12.3070	0.9507

资料来源：国家科技部科技基础性工作专项重点项目（项目编号：2006FY110300）

以用力呼气肺活量 Y 为因变量直接建立两个不同自变量集的回归模型，以探讨自变量间存在多重共线性对模型的影响，主要结果见表 8.12.

表 8.12　回归模型中自变量参数估计结果

模型	变量	参数估计值	标准误	t	P	VIF
模型 1	X_1	0.0536	0.0204	2.62	0.0094	2.6250
	X_2	0.0448	0.0042	10.78	<0.0001	3.6615
	X_3	0.0293	0.0051	5.70	<0.0001	2.3481
模型 2	X_1	0.0606	0.0201	3.02	0.0028	2.6521
	X_2	0.0382	0.0045	8.54	<0.0001	4.4485
	X_3	-0.0026	0.0105	-0.25	0.8037	10.1568
	X_4	0.0267	0.0077	3.48	<0.0001	12.5553

　　在模型 1 中纳入了年龄 X_1、身高 X_2 和臀围 X_3,各变量的参数估计值符合实际且方差膨胀因子 VIF 均较小,模型 1 中不存在多重共线性问题. 若将体重变量 X_4 纳入模型,这时模型 2 结果显示,变量 X_3 的回归系数变为负值且不具统计学意义,这是模型存在多重共线性的表现. 经过对模型 2 进行共线性诊断可知,变量 X_4 与 X_2, X_3 的相关系数分别为 0.8093,0.9483,变量 X_3, X_4 的方差膨胀因子 VIF 分别为 10.1568, 12.5553,综合以上信息可确定模型 2 存在多重共线性问题. 在实际应用中我们可以选择模型 1,即将变量 X_4 删除,若研究者从专业角度考虑希望将体重变量 X_4 保留在模型中,可采用主成分回归对模型 2 重新进行拟合,具体过程如下所述.

　　(1) 求主成分. 例 8.3 中各自变量量纲不同,将从相关矩阵出发进行主成分分析.

　　表 8.13 显示,第 1 主成分能解释 4 个自变量 82.38% 的信息,前 3 个主成分能解释 98.86% 的信息. 4 个特征根对应的单位化正交化特征向量见表 8.14.

表 8.13　基于相关矩阵的特征根

主成分	特征根	差值	贡献率	累积贡献率
1	3.2951	2.8175	0.8238	0.8238
2	0.4776	0.2959	0.1194	0.9432
3	0.1818	0.1361	0.0454	0.9886
4	0.0457		0.0114	1.0000

表 8.14　基于相关矩阵的特征向量

变量	特征向量			
	1	2	3	4
X_1^*	0.4609	0.7295	0.5013	-0.0643
X_2^*	0.5082	0.2481	-0.8061	0.1743
X_3^*	0.5090	-0.4795	0.3123	0.6430
X_4^*	0.5198	-0.4199	0.0378	-0.7430

　　表 8.14 中,X_1^*, X_2^*, X_3^*, X_4^* 分别为 X_1, X_2, X_3, X_4 的标准化变量.

　　(2) 选择主成分. 本例中第 4 主成分的特征根近似为 0,综合考虑主成分回归中的

主成分选择原则，保留第 1，2，3 主成分．标准化主成分表达式为

$$Z_1^* = 0.4609X_1^* + 0.5082X_2^* + 0.5090X_3^* + 0.5198X_4^*,$$

$$Z_2^* = 0.7295X_1^* + 0.2481X_2^* - 0.4795X_3^* - 0.4199X_4^*,$$

$$Z_3^* = 0.5013X_1^* - 0.8061X_2^* + 0.3123X_3^* + 0.0378X_4^*.$$

按以上表达式计算每例观察对象的三个主成分得分 Z_i^* $(i = 1, 2, 3)$．

(3) 以 Z_1^*，Z_2^*，Z_3^* 为自变量与因变量 Y 建立回归方程．模型参数估计结果见表 8.15．

表 8.15　主成分回归模型参数估计结果

变量	参数估计值	标准误	t	P
截距	3.3537	0.0267	125.75	<0.001
Z_1^*	0.4644	0.0147	31.54	<0.001
Z_2^*	0.0868	0.0387	2.25	0.0257
Z_3^*	-0.3154	0.0627	-5.03	<0.001

可得主成分回归的方程为

$$\hat{Y} = 3.3537 + 0.4644Z_1^* + 0.0868Z_2^* - 0.3154Z_3^*.$$

该回归方程的残差平方和 SSE 为 41.6513．

(4) 求原始变量与因变量的回归方程．

将主成分表达式代入主成分回归方程可得

$$\hat{Y} = 3.3537 + 0.1193X_1^* + 0.5118X_2^* + 0.0963X_3^* + 0.1930X_4^*.$$

将标准化变量的表达式代入上式可得

$$\hat{Y} = 3.3537 + 0.1193\frac{(X_1 - 13.4836)}{2.1611} + 0.5118\frac{(X_2 - 156.2230)}{12.5534}$$

$$+ 0.0963\frac{(X_3 - 84.4713)}{8.1312} + 0.1930\frac{(X_4 - 47.7406)}{12.3070}$$

$$= -5.5089 + 0.0552X_1 + 0.0408X_2 + 0.0118X_3 + 0.0157X_4.$$

变换回原始变量后回归方程的残差平方和 SSE 为 41.6511，模型 2 的 SSE 为 41.2820，本例中主成分回归导致的残差平方和增加很小．

在主成分回归过程中，可先将因变量与自变量均进行标准化，在例 8.2 中若以 Z_1^*，Z_2^*，Z_3^* 为自变量与标准化因变量 Y^* 建立回归方程，然后将主成分表达式与变量标准化表达式代入回归方程，即可得到因变量 Y 与自变量 X_1，X_2，X_3，X_4 的回归方程．

标准化因变量 Y^* 与 Z_1^*，Z_2^*，Z_3^* 的回归方程为

$$\hat{Y}^* = 0.4885Z_1^* + 0.0913Z_2^* - 0.3318Z_3^*.$$

回归方程的残差平方和 SSE 为 46.0879，增幅较大．

将主成分表达式与变量标准化公式代入，原因变量与原自变量的回归方程为

$$\hat{Y} = -5.5083 + 0.0552X_1 + 0.0408X_2 + 0.0118X_3 + 0.0157X_4.$$

回归方程的残差平方和 SSE 为 41.6518．可见，本例中无论是否对因变量 Y 进行标准化，最后原始因变量 X_1，X_2，X_3，X_4 与自变量 Y 的回归方程几乎一致．

综上可知，主成分回归先将原来彼此相关的自变量 X_1，X_2，$\cdots$，X_p 变换为相互独立

的主成分 $Z_1, Z_2, \cdots, Z_p$, 选择其中一部分重要的主成分 $Z_1, Z_2, \cdots, Z_m (m < p)$ 作为自变量建立与因变量 Y 的回归方程, 最后再将主成分变换回原来的自变量. 虽然主成分回归能减小模型参数估计的方差, 但只有模型存在严重多重共线性时, 才较最小二乘估计有所改进, 否则普通最小二乘估计较好. 另外, 主成分回归过程中, 是否需要对原始数据的自变量与因变量进行标准化没有明确的规定, 在实际应用中可进行不同的尝试, 即自变量与因变量均不标准化、仅标准化自变量或自变量与因变量均标准化, 根据各情况下主成分回归模型的残差平方和与预测精度来决定是否对因变量和自变量进行标准化. 仅当对自变量与因变量均进行标准化时, 可在 SAS 系统 reg 过程步的 model 语句中增加 pcomit＝选择项, 即可直接进行主成分回归分析, 得到原始因变量与原始自变量的回归方程, 否则, 需要手工分步完成主成分回归.

8.3.3 变量筛选

在多元回归分析中, 变量筛选是一个重要环节, 为了使回归模型符合实际且易于解释, 我们往往需要对原始变量进行筛选, 构建最佳变量子集合, 作为进一步分析的基础. 主成分分析即可实现这一目标, 具体步骤如下所述.

(1) 从原始变量的相关系数矩阵出发, 计算相关矩阵的特征根、贡献率与累积贡献率, 找出贡献率最小的特征根 (最后一个);

(2) 找到最小的特征根所对应的特征向量, 将该特征向量中系数绝对值最大者对应的变量删除;

(3) 对剩余变量再进行主成分分析, 寻找需要删除的变量, 如此循环下去直到最后一个特征根不会骤然变小为止, 在实际应用中视具体情况而定, 最后剩下的变量就是寻求的最佳变量子集.

若采用主成分分析对例 8.3 中的 4 个自变量进行筛选, 根据表 8.13 与表 8.14 可知, 第 4 特征根最小, 为 0.0457, 该特征根对应的特征向量中最大的系数绝对值为 0.7430, 对应的变量为 X_4. 因此, 首先需要删除的变量为体重 X_4. 可见, 基于主成分分析的变量筛选也能解决多重共线性问题.

8.3.4 聚类分析

在对原始变量进行主成分分析之后, 依据样品的主成分得分, 可选取 m 个主成分进行聚类分析, 实现对样品的分类. 在综合评价过程中, 若第 1 主成分贡献率较低, 以第 1 主成分为综合评价指标对样品进行排序具有一定的片面性, 这时可先采用主成分聚类的方法对样品进行分类, 然后再利用第 1 主成分得分在每一类下对样品进行排序, 由此得到一种新的综合评价方法. 主成分分析可以简化变量结构, 利用第 1、2 主成分可以在平面上直观的描述出所有样品点, 直接观察样品点间的相关关系以及样品点的分布特点和结构, 使高维数据点的可见性成为可能, 将抽象空间或高维不可见空间中的信息以及一些更复杂的现象转换成直观的平面图示, 可以直观简单地实现具有多维复杂属性样品的分类.

在主成分分析中, 主成分与原始变量之间的相关系数称为因子载荷, 选取 m 个主成分, 利用主成分的因子载荷可以实现对变量的聚类分析, SAS 聚类分析中的 VAR-

CLUS 过程正是利用主成分分析的原理对变量进行分类. 特别地，当 $m = 2$ 时，利用第 1、2 主成分的因子载荷可以在平面内将各变量的分布情况展示出来，利用散点图可以直观地对变量进行分类.

8.3.5　正态性检验

主成分分析可实现多元正态分布的检验. 若随机向量 $(X_1, X_2, \cdots, X_p)$ 服从多元正态分布 $N_p(\mu, \Sigma)$，由于正态随机向量的任意线性组合仍服从正态分布，而主成分就是随机向量的线性组合，所以随机向量 $(X_1, X_2, \cdots, X_p)$ 的主成分 $Z_1, Z_2, \cdots, Z_p$ 也服从正态分布，此时 p 维数据的多元正态性检验转化为了 p 个相互独立主成分的一元正态性检验，此法被称为主成分检验法. 在实际检验时，不必对 p 个主成分逐一进行正态性检验，只需对前 $m(m < p)$ 个主成分进行检验即可.

本 章 小 结

主成分分析的主要目的是数据降维，简化数据结构. 其基本思想是将彼此相关的一组变量转化为相互独立的一组新变量，并且其中较少的几个新变量就能综合反映原始变量所包含的主要信息. 只有相关性较强的数据才能通过主成分分析实现变量降维，完全不相关或相关性较弱的数据不适合进行主成分分析.

主成分的基本原理剖析，从几何学上讲，主成分分析的过程就是坐标旋转的过程，在新坐标系中各坐标轴的方向就是原始数据变异最大的方向；从代数变换上讲，主成分分析的过程就是带约束条件的线性变换，将相关变量变换为独立变量；从协方差矩阵变化的角度来讲，主成分分析就是将原始变量的协方差矩阵 Σ 对角化的过程；从信息量（总方差）变化的角度来讲，主成分分析是对原始变量信息的一种提取，主成分不增加总信息量，也不减少总信息量，只是对原信息进行了重新分配.

从主成分系数矩阵的求解过程不难看出，主成分仅依赖于变量的协方差矩阵或相关系数矩阵，并不要求数据服从某种特定的分布. 任何分布的数据均可以进行主成分分析.

在实际应用中，主成分分析往往不是最终目的，很少单独用主成分分析进行数据处理，而是将主成分分析与其他分析方法相结合，主成分分析仅作为分析的中间过程，在主成分分析的基础上进一步进行多重线性回归、logistic 回归、Cox 回归、因子分析、判别分析、聚类分析、典型相关分析等. 在主成分分析及其应用过程中，会不断发现新的问题，学者们一直在对主成分分析理论及主成分应用实践进行修正或改进.

思考与练习

1. 阐述主成分分析的基本思想和原理.
2. 除本文提到的主成分应用外，主成分分析还有何其他应用？
3. 处理多重共线性问题时，主成分分析回归相对于岭回归、偏最小二乘法、删除法有何优劣?

4. 大气污染对人类健康具有极大危害, 在某城市郊区有一大型化工厂, 在厂区及邻近地区挑选有代表性的 8 个大气采样点, 每日 4 次同时采集大气样品, 测定其中含有的 6 种气体浓度 (mol/L), 前后共 4 天, 每个取样点每种气体实测 16 次, 计算每个样本点每种气体的平均浓度, 数据见表 8.16. 试用主成分分析对大气污染地区进行分类.

表 8.16　样本地区六种空气污染物的平均浓度

地区编号	氯气	硫化氢	二氧化硫	碳四	环氧氯丙烷	环己烷
1	0.056	0.084	0.038	0.031	0.008	0.022
2	0.049	0.055	0.110	0.100	0.022	0.007
3	0.038	0.130	0.170	0.070	0.058	0.043
4	0.034	0.095	0.160	0.058	0.200	0.029
5	0.084	0.066	0.320	0.029	0.012	0.041
6	0.064	0.072	0.210	0.100	0.028	1.380
7	0.048	0.089	0.260	0.062	0.038	0.036
8	0.069	0.087	0.050	0.027	0.089	0.021

5. 农村饮用水安全是反映农村社会经济发展和居民生活质量的重要指标. 由于水质是由多个因子构成的复杂系统, 对水质进行评价涉及对多项监测指标进行综合评价. 目前农村自来水分为完全处理、部分处理及未处理 3 种形式, 本例选取了饮用水水质常规监测的 13 项指标, 包括: PH 值 X_1、色度 (度) X_2、混浊度 (NTU) X_3、总硬度 (mg/L) X_4、铁 (mg/L) X_5、锰 (mg/L) X_6、氯化物 (mg/L) X_7、硫酸盐 (mg/L) X_8、化学耗氧量 (mg/L) X_9、氟化物 (mg/L) X_{10}、砷 (mg/L) X_{11}、硝酸盐 (mg/L) X_{12} 和细菌个数 (个/ml) X_{13}, 见表 8.17. 试采用主成分分析对 6 种水质进行综合评价.

表 8.17　农村饮用水水质原始数据表

变量	完全处理 丰水期	完全处理 枯水期	部分处理 丰水期	部分处理 枯水期	未处理 丰水期	未处理 枯水期
X_1	7.320	7.270	7.420	7.380	7.410	7.360
X_2	3.690	5.280	4.830	4.320	4.620	4.550
X_3	1.770	2.640	2.880	2.650	1.920	1.660
X_4	125.860	128.730	183.270	154.000	191.510	65.090
X_5	0.100	0.130	0.150	0.120	0.180	0.140
X_6	0.050	0.040	0.050	0.040	0.100	0.090
X_7	31.880	21.700	39.350	29.770	64.150	65.090
X_8	33.930	27.050	49.960	41.240	71.690	71.220

续表

变量	完全处理 丰水期	完全处理 枯水期	部分处理 丰水期	部分处理 枯水期	未处理 丰水期	未处理 枯水期
X_9	2.310	1.660	1.540	1.320	1.230	1.450
X_{10}	0.210	0.110	0.270	0.300	0.690	0.700
X_{11}	0.007	0.007	0.008	0.009	0.009	0.010
X_{12}	2.620	2.610	4.290	2.840	3.520	3.180
X_{13}	21.000	33.000	54.000	29.000	30.000	24.000

资料来源：中国农村饮用水水质监测网络（2004）

第 9 章　因子分析

因子分析（factor analysis）是在主成分分析基础上发展起来的另一种重要的降维方法，由 Charles Spearman 于 1904 年首先提出，并将其应用于智力的定义和测量. 因子分析通过研究众多变量之间的内部依赖关系，即变量间的协方差关系，试图使用少数几个潜在的不能观察到的随机变量（称为因子）表示数据的基本结构. 因子分析的目标就是用较少变量解释数据矩阵 X 中的 p 个变量，最理想的情况是用少数因子再现 X 中的所有信息. 采用因子分析不但可以探索、简化或验证变量的内在结构，还可在此基础上进一步构建其他统计模型.

根据研究目的和研究阶段的不同，因子分析分为探索性因子分析（exploratory factor analysis）和验证性因子分析（confirmatory factor analysis）. 探索性因子分析往往用于研究的早期阶段，用以探索可测变量的特征、性质和内部关联性，并可揭示有多少潜在因子影响这些可测变量，研究者对数据结构和因子性质或数量并无一定的预期；验证性因子分析方法出现较晚，可用于前期基于探索性因子分析已形成理论或假设的检验. 根据研究指标的不同，因子分析也可分为 R 型因子分析和 Q 型因子分析，R 型因子分析基于相关矩阵或协方差矩阵研究变量之间的相关关系，Q 型因子分析基于相似矩阵研究样品（研究对象）之间的相关关系，两种方法所遵循的统计学思想一致，在分析过程中可以相互转换，本章如不言明，均为 R 型因子分析.

9.1　探索性因子分析

9.1.1　因子模型

1. 正交因子模型

设 $X = (X_1, \cdots, X_p)^{\mathrm{T}}$ 是可测量的随机向量，有均值 μ 和协方差矩阵 Σ，$F = (F_1, \cdots, F_m)^{\mathrm{T}}$ $(m < p)$ 是不可测量且分量间相互独立的随机向量，X 线性依赖于 F 和 p 个特异的变异源 $\varepsilon = (\varepsilon_1, \cdots, \varepsilon_p)$，则模型定义为

$$\begin{cases} X_1 - \mu_1 = a_{11}F_1 + a_{12}F_2 + \cdots + a_{1m}F_m + \varepsilon_1, \\ X_2 - \mu_2 = a_{21}F_1 + a_{22}F_2 + \cdots + a_{2m}F_m + \varepsilon_2, \\ \qquad\qquad\cdots\cdots \\ X_p - \mu_p = a_{p1}F_1 + a_{p2}F_2 + \cdots + a_{pm}F_m + \varepsilon_p, \end{cases} \quad m < p. \tag{9.1}$$

显然，式（9.1）中随机向量中的每个分量 $F_j (j = 1, 2, \cdots, m)$ 对 X 的每一个分量 $X_i (i = 1, 2, \cdots, p)$ 都有作用，故 F 称为 X 的公共因子，而 $\varepsilon_1, \cdots, \varepsilon_p$ 中的 ε_i 只对 X_i 有作用，故 ε 称为 X 的特殊因子. 矩阵 $A = (\alpha_{ij})_{p \times m}$ 是待估的系数矩阵，称为因子载荷矩阵，$\alpha_{ij} (i = 1, 2, \cdots, p; j = 1, 2, \cdots, m)$ 称为第 i 个变量在第 j 个因子上的载荷.

式（9.1）的矩阵表达为

$$X - \mu = \underset{(p\times 1)}{A}\ \underset{(p\times m)(m\times 1)}{F} + \underset{(p\times 1)}{\varepsilon}. \tag{9.2}$$

式中显示方程左边有 p 个变量差值 $X_1 - \mu_1, X_2 - \mu_2, \cdots, X_p - \mu_p$，而右边则有 $m+p$ 个随机变量 $F_1, \cdots, F_m$ 和 $\varepsilon_1, \cdots, \varepsilon_p$，显然不能直接根据 $X = (X_1, \cdots, X_p)^{\mathrm{T}}$ 的观测值确定模型（9.1）。然而，对随机向量 F 和 ε 作某些附加假设后，式（9.2）可推出某种协方差关系。

假设：

（1）$E(F) = 0$，$\mathrm{Cov}(F) = E(FF^{\mathrm{T}}) = I_m$（$I_m$ 为 m 阶单位矩阵），即公共因子间不相关；

（2）$E(\varepsilon) = 0$，$\mathrm{Cov}(\varepsilon) = E(\varepsilon\varepsilon^{\mathrm{T}}) = D = \mathrm{diag}(\sigma_1^2, \cdots, \sigma_p^2)$，即特殊因子间不相关；

（3）$\mathrm{Cov}(F, \varepsilon) = 0$，即公共因子与特殊因子间不相关；

上述假设和式（9.2）构成正交因子模型。我们将因子模型的定义总结如下：

有 m 个因子的正交因子模型：

$$X - \mu = \underset{(p\times 1)}{A}\ \underset{(p\times m)(m\times 1)}{F} + \underset{(p\times 1)}{\varepsilon},$$

μ_i 为 变量 x_i 的均值（$i = 1, 2, \cdots, p$），

ε_i 为 第 i 个特殊因子，

F_j 为 第 j 个公共因子（$j = 1, 2, \cdots, m$），

a_{ij} 为 第 i 个变量在第 j 个因子上的载荷

（$i = 1, 2, \cdots, p; j = 1, 2, \cdots, m$）。

随机向量 F 和 ε 不可观测且满足下列条件：

F 和 ε 独立；

$E(F) = 0$，　$\mathrm{Cov}(F) = I_m$；

$E(\varepsilon) = 0$，　$\mathrm{Cov}(\varepsilon) = D, D$ 是对角阵。

根据正交因子分析模型，可推出原始观测变量 X 的协方差结构，有

$$\begin{aligned}
\Sigma = \mathrm{Cov}(X) &= E(X - \mu)(X - \mu)^{\mathrm{T}} \\
&= AE(FF^{\mathrm{T}})A^{\mathrm{T}} + E(\varepsilon F^{\mathrm{T}})A^{\mathrm{T}} + AE(F\varepsilon^{\mathrm{T}}) + E(\varepsilon\varepsilon^{\mathrm{T}}) \\
&= AA^{\mathrm{T}} + \mathrm{Cov}(\varepsilon) \\
&= AA^{\mathrm{T}} + D,
\end{aligned} \tag{9.3}$$

这里，$\mathrm{Cov}(\varepsilon, F) = E(\varepsilon F^{\mathrm{T}}) = 0$。

式（9.3）从原始向量 X 的离均差矩阵出发，X 的全部变异被分解为公因子影响（AA^{T}）和特殊因子变异（D）。其中，公因子 F 解释了 X 的大部分方差，特殊因子解释 X 每个成分的个体变异（也称为噪声）。这样，在完全不知 X 分布的前提下，仅依靠 X 对 μ 的变异即实现了原始变量向公因子和特殊因子的转换。

那么，在正交因子模型中，原始变量与公因子是什么关系呢？以 $\mathrm{Cov}(X, F)$ 表示 X 依赖 F 的全部变异，则

$$\begin{aligned}
\mathrm{Cov}(X, F) &= E(X - E(X))(F - E(F))^{\mathrm{T}} \\
&= E[(X - \mu)F^{\mathrm{T}}] = E[(AF + \varepsilon)F^{\mathrm{T}}] \\
&= AE(FF^{\mathrm{T}}) + E(\varepsilon F^{\mathrm{T}}) \\
&= A.
\end{aligned} \tag{9.4}$$

式（9.3）和式（9.4）统称为正交因子模型的协方差结构.

由第 8 章可知，如原变量已被标准化为单位方差，则协方差矩阵可由相关系数矩阵代替，此时公因子即可解释原变量间的相关性；特殊因子用于表示正交因子模型下公因子所代表的相关与实际相关间的差异，其大小可作为未来考察公因子提取效果和评价模型拟合优劣的依据；因子载荷阵 A 中元素 a_{ij} 可代表 X_i 与 F_j 间的相关性.

需要指出的是，因子分析依靠前面提出的假设. 如果假设不成立，则分析可能出现谬误.

2. 正交因子模型的性质

性质 1　因子模型不受计量单位的影响.

如果改变 X 的单位为 $Y = CX$，其中 $C = \mathrm{diag}(c_1, \cdots, c_p)$，对于 X，有

$$C(X - \mu) = C(AF + \varepsilon),$$
$$CX = C\mu + CAF + C\varepsilon.$$

在此，定义 $X^* = CX, \mu^* = C\mu, A^* = CA, \varepsilon^* = C\varepsilon$，则有

$$X^* = \mu^* + A^* F^* + \varepsilon^*.$$

显然，$F^* = F$. F^* 满足因子分析模型对因子的要求，因子模型没有本质变化. 此性质非常重要，在许多应用中，我们都是通过分解 X 的相关系数矩阵 R 而非分解协方差矩阵 Σ 来寻找载荷 A 和特殊方差 D，相当于对 X 线性转换后的因子分析.

应该注意的是，这里所指的是模型不受量纲影响，但因子载荷阵与量纲有关.

性质 2　因子载荷的非唯一性.

假定 G 是正交矩阵，那么式（9.2）中的 X 也能被写成

$$X = (AG)(G^{\mathrm{T}} F) + \varepsilon.$$

令 $A^* = AG, F^* = G^{\mathrm{T}} F$，则

$$X^* = A^* F^* + \varepsilon,$$

且模型满足因子模型的条件.

因子载荷的非唯一性具有双向作用. 一方面，用一个正交矩阵 G 左乘向量 F 相当于旋转坐标轴系统，选择合适的旋转将导致更易解释的矩阵载荷，这一点在实践中非常重要；另一方面，因子载荷的非唯一性导致解的多重性，我们无法找到满足 $\Sigma = AA^{\mathrm{T}} + D$ 的载荷 A 和特殊方差 D 的唯一解，此时可行的做法是通过施加一些约束条件（如 $A^{\mathrm{T}} D^{-1} A$ 为对角矩阵）使方程得到唯一的解. 这样再以"易于解释"的准则来决定是否对载荷矩阵 A 进行旋转，一旦得到载荷 A 和特殊方差 D，也就确认了因子，且可构造出因子自身的估计值，称为因子得分.

3. 正交因子模型的统计量

为便于说明因子模型的分析结果，有必要对模型参数进行解释. 由于数据标准化后不改变原始变量间的相互关系，且可使问题简化，因此以下讨论均建立在标准化的基础上.

1）因子载荷的统计学意义.

若 $\mathrm{Var}(X_i) = 1$，则 X_i, F_j 的相关系数为

$$\rho_{ij} = \frac{\mathrm{Cov}(X_i, F_j)}{\sqrt{\mathrm{Var}(X_i)}\,\sqrt{\mathrm{Var}(F_j)}} = \mathrm{Cov}(X_i, F_j) = a_{ij}$$

$$(i = 1, 2, \cdots, p; j = 1, 2, \cdots, m; m < p).$$

又

$$X_i = a_{i1}F_1 + \cdots + a_{im}F_m + \varepsilon_i.$$

故 a_{ij} 表示 X_i 依赖于 F_j 的程度，亦可理解为第 i 个原变量在第 j 个公因子上的权重，反映了第 i 个变量在第 j 个公因子上的相对重要性.

2）变量共同度的统计学意义.

因子载荷阵 A 中第 i 行元素的平方和

$$h_i^2 = \sum_{j=1}^{m} a_{ij}^2 \quad (i = 1, 2, \cdots, p)$$

称为变量 X_i 的共同度.

根据正交因子模型的假设，X 的方差也可以表示为

$$\mathrm{Var}(X_i) = a_{i1}^2 + a_{i2}^2 + \cdots + a_{im}^2 + \sigma_i^2. \tag{9.5}$$

令

$$h_i^2 = a_{i1}^2 + a_{i2}^2 + \cdots + a_{im}^2, \tag{9.6}$$

则有

$$\mathrm{Var}(X_i) = h_i^2 + \sigma_i^2,$$

即 X_i 的方差由两部分组成，其中，h_i^2 为全部公因子 $F_1, \cdots, F_m$ 对 X_i 总方差所作出的贡献，称公因子方差（或共同度），反映 X_i 对公因子 F 的依赖程度，其值越大表明提取的公因子越有意义，σ_i^2 为不能由公因子方差解释的特殊方差（残差）. 当 X_i 标准化后，有

$$\mathrm{Var}(X_i) = 1 = h_i^2 + \sigma_i^2, \tag{9.7}$$

即共同度 h_i^2 越接近 1，说明公因子可解释 X_i 所有原始信息的比例越大，因子模型的解释能力就越强，从原变量空间到公共因子空间的转化效果就越好.

3）公因子 F_j 方差贡献的统计学意义.

因子载荷矩阵 A 中的第 j 列元素的平方和

$$q_j^2 = \sum_{i=1}^{p} a_{ij}^2 \quad (j = 1, 2, \cdots, m), \tag{9.8}$$

q_j^2 称为公因子的方差贡献，其统计学意义与 h_i^2 恰好相反，q_j^2 为第 j 个公因子 F_j 对 X 所有分量 $X_1, \cdots, X_p$ 的总贡献，我们可以通过对 q_j^2 的比较，确定哪一个 F_j 对全部 $X_1 \sim X_p$ 的影响更大，因此 q_j^2 是衡量公因子相对重要性的指标.

9.1.2 正交因子模型的参数估计

参数估计即对因子载荷矩阵 A 的估计和特殊方差 D 的估计. 参数估计有多种方法，这里介绍最常用的主成分法和极大似然估计法.

1. 主成分法

设随机向量 $X = (X_1, \cdots, X_p)^{\mathrm{T}}$ 的协方差矩阵为 Σ，Σ 的特征根为 $\lambda_1 \geqslant \lambda_2 \geqslant \cdots \geqslant \lambda_p \geqslant 0$，$L_1, L_2, \cdots, L_p$ 为对应的单位正交特征向量. 由主成分的思想，因 Σ 的最后 $p - m$ 个特征根很小，提取信息有限，在实际应用中价值不大，故只保留前 m 个单位正交特征向量 $L_1, L_2, \cdots, L_m$，根据式（9.3）Σ 可近似分解为

$$\Sigma \approx AA^{\mathrm{T}} + D = \lambda_1 L_1 L_1^{\mathrm{T}} + \lambda_2 L_2 L_2^{\mathrm{T}} + \cdots + \lambda_m L_m L_m^{\mathrm{T}} + D$$

$$= (\sqrt{\lambda_1} L_1, \sqrt{\lambda_2} L_2, \cdots, \sqrt{\lambda_m} L_m) \begin{bmatrix} \sqrt{\lambda_1} L_1^{\mathrm{T}} \\ \sqrt{\lambda_2} L_2^{\mathrm{T}} \\ \vdots \\ \sqrt{\lambda_m} L_m^{\mathrm{T}} \end{bmatrix} + \begin{bmatrix} \sigma_1^2 & & \cdots & 0 \\ & \sigma_2^2 & & \vdots \\ \vdots & & \ddots & \vdots \\ 0 & & \cdots & \sigma_p^2 \end{bmatrix}.$$

实际上 Σ 通常未知，这时采用样本协方差矩阵 S 替代 Σ. 这样，我们就得到了因子分析模型的一个近似解，即

$$\begin{cases} A = (\sqrt{\lambda_1} L_1, \sqrt{\lambda_2} L_2, \cdots, \sqrt{\lambda_m} L_m) = (a_{ij})_{p \times m}, \\ \sigma_i^2 = s_{ii} - \sum_{j=1}^{m} \hat{a}_{ij}^2 \quad (i = 1, 2, \cdots, p; j = 1, 2, \cdots, m). \end{cases} \tag{9.9}$$

由于载荷阵 A 中的第 j 列和 X 的第 j 个主成分的系数相差一个倍数 $\sqrt{\lambda_j}$，故上式称为因子模型的主成分解，其求解过程须通过迭代完成. 很多计算机程序包会自动给出一个公认的标准，当对样本相关系数矩阵 R 作因子化时，m 常默认为 R 中大于等于 1 的特征根个数；当对样本协方差矩阵 S 作因子化时，m 常默认为等于 S 的正特征根个数. 对于这些经验规则不应不加区别地使用，应结合专业知识确定少数而不是许多因子，满意解释数据和拟合 S 或 R 才是因子分析的目标.

运用主成分法进行因子分析的步骤为

(1) 由样本协方差矩阵 S 估计 Σ；

(2) 由式 (9.9) 求得 A 和 D 的估计值；

(3) 对公因子给出合理解释；

(4) 预测公因子得分；

(5) 利用因子得分进一步建模.

2. 极大似然法

假设公因子 F 和特殊因子 ε 服从正态分布，则可得因子载荷和特殊因子方差的极大似然估计. 设 $X_1, \cdots, X_n$ 为来自正态总体 $X \sim N_p(\mu, \Sigma)$ 的随机样本，则样本似然函数为 $L(\mu, \Sigma)$，满足 $\Sigma = AA^{\mathrm{T}} + D$，则有

$$L(\hat{\mu}, \hat{A}, \hat{D}) = f(X) = f(X_1) f(X_2) \cdots f(X_n)$$

$$= \prod_{i=1}^{n} (2\pi)^{-p/2} |\Sigma|^{-1/2} \exp\left[-\frac{1}{2} (X_i - \mu)^{\mathrm{T}} \Sigma^{-1} (X_i - \mu) \right]$$

$$= \left[(2\pi)^p |\Sigma| \right]^{-n/2} \exp\left[-\frac{1}{2} \sum_{i=1}^{n} (X_i - \mu)^{\mathrm{T}} \Sigma^{-1} (X_i - \mu) \right]. \tag{9.10}$$

$L(\mu, \Sigma)$ 的对数为 A 和 D 的函数，记为 $\varphi(A, D)$，求 A 和 D 并使 φ 达到最大，式 (9.10) 并不能唯一确定 A，为此，可添加一个约束性条件，即

$$A^{\mathrm{T}} D^{-1} A = \Lambda.$$

Λ 为一个对角矩阵，用求极值的方法得到的极大似然估计 $\hat{A}$，$\hat{\Sigma}$ 和 $\hat{\mu} = \overline{X}$ 将使 $A^{\mathrm{T}} D^{-1} A$ 为对角阵，且似然函数达到最大. 此时，共同度和特殊方差的似然估计仍然延用式 (9.6) 和式 (9.7). 比较不同方法参数估计的优劣依靠残差矩阵，若 $\hat{A}\hat{A}^{\mathrm{T}} + \hat{D}$ 为

$AA^{\mathrm{T}} + D$ 的估计，则残差矩阵 S_{residual} 为

$$S_{\mathrm{residual}} = S - (\hat{A}\hat{A}^{\mathrm{T}} + \hat{D}) \tag{9.11}$$

理想状态是公共方差和特殊方差完全解释样本协方差，残差矩阵越小对协方差矩阵的解释程度就越好.

例 9.1 日常生活能力量表（ADL）广泛用于老年人生命质量评价，如疾病进展、慢性病康复、生活质量、社会医疗服务需求等. 在某研究中，研究者纳入 ADL 量表中的 12 项指标，欲以因子分析在 331 例城镇社区老人（年龄≥55 岁）中探索上述指标间的关系，相关变量及赋值情况见表 9.1.

表 9.1　变量命名及赋值情况

变量命名	赋值
X_1：独立完成进食	1＝完全自理　2＝部分自理　3＝不能自理
X_2：独立完成洗漱梳头	同上
X_3：独立完成穿脱衣服	同上
X_4：独立完成上下床	同上
X_5：独立完成洗澡	同上
X_6：独立完成室内活动	同上
X_7：独立完成做饭	同上
X_8：独立完成理财	同上
X_9：独立完成出门坐车	同上
X_{10}：独立完成上街购物	同上
X_{11}：独立完成走半里或 300 米路	同上
X_{12}：独立完成上下一层楼	同上

资料来源：联合国人口基金（项目编号：CTR/91/P23）

表 9.1 中的 12 个变量 $X_i(i=1,2,\cdots,12)$ 均是可直接测量变量，用于描述老年人的独立活动能力，指标间具有很大的相关性，且均有显著的统计学意义（$P<0.01$）. 例如，独立进食与洗漱、穿脱衣服、上下床、室内活动等变量的相关系数可达 0.5 以上，与做饭、理财、上街购物等绝大多数变量的相关系数可达 0.2 以上. KMO 值为 0.884，Bartlett 球形检验显示 $P<0.001$，上述结果提示本例适用于因子分析.

将所有指标进行标准化，则总样本方差 $\sum_{i=1}^{12} s_{ii} = 12$，即特征根之和等于原变量数目. 分别计算各因子的特征根及其所解释的样本方差见表 9.2.

表 9.2　主成分法提取公因子

因子	特征根	方差（%）	累计方差（%）
1	7.551	62.923	62.923
2	2.038	16.986	79.909
3	0.563	4.691	84.601
4	0.526	4.384	88.985
5	0.360	3.001	91.985

因子	特征根	方差（%）	累计方差（%）
6	0.284	2.366	94.352
7	0.245	2.038	96.389
8	0.177	1.473	97.862
9	0.119	0.989	98.851
10	0.065	0.546	99.397
11	0.055	0.455	99.852
12	0.018	0.148	100.000

表 9.2 显示，第 1 公因子的特征根为 7.551，其所能解释的样本方差为 62.9%，第 2 公因子的特征根为 2.038，其所能解释的样本方差为 17.0%，第 1、2 公因子所能解释的累计方差为 79.9%，说明提取 2 个公因子即可.

表 9.3 分别列出了基于主成分法和极大似然法的因子载荷阵、特殊方差和公因子方差贡献.

表 9.3 基于主成分法和极大似然法的参数估计

变量	主成分法			极大似然法		
	因子载荷估计		特殊方差	因子载荷估计		特殊方差
	F_1	F_2	$1-h^2$	F_1	F_2	$1-h^2$
X_1	0.609	0.575	0.299	0.627	−0.120	0.592
X_2	0.812	0.457	0.132	0.832	−0.014	0.308
X_3	0.805	0.532	0.069	0.927	−0.157	0.116
X_4	0.841	0.432	0.107	0.986	−0.122	0.014
X_5	0.835	−0.097	0.293	0.713	0.359	0.363
X_6	0.861	0.380	0.115	0.981	−0.064	0.033
X_7	0.736	−0.297	0.371	0.546	0.452	0.498
X_8	0.817	−0.314	0.235	0.619	0.550	0.315
X_9	0.696	−0.482	0.284	0.452	0.628	0.402
X_{10}	0.800	−0.464	0.145	0.552	0.714	0.185
X_{11}	0.850	−0.320	0.175	0.664	0.665	0.117
X_{12}	0.821	−0.372	0.186	0.615	0.697	0.136
公因子方差贡献	7.551	2.038	2.411	6.396	2.526	3.078

表 9.3 显示，无论采用主成分法还是极大似然法，$X_1 \sim X_{12}$ 在公因子 F_1 上的载荷均较大，且一般在 0.5 以上；对于 $X_1 \sim X_{12}$ 在公因子 F_2 上的载荷，两种方法的估计结

果差别较大. 主成分法中公因子 F_1 与 F_2 所能解释的累计方差分别为 7.551，2.038，而极大似然法分别为 6.396，2.526. 主成分法的累计剩余方差为 2.411，小于极大似然法的 3.078，这主要是由于极大似然估计法要求数据服从多元正态分布，而本例中各变量均为等级变量，不满足多元正态分布的假设，这无疑会影响参数估计的效果，故本例采用主成分法进行参数估计更为合适. 当进一步实施基于主成分法的残差分析时，我们尚可发现，主成分法的最大残差出现在 X_1 与 X_4，X_6 之间，分别为 -0.146 和 -0.143，见表 9.4. 残差矩阵非对角线上的元素应为 0，越接近 0，公因子提取效果越好，据此可认为本例因子提取的效果较为满意.

表 9.4　因子提取后的残差矩阵（主成分法）

原变量	原变量											
	X_1	X_2	X_3	X_4	X_5	X_6	X_7	X_8	X_9	X_{10}	X_{11}	X_{12}
X_1	0.000											
X_2	0.059	0.000										
X_3	-0.042	-0.050	0.000									
X_4	**-0.146**	-0.064	0.026	0.000								
X_5	-0.070	-0.006	-0.041	-0.008	0.000							
X_6	**-0.143**	-0.076	0.016	0.089	0.014	0.000						
X_7	0.004	0.000	-0.008	-0.010	0.025	-0.008	0.000					
X_8	0.000	0.000	-0.010	-0.011	0.011	-0.007	-0.031	0.000				
X_9	0.071	0.012	0.026	-0.006	-0.072	-0.020	-0.015	-0.059	0.000			
X_{10}	0.048	0.004	0.011	-0.013	-0.045	-0.023	-0.042	-0.028	-0.028	0.000		
X_{11}	0.002	0.007	-0.005	-0.003	-0.061	0.001	-0.120	-0.064	-0.077	0.007	0.000	
X_{12}	0.020	0.005	0.001	-0.008	-0.073	-0.008	-0.126	-0.044	-0.052	-0.026	0.107	0.000

　　各种参数估计方法没有绝对的优劣之分，在实际应用中采用何种估计方法应视数据的具体情况而定. 本例中，由于 $X_1 \sim X_{12}$ 在公因子 F_1 与 F_2 上的载荷分布规律不明显，很难对公因子进行解释，故还需进行因子旋转以达到公因子可解释的目的.

9.1.3　因子旋转

　　因子旋转（factor rotation）的目的在于使得旋转后的各因子载荷的平方按列向 0 和 1 两极分化，以简化结构、方便解释. 我们引入一个正交矩阵 G 并对式（9.2）变换如下：

$$X - \mu = (AG)(G^{\mathrm{T}}F) + \varepsilon,$$

则可知公因子和因子载荷阵在正交变换后并无改变，也就是说因子载荷不是唯一的，我们经常会利用这个特点，通过对矩阵进行变换，改变各个公因子所代表方差的分布状况，最理想的情况是，每个变量仅在一个公因子上有较大载荷，而在其他公因子上都比较小，从而使其形成更有实际意义的因子模式. 因子旋转可分为正交旋转（orthogonal rotation）和斜交旋转（oblique rotation）.

　　有时正交旋转后仍然不能达到目的，这时可以考虑斜交旋转，即，放弃公因子相互独立的假设，使公因子对应的轴穿过因子图上聚集的点从而使这些点在新的因子轴上有较大的载荷，而在其他因子轴上的载荷几乎等于 0. 与正交旋转的结果相比，斜交旋转使每个原变量更鲜明地负载在某一个公因子上，从而使每个公因子的意义更为明确（表 9.5）.

表 9.5　因子旋转前后统计量的变化（主成分法）

变量	旋转前		方差最大正交旋转		斜交旋转		特殊方差
	F_1	F_2	F_1	F_2	F_1	F_2	$1-h^2$
X_1	0.609	0.575	0.076	**0.834**	−0.210	**0.937**	0.299
X_2	0.812	0.457	0.306	**0.880**	0.039	**0.909**	0.132
X_3	0.805	0.532	0.252	**0.931**	−0.042	**0.988**	0.069
X_4	0.841	0.432	0.344	**0.880**	0.083	**0.896**	0.107
X_5	0.835	−0.097	0.690	**0.480**	0.625	**0.312**	0.293
X_6	0.861	0.380	0.394	**0.854**	0.149	**0.849**	0.115
X_7	0.736	−0.297	**0.748**	0.264	**0.768**	0.043	0.371
X_8	0.817	−0.314	**0.820**	0.305	**0.837**	0.065	0.235
X_9	0.696	−0.482	**0.841**	0.099	**0.934**	−0.181	0.284
X_{10}	0.800	−0.464	**0.907**	0.182	**0.981**	−0.108	0.145
X_{11}	0.850	−0.320	**0.849**	0.322	**0.864**	0.074	0.175
X_{12}	0.821	−0.372	**0.862**	0.264	**0.901**	0.002	0.186
公因子方差贡献	7.551	2.038	5.138	4.451	5.138	4.451	2.411

　　表 9.5 显示，方差最大正交旋转后的因子载荷出现了两极分化，$X_1 \sim X_6$ 主要负载在公因子 F_2 上，其权重为 0.480～0.931；$X_7 \sim X_{12}$ 主要负载在公因子 F_1 上，其权重为 0.748～0.907；斜交旋转结果类似.

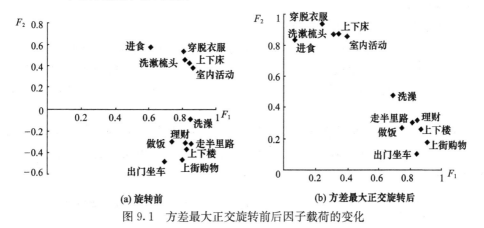

图 9.1　方差最大正交旋转前后因子载荷的变化

　　图 9.1 进一步显示，$X_1 \sim X_6$ 对应进食、洗漱梳头、穿脱衣服、上下床、洗澡和室

内活动等 6 项指标，反映老年人的基本生活需求，因此 $X_1 \sim X_6$ 所负载的公因子 F_2 可命名为躯体生活自理因子；$X_7 \sim X_{12}$ 对应做饭、理财、出门坐车、上街购物、走半里路或 300 米、上下一层楼，该 6 项指标需要借助工具实现，因此 $X_7 \sim X_{12}$ 所负载的公因子 F_1 可命名为工具性日常生活因子. 洗澡（X_5）更大程度地负载在公因子 F_1 而不是公因子 F_2 上，其他 11 项指标的负载情况均与 ADL 量表一致. 洗澡作为一种较复杂的活动，必须在进食、洗漱梳头、穿脱衣服等基本生活活动的基础上才能独立完成，在本例中，仍将其作为 F_2 所解释的变量. 至此，我们将高度相关、难以对响应变量进行解释的众多（12 个）原变量凝炼成了 2 个较易解释的公因子.

9.1.4　因子得分

因子得分（factor score）不是通常意义下的参数估计，而是对不可观测的公因子取值的估计. 在实践中，仅仅停留在对公因子的识别上往往是不够的，研究者更希望像一般数值型变量一样比较两组或多组研究对象因子得分的大小，甚至将其作为自变量引入常用的回归或预测模型，如多元线性回归模型、logistic 回归模型、Cox 比例风险模型.

1. 因子得分估计

将原变量表示为公因子的线性组合，即

$$\begin{bmatrix} X_1 \\ X_2 \\ \vdots \\ X_p \end{bmatrix} = \begin{bmatrix} a_{11} & a_{12} & \cdots & a_{1m} \\ a_{21} & a_{22} & \cdots & a_{2m} \\ \vdots & \vdots & & \vdots \\ a_{p1} & a_{p2} & \cdots & a_{pm} \end{bmatrix} \begin{bmatrix} F_1 \\ F_2 \\ \vdots \\ F_m \end{bmatrix}.$$

当载荷矩阵旋转之后，公因子可以做出解释，通常情况下，我们还想反过来把公共因子表示为原变量的线性组合，则有因子得分函数

$$F_j = b_{j1} X_1 + \cdots + b_{jp} X_p.$$

可见，要求得每个因子的得分，必须求得分函数的关系，而由于 $p > m$，所以不能得到精确得分，只能得到估计值. 估计因子得分的方法很多，常用的有回归分析法、加权最小二乘法等.

1）加权最小二乘法（巴特莱特因子得分）.

加权最小二乘法的思想是，把一个个体的 p 个变量的取值 X^* 当作响应变量，求因子解中得到的 A 作为自变量的设计矩阵，该个体在公因子上的取值 F 当作未知参数，特殊因子的取值看作误差. 下面采用加权最小二乘法估计因子得分. 回顾式（9.2）

$$X - \mu = AF + \varepsilon,$$

这里假设均值向量 μ、因子载荷阵 A 和特殊方差 σ_i^2 都是已知的，ε 视为误差. 既然 $\mathrm{Var}(\varepsilon_i) = \sigma_i^2 (i = 1, 2, \cdots, p)$ 不必彼此相等，巴特莱特建议用加权最小二乘法估计公因子的值. 由

$$\sum_{i=1}^{p} \frac{\varepsilon_i^2}{\sigma_i^2} = \varepsilon^{\mathrm{T}} D^{-1} \varepsilon = (x - \mu - AF)^{\mathrm{T}} D^{-1} (x - \mu - AF) \stackrel{\mathrm{def}}{=} \varphi(F),$$

求 F 的估计值 $\hat{F}$，使得 $\varphi(\hat{F}) = \min \varphi(F)$.

令

$$\frac{\partial \varphi(F)}{\partial F} = 0,$$

有

$$\hat{F} = (A^{\mathrm{T}} D^{-1} A)^{-1} A^{\mathrm{T}} D^{-1} X.$$

这就是因子得分的加权最小二乘估计. 实践中, A, D, μ 均可通过样本估计获得, 因子得分估计可以基于未旋转的因子, 也可基于旋转后的因子.

2）回归分析法.

1939 年由汤姆森（Thomson）提出, 故又称为汤姆森回归法. 该方法的优点是简单易行.

假设原变量 X 和公因子均已标准化, 在最小二乘法意义下对因子得分函数进行估计, 则因子可表示为变量的线性组合并满足回归方程

$$F_j = b_{j1} X_1 + \cdots + b_{jp} X_p + \varepsilon_j \quad (j = 1, \cdots, m).$$

由于因子得分 F_j 的值是待估的, 故我们求解的步骤是首先求出方程中的回归系数, 然后再给出因子得分的计算公式. 由于因子得分具有不确定性, 也就是说不同研究者在相同数据上可以构造出满足因子模型的多组因子得分. 这样, 在实践中, 我们只能忽略因子得分的不确定部分（即随机部分）, 最大限度地逼近因子得分的确定部分.

根据样本观测值估计因子载荷矩阵 $A = (a_{ij})_{p \times m}$, 由因子载荷的意义, 有

$$a_{ij} = E(X_i F_j) = E\big[X_i (b_{j1} X_1 + \cdots + b_{jp} X_p) \big]$$
$$= b_{j1} r_{i1} + \cdots + b_{jp} r_{ip} \quad (i = 1, 2, \cdots, p),$$

即

$$\begin{bmatrix} r_{11} & r_{12} & \cdots & r_{1p} \\ r_{21} & r_{22} & \cdots & r_{2p} \\ \vdots & \vdots & & \vdots \\ r_{p1} & r_{p2} & \cdots & r_{pp} \end{bmatrix} \begin{bmatrix} b_{j1} \\ b_{j2} \\ \vdots \\ b_{jp} \end{bmatrix} = \begin{bmatrix} a_{j1} \\ a_{j2} \\ \vdots \\ a_{jp} \end{bmatrix}.$$

上式可表示为 $Rb_j = a_j (j = 1, 2, \cdots, m)$, 故有 $b_j = R^{-1} a_j$, 其中,

$$R = \begin{bmatrix} r_{11} & r_{12} & \cdots & r_{1p} \\ r_{21} & r_{22} & \cdots & r_{2p} \\ \vdots & \vdots & & \vdots \\ r_{p1} & r_{p2} & \cdots & r_{pp} \end{bmatrix}$$

为原变量的相关系数矩阵,

$$b_j = \begin{bmatrix} b_{j1} \\ b_{j2} \\ \vdots \\ b_{jp} \end{bmatrix}$$

为第 j 个因子得分函数的系数,

$$a_j = \begin{bmatrix} a_{j1} \\ a_{j2} \\ \vdots \\ a_{jp} \end{bmatrix}$$

为载荷矩阵的第 j 列.

记

$$B = \begin{bmatrix} b_1^{\mathrm{T}} \\ b_2^{\mathrm{T}} \\ \vdots \\ b_m^{\mathrm{T}} \end{bmatrix} = \begin{bmatrix} b_{11} & \cdots & b_{1p} \\ \vdots & & \vdots \\ b_{m1} & \cdots & b_{mp} \end{bmatrix},$$

则回归系数为

$$B = \begin{bmatrix} (R^{-1}a_1)^{\mathrm{T}} \\ \vdots \\ (R^{-1}a_m)^{\mathrm{T}} \end{bmatrix} = \begin{bmatrix} a_1^{\mathrm{T}} \\ \vdots \\ a_m^{\mathrm{T}} \end{bmatrix} R^{-1} = A^{\mathrm{T}}R^{-1}.$$

最终因子得分 F 的估计值为

$$\hat{F} = BX = A^{\mathrm{T}}R^{-1}X.$$

在上述采用巴特莱特法和汤姆森法对因子 F 的得分估计中，巴特莱特因子得分是无偏估计，即 $E(\hat{F}) = F$；而汤姆森因子得分是有偏估计，即 $E(\hat{F}) \neq F$. 哪种估计更好至今尚无定论.

　　2. 因子得分应用

　　例 9.2　例 9.1 已经通过探索性因子分析获得 2 个公因子，即躯体生活自理因子和工具性日常生活因子，在此基础上进一步引入幸福指数变量，该指数综合了健康满意度、社会经济生活等多项指标，试采用回归分析探讨公因子 F 对幸福指数 Y 的影响.

　　为深化对因子得分的理解，我们分别采用原变量 X 和公因子 F 为自变量分别建立以 Y 为响应变量的多元线性回归模型，结果见表 9.6 和表 9.7.

表 9.6　例 9.2 的多元线性回归结果（1）

自变量*	标准化偏回归系数	P	共线性诊断	
			容忍度	方差膨胀因子
原变量 X				
穿脱衣服（X_3）	−1.046	0.020	0.088	11.417
上下床　（X_4）	1.473	0.003	0.085	11.727
上街购物（X_{10}）	0.503	0.002	0.763	1.310
公因子 F				
工具性日常生活因子（F_1）	0.742	<0.001	1.000	1.000

　*校正性别和年龄

表 9.7　例 9.2 的多元线性回归结果（2）

因子提取前						因子提取后			
维度	特征根	条件指数	方差比例			维度	特征根	条件指数	方差比例
			X_3	X_4	X_{10}				F_1
1	3.714	1.000	0.00	0.00	0.01	1	1.631	1.000	0.18
2	0.171	4.661	0.02	0.03	0.18	2	0.369	2.101	0.82
3	0.105	5.941	0.00	0.00	0.80				
4	0.010	19.496	0.98	0.97	0.01				

表 9.6 显示,在采用原变量 X 构建的多元线性回归模型中,X_3, X_4, X_{10} 作为有统计学意义的自变量进入模型,但 X_3 的系数为负,与常识不符;X_3, X_4 的方差膨胀因子高达 11.417 和 11.727,从表 9.7 可见,因子提取前的相关维度的条件指数高达 19.496,提示该模型存在较严重的共线性.

当采用公因子 F 作为自变量构建多元线性回归模型时(见表 9.6 下部),公因子 F_1 作为有统计学意义的自变量进入模型,且随着该因子得分的增加,幸福指数随之增加,而公因子 F_2 对幸福指数的影响并无显著的统计学意义,该回归模型可解释为 52.2%($R_{\text{adj}}^2 = 0.522$)的 Y 的变异,提示老年人的工具性日常生活能力对幸福指数更为敏感.

9.1.5 因子分析与主成分分析的区别

因子分析和主成分分析使用相同的数学工具(谱分解、映射等),表面上看二者有着相同的思想和策略,结果应该是相似的,然而上述认识是不正确的. 主成分分析和因子分析的最大差异来自建模思想,它们所使用的数据分析技术也存在着根本差别. 因子分析通过协方差分解(建模)提取公因子,其构造了一个具有固定数目共同(潜在)因子的严格结构,从而使变量数目大为减少,因子的重要性按照公因子方差贡献的大小依次递减;主成分分析是对原变量的线性转换,转换后变量数目保持不变,主成分分析同样以重要性递减的次序确定 p 个因子,能够最大化映射方差的因子一般被认为是最重要的因子.

从适用角度来看,因子分析涉及更多的数值分析技术,其因子解非唯一的性质使主观解释成为可能,而主成分分析则基于良好的定义且有唯一的算法(谱分解). 因子分析与主成分分析均通过分解协方差矩阵 Σ 实现对原始数据的降维,因子分析中的因子考虑数据集中的公共方差,而主成分分析考虑的是总方差;因子分析假定存在一组支配着观察变量协方差的潜变量,由于它们是不可直接测定的,也不可能准确知道某一个观察对象的因子是什么,只能通过观察资料加以估计,在一般的因子分析中,并没有假定因子为观察变量的线性组合,而是观察变量是因子的线性组合,因此,因子分析更易解释,更易成功,其提取公因子、并基于公因子构造其他模型的统计学思想较主成分分析更为深入,为进一步探索响应变量与自变量的关系拓展了新的空间. 因子分析和主成分分析都不是数据分析的终点,利用二者的分析结果可进一步开展综合分析或者构建其他统计学模型.

9.2 验证性因子分析

9.2.1 因子模型

验证性因子分析的基本模型仍然如式(9.1)和式(9.2). 探索性因子分析是对数据的描述和探索过程,而验证性因子分析在探索性因子分析已经形成的假设的基础上,不但可以实现对因子模型(如因子数目、载荷矩阵等)的统计学验证,而且可以分析因子之间的相关性.

图 9.2 显示了验证性因子分析与探索性因子分析的不同. 在图 9.2(a)中,各个公因子对 $X_1 \sim X_5$ 均有影响($X_1 \sim X_5$ 负载在两个公因子上),但公因子间互不相关;

在图 9.2（b）中，X_1, X_2, X_5 是表征第 1 公因子的测量变量，X_3, X_4 是表征第 2 公因子的测量变量，但两个公因子是相关的. 探索性因子分析研究的问题是有多少因子能够解释变量间的相关性以及这些公因子度量的是什么内容，因子数目及其意义均是未知的. 相反，验证性因子分析在分析前已经基于既有的理论和实践知识对公因子进行了明确的定义，之后，研究者进一步构建原变量以实现对公因子的估计，此时公因子的数目是已知的. 验证性因子分析模型相当于结构方程模型中的测量模型，用以表征原变量与公因子之间的相关性，结构方程模型的有关内容有兴趣的读者可以参考《结构方程模型及其应用》等著作.

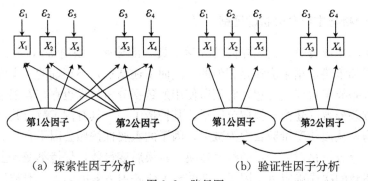

（a）探索性因子分析　　　　　　（b）验证性因子分析

图 9.2　路径图

9.2.2　医学应用

验证性因子分析经常用于医学量表的制订过程，特别是能够用于验证现有数据结构是否符合已有的理论结构.

例 9.3（继例 9.2）　12 个变量可组成如表 9.8 所示的量表结构，再次选择调查现场随机抽取 1805 名老人开展量表测试，试采用验证性因子分析判断该组数据是否符合这一量表结构.

表 9.8　日常生活能力量表

F_1：工具性日常生活能力	F_2：躯体性日常生活能力
X_7：独立完成做饭	X_1：独立完成进食
X_8：独立完成理财	X_2：独立完成洗漱梳头
X_9：独立完成坐车出门	X_3：独立完成穿脱衣服
X_{10}：独立完成上街购物	X_4：独立完成上下床
X_{11}：独立完成走半里或 300 米路	X_5：独立完成洗澡
X_{12}：独立完成上下一层楼	X_6：独立完成室内活动

该量表由 12 个条目、2 个维度（即 2 个公因子）组成.

表 9.9 则给出了验证性因子分析因子载荷阵的极大似然估计结果和评价模型整体拟合效果的部分拟合参数. t 值均大于 2.56，故估计的因子载荷均在 $\alpha = 0.01$ 水平具有显著的统计学意义；R^2 为决定系数，为量度公因子下每个原变量（量表中的具体条目）可

靠性的指标, 结合较小的标准误和误差方差, 我们可以认为, 公因子下的各个条目都是可靠的. 在拟合优度评价指标中, χ^2 统计量越小, 拟合效果越好, 由基础统计可知, 此指标过于依赖样本量, 因此还需参考其他指标. RMSEA 与模型残差有关, 其值在 0 和 1 之间, RMSEA 越小, 模型拟合越好; CFI 表征模型的改善效果, 越大则拟合越好; GFI 是拟合优度指数, 其合理范围在 ±1 之间, 越大则拟合效果越好. 更详细的说明读者可参考有关专著. 此外, 公因子工具性日常生活能力和躯体生活自理能力是两个相关变量, 相关系数为 0.581.

表 9.9 因子载荷的极大似然估计及部分统计量

公因子	原变量	因子载荷	标准误	t 值	P 值	R^2	误差方差
F_1	X_1	0.638	0.033	19.396	<0.001	0.407	0.014
	X_2	0.830	0.017	47.634	<0.001	0.689	0.011
	X_3	0.938	0.007	135.500	<0.001	0.880	0.005
	X_4	0.991	0.002	462.500	<0.001	0.983	0.001
	X_5	0.675	0.030	22.294	<0.001	0.455	0.083
	X_6	0.983	0.003	369.600	<0.001	0.967	0.002
F_2	X_7	0.680	0.031	22.167	<0.001	0.463	0.138
	X_8	0.808	0.020	39.809	<0.001	0.653	0.073
	X_9	0.754	0.025	30.226	<0.001	0.568	0.162
	X_{10}	0.886	0.013	67.115	<0.001	0.785	0.060
	X_{11}	0.951	0.007	129.200	<0.001	0.904	0.018
	X_{12}	0.942	0.008	117.000	<0.001	0.888	0.025
拟合优度评价		$\chi^2 = 4428.623, df = 53$ $RMSEA = 0.156$				$GFI = 0.813$ $CFI = 0.899$	
F_1, F_2 相关系数		$r = 0.581 (P < 0.001)$					

9.3 因子分析的基本步骤

通过上面两节的介绍, 我们已经认识到因子分析及其建模过程是非常严谨的. 图 9.3 给出了因子分析的主要步骤.

1. 因子分析前的准备

首先, 根据研究问题判断研究性质, 即该研究属于探索性研究还是验证性研究, 如果已有成熟理论支撑和前期探索性因子分析结果, 应考虑验证性因子分析; 否则, 应考虑探索性因子分析. 其次, 确定研究变量并获得可靠的测量值, 通过建立变量间的相关系数矩阵、计算 KMO 值和 Bartlett 球形检验判断是否可以采用因子分析.

2. 因子分析的参数估计和公因子解释

探索性因子分析的核心是估计因子载荷阵和特殊方差，一旦获得估计参数，因子模型即可确定. 研究者应根据特征根、公因子方差贡献和碎石图综合判断提取公因子的个数，或者根据前期研究或专业知识预设公因子数目. 如果公因子不能很好解释原变量，还需进行因子旋转，以便使因子载荷阵能够更鲜明地反映公因子的意义.

3. 计算因子得分和构建后续模型

计算因子得分是为了利用公因子进行后续分析，既可通过因子得分开展各种综合分析，又可将因子得分引入多种回归或预测模型. 因子分析只是研究的中间步骤，后续建模往往根据实践意义. 在线性回归分析中，我们经常受到共线性的困扰，因子得分的引入使共线性问题迎刃而解，并使线性回归模型得到极大简化.

4. 因子模型的验证

探索性因子分析的结果或者既有的理论结构假设需要采用验证性因子分析进行验证. 探索性因子分析可以没有假设，但验证性因子分析必须基于已经形成的假设，这个假设可以根据已有的理论结构（如量表中的各种结构），也可以是根据探索性因子分析获得的实证结果，但基于一个或少量研究结果的假设显然是单薄的，较大样本、多个研究形成的具有坚实实证基础的假设是验证性因子分析的前提.

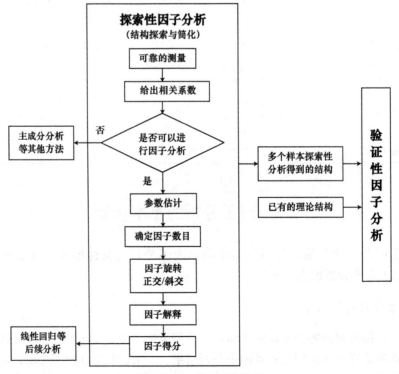

图 9.3　因子分析的流程

本 章 小 结

探索性因子分析的实质就是对原变量协方差结构的分解，当对原变量标准化后，协方差矩阵进一步简化为相关系数矩阵. 由于因子分析来自相关系数矩阵，所以原变量的测量至少应为等级变量，这也是将因子分析结果由样本推向总体的一个前提. 因子分析要求原变量间的关系是线性相关的. 如果原变量的关系是非线性相关的，则 Pearson 相关（或 Spearman 相关）无法准确表达它们的关系，因而所作的分析及结论也就失去了意义. 此外，由于因子分析是对变量间的协方差结构进行分析，所以，对总体同质性要求比其他多元统计方法要高. 例如，多元回归模型可以通过对协变量的分析校正总体的同质性，但因子分析目前尚无法对协变量进行分析，不同来源的资料能否合并进行因子分析取决于其协方差矩阵是否相等，如果协方差矩阵不等就应该分别分析.

因子分析的可靠性不但取决于因子载荷，也与样本量密切相关. 目前尚无可靠的因子分析样本量计算方法，一般认为，因子分析所需样本量应达到变量数的 $10 \sim 20$ 倍，分析样本不应少于 100. KMO 法和反映像矩阵法都是检测样本量是否充足的方法，如果检测值大于 0.5，则表明当前样本量是可以接受的，检测值越大，样本量越理想. 由于因子分析及主成分分析均基于相关系数矩阵，只要样本相关系数稳定可靠，可不必苛求太大的样本量.

思 考 与 练 习

1. 因子分析解决的主要问题是什么？
2. 提取和确定某一个或某几个公因子需要考虑哪些问题？
3. 以下哪些说法是正确的？
   A. 探索性因子分析的动力源于数据，验证性因子分析的动力源于假设；
   B. 探索性因子分析的动力源于假设，验证性因子分析的动力源于数据；
   C. 探索性因子分析的结果可以有多个，验证性因子分析的结果只能有一个；
   D. 探索性因子分析的结果只能有一个，验证性因子分析的结果可以有多个.

第 10 章　聚类分析

对事物进行分类是医学实践的常见问题. 例如, 检验科根据各常规生化检测项目的性质和特点对其进行归类, 可帮助合理配置检测项目, 避免浪费; 放射科医生对活动性肺结核的 CT 影像进行分类, 从而辅助临床医生对活动性肺结核进行分型. 聚类分析 (cluster analysis) 是解决上述归类问题的常用统计方法, 其基本思想是在假定研究对象间存在不同程度相似性的基础上, 根据对象间相似程度的高低将其进行归类, 使分在同一类中对象间的相似性比不同类对象间的相似性更强.

按照聚类对象的不同, 聚类可分为对样品 (即观测) 进行聚类 (case cluster analysis, Q 型聚类) 和对变量进行聚类 (variable cluster analysis, R 型聚类) 两种, 其中 Q 型聚类是聚类分析中最常见的聚类形式, 也是本章阐述的重点.

根据分类方法的不同, 聚类分析主要包括系统聚类法、动态聚类法、有序样品聚类法、模糊聚类法和聚类预报法等, 本章将结合实例对常用的系统聚类法、动态聚类法和有序样品聚类法进行介绍.

10.1　相似性度量

为了将研究对象进行归类, 需要用数量化的方法对研究对象之间的相似程度进行描述, 常用方法主要包括距离和相似系数. 其中, 样品间的相似性常用距离来度量, 变量间的相似性度量常采用相似系数度量. 变量类型 (定量变量和定性变量) 也是选择相似性度量方法时需考虑的因素.

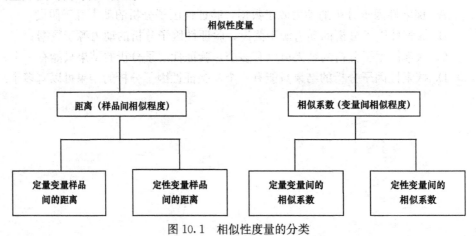

图 10.1　相似性度量的分类

10.1.1　距离

设某一数据集包含 n 个样品, p 个变量, 该数据采用 $n \times p$ 数据矩阵表示如下

$$X = \begin{bmatrix} x_{11} & x_{12} & \cdots & x_{1p} \\ x_{21} & x_{22} & \cdots & x_{2p} \\ \vdots & \vdots & & \vdots \\ x_{n1} & x_{n2} & \cdots & x_{np} \end{bmatrix}, \tag{10.1}$$

式中，$x_{kl}(k=1,\cdots,n; l=1,\cdots,p)$ 表示第 k 个样品的第 l 个变量的观测值. 此时，可将 n 个样品看作是 p 维空间中的 n 个点，以 $d_{ij}(i,j=1,\cdots,n)$ 表示点 i 和 j 之间的距离，其度量了两个样品点之间的相似程度.

距离的定义有多种方法，其一般满足以下 4 条性质：

(1) $d_{ij} \geqslant 0$ 对一切 i 和 j 均成立，即样品间的距离具有正定性；

(2) $d_{ij} = 0$ 当且仅当 $i = j$ 时成立，即样品与其自身的距离为 0；

(3) $d_{ij} = d_{ji}$ 对一切 i 和 j 均成立，即样品间的距离是对称的；

(4) $d_{ij} + d_{im} \geqslant d_{jm}$，即样品间的距离满足三角不等式.

其中 ij, im 和 jm 分别表示不同的样品点组成的对子.

1. 定量变量样品间的距离

1) 明氏距离（Minkowski distance）.

由 H. Minkowski 提出，故被称为明氏距离，其定义为

$$d_{ij}(q) = \left[\sum_{l=1}^{p} |x_{il} - x_{jl}|^{q} \right]^{1/q} \quad (i,j = 1,2,\cdots,n). \tag{10.2}$$

当 $q = 1$ 时，明氏距离即是曼哈顿距离（Manhattan distance），又称为绝对值距离

$$d_{ij}(1) = \sum_{l=1}^{p} |x_{il} - x_{jl}|.$$

当 $q = 2$ 时，明氏距离即是欧氏距离（Euclidean distance）

$$d_{ij}(2) = \left[\sum_{l=1}^{p} (x_{il} - x_{jl})^{2} \right]^{1/2}.$$

当 $q \to \infty$ 时，明氏距离即为切比雪夫距离（Chebyshev distance）

$$d_{ij}(\infty) = \max_{1 \leqslant l \leqslant p} |x_{il} - x_{jl}|.$$

以二维空间为例展示上述 3 种距离间的关系，见图 10.2.

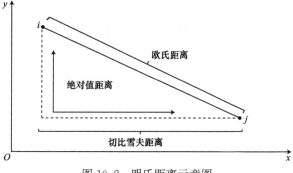

图 10.2　明氏距离示意图

明氏距离的不足之处是其易受变量量纲的影响，在该距离定义下，数量级较大的变量的作用会掩盖数量级较小的变量的作用. 除此之外，变量的量纲发生变化也可能会导

致聚类结果发生改变. 因此，在使用明氏距离聚类前有必要对变量进行变换处理，常用的转换方法为标准化变换，其公式为

$$x_{kl}^* = \frac{x_{kl} - \bar{x}_l}{S_l} \quad (k = 1, 2, \cdots, n; l = 1, 2, \cdots, p),$$

其中 $\bar{x}_l$ 表示均值；S_l 表示标准差.

上述 3 种距离定义中，欧氏距离具有明确的空间距离概念，定义简明且计算简单，但其要求向量的各分量间不相关且等方差，在实际应用中，该条件常不能被满足. 此时，可考虑采用绪论中所介绍的"统计距离"对坐标进行加权，其优点在于既考虑了观察值之间的变异性，又考虑变量之间的相关性.

2）马氏距离（Mahalanobis distance）.

由印度统计学家 P. C. Mahalanobis 于 1936 年提出，故称为马氏距离，其是一种常用的统计距离，定义为

$$d_{ij}^2(M) = (x_i - x_j)^\mathrm{T} S^{-1} (x_i - x_j), \tag{10.3}$$

其中，S 表示样本方差协方差矩阵.

式（10.3）中利用样本协方差矩阵 S 标化原始数据，并校正变量之间的方差和协方差，使其能考虑观测变量之间的相关性. 若各变量之间相互独立（观测变量的方差协方差矩阵是对角矩阵），马氏距离就退化为用各观测指标的标准差的倒数作为权重的加权欧氏距离.

实际应用中，式（10.3）中的协方差矩阵 S 可通过计算合并类内的协方差矩阵来获得. 但在进行聚类前，研究者可能并不清楚应将研究对象分为多少类，且由于数据中潜在的自然分类的存在，利用全部数据来计算可能会扭曲协方差矩阵 S，故实际应用中研究者更倾向采用欧氏距离.

2. 定性变量样品间的距离

当变量类型为定性变量时，可考虑根据某些特征的存在与否将样品进行比较，相似的样品要比不相似的样品具有更多的共同特征. 此时，某特征是否存在可采用二值变量来表示，当特征存在时该变量取值为 1，不存在时取值为 0.

例 10.1　某研究调查了 100 名在校医学生的血型及其心理状态，数据见表 10.1.

表 10.1　医学生的血型及心理状态

编号	血型				心理状态				
	A	B	O	AB	烦躁	平静	郁闷	无聊	快乐
1	1	0	0	0	1	0	1	0	0
2	0	1	0	0	0	1	1	0	0
3	1	0	0	0	1	1	1	0	0
4	0	0	1	0	0	0	1	1	0
5	1	0	0	0	0	1	0	0	0
6	1	0	0	0	0	1	0	0	0
7	0	1	0	1	0	1	1	1	0
8	0	0	0	1	0	0	1	1	0

编号	血型				心理状态				
	A	B	O	AB	烦躁	平静	郁闷	无聊	快乐
9	0	1	0	0	0	1	0	0	1
⋮	⋮	⋮	⋮	⋮	⋮	⋮	⋮	⋮	⋮
100	0	0	0	1	0	1	0	0	1

例 10.1 中，变量类型均为定性变量，将变量下各可能的取值称为类目. 例如，血型包括 4 个类目：A，B，O 和 AB. 一个变量可同时取多个类目，如样品 9 在心理状态该变量可同时取"平静"和"快乐"两个类目.

设某数据包含 n 个样品，p 个定性变量，则样品 X_i 在第 k 个变量上的取值可由下式表示

$$\eta_i(k,1), \eta_i(k,2), \cdots, \eta_i(k,r_k) \quad (i=1,\cdots,n; k=1,\cdots,p),$$

其中，r_k 是第 k 个变量所包含的类目数. 当样品 i 的第 k 个变量的取值为第 l 个类目时，$\eta_i(k,l)=1$，否则 $\eta_i(k,l)=0$. 例如，表 10.1 中样品 2 在第 1 个变量的取值则为（0，1，0，0），可记为 $\eta_2(1,1)=0, \eta_2(1,2)=1, \eta_2(1,3)=0, \eta_2(1,4)=0$.

下面，设两个样品 X_i 和 X_j，若 $\eta_i(k,l)=\eta_j(k,l)=1$，则称样品 X_i 和 X_j 在第 k 个变量的第 l 类目上 1－1 配对（如样品 1 与样品 2 在"心理状态"变量中的"郁闷"类目）；若 $\eta_i(k,l)=\eta_j(k,l)=0$，则称样品 X_i 和 X_j 在第 k 个变量的第 l 类目上 0－0 配对（如样品 1 与样品 2 在"心理状态"中的"快乐"类目）；若 $\eta_i(k,l) \neq \eta_j(k,l)$，则称为不配对（如样品 1 与样品 2 在"心理状态"中的"平静"类目）.

设 p 个变量共包括 T 个类目，则样品 X_i 和 X_j 在 T 个类目上配对与不配对的频数可采用四格表的形式给出（表 10.2）.

表 10.2　两个样品类目匹配频数表

		X_j		合计
		1	0	
X_i	1	a	b	$a+b$
	0	c	d	$c+d$
	合计	$a+c$	$b+d$	$T=a+b+c+d$

记 a 为样品 X_i 和 X_j 在 1－1 配对类目的总数；d 为 0－0 配对类目的总数；$b+c$ 为不配对类目的总数，有

$$T=a+b+c+d,$$

则，两样品 X_i 和 X_j 间距离可定义为

$$d_{ij}=(b+c)/(a+d),$$

即不配对类目数与配对类目数（包括 1－1 配对和 0－0 配对）的比值.

例 10.1 中，若要度量样品 1 与样品 2 之间的相似性，可将匹配情况整理为表 10.2 的形式，有 $a=1, d=4, b+c=4, T=4+1+4=9$.

$$d_{ij} = (b+c)/(a+d) = 4/5 = 0.8.$$

除上述定性资料样品间相似性度量方法，有学者还提出了其他度量方式，其中部分方法见表 10.3.

表 10.3 定性资料样品间相似性度量方法

名称	公式	说明
简单匹配系数	$(a+d)/(a+b+c+d)$	分子和分母均考虑 0—0 配对的情况
Jaccard 系数	$a/(a+b+c)$	分子和分母均不考虑 0—0 配对的情况
Gower 和 Legendre 系数	$(a+d)/[a+d+(b+c)/2]$	1—1 和 0—0 配对的权重加倍
Rogers 和 Tanimoto 系数	$(a+d)/[a+d+2(b+c)]$	不配对数的权重加倍
Sneath 和 Sokal 系数	$a/[a+2(b+c)]$	对不配对数权重加倍，且不考虑 0—0 配对

表 10.3 中各度量方法的区别主要在于对 1—1 配对和 0—0 配对的处理不同，这是由于在很多情况下 1—1 配对具有更强的相似性证据（例如，两例再生障碍性贫血患者之间的相似性很可能要比两个未患有该病的人的相似性更高），此时 0—0 的权重应适当被降低，甚至不予考虑.

10.1.2 相似系数

当对变量进行归类时，通常采用相似系数来度量相似程度. 设有两变量 X 和 Y，以 C_{XY} 表示 X 和 Y 之间的相似系数，一般需满足以下 3 个条件：

(1) $|C_{XY}| \leqslant 1$，对一切变量 X 和 Y；

(2) $C_{XY} = \pm 1$，当且仅当 X 是 Y 的线性组合，即 $X = a + bY$，其中，$b \neq 0$，a 为常数；

(3) $C_{XY} = C_{YX}$，对一切变量 X 和 Y.

$|C_{XY}|$ 越接近于 1，X 和 Y 关系越密切. 实际应用中，对于不同类型的变量其相似性计算方法也不同，下面将分别对其进行介绍.

1. 定量变量间的相似系数

1）夹角余弦.

多元数据中的变量表现为向量形式，因此可采用多维空间中的有向线段表示变量，此时相对于变量取值的大小，研究者更多地对变量的变化趋势或方向感兴趣，因此，可利用夹角余弦来度量变量间相似程度. 其基本原理是利用两个变量在多维空间中所代表的点与原点连接并形成夹角后，根据夹角的大小来确定变量间其亲疏程度. 当样品数目为 n 时，可将两个变量 X_i 与 X_j $(i \neq j; i,j = 1,2,\cdots,n)$ 看成 n 维空间的两个向量，两个向量的夹角余弦用 $\cos\theta_{ij}$ 表示，即

$$\cos\theta_{ij} = \frac{\sum_{k=1}^{n} x_{ki} x_{kj}}{\sqrt{\sum_{k=1}^{n} x_{ki}^2 \sum_{k=1}^{n} x_{kj}^2}}.$$

当 $\cos\theta_{ij} = 1$ 时，说明两个变量 X_i 与 X_j 完全相似；$\cos\theta_{ij}$ 的取值越接近于 1，说明变量 X_i 与 X_j 的相似性程度越高；当 $\cos\theta_{ij} = 0$ 时，表明变量 X_i 与 X_j 完全不相似.

2）Pearson 相关系数.

由 K. Pearson 提出，是数据中心化后的夹角余弦

$$r_{ij} = \frac{\sum\limits_{k=1}^{n}(x_{ki}-\bar{x}_i)(x_{kj}-\bar{x}_j)}{\sqrt{\sum\limits_{k=1}^{n}(x_{ki}-\bar{x}_i)^2\sum\limits_{k=1}^{n}(x_{kj}-\bar{x}_j)^2}}, \quad i,j=1,2,\cdots,p,$$

其中，$\bar{x}_i = \frac{1}{n}\sum\limits_{k=1}^{n}x_{ki}$，$\bar{x}_j = \frac{1}{n}\sum\limits_{k=1}^{n}x_{kj}$.

Pearson 相关系数取值不受变量量纲的影响，是目前应用最广泛的相似性度量方法.

2. 定性变量间的相似系数

若变量 X_i 和 X_j 均为定性变量，可采用列联系数或 Cramer 关联系数来度量 X_i 和 X_j 之间的相似性，两者都是基于检验变量间独立性的 χ^2 统计量计算得到的.

1）列联系数

$$r = \sqrt{\chi_{ij}^2/(\chi_{ij}^2+n)}.$$

2）Cramer 关联系数

$$r = \sqrt{\frac{\chi_{ij}^2}{n\cdot\min(m-1,l-1)}},$$

其中，m 和 l 分别表示变量 X_i 和 X_j 的取值水平.

当变量类型为有序变量时，可采用 Spearman 秩相关系数对其相似性进行度量.

实际上，无论是距离还是相似系数，都是对向量间的相似性进行度量，两者是等价的且可相互转换. 若 d_{ij} 是距离，则 $C_{ij} = 1/(1+d_{ij})$ 可看作是相似系数，其中 $0 < C_{ij} \leqslant 1$. 然而，由于距离必须满足正定性等 4 个性质，因此仅当相似性矩阵为非负定时才能通过相似性来构造距离，其计算公式为

$$d_{ij} = \sqrt{2(1-C_{ij})},$$

此时距离 d_{ij} 满足距离的性质.

10.2 类的定义及其特征

10.2.1 类的定义

在解决了聚类对象间相似性度量问题后，现在我们给出类的定义.

设类 G 是包括 k 个元素（样品或变量）的类，以 G_i 和 G_j 分别表示第 i 个和第 j 个元素（$i,j=1,2,\cdots,k;i\neq j$），两者之间的距离用 d_{ij} 表示. 以 $T(T>0)$ 表示事先给定的阈值，若对任意 d_{ij} 满足下式

$$d_{ij} \leqslant T \quad (i,j=1,2,\cdots,k;i\neq j),$$

则称 G 对于阈值 T 组成一个类.

同类中的任意两个元素之间的距离不超过设定值 T，但不同类的元素间的距离 D 均要大于阈值 T（图 10.3）. 该定义简单直观，但从数学上给出阈值 T 比较困难，通常只能通过专业知识来判断. 除该定义外，Brian S. Everitt 于 1980 年提出利用密度的高低来对类进行定义，关于其他定义类的方式，感兴趣的读者可参阅相关文献.

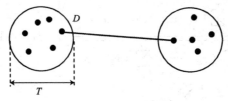

图 10.3　类的定义

10.2.2　类的特征

在对类进行定义后，还需对类的特征进行描述. 常用的描述类的特征的指标主要有以下 3 种.

1. 均值

又称类的重心. 以 $x_1, x_2, \cdots, x_n$ 表示类别 G 中的元素，其定义公式为

$$\bar{x}_G = \frac{1}{n}\sum_{i=1}^{n} x_i.$$

类的重心是类的最重要的特征之一，某个类的重心是该类的"代表"，并且类的其他特征也是基于类的重心来定义的.

2. 样本离差矩阵 L_G 和样本协方差矩阵 S_G

$$L_G = \sum_{i=1}^{n} (x_i - \bar{x}_G)(x_i - \bar{x}_G)^{\mathrm{T}},$$

$$S_G = \frac{1}{n-1} L_G.$$

以上两者对类内元素的离散程度进行了描述，离散程度越小，类越"紧凑"，离散程度越大，认为类越"松散".

3. 类 G 的直径

类的直径实际上与类的离散程度是紧密联系的，其定义方式主要有以下两种

$$D_G = \sum_{i=1}^{n} (x_i - \bar{x}_G)^{\mathrm{T}}(x_i - \bar{x}_G), \tag{10.4}$$

$$D_G = \max\{d_{ij} / i, j \in G\}. \tag{10.5}$$

式（10.4）是通过类内离差平方和来定义类的直径，而式（10.5）则是将类中相距最远的两个元素之间的距离作为该类的直径.

10.3　聚类分析的方法

10.3.1　系统聚类法

系统聚类法（hierarchical clustering method）是应用最为广泛的聚类分析方法，其基本思想是在聚类开始时先将各样品视为单独一类，然后根据距离最小原则，将距离最近的两类归为一类，重复该过程直到所有样品聚为一类. 最后，聚类过程可用聚类谱系图进行描述.

1. 常用的系统聚类方法

10.1 节已对样品间距离的度量方式进行了介绍，但在系统聚类的并类过程中，某个类可由多个样品组成，此时类与类之间的距离又该如何计算？实际上，类与类之间距离的定义方式有很多种，主要有最短距离、最长距离、中间距离、重心、类平均、可变类平均、可变法和 Ward 最小方差法等，每种距离定义方式都对应着一种系统聚类方法.

1) 最短距离法（nearest neighbor method）.

最短距离法又称简单联接法（single linkage method），是将两类间最邻近的两样品间的距离定义为类之间的距离. 假设 G_p 和 G_q 分别代表两个类，以 D_{pq} 代表 G_p 和 G_q 间的距离，而 d_{ij}（$i \in G_p, j \in G_q$）则表示 G_p 和 G_q 中任意两点间的距离. 则根据最短距离法，类 G_p 和 G_q 间距离的定义公式为

$$D_{pq} = \min\{d_{ij} \mid i \in G_p, j \in G_q\}.$$

若聚类过程中类 G_p 与 G_q 聚为新的一类，记为 G_r，欲计算任一样品（类）G_k 到新类 G_r 的距离，其距离递推公式为

$$D_{kr} = \min\{D_{kp}, D_{kq}\}.$$

由于最短距离法并类时是将两类中距离最近的两个样品间的距离作为类间距离，这样会导致聚类过程有链接聚合的趋势，即每次并类距离之间的差距会越来越小，使得大部分样品被聚在一类中并形成较大的类，在谱系图中形成一个延伸的链状结构.

下面，通过实例介绍最短距离法聚类的步骤.

例 10.2　从我国的正常人群生理常数调查数据库中选取汉族、苗族等 7 个民族成年男性（≥18 岁）的调查记录，计算各民族体重指数（BMI，kg/m²）和代谢率（cal）的均值，试通过上述两指标对 7 个民族进行分类，数据见表 10.4.

表 10.4　各民族成年男性的 BMI 和代谢率

民族	BMI（kg/m²）	代谢率（cal）
汉族（G1）	23.8	1444.7
苗族（G2）	23.5	1434.3
傣族（G3）	21.6	1294.1
朝鲜族（G4）	23.9	1479.6

续表

民族	BMI（kg/m²）	代谢率（cal）
土家族（G5）	23.4	1473.2
白族（G6）	20.7	1235.2
壮族（G7）	21.0	1236.0

资料来源：国家科技部专项重点项目《人体生理常数数据库扩大人群调查》（项目编号：2006FY110300）

由于 BMI 和代谢率测量的量纲不同，聚类前先对变量进行标化（表 10.5）.

表 10.5　各民族成年男性的 BMI 和代谢率（标化后）

民族	BMI（kg/m²）	代谢率（cal）
汉族（G1）	0.89	0.66
苗族（G2）	0.67	0.57
傣族（G3）	−0.68	−0.69
朝鲜族（G4）	0.96	0.98
土家族（G5）	0.60	0.92
白族（G6）	−1.33	−1.22
壮族（G7）	−1.11	−1.21

接下来，计算各民族之间的欧氏距离，得到距离矩阵（表 10.6）.

表 10.6　距离矩阵

	G1	G2	G3	G4	G5	G6	G7
G1	0.00						
G2	0.23	0.00					
G3	2.08	1.85	0.00				
G4	0.32	0.50	2.34	0.00			
G5	0.38	0.36	2.06	0.36	0.00		
G6	2.91	2.69	0.83	3.17	2.88	0.00	
G7	2.74	2.52	0.68	3.02	2.74	**0.21**	0.00

步骤 1：由表 10.6 可知距离最近的两个样品分别是 G6 和 G7（距离为 0.21），故将其聚为一类，得到新类 G8＝（G6，G7），根据最短距离法计算新的类与其他民族的距离，得到距离矩阵（表 10.7）.

表 10.7　聚为 6 类后的距离矩阵

	G1	G2	G3	G4	G5	G8（G6，G7）
G1	0					
G2	**0.23**	0				
G3	2.08	1.85	0			
G4	0.32	0.50	2.34	0		
G5	0.38	0.36	2.06	0.36	0	
G8（G6，G7）	2.74	2.52	0.68	3.02	2.74	0

步骤 2：根据表 10.7，重复步骤 1，将距离最近的 G1 和 G2 聚为一类，得到新类 G9＝（G1，G2），聚类距离为 0.23，并得到距离矩阵（表 10.8）.

表 10.8　聚为 5 类后的距离矩阵

	G3	G4	G5	G8 (G6, G7)	G9 (G1, G2)
G3	0				
G4	2.34	0			
G5	2.06	0.36	0		
G8 (G6, G7)	0.68	3.02	2.74	0	
G9 (G1, G2)	1.85	**0.32**	0.36	2.52	0

步骤 3：将距离最近的 G4 和 G9 聚为一类，得到新类 G10＝（G1，G2，G4），聚类距离为 0.32，得到距离矩阵（表 10.9）.

表 10.9　聚为 4 类后的距离矩阵

	G3	G5	G8 (G6, G7)	G10 (G1, G2, G4)
G3	0			
G5	2.06	0		
G8 (G6, G7)	0.68	2.74	0	
G10 (G1, G2, G4)	1.85	**0.36**	2.52	0

步骤 4：将 G5 和 G10 聚为一类，得到新类 G11＝（G1，G2，G4，G5），聚类距离为 0.36，得到距离矩阵（表 10.10）.

表 10.10　聚为 3 类后的距离矩阵

	G3	G8 (G6, G7)	G11 (G1, G2, G4, G5)
G3	0		
G8 (G6, G7)	**0.68**	0	
G11 (G1, G2, G4, G5)	1.85	2.52	0

步骤 5：将距离最近的 G3 和 G8 聚为一类，得到 G12＝（G3，G6，G7，），聚类距离为 0.68，并得到距离矩阵（表 10.11）.

表 10.11　聚为 2 类后的距离矩阵

	G12 (G3, G6, G7)	G11 (G1, G2, G4, G5)
G12 (G3, G6,, G7)	0	
G11 (G1, G2, G4, G5)	2.52	0

经上述 5 个步骤，7 个民族最终被分为 2 类，第 1 类为汉族、苗族、朝鲜族和土家族.

第 2 类为傣族、白族和壮族.

表 10.12 类均值和标准误

变量	类 1		类 2	
	均值	标准误	均值	标准误
BMI（kg/m²）	23.65	0.12	21.10	0.26
代谢率（cal）	1457.95	10.94	1255.10	19.50

表 10.12 给出了聚类后各类的均值及其标准误，可发现，汉族、苗族、朝鲜族和土家族的 BMI 和代谢率水平较高，而第 2 类中傣族、白族和壮族的 BMI 和代谢率处于相对较低水平.

2）最长距离法（furthest neighbor method）.

最长距离法又称为完全关联法（complete linkage method），其与最短距离法的聚类步骤相同，只是在最长距离法中类间的距离定义为两类中最远点的距离

$$D_{pq} = \max\{d_{ij} \mid i \in G_p, j \in G_q\},$$

而任一类 G_k 到新类 G_r 的距离的递推公式为

$$D_{kr} = \max\{D_{kp}, D_{kq}\}.$$

最长距离法虽然克服了最短距离法链接聚合的缺陷，但其会夸大类间距离，使得聚类的过程中并类距离越来越大，导致曲解聚类的过程. 此外，最长距离法的结果易受异常值的影响，故通常将异常值剔除后再利用最长距离法进行聚类.

3）中间距离法（median method）.

中间距离法则是采用介于最短距离和最长距离之间的距离，其计算类 G_k 与类 G_r 间距离的递推公式为

$$D_{kr}^2 = \frac{1}{2}(D_{kp}^2 + D_{kq}^2) + \beta D_{pq}^2 \quad (k \neq p, q).$$

如图 10.4 所示，类 G_p，G_q 和 G_k 构成了一个三角形，且 $D_{kp} < D_{kq}$，G_p 和 G_q 并类后记为 G_r，G_k 与 G_r 之间的距离为 D_{kr}. 如果采用最短距离法，有 $D_{kr} = D_{kp}$，采用最长距离法的话，有 $D_{kr} = D_{kq}$，而采用中间距离法定义，可将三角形 $\triangle G_k G_p G_q$ 的中线定义为 G_k 与 G_r 之间的距离（图 10.4 中虚线所示），此时 $\beta = -0.25$.

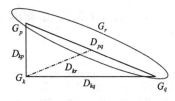

图 10.4 中间距离法基本思想

中间距离法根据样品数目对 D_{kp}^2 和 D_{kq}^2 进行了加权，因此，当类间样品数目的差距很大时不适用.

4）重心法（centroid method）.

重心法是指类间距离用各自的重心间的距离来表示，类的重心就是多维空间中所有样品在各变量上的均值代表点. 每并类一次，新类的重心以及各类与新类之间的距离需重新计算.

以 n_p，n_q 和 n_r 分别代表 G_p，G_q 和新类 G_r 的样品数目，其中 $n_r = n_p + n_q$. G_p 和 G_q 重心分别为 $\overline{X}_p$ 和 $\overline{X}_q$，新类 G_r 的重心为

$$\overline{x}_r = \frac{1}{n_r}(n_p\overline{x}_p + n_q\overline{x}_q).$$

另一类 G_k 与类 G_r 之间的距离为

$$D_{kr}^2 = (\overline{x}_k - \overline{x}_r)^{\mathrm{T}}(\overline{x}_k - \overline{x}_r).$$

经推导可得

$$D_{kr}^2 = \frac{n_p}{n_p + n_q}D_{kp}^2 + \frac{n_q}{n_p + n_q}D_{kq}^2 - \frac{n_p n_q}{(n_p + n_q)^2}D_{pq}^2 \quad (k \neq p, q).$$

重心法对异常值不敏感，因此在存在异常值的情况下采用重心法仍较为稳健. 此外，重心法不能利用类中所有样品的信息，见图 10.5，图 10.5（a）中两个类的重心距离和图 10.5（b）中的两个类的重心距离是相等的，但两个类之间的关系在图 10.5（a）和图 10.5（b）中并不一样.

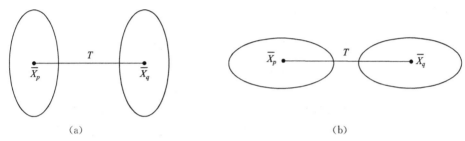

（a）　　　　　　　　　　　　　　　　　　　　　　（b）

图 10.5　重心距离相同但类间关系不同

5）可变法及 McQuitty 相似分析法（MCQ）.

可变距离法是中间距离法的变形，采用可变法计算类间距离的递推公式为

$$D_{kr}^2 = \frac{(1-\beta)}{2}(D_{kp}^2 + D_{kq}^2) + \beta D_{pq}^2 \quad (k \neq p, q),$$

其中 β 是可变的，一般取 $-1 \sim 0$. 当 $\beta = 0$ 时，此方法又称为 McQuitty 相似分析法.

6）类平均法（average linkage method）.

类平均法又称为类平均连接法（average linkage between groups method），其将不同类的元素两两之间距离平方的均值定义为类间距离的平方，即

$$D_{pq}^2 = \frac{1}{n_p n_q}\sum_{X_i \in G_p}\sum_{X_j \in G_q}d_{ij}^2.$$

利用类平均法计算 G_k 与类 G_r 之间距离的递推公式为

$$D_{kr}^2 = \frac{n_p}{n_r}D_{kp}^2 + \frac{n_q}{n_r}D_{kq}^2.$$

类平均法利用了所有样本的信息，因此被认为是较好的系统聚类方法.

7）可变类平均法（flexible-beta method）.

可变类平均法在类平均法的基础上在公式引入了系数 β（$\beta < 1$），即考虑了 G_p 和 G_q 之间的距离 D_{pq} 的影响.

$$D_{kr}^2 = \frac{n_p}{n_r}(1-\beta)D_{kp}^2 + \frac{n_q}{n_r}(1-\beta)D_{kq}^2 + \beta D_{pq}^2 \quad (k \neq p, q).$$

随着 β 的取值不同，聚类结果也会不同. 当 β 接近于 1 时，聚类效果一般不好. 在

实际应用中，β 常取负值，一般取 $\beta = -0.25$.

8）Ward 最小方差法（Ward's minimum variance method）.

该法由 Joe H. Ward 提出，故又称为 Ward 法（Ward's method）. 通常情况下，系统聚类并类过程中的每一次并类都会带来信息的损失，主要体现为离差平方和的增大，故 Ward 认为可根据损失信息最小原则来指导并类，即选择使离差平方和增加最小的两类合并.

Ward 法与前面各法的主要区别在于，该法并不是将最小距离的类进行合并，而是将离差平方和增加最小的类合并，若将 G_p 和 G_q 的平方距离定义为

$$D_{pq}^2 = S_r - S_p - S_q, \tag{10.6}$$

其中 S_p，S_q 和 S_r 分别代表类 G_p，G_q 和 G_r 的类内离差平方和.

则可根据式（10.6）得到 Ward 法并类距离的递推公式

$$D_{kr}^2 = \frac{n_k + n_p}{n_r + n_k} D_{kp}^2 + \frac{n_k + n_q}{n_r + n_k} D_{kq}^2 + \frac{n_k}{n_r + n_k} D_{pq}^2.$$

实际上，D_{pq}^2 是 G_p 和 G_q 进行合并时类内离差平方和的增量.

Ward 法倾向于产生大小和形状差异不大的类. 对于较大的类采用 Ward 法会倾向产生较大的距离，从而不易被合并，因此比较符合聚类的实际需要.

图 10.6 给出了上述各系统聚类方法应用于例 10.2 后得到的聚类谱系图，谱系图中左边一列是聚类对象（本例中是民族），横线的长度代表并类时类间距离的大小.

由图 10.6 可知，本例中 8 种系统聚类方法并类的最终结果是一致的，即

第一类：汉族、苗族、朝鲜族和土家族；

第二类：傣族、白族和壮族.

9）8 种系统聚类方法的统一公式.

由于上述 8 种系统聚类方法中类与类之间的定义不同，使得定义类之间距离的公式也不相同. G. N. Lance 和 W. T. Williams 给出了在采用欧氏距离时 8 种系统聚类的统一计算公式.

$$D_{kp}^2 = \alpha_p D_{kp}^2 + \alpha_q D_{kq}^2 + \beta D_{pq}^2 + \gamma |D_{kp}^2 - D_{kq}^2|, \tag{10.7}$$

式中，不同的算法 α_p，α_q，β 和 γ 的取值也不同，具体见表 10.13.

表 10.13　8 种系统聚类方法统一公式参数的取值

方法	α_p	α_q	β	γ
最短距离法	0.5	0.5	0	-0.5
最长距离法	0.5	0.5	0	0.5
中间距离法	0.5	0.5	$[-0.25, 0]$	0
重心法	n_p/n_r	n_q/n_r	$-\alpha_p \alpha_q$	0
类平均法	n_p/n_r	n_q/n_r	0	0
可变类平均法	$(1-\beta)n_p/n_r$	$(1-\beta)n_q/n_r$	<1	0
可变法	$(1-\beta)/2$	$(1-\beta)/2$	<1	0
Ward 法	$(n_k+n_p)/(n_k+n_r)$	$(n_k+n_q)/(n_k+n_r)$	$-n_k/(n_k+n_r)$	0

表 10.13 中，最短距离法、最长距离法、类平均法和可变类平均法原则上可用于所有的相似性度量，而其余方法仅在采用距离度量时才有意义．此外，若不采用欧氏距离，除重心法和 Ward 法以外，式（10.7）仍适用．

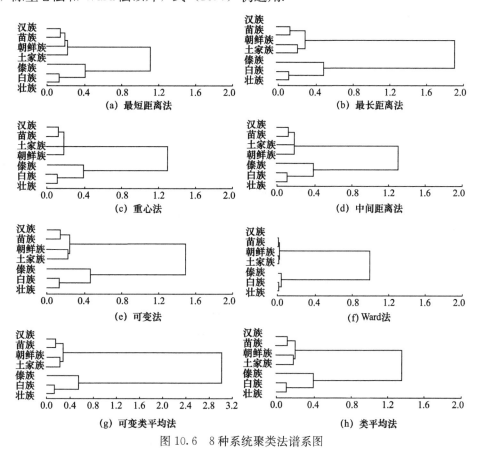

图 10.6　8 种系统聚类法谱系图

2. 系统聚类法的基本性质

1）单调性．

单调性是指聚类过程中先结合的类关系较近，后结合的类关系较远．以 D_k 表示系统聚类法第 k 次并类时的距离，若某聚类方法满足下式

$$D_1 < D_2 < \cdots < D_k,$$

即可认为该聚类方法符合单调性，且画出的聚类谱系图符合系统聚类的基本思想．

在本节所介绍的系统聚类法中，最短距离法、最长距离法、类平均法、Ward 最小方差法、可变法和可变类平均法都具有单调性，只有重心法和中间距离法不能保证聚类距离的单调性，见图 10.7，采用中间距离法对例 10.2 进行聚类时谱系图出现了图形逆转的情况，这正是由于并类距离不具有单调性所导致的．

2）空间的浓缩或扩张．

采用不同的系统聚类方法对同一问题进行聚类时，不同方法的并类距离往往相差很大．

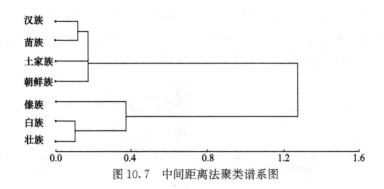

图 10.7　中间距离法聚类谱系图

采用最长距离法每次并类的距离几乎都要大于采用最短距离法并类的距离 (图 10.8). 因此, 可以说相对于最长距离法, 最短距离法更易使空间浓缩; 或者说相对于最短距离法, 最长距离法更易使空间扩张. 使空间浓缩的方法会导致该聚类方法区别类的能力差, 即方法不够灵敏. 反之, 使空间扩张的方法会导致分类过于精细, 当观测个数过多时结果易失真.

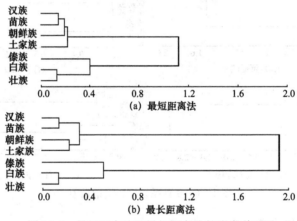

图 10.8　最短距离法和最长距离法的聚类谱系图

下面对空间的浓缩或扩张进行较严格的阐述. 设 $D(A)$ 和 $D(B)$ 为同阶矩阵, 若 $D(A)$ 所有的元素都大于或等于 $D(B)$ 中相应的元素, 则记为 $D(A) \geqslant D(B)$. 如果矩阵 D 的元素均为非负, 则记为 $D \geqslant 0$. 如果 $D(A) \geqslant 0, D(B) \geqslant 0, D^2(A)$ 和 $D^2(B)$ 表示分别将 $D(A)$ 和 $D(B)$ 中的每个元素平方. 令 $D(A, B) = D^2(A) - D^2(B)$, 则 $D(A) \geqslant D(B)$ 可定义为 $D(A, B) \geqslant 0$. 将系统聚类法 A 和 B 在第 k 步距离矩阵分别记为 $D(A_k)$ 和 $D(B_k)$ $(k = 0, 1, \cdots, n-1)$. 若 $D(A_k, B_k) \geqslant 0$, 则可认为方法 A 比方法 B 使空间扩张或方法 B 比方法 A 使空间浓缩.

本节所介绍的系统聚类方法当中, 最短距离法的聚类距离相对来说较小, 最长距离法的聚类距离较大, 而类平均法相对于其他方法不太浓缩也不太扩张, 是应用较多的系统聚类方法.

3. 系统聚类法中聚类数目的确定

系统聚类法的聚类谱系图中给出了完整的聚类过程, 然而研究者往往对具体分为多少类更为感兴趣，此时就需要研究者自己去判断聚类的数目，下面给出几种确定聚类数目的方法.

1）根据阈值确定类的数目.

据事先确定好的阈值 d，要求类与类之间的距离必须大于 d，并通过观察系统聚类的谱系图在距离为 d 处进行截取，从而确定类的数目. 但在该标准下，可能会出现某些样品归不了类而自成一类的情况. 除此之外，分类数目其依赖于阈值 d 的确定，但很多情况下阈值 d 是很难确定的.

如图 10.9，当以 0.6 作为阈值时可得到 2 类，当以 0.3 作为阈值时则可得到 3 类，此时傣族自成一类.

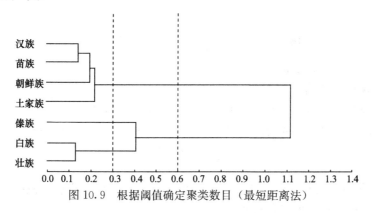

图 10.9　根据阈值确定聚类数目（最短距离法）

2）根据散点图确定类的数目.

当变量数目只有 2 个或 3 个时，可直接绘制散点图直观确定分类数目. 如例 10.2 中，可以根据 BMI 和代谢率两个变量画出散点图（图 10.10），直观上可认为将 7 个民族聚为 2 类更为合适.

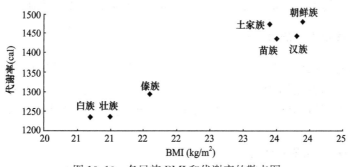

图 10.10　各民族 BMI 和代谢率的散点图

若参与聚类的变量数目大于 3 个，可先利用主成分分析方法得到 2 个或 3 个综合变量，然后再根据综合变量绘制散点图来判断分类数目.

3）根据统计量确定类的数目.

聚类分析中理想的分类结果应该是类内样品差异小，而类间差异较大，因此在系统聚类过程中可根据类内离差平方和与类间离差平方和的变化来决定何时停止聚类过程，并得到聚类数目，以下介绍几种根据该原理来确定分类数目的统计量.

(1) R^2 统计量.

假定将 n 个样品分为 k 类,有

$$R_k^2 = 1 - \frac{S_k}{T} = \frac{B_k}{T}, \quad B_k = T - S_k, \tag{10.8}$$

其中 T 表示总的离差平方和;S_k 表示类内离差平方和(计算公式见 10.2.2 小节).

式 (10.8) 中 $0 \leqslant R_k^2 \leqslant 1$,其取值越大说明 k 个类的类间离差平方和的总和 B_k 在总离差平方和 T 中占得比例越大,即分为 k 类是合适的. 实际应用中,R_k^2 的取值总是随着分类数目的减少而减小,当发现在某一合并步骤中 R_k^2 下降幅度较大时,意味着该次并类步骤不该进行.

(2) 伪 F 统计量.

$$\text{伪} F = \frac{(T - S_k)/(k-1)}{S_k/(n-k)} = \frac{B_k}{S_k} \frac{n-k}{k-1}.$$

伪 F 统计量的值越大表示 n 个样品可显著的分为 k 类.

(3) 半偏 R^2 统计量.

设类 G_p 和 G_q 的离差平方和分别为 S_P 和 S_q,将 G_p 和 G_q 合并成为 G_r 后其离差平方和为 S_r,那么 G_p 和 G_q 合并后离差平方和的增加量 $W_{pq} = S_r - S_p - S_q$,则

$$\text{半偏} R^2 = \frac{W_{pq}}{T}.$$

半偏 R^2 统计量可用于评价类 G_p 和 G_q 的合并效果,其取值越大说明上一次并类的效果越好,即本次并类步骤应取消.

(4) 伪 t^2 统计量.

$$\text{伪} t^2 = \frac{W_{pq}}{(S_p + S_q)/(n_p + n_q - 2)}.$$

伪 t^2 统计量值越大,说明 G_p 和 G_q 合并成为 G_r 后类内离差平方和的增量 W_{pq} 相对于 G_p 和 G_q 两类的类内离差平方和之和大,即上一次合并的效果较好.

4. 不同系统聚类方法的比较

以上介绍的各系统聚类方法虽然聚类步骤相同,但由于类间距离的定义方式存在差异,故其适用的数据结构类型也不同. 实际上,并不存在适用于所有类型数据的聚类方法,以下探讨不同潜在分类形式下各系统聚类方法的聚类效果,为实际应用提供参考.

1) 观测数据为完全分开的球状类.

图 10.11 给出了待分类数据的散点图,可见数据潜在分为 3 类,其形状均近似为球形且类间不存在重叠. 将 8 种系统聚类方法分别应用于该情形下得到的结果见图 10.12.

由图 10.12 可知,对于潜在分类为球形、类间距离较大且无重叠的情况,各系统聚类法均能将数据分为 3 类,聚类效果良好.

2) 不能完全分开的球状类.

由图 10.13 的散点图可见数据潜在分为 3 类,其形状均近似为球形,但类间界限并不明显,存在一定程度的重叠.

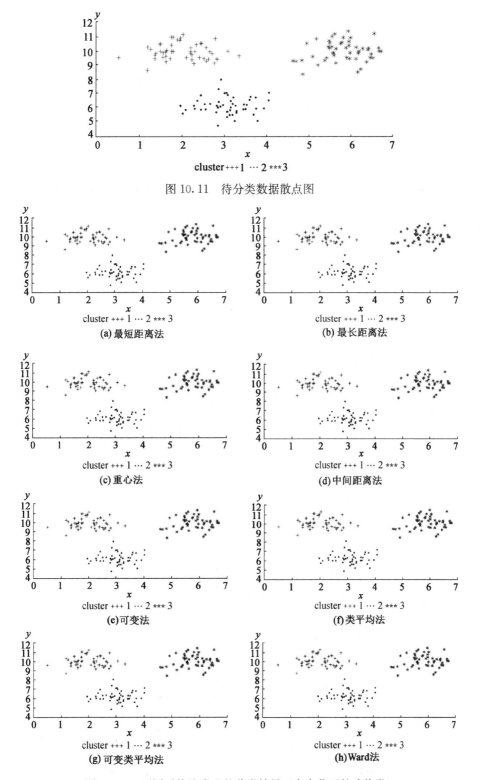

图 10.11 待分类数据散点图

图 10.12 不同系统聚类法的分类结果（完全分开的球状类）

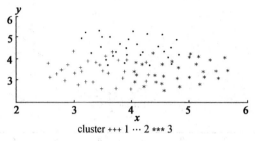

图 10.13　不能完全分开的 3 个球状类

由图 10.14 可知，对于潜在分类为球形但各类之间的距离较近且有重叠的数据，重心法的分类结果最符合实际情况，其次是 Ward 法、中间距离法和可变法，最短距离法区分能力最弱.

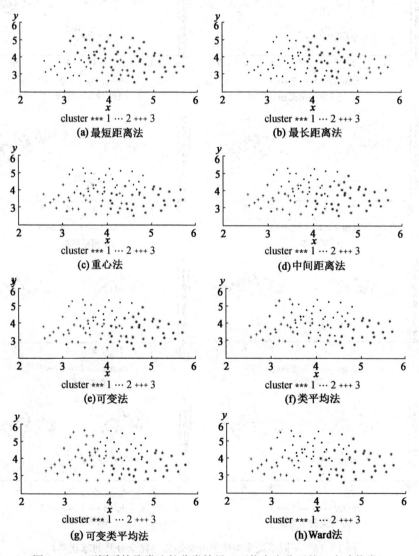

图 10.14　不同系统聚类法的分类结果（不能完全分开的 3 个球状类）

3）分布形式为条状的类.

聚类分析中常遇到数据的潜在分类形式不是球状的情况，见图 10.15，数据潜在分为 2 个形状为条状且相对平行类，且类之间相距较远.

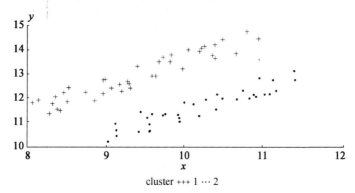

图 10.15　真实的分类情况（并排的条状类）

由图 10.16 可知，在各种系统聚类法中最短距离法分类效果最好，原因在于最短距离法对类的形状没有限制，故在潜在类形状不规律时建议使用.

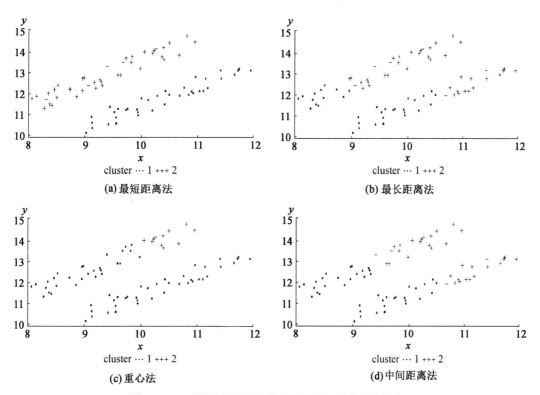

图 10.16　不同系统聚类法的分类结果（并排的条状类）

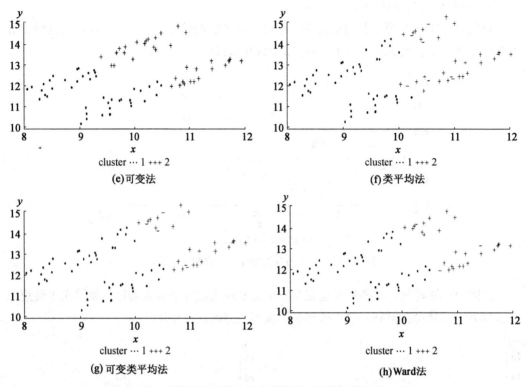

图 10.16　不同系统聚类法的分类结果（并排的条状类）（续）

4）大小和离散程度不同的球形类.

很多情况下，不同类之间的样品数并不均衡，且离散程度也并不相同. 由图 10.17 可知，虽然 3 个类的形状均为球形且界限较分明，但不同类所包含的样品数相差较大.

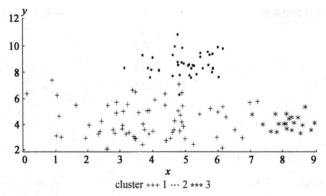

图 10.17　真实的分类情况（大小和离散程度不同的球形类）

由图 10.18 可知，对于大小和离散程度不同的球形类，采用重心法的聚类效果最好，其次是 Ward 法和类平均法，但后两者倾向于产生样品数目相似的类.

总而言之，聚类方法选择受到数据潜在分类形状及类中包含样品数目的影响. 因此，在进行聚类时，应首先作探索性分析并尝试多种聚类方法，当采用不同聚类方法得到的结果相似时，聚类结果更为可靠些.

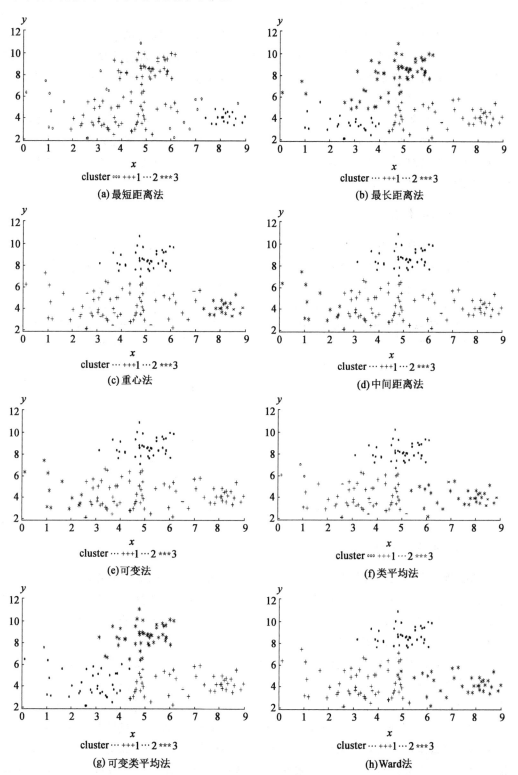

图 10.18 不同系统聚类法的分类结果（大小和离散程度不同的球形类）

5. 系统聚类法的注意事项

(1) 系统聚类法进行聚类时样品不能太多，否则会很耗时且结果不易解读；

(2) 系统聚类法聚类过程不可逆，若在聚类过程中两个样品被错聚为一类，则后续步骤均不会分开，从而导致错误的结论. 因此，在聚类结束后需要观察聚类谱系图，并对聚类结果的合理性作出评价；

(3) 系统聚类法所采用的不同聚类标准都是为了使每一步聚类步骤达到局部最优，虽可避免尝试所有聚类方式并能够减少聚类所需的时间，但同时导致系统聚类法缺乏全局性，即无聚类结果整体最优的目标函数，也就是说系统聚类法本身不能被看作是一个能够使目标函数达到最优的方法.

10.3.2　动态聚类法

系统聚类法在应用于大样本时比较耗时，此时可采用动态聚类法. 其基本思想是先将所有的样品进行预分类，然后通过不断的调整样品所属的类别来获得更为优化的分类效果，直至分类比较合理、结果不再改变为止. 其基本过程见图 10.19.

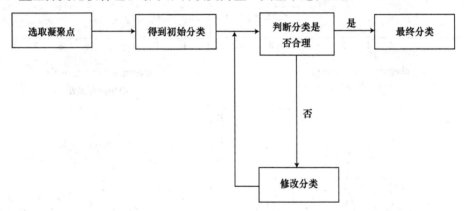

图 10.19　动态聚类法流程图

1. 初始凝聚点的选择

初始凝聚点就是一批具有代表性的样品点，是所要形成的类的中心，其不仅直接决定着初始分类，对最终的分类结果也有很大的影响，应慎重选择. 初始凝聚点的选择方法有多种，如根据距离最远、随机或根据密度最大原则选取样品点（密度法），在此我们重点介绍更为客观的密度法.

密度法是以某个预先设定的正数 d 为半径，分别以每个样品为球心，计算被该球形所包括的样品的数目，该数目（不包括作为球心的样品）就称为该样品的密度. 接下来，选择密度最大的样品作为第 1 凝聚点，并且人为地规定一个正数 D（一般 $D > d$，常取 $D = 2d$）. 选取密度第 2 大的样品点，若它与第 1 个凝聚点的距离大于 D，则将其作为第 2 个凝聚点，否则舍去此点. 以此类推，直至全部样品考察完毕. 这里，d 的取值要合适，太大会使凝聚点的个数太少，太小则会使得凝聚点的个数过多，二者均影响聚类结果的解释.

2. 初始分类的确定

在确定了初始凝聚点之后，需要对样品点进行初始分类，主要包括以下几种方法：

（1）将每个样品归到与其距离最近的凝聚点的类别；

（2）选择凝聚点后，每个凝聚点自成一类，将样品依次归入到与其距离最近的凝聚点所在的类，并重新计算该类的重心，以代替原来的凝聚点，再继续进行下一个样品的归类，直至所有样品都归到相应的类为止；

（3）将系统聚类方法得到的分类结果作为初始分类，若样品数目很大，可从中随机抽取部分样品，采用系统聚类方法进行聚类，将每类的重心作为凝聚点，然后采用方法（1）或（2）得到初始分类.

3. 分类修改方法

在获得初始分类后需要根据某些原则来判断分类是否合理，并对分类不合理的样品进行重新归类. 动态聚类中常见的修改分类的方法主要有按批修改法和逐个修改法，本节主要介绍逐个修改法中的 K-均值法，其由 J B. Macqueen 于 1967 年提出，该方法的具体步骤如下：

（1）假设要将 n 个样品分为 k 类，选取 k 个样品作为初始凝聚点；

（2）对剩余的 $n-k$ 个样品分别计算其与上述 k 个初始凝聚点的距离，并将其归入与其距离最近的凝聚点所在的类中，同时计算该类重心，并将计算得到的新重心作为新凝聚点代替初始凝聚点；

（3）计算 n 个样品与所有新凝聚点的距离，并将其归入距离最近的凝聚点所代表的类；

（4）重复上述步骤，直至聚类结果不再发生改变为止.

下面，我们通过一个简单的例子来说明 K-均值聚类法的聚类过程.

例 10.3　某老年人生活质量研究中调查了某地老年人的"行为能力"和"收入满意度"评分，其取值范围为 $1.0 \sim 8.0$ 分，评分越高表示行为能力或收入满意度越高，现从中抽取 7 名老年男性并希望根据上述两项评分将其分为 2 类，数据见表 10.14.

表 10.14　7 名老年男性的"行为能力"和"收入满意度"评分

编号	行为能力评分	收入满意度评分
1	1.0	1.0
2	1.0	2.0
3	3.0	4.0
4	5.0	7.0
5	3.0	5.0
6	4.0	5.0
7	3.0	4.0

利用 K-均值法进行聚类. 第 1 步，确定初始凝聚点. 研究目的是将所有样品分为两类，因此可考虑将彼此间距离（欧氏距离）最远的两个样品定为初始凝聚点.

表 10.15　初始凝聚点

	样品	均值向量
类1	1	(1.0, 1.0)
类2	4	(5.0, 7.0)

第 2 步，计算余下样品与凝聚点间的距离. 根据就近原则，将余下的样品逐个归到与其距离最近的凝聚点所在的类中. 每次归类结束后都重新计算均值向量，并将其作为新凝聚点. 具体过程见表 10.16.

表 10.16　动态聚类法的聚类过程

	类1		类2	
	样品	均值向量	样品	均值向量
第1步	1	(1.0, 1.0)	4	(5.0, 7.0)
第2步	1, 2	(1.0, 1.5)	4	(5.0, 7.0)
第3步	1, 2, 3	(1.7, 2.3)	4	(5.0, 7.0)
第4步	1, 2, 3	(1.7, 2.3)	4, 5	(4.0, 6.0)
第5步	1, 2, 3	(1.7, 2.3)	4, 5, 6	(4.0, 5.7)
第6步	1, 2, 3	(1.7, 2.3)	4, 5, 6, 7	(3.8, 5.3)

聚类后，所得各类的特征见表 10.17.

表 10.17　初始分类及其特征

	样品	均值向量
类1	1, 2, 3	(1.7, 2.3)
类2	4, 5, 6, 7	(3.8, 5.3)

第 3 步，将各样品与其所在类的均值的距离与该样品相对于其他类的均值的距离进行比较并对分类进行修改.

表 10.18　各聚类样品与类均值的距离

样品	与类 1 的距离	与类 2 的距离
1	1.5	5.1
2	0.8	4.3
3	2.1	1.5
4	5.7	2.1
5	3.0	0.9
6	3.5	0.4
7	2.1	1.5

由表 10.18 可知，只有样品 3 与另一个类（类 2）的距离小于其与本身所在类的距离，因此，将样品 3 重新归为类 2，得到新的分类结果见表 10.19.

表 10.19　修改分类后类的特征

	样品	均值向量
类 1	1, 2	(1.0, 1.5)
类 2	3, 4, 5, 6, 7	(3.6, 5.0)

最后，采用迭代的方法重复上述步骤，发现聚类的结果并未改变，因此可认为表 10.19 是最终的聚类结果. 类 1 包括样品 1 和 2，该类老年人对于自身的"行为能力"和"收入满意度"评分较低，其余的样品均被归入类 2 中，该类老年人在上述两方面的评分较高.

4. 动态聚类法的注意事项

（1）动态聚类前，应首先确定聚类数目 k，即研究者事先对聚类问题有一定的了解. 若很难根据专业知识确定聚类数目，建议尝试不同的聚类数目进行聚类，从中选出最有意义的分类结果.

（2）即使可以确定总体由 k 个类构成，但由于抽样的原因，有时较小的类不会出现在样本中，此时强行将数据分成 k 类可能会导致聚类毫无意义.

（3）本节所介绍的 K-均值法对异常值极其敏感，当异常值存在时易产生特别大的类，从而导致聚类结果的扭曲.

10.3.3　有序样品聚类法

有些情况下，聚类样品 $X_1, X_2, \cdots, X_n$ 在时间或空间中是有序排列的，因此聚类过程中样品的次序不能被打乱，即每一类的形式为 $\{X_i, X_{i+1}, \cdots X_{i+m}\}$，其中 $1 \leqslant i \leqslant n$，$m \geqslant 0$ 且 $i+m \leqslant n$. 该聚类问题实际上就是找分割点将聚类对象进行分段，使处于同一阶段内的聚类对象最为相似. 针对此类问题，R. A. Fisher 于 1958 年提出一种方法，其基本思想是定义某种误差函数后，计算所有可能分类的误差函数值，并从中求得最优解，该最优解即代表着最优的分类结果. 因此，有序样品聚类法又被称为 Fisher 最优分割法，其具体计算步骤如下.

1. 定义类的直径

设有序样品为 $X_1, X_2, \cdots, X_n$，其中 X_i 为 p 维向量. 设类 G_{ij} 所包含的样品为 $\{X_i, X_{i+1}, \cdots, X_j\}$，其中 $1 \leqslant i < j \leqslant n$. 该类的均向量记为 $\overline{X}_{ij}$，计算公式为

$$\overline{X}_{ij} = \frac{1}{j-i+1} \sum_{t=i}^{j} X_t. \tag{10.9}$$

用 $D(i,j)$ 表示类 G 的直径，有

$$D(i,j) = \sum_{t=i}^{j} (X_t - \overline{X}_{ij})^{\mathrm{T}} (X_t - \overline{X}_{ij}). \tag{10.10}$$

通过类的直径定义可知，有序样品聚类中类的直径实际上就是同一类中的有序样品的离差平方和.

2. 定义损失函数

损失函数也称为误差函数. 以 $p(n,k)$ 表示将 n 个有序样品分为 k 类的某一种分类方式，记为

$$G_1 = \{i_1, i_1+1, \cdots, i_2-1\},\ G_2 = \{i_2, i_2+1, \cdots, i_3-1\},\ \cdots,\ G_k = \{i_k, i_k+1, \cdots, n\},$$

其中，分界点为

$$1 = i_1 < i_2 < i_3 < \cdots < i_k < n.$$

定义该分类法的损失函数为

$$L[p(n,k)] = \sum_{t=1}^{k} D(i_t, i_{t+1}-1). \tag{10.11}$$

$L[p(n,k)]$ 实际上是按某种方案将 n 个有序样品分为 k 类时，所有类的直径之和. 当 n 和 k 固定后，$L[p(n,k)]$ 的取值越小，各类的离差平方和越小，分类也就越为合理. 因此，要寻找一种分类方法 $p(n,k)$，使分类损失函数 $L[p(n,k)]$ 达到最小.

3. $L[p(n,k)]$ 的递推公式

设 $p(n,k)$ 是使损失函数达到最小的分类方式，则最小损失函数的递推公式如下

$$L[p(n,2)] = \min_{2 \leqslant j \leqslant n} \{D(1, j-1) + D(j, n)\}, \tag{10.12}$$

$$L[p(n,k)] = \min_{k \leqslant j \leqslant n} \{L[p(j-1, k-1)] + D(j, n)\}. \tag{10.13}$$

式 (10.12) 是对于 $k=2$ 而言的，即 $P(n, 2)$ 一定是下面分法中的一个

$$\{1, 2, \cdots, j-1\}, \{j, j+1, \cdots, n\},\quad 2 \leqslant j \leqslant n.$$

那么，根据式 (10.11)，分法 $\{1, 2, \cdots, j-1\}$, $\{j, j+1, \cdots, n\}$ 的损失函数为

$$L[p(n,2)] = D(1, j-1) + D(j, n).$$

因此，使上式的取值达到最小的 $j\ (2 \leqslant j \leqslant n)$ 即代表着最好的分法.

而式 (10.13) 表明，若要将 n 个有序样品分为 k 类，可先将其分为两部分

$$\{1, 2, \cdots, j-1\},\quad \{j, j+1, \cdots, n\},$$

其中，$\{j, j+1, \cdots, n\}$ 单独成为一类，而 $\{1, 2, \cdots, j-1\}$ 则会被分为 $k-1$ 类. 因此，要寻找将 n 个样品分为 k 类的最优分割方式，使式 (10.13) 的取值达到最小即可.

4. 最优解的求法

若分类数目 $k(1 < k < n)$ 已知，求分类方法 $p(n,k)$，如何使损失函数达到最小，具体求法如下.

首先，找到分类点 j_k，使下式取值达到最小

$$L[p(n,k)] = L[p(j_k-1, k-1)] + D(j_k, n). \tag{10.14}$$

根据式 (10.14)，得到 $G_k = \{j_k, j_k+1, \cdots, n\}$. 接下来寻找 j_{k-1} 并使其满足

$$L[p(j_k-1, k-1)] = L[p(j_{k-1}-1, k-2)] + D(j_{k-1}, j_k-1). \tag{10.15}$$

从而得到 $G_{k-1} = \{j_{k-1}, j_{k-1}+1, \cdots, j_k-1\}$.

然后，采用类似的方法可依次得到其余的类，从而完成整个聚类过程.

例 10.4　为了解某地青少年生长发育规律，收集了 1178 名 8～17 岁青少年的身高资料，希望根据每年平均身高增长量将青少年生长发育期进一步划分为不同阶段，数据

见表 10.20.

表 10. 20 8~17 岁各年龄组的身高增长量

年龄（岁）	身高增长量（cm）	年龄（岁）	身高增长量（cm）
8	7.1	13	3.1
9	7.3	14	2.9
10	7.5	15	0.9
11	6.8	16	1.0
12	6.4	17	0.4

（1）计算直径. 计算得到所有可能的样品组成的类的直径，如 9~11 岁组所组成类的直径为 $D(2,4)$.

$$\overline{X}_G = \frac{7.3 + 7.5 + 6.8}{3} = 7.2,$$

$$D(2,4) = (7.3 - 7.2)^2 + (7.5 - 7.2)^2 + (6.8 - 7.2)^2 = 0.26.$$

以此类推，得到的直径矩阵见表 10.21.

表 10. 21 直径 $D(i,j)$

	8 岁	9 岁	10 岁	11 岁	12 岁	13 岁	14 岁	15 岁	16 岁	17 岁
8 岁	0.000									
9 岁	0.020	0.000								
10 岁	0.080	0.020	0.000							
11 岁	0.268	0.260	0.245	0.000						
12 岁	0.748	0.740	0.620	0.080	0.000					
13 岁	13.553	12.908	11.450	8.247	5.445	0.000				
14 岁	23.854	22.093	18.892	13.060	7.727	0.020	0.000			
15 岁	45.480	41.569	35.320	25.228	15.568	2.960	2.000	0.000		
16 岁	61.536	55.469	46.429	32.828	19.892	4.228	2.540	0.005	0.000	
17 岁	78.784	70.320	58.315	41.154	24.935	6.212	3.620	0.207	0.180	0.000

（2）计算最小误差函数 $L[p(l,k)], 3 \leqslant l \leqslant 10, 2 \leqslant k \leqslant 9$.

以 $L[P(5,2)]$ 为例，计算最小损失函数

$$L[P(5,2)] = \min_{2 \leqslant j \leqslant 3} \{D(1,j-1) + D(j,5)\}$$

$$= \min\{D(1,1) + D(2,5), D(1,2) + D(3,5), D(1,3)$$

$$+ D(4,5), D(1,4) + D(5,5)\}$$

$$= \min\{0 + 0.740, 0.020 + 0.620, 0.080 + 0.080, 0.268 + 0\}$$

$$= 0.160.$$

以此类推，可得到所有可能分类情况下最小损失函数值（表 10.22），其中数字代表最小损失函数值，括号中的数字代表分段样品的起始号.

表 10.22　最小损失函数 $L[p(l, k)]$

待分类样品数	分类数目								
	2	3	4	5	6	7	8	9	10
1									
2	0.000(2)								
3	0.020(2)	0.000(3)							
4	0.080(4)	0.020(4)	0.000(4)						
5	0.160(4)	0.080(5)	0.020(5)	0.000(5)					
6	0.748(6)	0.160(6)	0.080(6)	0.020(6)	0.000(6)				
7	0.768(6)	0.180(6)	0.100(6)	0.040(6)	0.020(6)	0.000(7)			
8	3.708(6)	0.768(8)	0.180(8)	0.100(8)	0.040(8)	0.020(8)	0.000(8)		
9	4.976(6)	0.773(8)	0.185(8)	0.105(8)	0.045(8)	0.025(8)	0.005(8)	0.000(9)	
10	6.960(6)	0.975(8)	0.387(8)	0.185(10)	0.105(10)	0.045(10)	0.025(10)	0.005(10)	0.000(10)

(3) 进行分类. 根据表 10.22 对样品进行分类,以 G_i 代表所得到的类($1 \leqslant i \leqslant 10$),假如希望将 10 个年龄组划分为 2 类,分别以 G_1 和 G_2 来表示,那么可读表 10.22 中的第 2 列最后一行,其最小损失函数为 6.960,第 2 类由第 6 年龄组开始(G_2:13～17 岁),而其余年龄组可划为第 1 类(G_1:8～12 岁).

若要分为 3 类,则由第 3 列最后一行可得到第 3 类由第 8 年龄组开始(G_3:15～17 岁),余下的 7 个年龄组要分为 2 类,需看第 2 列待分样品数等于 7 的一行,可得出第 2 类由第 6～7 年龄组构成(G_2:13～14 岁),而第 1 类则是由第 1～5 年龄组构成(G_1:8～12 岁). 以此类推,可得到所有可能分类的结果.

(4) 确定分类数目 k. 在得到所有可能的分类结果后,需结合专业知识决定分类数目,若无法利用专业知识判断,可利用碎石图观察最小损失函数 $L[p(l, k)]$ 随分类数目 k 变化的情况,趋势线拐点所对应的分类数目即为最优分类数.

由图 10.20 可知,将 8～17 岁年龄组根据年平均身高增长量划分为 4 组较合理.

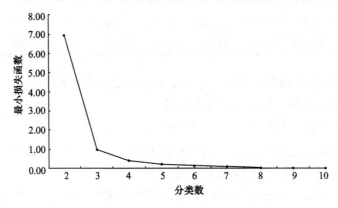

图 10.20　不同分类数下的最小损失函数

10.4　聚类分析的应用实例

10.4.1　系统聚类法应用实例

表 10.23 给出了 2010 年我国 17 个地区的每千人口卫生技术人员、综合医院门诊患者人均医药费用和期望寿命等 3 个反映医疗卫生及健康水平的指标，现根据该资料对 17 个地区进行分类.

表 10.23　17 个地区的每千人口卫生技术人员等指标（2010 年）

地区	每千人口卫生 技术人员（人）	综合医院门诊患者 人均医药费用（元）	期望寿命（岁）
北京	13.58	337.4	76.10
天津	7.12	235.0	74.91
河北	4.00	168.5	72.54
山西	5.58	158.0	71.65
内蒙古	5.13	148.9	69.87
吉林	5.08	164.9	73.10
黑龙江	5.00	178.1	72.37
上海	9.71	243.7	78.14
陕西	4.68	156.0	70.07
江西	3.37	144.6	68.95
贵州	2.48	178.7	65.96
云南	3.16	125.3	65.49
甘肃	3.65	100.6	67.47
青海	4.53	98.8	66.03
宁夏	4.66	153.5	70.17
安徽	3.10	157.2	71.85
广西	3.56	125.5	71.29

资料来源：《2010 年中国卫生统计年鉴》

由于各指标的量纲不同且取值差异较大，应首先对数据做标准化变换，结果见表 10.24.

表 10.24　17 个地区的每千人口卫生技术人员等指标（标准化后）

地区	每千人口卫生 技术人员	综合医院门诊患者 人均医药费用	期望寿命
北京	3.04	2.91	1.45
天津	0.70	1.14	1.12
河北	−0.44	−0.01	0.45

续表

地区	每千人口卫生技术人员	综合医院门诊患者人均医药费用	期望寿命
山西	0.14	−0.19	0.20
内蒙古	−0.03	−0.35	−0.30
吉林	−0.04	−0.07	0.61
黑龙江	−0.07	0.16	0.40
上海	1.64	1.29	2.03
陕西	−0.19	−0.23	−0.24
江西	−0.66	−0.42	−0.56
贵州	−0.99	0.17	−1.40
云南	−0.74	−0.76	−1.53
甘肃	−0.56	−1.18	−0.98
青海	−0.24	−1.21	−1.38
宁夏	−0.20	−0.27	−0.22
安徽	−0.76	−0.21	0.26
广西	−0.60	−0.75	0.10

利用类平均法对各地区进行分类，得到聚类谱系图（图 10.21）.

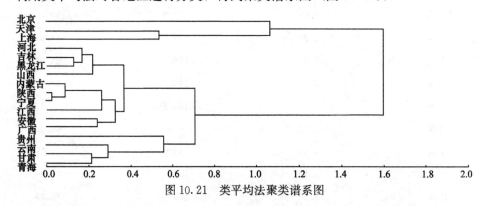

图 10.21　类平均法聚类谱系图

观察聚类谱系图可发现，直观上将 17 个地区分为 4 类或 2 类是适宜的.

表 10.25 给出了聚类的过程及各分类统计量的值. 第 1 次并类将陕西和宁夏聚为一类，为 CL16，随后在第 2 次并类中，CL16 又与内蒙古聚为 CL15，以此类推，直到所有样品合并成为一类.

表 10.25　类平均法的聚类过程及分类统计量

类（CL）	合并类别		类内样品数	半偏 R^2	R^2	伪 F	伪 t^2
16	陕西	宁夏	2	0	1	2360.0	.
15	内蒙古	CL16	3	0.0006	0.999	228.0	21.2
14	吉林	黑龙江	2	0.0010	0.998	142.0	.

续表

类（CL）	合并类别		类内样品数	半偏 R^2	R^2	伪 F	伪 t^2
13	河北	CL14	3	0.0021	0.996	90.3	2.1
12	甘肃	青海	2	0.0028	0.994	69.9	.
11	CL13	山西	4	0.0036	0.990	58.8	2.4
10	安徽	广西	2	0.0037	0.986	55.7	.
9	CL15	江西	4	0.0061	0.980	49.2	19.6
8	云南	CL12	3	0.0060	0.974	48.3	2.2
7	CL9	CL10	6	0.0126	0.961	41.6	4.8
6	CL11	CL7	10	0.0270	0.934	31.4	7.3
5	天津	上海	2	0.0181	0.916	32.9	.
4	贵州	CL8	4	0.0268	0.890	34.9	6.1
3	CL6	CL4	14	0.1383	0.751	21.1	18
2	北京	CL5	3	0.0889	0.662	29.4	4.9
1	CL2	CL3	17	0.6623	0	.	29.4

注：伪 F 统计量的缺项是由于计算公式中的分子为 0 所致；当被聚类的样品数目为 2 时伪 t^2 统计量的取值为缺省

接下来，根据各分类统计量确定分类数目．表中 R^2、半偏 R^2 和伪 t^2 统计量的取值均在倒数第 3 次合并发生较大波动，且伪 F 统计量在倒数第 4 行为峰值，说明聚为 4 类比较合适．具体分类如下．

第 1 类：北京；

第 2 类：天津、上海；

第 3 类：河北、吉林、黑龙江、山西、内蒙古、陕西、宁夏、江西、安徽、广西；

第 4 类：贵州、云南、甘肃、青海．

10.4.2　动态聚类法应用实例

仍利用实例 10.4.1 小节的数据，采用动态聚类法进行聚类．在进行聚类之前，需对数据进行标准化变换，然后采用 SAS FASTCLUS 过程进行动态聚类．

需根据经验确定分类数目，由于之前利用系统聚类法得到的结果显示分为 4 类比较合理，故此时可预先设定分类数目为 4，即先确定 4 个凝聚点．此时，SAS 系统根据预先确定的最大类别数目自动选取初始凝聚点．

表 10.26 给出了系统自动确定的 4 个初始凝聚点，其实际上就是数据中某个观测记录，每一行代表了该初始凝聚点的坐标，即该凝聚点在各个变量上的取值（标准化后）．

表 10.26　初始凝聚点及其坐标

类别	每千人口卫生技术人员	综合医院门诊患者人均医药费用	期望寿命
1	3.04	2.91	1.45
2	−0.76	−0.21	0.26
3	1.64	1.29	2.03
4	−0.74	−0.76	−1.53

表 10.27 给出了动态聚类后每个地区所属于的类别及其与所在类别的凝聚点间的距离. 采用动态聚类法将 17 个地区可分为 4 类的结果为:

表 10.27　动态聚类的聚类结果

地区	所属类	与凝聚点之间的距离
北京	1	0
天津	3	0.6583
河北	2	0.4672
山西	2	0.4445
内蒙古	2	0.4663
吉林	2	0.6120
黑龙江	2	0.5552
上海	3	0.6583
陕西	2	0.3285
江西	2	0.7588
贵州	4	0.9827
云南	4	0.2362
甘肃	4	0.5619
青海	4	0.6119
宁夏	2	0.3013
安徽	2	0.5140
广西	2	0.6055

第 1 类:北京;
第 2 类:河北、山西、内蒙古、吉林、黑龙江、陕西、江西、宁夏、安徽、广西;
第 3 类:天津、上海;
第 4 类:贵州、云南、甘肃、青海.

表 10.28 中第 3 列给出了该类标准差的均方根,其实际上就是类内样品间距离的平方根;第 4 列给出了该类中距离凝聚点最远的样品与凝聚点之间的距离;第 5 列给出了与该类距离最近的类.

表 10.28　动态聚类结果总结

类	频数	标准差的均方根	距离凝聚点最大距离	凝聚点间距离大于预设值	距离最近的类	类重心间距离
1	1	.	0	.	3	2.5307
2	10	0.3175	0.7588	是	4	1.5244
3	2	0.5375	0.6583	是	1	2.5307
4	4	0.4361	0.9827	是	2	1.5244

注:由于类 1 中只包含 1 个样品(北京),故其标准差的均方根为缺项

本 章 小 结

聚类分析是定量分类工具,能够从数据分析的角度给出相对精确的分类结果,属于探索性分析方法,其最终目的是对研究对象进行分类,并在该分类的基础上能够提出研究假设.

1. 具体选择哪些变量参与聚类需要一定的理论依据. 一般地,所纳入的变量应该具有下列特点:

(1) 反映分类对象的特征;

(2) 与聚类分析的目标密切相关;

(3) 不同研究对象的值具有明显差异;

(4) 变量之间应避免高度相关,若两个强相关的变量同时参与聚类分析,在测度距离时会增加这两个变量的贡献,而其他变量的贡献则相对被削弱.

2. 聚类前应对变量作预处理. 若变量间量纲不同且变量间取值范围相差较大,此时如用原始数据聚类,则数值较小的变量在描述对象距离或相似性的作用将被削弱,进而影响聚类效果,解决方法是对数据进行适当变换(如标准化变换).

3. 对聚类的结果进行解释和评价. 聚类结束后要包括对各类的特征进行描述,从专业角度对聚类结果作出合理的解释.

4. 聚类结束后还需对聚类结果的可信性和稳定性进行评价. 理想的聚类结果应是类间差异较大,而类内差异较小. 如有可能,应采用多种聚类方法并比较不同的聚类方法得到的结果,从中得到理想且稳定的聚类结果.

思考与练习

1. 系统聚类法和动态聚类法有哪些异同?

2. 根据例 10.1 的数据,采用 Ward 法进行聚类.

3. 根据例 10.1 的数据,采用动态聚类法对其进行聚类,并将其划分为 3 类.

4. 根据例 10.3 的数据,采用密度法寻找初始凝聚点,并利用 K-均值法做动态聚类,将所有样品分为 2 类.

5. 不同年龄儿童的血压差别较大,试利用最优分割法对 1178 名 6～17 岁朝鲜族儿童血压的年龄分布进行聚类分析,找出血压的年龄切点,数据见表 10.29.

表 10.29 6～17 岁朝鲜族正常儿童血压的均值

年龄(岁)	人数	收缩压(mmHg)	舒张压(mmHg)
6	38	101.0	64.7
7	55	102.8	63.5
8	80	104.7	67.1
9	59	103.8	65.4
10	68	107.9	68.5

续表

年龄(岁)	人数	收缩压(mmHg)	舒张压(mmHg)
11	65	109.3	66.9
12	100	109.7	69.6
13	122	112.4	68.7
14	152	113.7	71.4
15	189	115.1	71.6
16	150	116.8	70.7
17	100	116.5	71.9

资料来源:国家科技部专项重点项目《人体生理常数数据库扩大人群调查》(项目编号:2006FY110300)

第 11 章　判　别　分　析

如何根据观测资料，对研究对象进行判别归类是医学研究中经常遇到的问题. 例如，对胸部 X 线显示肺部有阴影的患者，医生要通过阴影大小、阴影部位、边缘是否光滑、是否有痰、是否有低烧等一系列指标进一步判断阴影的性质以鉴别诊断是肺结核、肺部良性肿瘤还是肺癌等疾病. 临床上，各种症状、体征、实验室检查、病理学检查及医学影像学结果都是判断个体是否患病或对其所患疾病类型进行鉴别诊断的重要依据. 判别分析（discriminant analysis）是判断样品所属类别的一种多元统计分析方法，根据一批分类明确的样品资料在若干判别指标上的观测值，建立一个关于指标的判别函数和判别法则，使得按此法则来判断这批样品归属类别的正确率达到最高，进而对给定的新样品判断其所属的类别总体. 判别分析在医学领域有着广泛的应用和重要的实用价值，特别是近年来，它在计算机辅助诊断、细菌分类、手术预后等领域得到日益广泛的应用.

判别分析问题用统计语言描述就是，设有 k 个 p 维总体 $G_1, G_2, \cdots, G_k$，其分布特征已知（如已知分布函数分别为 $F_1(x), F_2(x), \cdots, F_k(x)$，或知道来自各个总体的一批样本），希望建立一个法则，对给定的任意一个样品 X，依据这个法则我们能判断它来自哪个总体. 如果把样品 X 看成 p 维样本空间 R^p 空间中的一个点 $x = (x_1, x_2, \cdots, x_p)^{\mathrm{T}}$，则判别分析的目的就是将 R^p "合理"地划分为 k 个区域：$D_1, D_2, \cdots, D_k$，且 $D_1, D_2, \cdots, D_k$ 互不相交，$D_1 \bigcup D_2 \bigcup \cdots \bigcup D_k = R^p$. 如果这个划分得当，正好对应这 k 个总体，若样品 X 落入区域 D_i，则判断样品 X 来自总体 G_i（$i = 1, 2, \cdots, k$）. 如何进行"合理"的划分就是判别分析研究的主要问题之一.

判别分析从不同角度有不同的分类. 根据资料的性质，判别分析可分为定性资料的判别分析和定量资料的判别分析；根据判别的组数来分，有两类判别分析和多类判别分析；根据区分不同总体所用的数学模型来分，有线性判别和非线性判别；根据判别对所处理的变量方法不同，有 Fisher 判别逐步判别和序贯判别等；判别分析从不同角度提出问题，因此有不同的判别准则. 有距离最小准则、平均损失最小准则、最大概率准则等. 根据不同的判别准则建立判别函数则产生多种判别方法.

对判别分析结果的优劣评价目前尚无系统的检验理论，这种准则在某种意义下是最优的. 例如，错判概率最小、错判损失最小或事后概率错误率的估计最小等来评估判别分类的有效性.

无论何种判别分析方法，其分析步骤可归纳如下.

第 1 步，收集训练样本. 收集一批已知类别的样品作为训练样本（training data set）. 每个样品测量 p 个指标 $X_1, X_2, \cdots, X_p$ 作为判别指标.

第 2 步，选择判别方法. 根据研究问题特性和资料的性质选择相应的判别分析方法，就训练样本资料建立判别函数，并作假设检验，检验所建立的判别函数是否有统计学意义.

第 3 步，判别效果的评价. 建立了判别函数及判别准则后，必须对判别效果进行评价. 将判别法则应用于训练样本（回代考核）或新样本（前瞻考核），比较判别结果与实际类别，计算符合率或错判率.

本章将结合实例，介绍几种常用的判别分析方法：距离判别法、Fisher 判别法、Bayes 判别法和逐步判别法.

11.1 距离判别法

距离判别的基本思想是样品和哪个总体距离最近，则判断样品归属哪个总体. 首先根据已知分类的数据，分别计算各类总体的重心，也就是各类指标的均值. 任意给定的一个观测样品，若它与第 i 类总体的重心距离最近，就判别它来自第 i 类总体. 因此，距离判别法又称为最近邻方法（near neighbor method）. 距离判别法对各类总体的分布无特定的要求，适用于任意分布的资料.

11.1.1 马氏距离

距离的定义有许多种，在第 10 章中介绍了多种距离的定义. 考虑判别分析中常涉及多个变量间有相关性且量纲又彼此不同，故多采用马氏距离（Mahalanobis distance）. 下面通过一个例子来理解一元总体（$p=1$）的马氏距离定义.

某医院对甲状腺功能亢进（甲亢）患者 G_1 和非甲状腺疾病患者 G_2 两类就诊人群检测血清三碘甲状腺原氨酸（T3）的水平（mmol/L）. 甲亢患者 T3 的均值为 $\mu_1 = 8.4$，标准差 $\sigma_1 = 6.0$；非甲状腺疾病患者 T3 的均值为 $\mu_2 = 1.4$，标准差 $\sigma_2 = 0.5$. 今有一患者 X_0，测得其 T3 为 $x_0 = 3.0$，试判断该患者可能来自哪类人群.

直观看，该患者与非甲状腺疾病患者人群 T3 的均值绝对距离较近，按距离最近原则是否把该患者判断为非甲状腺疾病患者？

考虑计算 X_0 与 G_1 和 G_2 的马氏距离，分别记为 $d_1^2(x_0, G_1)$ 和 $d_2^2(x_0, G_2)$，于是

$$d_1^2(x_0, G_1) = \frac{(x_0 - \mu_1)^2}{\sigma_1^2} = \frac{(3.0 - 8.4)^2}{6^2} = 0.81,$$

$$d_2^2(x_0, G_2) = \frac{(x_0 - \mu_2)^2}{\sigma_2^2} = \frac{(3.0 - 1.4)^2}{0.5^2} = 10.24.$$

因为 $d_1^2(x_0, G_1) < d_2^2(x_0, G_2)$，所以按马氏距离准则应该判断该患者来自甲亢人群. 从图 11.1 可以看出，非甲状腺疾病患者的 T3 值离散程度较小，出现 3.0 的可能较小，而甲亢患者的 T3 值离散程度较大，出现 3.0 的可能性较大. 因此判断该患者来自甲亢人群更为合理.

一般地，若令 $\mu^{(1)}, \mu^{(2)}$ 与 $\Sigma^{(1)}, \Sigma^{(2)}$ 分别为 p 维总体 G_1 和 G_2 的均值向量和协方差矩阵. $d^2(x, G_i)$ 表示样品 X 到第 i 类总体的马氏距离，则

$$d^2(x, G_i) = (x - \mu^{(i)})^{\mathrm{T}} (\Sigma^{(i)})^{-1} (x - \mu^{(i)}) \quad (i = 1, 2). \tag{11.1}$$

实际应用中，总体均值向量 $\mu^{(i)}$ 和总体协方差矩阵 $\Sigma^{(i)}$ 未知，可用样本均值向量 $\bar{x}^{(i)}$ 和样本协方差矩阵 $S^{(i)}$ 估计，相应的马氏距离为

$$d^2(x,G_i) = (x - \overline{x}^{(i)})^{\mathrm{T}}(S^{(i)})^{-1}(x - \overline{x}^{(i)}) \quad (i = 1,2). \tag{11.2}$$

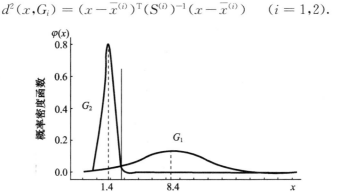

图 11.1 利用距离对两个总体进行判别归类的示意图

11.1.2 两类总体的判别

设两个总体 G_1 和 G_2，从第一个总体中抽取 n_1 个样品，从第二个总体中抽取 n_2 个样品，每个样品测量 p 个指标 $X_1, X_2, \cdots, X_p$. 任取一个样品 X，测得其指标值为 $x = (x_1, x_2, \cdots, x_p)^{\mathrm{T}}$. 若记样品 X 到两类总体 G_1 和 G_2 的马氏距离分别为 $d^2(x,G_1)$ 和 $d^2(x, G_2)$，则按距离最近准则判别归类，可知判别准则为

$$\begin{cases} x \in G_1, & d^2(x,G_1) < d^2(x,G_2), \\ x \in G_2, & d^2(x,G_1) > d^2(x,G_2), \\ \text{待判}, & d^2(x,G_1) = d^2(x,G_2). \end{cases}$$

1. 总体 G_1, G_2 协方差矩阵相等，即 $\Sigma^{(1)} = \Sigma^{(2)} = \Sigma$

$$\begin{aligned} d^2(x,G_i) &= (x - \mu^{(i)})^{\mathrm{T}}\Sigma^{-1}(x - \mu^{(i)}) \\ &= x^{\mathrm{T}}\Sigma^{-1}x - 2\left[x^{\mathrm{T}}(\Sigma^{-1}\mu^{(i)}) - \frac{1}{2}(\overline{\mu}^{(i)})^{\mathrm{T}}\Sigma^{-1}\overline{\mu}^{(i)}\right] \\ &= x^{\mathrm{T}}\Sigma^{-1}x - 2y_i(x) \quad (i = 1,2). \end{aligned}$$

这里，

$$y_i(x) = x^{\mathrm{T}}(\Sigma^{-1}\overline{\mu}^{(i)}) - \frac{1}{2}(\overline{\mu}^{(i)})^{\mathrm{T}}\Sigma^{-1}\overline{\mu}^{(i)} ,$$

于是样品 X 到两个总体的马氏距离的差值为

$$\begin{aligned} d^2(x,G_2) - d^2(x,G_1) &= (x - \mu^{(2)})^{\mathrm{T}}\Sigma^{-1}(x - \mu^{(2)}) - (x - \mu^{(1)})^{\mathrm{T}}\Sigma^{-1}(x - \mu^{(1)}) \\ &= 2(y_1(x) - y_2(x)) \\ &= 2W(x). \end{aligned}$$

可以证明

$$\begin{aligned} d^2(x,G_2) - d^2(x,G_1) &= 2W(x) \\ &= 2\left[x - (\mu^{(1)} + \mu^{(2)})/2\right]^{\mathrm{T}}\Sigma^{-1}(\mu^{(1)} - \mu^{(2)}). \end{aligned}$$

若令 $\overline{\mu} = (\mu^{(1)} + \mu^{(2)})/2$，则

$$W(x) = (x - \overline{\mu})^{\mathrm{T}}\Sigma^{-1}(\mu^{(1)} - \mu^{(2)}). \tag{11.3}$$

于是判别准则可表示为

$$\begin{cases} x \in G_1, & W(x) > 0, \\ x \in G_2, & W(x) < 0, \\ \text{待判}, & W(x) = 0. \end{cases}$$

当 $\mu^{(1)}, \mu^{(2)}, \Sigma$ 已知时，令 $a = \Sigma^{-1}(\mu^{(1)} - \mu^{(2)}) = (a_1, a_2, \cdots, a_p)^{\mathrm{T}}$，则

$$W(x) = (x - \bar{\mu})^{\mathrm{T}} a = a^{\mathrm{T}}(x - \bar{\mu})$$

$$= (a_1, a_2, \cdots, a_p) \begin{bmatrix} x_1 - \bar{\mu}_1 \\ x_2 - \bar{\mu}_2 \\ \vdots \\ x_p - \bar{\mu}_p \end{bmatrix}$$

$$= a_1(x_1 - \bar{\mu}_1) + a_2(x_2 - \bar{\mu}_2) + \cdots + a_p(x_p - \bar{\mu}_p),$$

称 $W(x)$ 为判别函数，由于它是 $x = (x_1, x_2, \cdots, x_p)^{\mathrm{T}}$ 的线性函数，又称为线性判别函数，a 为判别系数. 线性判别函数使用起来最为方便，实际应用中也最为广泛.

线性判别法则可理解为将 p 维空间 R^p 用超平面 $W(x) = 0$ 划分为两个区域 D_1 和 D_2.

$$D_1: W(x) > 0,$$
$$D_2: W(x) < 0.$$

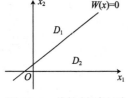

图 11.2　线性判别法则
划分空间示意图

图 11.2 是 $p = 2$ 的情形，从距离的角度对 R^p 进行合理的划分. 若样品 $X \in D_1$，则判样品 X 来自总体 G_1；若样品 $X \in D_2$，则判样品 X 来自总体 G_2. 此外，由式（11.3）判别函数及判别准则可知，距离判别并未涉及具体的分布类型，只要求二阶矩存在.

当 $\mu^{(1)}, \mu^{(2)}, \Sigma$ 未知时，可用样本来估计. 设 $x_1^{(1)}, x_2^{(1)}, \cdots, x_{n_1}^{(1)}$ 是从总体 G_1 中取出的样本，$x_1^{(2)}, x_2^{(2)}, \cdots, x_{n_2}^{(2)}$ 是从总体 G_2 中取出的样本，则 $\mu^{(1)}, \mu^{(2)}, \Sigma$ 的估计分别为

$$\bar{x}^{(1)} = \frac{1}{n_1} \sum_{i=1}^{n_1} x_i^{(1)},$$

$$\bar{x}^{(2)} = \frac{1}{n_2} \sum_{j=1}^{n_2} x_j^{(2)},$$

$$S = \frac{(n_1 - 1)S^{(1)} + (n_2 - 1)S^{(2)}}{n_1 + n_2 - 2},$$

其中，$S^{(1)} = \frac{1}{n_1 - 1} \sum_{i=1}^{n_1} (x_i^{(1)} - \bar{x}^{(1)})(x_i^{(1)} - \bar{x}^{(1)})^{\mathrm{T}}$，$S^{(2)} = \frac{1}{n_2 - 1} \sum_{j=1}^{n_2} (x_j^{(2)} - \bar{x}^{(2)})(x_j^{(2)} - \bar{x}^{(2)})^{\mathrm{T}}$ 分别为第 1、2 类的样本协方差矩阵，S 为合并样本协方差矩阵.

令 $\bar{x} = (\bar{x}^{(1)} + \bar{x}^{(2)})/2$，则线性判别函数为

$$W(x) = (x - \bar{x})^{\mathrm{T}} S^{-1} (\bar{x}^{(1)} - \bar{x}^{(2)}). \tag{11.4}$$

当 $p = 1$ 时，假定两总体分布分别为 $N_1(\mu_1, \sigma^2)$ 和 $N_2(\mu_2, \sigma^2)$. 此时，$\Sigma^{-1} = \frac{1}{\sigma^2}$，判别函数为

$$W(x) = \left(x - \frac{\mu_1 + \mu_2}{2}\right)\frac{1}{\sigma^2}(\mu_1 - \mu_2).$$

不妨假设 $\mu_1 < \mu_2$，则 $W(x)$ 的符号取决于 $x - \bar{\mu}$ 的符号，当 $x < \bar{\mu}$ 时，判断样品 $X \in G_1$，否则判断样品 $X \in G_2$. 由此可见，距离判别法有它的合理性. 但从图 11.3 中可以看出，按最小距离准则判别也会发生错判. 若记样品 X 来自 G_1 而错判为 G_2 的错判概率为 $P(2 \mid 1)$，样品 X 来自 G_2 而错判为 G_1 的错判概率为 $P(1 \mid 2)$. 错判概率见图 11.3 中阴影部分面积.

可以证明 $P(2 \mid 1) = P(1 \mid 2) = 1 - \Phi\left(\frac{\mu_1 - \mu_2}{2\sigma}\right)$. 显然，若两总体间的距离越大（即 $|\mu_1 - \mu_2|$ 大），错判的概率就越小；若两个总体靠得很近，则无论用何种方法，错判的概率都很大，此时做判别分析的意义不大. 因此，只有当两总体的均值向量有显著性差异时，作判别分析才有意义.

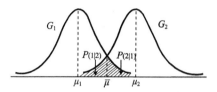

图 11.3 两总体错判情形图

判别分析应用的前提是假设两样本来自不同的总体. 应用中可通过比较两样本的均值向量是否有统计学差异，来判断两类总体是否相等. 所以，两类判别分析的检验就是检验两个多元正态总体的均值向量是否相等. 对单变量的检验可用 t 检验，对多变量的检验可用 Hotelling T^2 检验（第 3 章）. 检验统计量为

$$F = \frac{(n_1 + n_2 - p - 1)}{(n_1 + n_2 - 2)p}T^2 \sim F(p, n_1 + n_2 - p - 1), \tag{11.5}$$

其中

$$T^2 = (n_1 + n_2 - 2)\sqrt{\frac{n_1 n_2}{n_1 + n_2}}(\bar{x}^{(1)} - \bar{x}^{(2)})^{\mathrm{T}}S^{-1}\sqrt{\frac{n_1 n_2}{n_1 + n_2}}(\bar{x}^{(1)} - \bar{x}^{(2)}).$$

$$S = \frac{(n_1 - 1)S^{(1)} + (n_2 - 1)S^{(2)}}{n_1 + n_2 - 2}$$

给定显著性水平 α，计算样本统计量 F，若 $F > F_\alpha(p, n_1 + n_2 - p - 1)$，则拒绝无效假设 H_0，认为两总体的均值向量不等；否则尚不能认为两总体的均值向量不等.

2. 总体 G_1, G_2 协方差矩阵不等，即 $\Sigma^{(1)} \neq \Sigma^{(2)}$

此时，判别函数中合并协方差矩阵用各自的协方差矩阵代替. 判别函数为

$$\begin{aligned}W(x) &= d^2(x, G_2) - d^2(x, G_1)\\ &= (x - \mu^{(2)})^{\mathrm{T}}(\Sigma^{(2)})^{-1}(x - \mu^{(2)}) - (x - \mu^{(1)})^{\mathrm{T}}(\Sigma^{(1)})^{-1}(x - \mu^{(1)})\end{aligned} \tag{11.6}$$

是 x 的二次函数.

按距离最近准则，类似地有

$$\begin{cases} x \in G_1, & W(x) > 0, \\ x \in G_2, & W(x) < 0, \\ \text{待判}, & W(x) = 0. \end{cases}$$

例 11.1（两类判别） 为研究舒张压与血清总胆固醇对冠心病的作用，某研究测定了 18 例 60～69 岁男性冠心病患者和 14 例"正常人"的舒张压（mmHg）X_1 和血清总胆固醇（mmol/L）X_2，资料见表 11.1，试作判别分析.

表 11.1　18 例冠心病患者和 14 例"正常人"的舒张压和血清总胆固醇数据

冠心病组			"正常"组		
编号	舒张压（mmHg）	总胆固醇（mmol/L）	编号	舒张压（mmHg）	总胆固醇（mmol/L）
1	90	5.34	19	82	4.48
2	108	7.04	20	78	4.79
3	108	3.95	21	75	3.71
4	102	4.89	22	80	3.29
5	68	5.81	23	80	3.51
6	78	5.78	24	80	4.23
7	84	6.05	25	83	4.07
8	86	6.37	26	75	3.21
9	102	5.30	27	80	3.08
10	98	4.86	28	82	3.63
11	74	4.83	29	69	4.22
12	76	5.27	30	60	5.89
13	88	3.95	31	77	3.25
14	76	5.82	32	80	4.42
15	80	5.06			
16	88	5.49			
17	96	4.61			
18	104	6.21			

（1）两类总体的协方差矩阵进行齐性检验。SAS 软件中的 DISCRIM 过程给出的结果如下：

$$\chi^2 = 9.5575, \quad \nu = 3, \quad P = 0.0227,$$

可见，在 $\alpha = 0.05$ 显著性水平下，两类总体的协方差矩阵差异有统计学意义.

（2）分别计算各类样本指标的均值向量和协方差矩阵

第 1 类：$\overline{x}^{(1)} = (89.2222, 5.3683)^{\mathrm{T}}$，$S^{(1)} = \begin{bmatrix} 156.3006 & -0.7202 \\ -0.7202 & 0.6494 \end{bmatrix}$

第 2 类：$\overline{x}^{(2)} = (77.2143, 3.9843)^{\mathrm{T}}$，$S^{(2)} = \begin{bmatrix} 37.8736 & -2.6410 \\ -2.6410 & 0.5926 \end{bmatrix}$

（3）分别用各自的协方差矩阵计算样品到各类的马氏距离 $d_1^2(x), d_2^2(x)$，并按最近邻原则判别分类.

$$d_1^2(x) = (x_1 - 89.2222, x_2 - 5.3683) \begin{bmatrix} 156.3006 & -0.7202 \\ -0.7202 & 0.6494 \end{bmatrix}^{-1} \begin{bmatrix} x_1 - 89.2222 \\ x_2 - 5.3683 \end{bmatrix},$$

$$d_2^2(x) = (x_1 - 77.2143, x_2 - 3.9843) \begin{bmatrix} 37.8736 & -2.6410 \\ -2.6410 & 0.5926 \end{bmatrix}^{-1} \begin{bmatrix} x_1 - 77.2143 \\ x_2 - 3.9843 \end{bmatrix}.$$

例如，编号 1：$X_1 = (90, 5.34)^{\mathrm{T}}$，则该样品到第 1 类和第 2 类的距离分别为

$$d_1^2(x) = (90-89.2222, 5.34-5.3683) \begin{bmatrix} 156.3006 & -0.7202 \\ -0.7202 & 0.6494 \end{bmatrix}^{-1} \begin{bmatrix} 90-89.2222 \\ 5.34-5.3683 \end{bmatrix}$$

$$= 0.0048 ,$$

$$d_2^2(x) = (90-77.2143, 5.34-3.9843) \begin{bmatrix} 37.8736 & -2.6410 \\ -2.6410 & 0.5926 \end{bmatrix}^{-1} \begin{bmatrix} 90-77.2143 \\ 5.34-3.9843 \end{bmatrix}$$

$$= 16.6810 ,$$

显然第 1 个样品距离第 1 类总体最近, 故判该样品归属第 1 类, 其余样品类似判别, 全部判别分类结果见表 11.2.

表 11.2　例 11.1 中 32 个样品的判别结果

冠心病组					正常组				
编号	原属类别	$d_1^2(x)$	$d_2^2(x)$	判别归类	编号	原属类别	$d_1^2(x)$	$d_2^2(x)$	判别归类
1	1	0.004816	16.68105	1	19	2	1.420078	1.829158	1*
2	1	7.040718	91.29005	1	20	2	5.893535	0.579443	1*
3	1	5.001153	35.94988	1	21	2	7.505747	0.8171	2
4	1	1.316884	33.20783	1	22	2	6.136338	0.396912	2
5	1	3.064577	5.669176	1	23	2	2.702184	0.678794	2
6	1	1.006324	8.400211	1	24	2	2.973132	1.469651	2
7	1	0.84388	16.99764	1	25	2	8.948618	2.241158	2
8	1	1.573789	24.04891	1	26	2	8.952675	1.439276	2
9	1	1.044741	38.90766	1	27	2	5.191448	0.605757	2
10	1	0.831751	24.64388	1	28	2	5.001920	2.059797	2
11	1	2.055491	1.218685	2*	29	2	5.695299	9.042214	2
12	1	1.157768	3.570583	1	30	2	8.275185	1.375634	1*
13	1	3.147832	4.333077	1	31	2	2.063563	1.176499	2
14	1	1.354884	7.545794	1	32	2	1.420078	1.829158	2
15	1	0.734603	4.153546	1					
16	1	0.030409	15.55253	1					
17	1	1.112121	18.49137	1					
18	1	2.678345	59.9707	1					

* 表示错判样品

冠心病组中有 1 例错判为正常组, 编号分别为: 11 号. 正常组中有 3 个错判为冠心病组, 分别为: 19, 20 和 30 号. 错判率为 4/32=12.5%.

(4) 两类总体判别分析的检验. SAS 软件中的 DISCRIM 过程给出了两类总体的马氏距离(平方距离)为 5.4256. 在 H_0 成立时, F 统计量为 20.65, 相应的 $P < 0.0001$, 见表 11.3. 说明在 $\alpha = 0.05$ 显著性水平下, 两类人群的舒张压和血清总胆固醇特征总体上是有统计学差异的, 因此作判别分析是有意义的.

表 11.3　类间距离及两总体均值差异的显著性检验

类间马氏距离 d^2	F 统计量（$v_1 = 2$, $v_2 = 29$）	P 值
5.4256	20.6511	<0.0001

由例 11.1 的判别分析结果可知，建立在马氏距离上的距离判别函数虽对分布没有要求，计算简单，却不一定是最优的判别方法.

11.1.3　判别效果的评价

对于判别分析法，用所建立的判别函数进行判别分析，准确度如何是我们最关心的. 一般使用错判概率来评价判别效果. 错判概率越低，说明判别效果越好. 但判别效果的优劣在很大的程度上依赖于两总体的分离程度. 实际应用中一般用错判率估计错判概率.

错判率主要是考察对已知类别样本判别的错误分类情况，它等于样品的错判数与全体样品数之比. 若考虑各类总体出现的概率不同，还可以采用加权错判率计算总的错判率. 一般要求错判率小于 0.1 或 0.2 才有应用的价值. 错判率的估计有回代考核和前瞻考核两种方法.

1. 回代考核

在假设检验有统计学意义的基础上，将训练样本依次代入判别函数，作出类别判断，并与训练样本的原属类别进行比较，计算错判率或符合率，以考核所建立函数的判别效果. 这种方法一般会高估判别效果，估计的错判率一般低于实际. 回代考核结果好，并不能说明用该判别函数判别资料中新样品的效果也好.

表 11.4 是对例 11.1 中的判别函数采用回代考核的结果. 冠心病组中有 1 名错判为正常组，而正常组中有 3 名错判为冠心病组. 总错判率为 4/32=12.5%.

表 11.4　例 11.1 中原分类与距离判别法中回代考核结果的比较

原分类	判别分类		合计
	1	2	
1	17	1	18
2	3	11	14
合计	20	12	32

2. 前瞻考核

当回代符合率较高时，可用已经确诊的新个体的各项指标代入判别函数，计算符合率，进一步考核所建立的判别函数的判别效果. 前瞻考核的方法有两种：一是当训练样本较大时，先将训练样本分为两部分，一部分用于建立判别函数，另一部分作为前瞻考核的样品；二是刀切法（jackknife）或称交叉检验（cross validation）. 这种方法的做法是将训练样本中的 1 到 n 个样品每次去掉一个，用其余 $n-1$ 个样品拟合判别函数用以判别所去掉的这 1 个样品的类. 如此求得训练样本判别函数判断与原确诊类别的符合率. 刀切法一般用于样本较小的情形，可避免强影响点的影响，求得较稳定的判别结果.

实践应用中，无论哪种方法所得的判别函数，其判别效果的评价必须既有回顾性的，又要有前瞻性，只有当前瞻性考核有较高的符合率才能认为此判别法有较强的判别能力.

11.1.4 多类总体的判别

类似两总体的讨论可以推广到多个总体的情况，基本思想相同，仍按最近邻原则进行判别. 首先计算样品 X 到每个总体的距离 $d^2(x, G_i)(i = 1, 2, \cdots, k)$，然后比较这些距离. 如果 X 距离总体 G_i 最近，则判 x 属于总体 G_i. 即若

$$d^2(x, G_i) = \min_{l=1,\cdots,k} \{d^2(x, G_l)\},$$

则 $X \in G_i$.

可以证明，当各类总体均为多元正态分布，且具有相等的协方差矩阵时，距离判别与 11.3 节将介绍的 Bayes 判别等价. 有关这方面的进一步讨论，有兴趣的读者请参阅参考文献 [20]，本书仅举例说明.

例 11.2（多类判别） 为研究慢性心力衰竭患者的自我管理干预策略，依据患者的自我管理水平，分别收集了 4 类患者，每类 5 例，每例患者均接受自我调节行为控制疾病影响能力的测定，包括生活方式（X_1）和自我感知（X_2），见表 11.5. 试进行判别分析.

表 11.5　4 类慢性心力衰竭患者的生活方式和自我感知数据

编号	类别	观测指标	
		X_1	X_2
1	1	32	22
2	1	31	17
3	1	26	21
4	1	33	25
5	1	31	21
6	2	40	15
7	2	39	10
8	2	38	16
9	2	47	9
10	2	37	19
11	3	26	11
12	3	24	12
13	3	17	12
14	3	23	9
15	3	23	15
16	4	45	20
17	4	44	30
18	4	39	30
19	4	50	25
20	4	54	22

资料来源：北京协和医学院青年基金（项目编号：201248）

本例中，判别指标数 $p = 2$，总体类别数 $k = 4$，且 $n_1 = n_2 = n_3 = n_4 = 5$.

（1）计算各类样本指标的均值向量和协方差矩阵.

第 1 类：$\bar{x}^{(1)} = \begin{bmatrix} 30.6 \\ 21.1 \end{bmatrix}$, $S^{(1)} = \begin{bmatrix} 7.30 & 2.35 \\ 2.35 & 8.20 \end{bmatrix}$.

第 2 类：$\bar{x}^{(2)} = \begin{bmatrix} 40.2 \\ 13.8 \end{bmatrix}$, $S^{(2)} = \begin{bmatrix} 15.70 & -12.45 \\ -12.45 & 17.70 \end{bmatrix}$.

第 3 类：$\bar{x}^{(3)} = \begin{bmatrix} 22.6 \\ 11.8 \end{bmatrix}$, $S^{(3)} = \begin{bmatrix} 11.30 & -0.85 \\ -0.85 & 4.70 \end{bmatrix}$.

第 4 类：$\bar{x}^{(4)} = \begin{bmatrix} 46.4 \\ 25.4 \end{bmatrix}$, $S^{(4)} = \begin{bmatrix} 33.30 & -16.20 \\ -16.20 & 20.80 \end{bmatrix}$.

（2）4 类总体的协方差矩阵的齐性检验.

$$\chi^2 = 5.3875, \quad v = 9, \quad P = 0.7993.$$

可见，在 $\alpha = 0.05$ 显著性水平下，尚不能认为 4 类总体的协方差矩阵不等.

（3）4 类总体间的马氏距离及均值向量的假设检验，说明 4 类总体是可分的. 比较结果见表 11.6.

表 11.6 4 类总体间的马氏距离及均值向量的检验

相比较的两类	d^2	F	P
1 与 2	6.6941	7.8447	0.0047
1 与 3	19.5010	22.8528	<0.0001
1 与 4	25.7566	30.1835	<0.0001
2 与 3	26.4523	30.9988	<0.0001
2 与 4	21.8845	25.6459	<0.0001
3 与 4	86.4932	101.3592	<0.0001

（4）分别计算样品到各类的马氏距离 $d_1^2(x), d_2^2(x), d_3^2(x), d_4^2(x)$.

例如，编号 1：$X_1 = (32, 22)^{\mathrm{T}}$，则该样品到第 1 类、第 2 类、第 3 类和第 4 类总体的距离分别为

$$d_1^2(x) = (32 - 30.6, 22 - 21.1) \begin{bmatrix} 7.30 & 2.35 \\ 2.35 & 8.20 \end{bmatrix}^{-1} \begin{bmatrix} 32 - 30 \\ 22 - 21 \end{bmatrix}$$
$$= 0.2956;$$

$$d_2^2(x) = (32 - 40.2, 22 - 13.8) \begin{bmatrix} 15.70 & -12.45 \\ -12.45 & 17.70 \end{bmatrix}^{-1} \begin{bmatrix} 32 - 40.2 \\ 22 - 13.8 \end{bmatrix}$$
$$= 4.6509;$$

$$d_3^2(x) = (32 - 22.6, 22 - 11.8) \begin{bmatrix} 11.30 & -0.85 \\ -0.85 & 4.70 \end{bmatrix}^{-1} \begin{bmatrix} 32 - 22.6 \\ 22 - 11.8 \end{bmatrix}$$
$$= 33.4801;$$

$$d_4^2(x) = (32 - 46.4, 22 - 25.4) \begin{bmatrix} 33.30 & -16.2 \\ -16.2 & 20.8 \end{bmatrix}^{-1} \begin{bmatrix} 32 - 46.4 \\ 22 - 25.4 \end{bmatrix}$$
$$= 14.6079.$$

显然第 1 个样品距离第 1 类总体最近，故判决该样品归属第 1 类. 其余样品类似判别. 全部判别分类结果见表 11.7.

表 11.7 例 11.2 资料中原分类与距离判别法回代考核结果比较

原分类	判别分类				合计
	1	2	3	4	
1	5	0	0	0	5
2	0	5	0	0	5
3	0	0	5	0	5
4	0	0	0	5	5
合计	5	5	5	5	20

结果表明，20 个样品全部判对.

对上述已知类别的样品采用刀切法进行判别分类. 结果见表 11.8.

表 11.8 例 11.2 资料中原分类与距离判别法刀切法考核结果比较

原分类	判别分类				合计
	1	2	3	4	
1	5	0	0	0	5
2	1	4	0	0	5
3	0	0	5	0	5
4	0	0	0	5	5
合计	5	5	5	5	20

第 1 类、第 3 类和第 4 类样品全部判对，第 2 类中有一个错判，判错率为 $1/20 = 5\%$，其中与原分类不一致的是编号为 10 的样品，来自第 2 类错判为第 1 类.

11.2 Fisher 线性判别

Fisher 判别是 R. A. Fisher 1936 年提出来的，又称典则判别（canonical discriminant）. Fisher 判别法的基本思想就是投影，即把 k 类总体的 p 维数据投影（变换）到某一方向，投影后的数据要使得同类样品点"尽可能聚在一起"，不同类样品点"尽可能分开"，以此达到分类的目的.

将多维变量降维后，以距离最小或后验概率最大等判别准则来进行分类，比如样品与哪一类的距离最近就分到哪一类. 与距离判别一样，Fisher 判别对总体分布没有特定的要求，它适用于两类和多类判别.

图 11.4 所示的是两类总体判别的问题. 可以看到，G_1 与 G_2 在 X 轴上的投影交叉很多，在 Y 轴上的投影亦是如此，难以区分两类总体. 但是如果从垂直 L 的方向看过去，

则两类总体就基本分开. 如何找到一投影方向, 使得两类总体的交叉情况最少? 如何衡量总体之间尽可能地分开? Fisher 判别借鉴方差分析的思想, 即要求投影点的类间离差与类内离差之比最大. 这就是 Fisher 准则, 然后在该准则下再选择合适的判别函数, 以此对样品进行判别分类. 下面我们讨论 Fisher 准则下的判别函数.

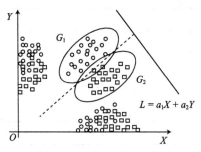

图 11.4　Fisher 判别示意图

11.2.1　Fisher 判别函数

1. 两类总体

设从两个总体 G_1、G_2 中分别抽取 n_1 和 n_2 个样品, 共抽取样品 $n = n_1 + n_2$ 个. 每个样品观测 p 个指标 $x = (x_1, x_2, \cdots, x_p)^{\mathrm{T}}$. 假定找到一投影方向, 以向量 $\alpha = (\alpha_1, \alpha_2, \cdots, \alpha_p)^{\mathrm{T}}$ 为法线, 则样品点 $x = (x_1, x_2, \cdots, x_p)^{\mathrm{T}}$ 的线性函数 $y = \alpha^{\mathrm{T}} x = \sum_{j=1}^{p} \alpha_j x_j$ 为样品点 x 在向量 α 上的投影. 线性函数

$$y(x) = \alpha_1 x_1 + \alpha_2 x_2 + \cdots + \alpha_p x_p = \alpha^{\mathrm{T}} x \tag{11.7}$$

称为判别函数. 其中, 观测指标 $x = (x_1, x_2, \cdots, x_p)^{\mathrm{T}}$ 的系数 $\alpha = (\alpha_1, \alpha_2, \cdots, \alpha_p)^{\mathrm{T}}$ 称为判别系数, $y(x)$ 也称为判别得分. 若记 $\overline{y}^{(1)}$, $\overline{y}^{(2)}$ 分别为两类的均值向量, 根据方差分析的思想, 判别系数 $\alpha = (\alpha_1, \alpha_2, \cdots, \alpha_p)^{\mathrm{T}}$ 确定的原则是, 使得类间的离散度最大, 类内离散度最小, 即要求

$$\lambda = \frac{(\overline{y}^{(1)} - \overline{y}^{(2)})^2}{\sum_{i=1}^{n_1} (y_i^{(1)} - \overline{y}^{(1)})^2 + \sum_{j=1}^{n_2} (y_j^{(2)} - \overline{y}^{(2)})^2} \tag{11.8}$$

越大越好.

利用微积分中求极值的方法求出使 λ 最大的 $\alpha = (\alpha_1, \alpha_2, \cdots, \alpha_p)^{\mathrm{T}}$, 得到

$$\alpha = S^{-1}(\overline{x}^{(1)} - \overline{x}^{(2)}),$$

其中, $S^{(1)}, S^{(2)}$ 分别为两类的样本协方差阵, S 称为合并样本协方差阵, 且

$$S = \frac{(n_1 - 1)S^{(1)} + (n_2 - 1)S^{(2)}}{n_1 + n_2 - 2},$$

$$S^{(1)} = \frac{1}{n_1 - 1} \sum_{i=1}^{n_1} (x_i - \overline{x})(x_i - \overline{x})^{\mathrm{T}},$$

$$S^{(2)} = \frac{1}{n_2 - 1} \sum_{j=1}^{n_2} (x_j - \overline{x})(x_j - \overline{x})^{\mathrm{T}}.$$

于是判别函数为

$$y(x) = \alpha_1 x_1 + \alpha_2 x_2 + \cdots + \alpha_p x_p.$$

y 就是原始数据在 α 方向上的投影，相当于将 p 维数据投影到一维空间，即将原来 p 个变量综合为一个新变量.

2. 多类总体

设从 k 个总体 $G_1, G_2, \cdots, G_k$ 中分别抽取 n_i 个样品，$n = n_1 + n_2 + \cdots + n_k$. 假定找到一投影方向，判别函数为 $y(x) = \alpha_1 x_1 + \alpha_2 x_2 + \cdots + \alpha_p x_p = \alpha^{\mathrm{T}} x$，根据 Fisher 准则，判别系数向量 α 的确定，就是使得类间离均差平方和 SSB 最大，类内离均差平方和 SSE 最小，即

$$F = \frac{\mathrm{SSB}/(k-1)}{\mathrm{SSE}/(n-k)} = \frac{(n-k)\alpha^{\mathrm{T}} B \alpha}{(k-1)\alpha^{\mathrm{T}} W \alpha}$$

充分大，也即

$$\lambda(\alpha) = \frac{\alpha^{\mathrm{T}} B \alpha}{\alpha^{\mathrm{T}} W \alpha}$$

应充分大. 这里 B 为原始数据的类间离均差平方和矩阵，W 为原始数据的类内离均差平方和矩阵. 它等价于选择一个以 α 为法线的投影方向，使得

$$(B - \lambda W)\alpha = 0 \quad \text{或} \quad |W^{-1}B - \lambda I| = 0. \tag{11.9}$$

$\lambda(\alpha)$ 的极大值为 $|W^{-1}B - \lambda I| = 0$ 的最大特征根，α 为最大特征根所对应的特征向量. 由于使 $\lambda(\alpha)$ 达到极大值的 α 不唯一，为此不妨附加一约束条件 $\alpha^{\mathrm{T}} A \alpha = 1$. 于是问题转化为在 $\alpha^{\mathrm{T}} A \alpha = 1$ 条件下，求 $|W^{-1}B - \lambda I| = 0$ 的最大特征根所对应的特征向量 α.

在有些问题中，仅用一个特征向量建立线性判别函数不能很好地判别各类总体，这时可用第二大特征根所对应的特征向量，建立第二个线性判别函数，如果还不够，还可建立第三个线性判别函数，以此类推.

线性判别函数个数的确定类似于主成分个数的确定，主要取决于判别效果的好坏. 令 $W^{-1}B$ 的 r 个非零特征根为 $\lambda_1 \geqslant \lambda_2 \geqslant \cdots \geqslant \lambda_r > 0$，在满足约束条件下其相应的特征向量为 $\alpha_1, \alpha_2, \cdots, \alpha_r$，相应地得到 r 个线性判别函数

$$\begin{cases} y_1 = \alpha_{11} x_1 + \alpha_{12} x_2 + \cdots + \alpha_{1p} x_p, \\ y_2 = \alpha_{21} x_1 + \alpha_{22} x_2 + \cdots + \alpha_{2p} x_p, \\ \qquad \cdots\cdots \\ y_r = \alpha_{r1} x_1 + \alpha_{r2} x_2 + \cdots + \alpha_{rp} x_p. \end{cases} \tag{11.10}$$

$y_1, y_2, \cdots, y_r$ 就是原始数据在不同方向上的投影，相当于将 p 维数据投影到 r 维空间，即将原来 p 个变量综合成 r 个新变量.

令 $P_i = \dfrac{\lambda_i}{\sum\limits_{i=1}^{r} \lambda_i}$ 称为线性判别函数 $y_i = \alpha_i^{\mathrm{T}} x$ 的判别能力. 易知取所有非零特征根对应的特征向量，将包含原始变量的全部判别能力. 可以证明，$W^{-1}B$ 的非零特征根的个

数 $r \leqslant \min(p, k-1)$, k 为总体类别数.

实际应用中，可根据前 $l(l \leqslant r)$ 个线性判别函数的累计判别能力的大小对判别函数的个数作出选择. 一般常取 $(\lambda_1 + \lambda_2 + \cdots + \lambda_l)/(\lambda_1 + \lambda_2 + \cdots + \lambda_r) \geqslant P_0$（一般取 $P_0 \geqslant$ 0.7）. 各变量的判别能力是各特征向量对应的分量之平方和除以 l.

11.2.2 判别标准的建立

有了判别函数之后，欲建立判别准则还要确定判别临界值（分界点）. Fisher 判别法本身并未给出最合适的分类方法. 对 l 个综合变量数据可以按照距离判别准则进行判别归类.

1. 两类总体的判别

为适用于协方差矩阵不等的情形，一般取分界点 y_c 为投影后两类总体的均值向量的加权平均，即

$$y_c = \frac{n_1 \bar{y}^{(1)} + n_2 \bar{y}^{(2)}}{n_1 + n_2},\tag{11.11}$$

则 Fisher 判别准则为（不妨假定 $\bar{y}^{(2)} \leqslant y_c \leqslant \bar{y}^{(1)}$）

$$\begin{cases} x \in G_2, & y < y_c, \\ x \in G_1, & y > y_c, \\ 待判, & y = y_c. \end{cases}$$

2. 多类总体的判别

对于多类总体的情形，采用距离判别时需要计算各样品到各类总体重心的距离. 由于变换后的指标 y_l 间是相互独立的，所以样品 X 到第 i 类总体的距离为

$$d^2(x, G_i) = \sum_{l=1}^{r} (y_l - \bar{y}_l^{(i)})^2.$$

考虑每个判别函数的判别能力不同，一般采用加权距离

$$d^2(x, G_i) = \sum_{l=1}^{r} \lambda_l (y_l - \bar{y}_l^{(i)})^2,$$

这里，$\bar{y}_l^{(i)}$ 是第 l 个综合指标的第 i 类的均值，权重就是其对应的特征根.

若 $d^2(x, G_j) = \min_{1 \leqslant i \leqslant k} d^2(x, G_i)$，则判 $x \in G_j$.

例 11.3（Fisher 两类判别） 对例 11.1 中冠心病患者和"正常人"的舒张压和血清总胆固醇数据进行 Fisher 判别.

（1）计算类间离差矩阵 B 和类内离差矩阵 W.

类内离均差矩阵 W：$\begin{bmatrix} 3149.4683 & -46.5762 \\ -46.5762 & 18.7438 \end{bmatrix}$.

类间离均差矩阵 B：$\begin{bmatrix} 1135.5005 & 130.8790 \\ 130.8790 & 15.0853 \end{bmatrix}$.

（2）求特征根和特征向量.

求得 $|B - \lambda W| = 0$ 的非 0 特征根 $\lambda = 1.4242$，相应的特征向量为 $(0.0656,$

$1.1140)^{\mathrm{T}}$.

（3）根据特征向量求判别函数.

判别函数为：$y = 0.0656x_1 + 1.1140x_2$.

（4）判别准则.

分别计算两类 y 值的均值：$\bar{y}^{(1)} = 11.8333$，$\bar{y}^{(2)} = 9.5037$，于是

$$\bar{y}_c = \frac{18 \times 11.8333 + 14 \times 9.5037}{18 + 14} = 10.8141.$$

（5）判别效果的评价.

对已知类别采用组内回代考核. 例如，编号1，因 $y = 0.0656 \times 90 + 1.1140 \times 5.34 = 11.8528 > 10.8141$，故判其归属第1类；编号22，因 $y = 0.0656 \times 80 + 1.1140 \times 3.29 = 8.9131 < 10.8141$，故判其归属第2类. 全部判别结果见表11.9.

表 11.9　例 11.3 中已知样品回判结果

冠心病组				正常组			
编号	原属类别	$y(x)$	判别归类	编号	原属类别	$y(x)$	判别归类
1	1	11.8528	1	19	2	10.3699	2
2	1	14.9274	1	20	2	10.4529	2
3	1	11.4851	1	21	2	9.0529	2
4	1	12.1387	1	22	2	8.9131	2
5	1	10.9331	1	23	2	9.1581	2
6	1	11.5557	1	24	2	9.9602	2
7	1	12.2501	1	25	2	9.9788	2
8	1	12.7378	1	26	2	8.4959	2
9	1	12.5954	1	27	2	8.6791	2
10	1	11.8428	1	28	2	9.4230	2
11	1	10.2350	2*	29	2	9.2275	2
12	1	10.8564	1	30	2	10.4975	2
13	1	10.1731	2*	31	2	8.6717	2
14	1	11.4691	1	32	2	10.1719	2
15	1	10.8848	1				
16	1	11.8887	1				
17	1	11.4331	1				
18	1	13.7403	1				

* 表示错判样品

从表 11.9 可知，原冠心病组中有 2 例错判为正常，编号分别为 11 和 13. 而正常组中没有错判. 总错判率为 2132≈6.25%. 可见相对于距离判别，Fisher 判别通过投影把多维问题降维处理，形成综合指标建立判别函数，判别效果会有很大的改善.

例 11.4（Fisher 多类判别）　　为研究全国各省市医疗卫生发展状况，从 2010 年中国卫生统计年鉴中，选取 19 个省、自治区或直辖市，考察 3 个重要指标：每千人口卫生技术人员（人）X_1、综合医院门诊病人人均医药费用（元）X_2 和期望寿命（岁）X_3. 试进行判别分析，并对两个待判省份进行判别分析.

表 11.10　21 个省、自治区或直辖市的 3 项重要卫生评价指标

编号	类别	地区	X_1	X_2	X_3
1	1	北京	13.58	337.4	76.10
2	1	天津	7.12	235.0	74.91
3	1	上海	9.71	243.7	78.14
4	2	河北	4.00	168.5	72.54
5	2	山西	5.58	158.0	71.65
6	2	内蒙古	5.13	148.9	69.87
7	2	吉林	5.08	164.9	73.10
8	2	黑龙江	5.00	178.1	72.37
9	2	江苏	4.40	183.6	73.91
10	2	浙江	6.08	189.6	74.70
11	2	陕西	4.68	156.0	70.07
12	2	宁夏	4.66	153.5	70.17
13	2	安徽	3.10	157.2	71.85
14	2	广西	3.56	125.5	71.29
15	2	江西	3.37	144.6	68.95
16	3	贵州	2.48	178.7	65.96
17	3	云南	3.16	125.3	65.49
18	3	甘肃	3.65	100.6	67.47
19	3	青海	4.53	98.8	66.03
20	待判样品	山东	4.71	176.3	73.92
21		西藏	3.43	76.0	64.37

资料来源：《2010 年中国卫生统计年鉴》

（1）计算组间离差阵 B 和组内离差阵 W.

$$\text{组内离差阵 } W: \begin{bmatrix} 32.4206 & 357.9573 & 10.0078 \\ 357.9573 & 14081.5567 & 206.4942 \\ 10.0078 & 206.4942 & 40.6352 \end{bmatrix}.$$

$$\text{组间离差阵 } B: \begin{bmatrix} 90.3100 & 1891.3827 & 107.4716 \\ 1891.3827 & 40050.3096 & 2404.8773 \\ 107.4716 & 2404.8773 & 182.0120 \end{bmatrix}.$$

（2）求特征根和特征向量.

求得 $|B-\lambda W|=0$ 的非零特征根 $\lambda_1=5.8160,\lambda_2=0.8143$ 相应的特征向量分别为
$$\alpha_1=(0.1941,0.0115,0.4316)^{\mathrm{T}},$$
$$\alpha_2=(-0.4936,-0.0106,0.4892)^{\mathrm{T}}.$$

(3) 根据特征向量求判别函数.

判别函数为
$$y_1=0.1941x_1+0.0115x_2+0.4316x_3,$$
$$y_2=-0.4936x_1-0.0106x_2+0.4892x_3.$$

(4) 对 Fisher 判别函数进行评估.

表 11.11 和表 11.12,是 SAS 软件输出的结果. 可以看出在 $\alpha=0.05$ 显著性水平下,两个判别函数的判别能力都是统计显著的,第一个判别函数对应的特征根为 5.8160,方差贡献率(判别效率)为 87.7%,关于判别函数的检验,$P<0.0001$,说明第一个判别函数有较强的区分各个类别的能力. 第二个判别函数对应的特征根为 0.8143,与第一个判别函数一起解释了 100% 的方差,关于判别函数的检验,$P=0.0115$,说明第二个判别函数也能较好地区分各个类别.

表 11.11 特征根

函数	特征根	方差贡献比例	累积比例
1	5.8160	0.8772	0.8772
2	0.8143	0.1228	1.0000

表 11.12 判别函数的检验

函数的检验	似然比	近似 F 值	P 值
1	0.08086391	11.74	<0.0001
2	0.55116794	6.11	0.0115

(5) 判别归类.

根据综合指标 y_1,y_2 进行判别分类,首先分别计算样品点 X 到各类重心的加权距离 $d^2(x,G_i),i=1,2,3$,并进行比较. 表 11.13 是根据综合指标 y_1,y_2 计算的各类总体的均值向量.

表 11.13 各类判别得分的均值向量

类别	y_1	y_2
1	45.36136	29.47971
2	36.95849	31.12755
3	33.19360	29.36399

于是,计算各样品到各类的距离
$$d^2(x,G_1)=5.8160(y_1-45.3614)^2+0.8143(y_2-29.4797)^2,$$
$$d^2(x,G_2)=5.8160(y_1-36.9585)^2+0.8143(y_2-31.1276)^2,$$
$$d^2(x,G_3)=5.8160(y_1-33.1936)^2+0.8143(y_2-29.3640)^2.$$

按最近邻原则进行判别归类,将已知类别的 19 个省、自治区或直辖市的判别结果

和待判两省的判别结果列于表 11.14.

表 11.14 21 个省、自治区或直辖市的原分类与 Fisher 判别分类

编号	类别	地区	$y_1(x)$	$y_2(x)$	$d_1^2(x)$	$d_2^2(x)$	$d_3^2(x)$	判别类别
1	1	北京	49.1383	26.9486	88.1836	877.0156	1483.3796	1
2	1	天津	41.5420	30.6405	85.9379	122.3810	406.6823	1
3	1	上海	45.4037	30.8500	1.5395	414.8666	868.8834	1
4	2	河北	36.9024	31.7261	420.2697	0.3099	84.5441	2
5	2	山西	37.8418	30.6221	329.9233	4.7460	126.9490	2
6	2	内蒙古	36.5576	30.0699	451.0663	1.8459	66.2215	2
7	2	吉林	38.0899	31.5051	310.8565	7.5614	143.1665	2
8	2	黑龙江	37.8535	31.0475	329.8376	4.6644	128.6028	2
9	2	江苏	38.0330	32.0388	317.6839	7.3909	142.0351	2
10	2	浙江	39.9786	31.5324	171.9440	53.1829	271.5792	2
11	2	陕西	36.3142	30.3146	476.6178	2.9526	57.3729	2
12	2	宁夏	36.3103	30.3999	477.1473	2.8747	57.3704	2
13	2	安徽	35.6520	31.9525	553.2713	10.4822	40.6057	2
14	2	广西	35.4662	31.7876	573.8095	13.3065	34.8211	2
15	2	江西	34.5022	30.5341	686.7364	35.3760	11.0751	3*
16	3	贵州	32.7904	29.1493	919.1983	104.2309	0.9833	3
17	3	云南	32.5950	29.1498	947.9874	113.9234	2.1214	3
18	3	甘肃	33.6134	30.1383	803.0491	65.8755	1.5133	3
19	3	青海	33.7756	29.0186	780.8564	62.5422	2.0673	3
20	待判样品	山东	38.2367	31.9680	300.2672	10.0778	153.4412	2
21		西藏	31.7915	28.9912	1071.1724	158.9944	11.5475	3

可知根据三个判别指标，第 1 类全部判对，北京、天津和上海仍旧判归医疗卫生发展状况发展较好的一类. 第 2 类有一个错判，江西原属第 2 类，错判为第 3 类. 第 3 类中贵州、云南、甘肃和青海依旧判归医疗卫生发展状况发展较差的一类，全部判对. 总错判率为 1/19＝5.26%. 分类结果见表 11.15.

表 11.15 例 11.4 资料中的原分类与 Fisher 判别回代考核结果的比较

原分类	判别分类			合计
	1	2	3	
1	3	0	0	3
2	0	11	1	12
3	0	0	4	4
合计	3	12	4	19

采用求得 Fisher 判别函数对待判的两个地区进行判别. 对于山东省, 分别计算

$$y_1 = 0.1941 \times 4.71 + 0.0115 \times 176.3 + 0.4316 \times 73.92 = 38.2367,$$

$$y_2 = -0.4936 \times 4.71 - 0.0106 \times 176.3 + 0.4892 \times 73.92 = 31.9680.$$

再计算相应的 $d_1^2(x) = 300.2672, d_2^2(x) = 10.0778, d_3^2(x) = 153.4412$, 由于 $d_2^2(x)$ 最小, 所以判别山东省归为医疗卫生发展状况中等的第 2 类. 类似地, 判别西藏归属较差的第 3 类. 结合各地区实际状况, 山东和西藏的判属类别可以合理解释. 由于本例中错判率较低, Fisher 判别函数的判别效果较好, 说明将全国的医疗卫生发展状况划分为 3 类是可行的.

11.2.3　判别能力的评价

对于判别分类指标是否具有区分多个类别总体的能力包括两方面的检验.

1. 多个具有相同协方差阵的多元正态总体的 Wilks' Lamda 检验

检验的无效假设 H_0: 多个具有相同协方差阵的多元正态总体有相同的均值向量. Wilks' Lamda 检验的近似 F 统计量为

$$F(v_1, v_2) = \left[\frac{1 - \Lambda^{1/s}}{\Lambda^{1/s}}\right]\left[\frac{rs - 2u}{p(k-1)}\right], \tag{11.12}$$

式中 Λ 记为 Wilks' Λ (Wilks' Lamda) 统计量, $\Lambda = |W|/|B+W|$, 其中 B 为类间离均差矩阵, W 表示类内离均差矩阵, $|W|$ 表示类内离均差矩阵的行列式. $|B+W|$ 表示类间离均差矩阵与类内离均差矩阵之和的行列式.

$$r = (n-1) - \frac{1}{2}(p+k), \quad u = [p(k-1) - 2]/4,$$

$$s = \begin{cases} \sqrt{[p^2(k-1)^2 - 4]/[p^2 + (k-1)^2 - 5]}, & p^2 + (k-1)^2 - 5 \neq 0, \\ 1, & p^2 + (k-1)^2 - 5 = 0, \end{cases}$$

其中, n 为样品总数; k 为类别数; p 为判别分类指标数. 这里自由度 $v_1 = p(k-1)$, $v_2 = rs - 2u$. 若 $F > F_{\alpha(v_1, v_2)}$, 则拒绝无效假设, 可认为这 p 个判别指标具有区分 k 个类别的能力; 否则, 尚不能认为 p 个判别指标具有区分 k 个类别的能力. 并且当拒绝了无效假设后, 需要进一步进行两两比较. 关于这方面讨论请详细参阅参考文献 [39].

2. 单个判别指标判别能力的检验

检验判别指标的相对重要性要用到 Wilks' Λ 统计量. 在已有 q 个指标的基础上, 检验判别分类指标 x_i 是否具有区分类别的能力. 无效假设为 H_0: x_i 的判别系数为 0.

检验统计量为 F

$$F(k-1, n-k-q) = \left[\frac{1 - \Lambda_{ii|q}}{\Lambda_{ii|q}}\right]\left[\frac{n-k-q}{k-1}\right], \tag{11.13}$$

式中 $\Lambda_{ii|q} = \frac{w_{ii|q}}{t_{ii|q}}$, 且 $w_{ii|q}$ 和 $t_{ii|q}$ 分别为已有 q 个判别指标的类内离均差矩阵 W 和总离均差矩阵 T 中主对角线上第 i 个元素, k 表示类别数, n 为样品总数.

若 $F > F_\alpha$,则拒绝无效假设,可认为判别指标 x_i 具有区分 k 个类别的能力;否则,尚不能认为判别指标 x_i 具有区分 k 个类别的能力.

3. 判别指标判别能力的比较

判别指标由于量纲的不同,不宜用实际的测量尺度进行比较. 为了进行比较,首先将各个变量的观测值进行标化,用标化后的数据建立判别函数,得到标准化判别系数. 假定我们得到 r 个综合指标 $y_1, y_2, \cdots, y_r$,用标化的变量得到的标准化判别系数为

$$\alpha_i = (\alpha_{i1}, \alpha_{i2}, \cdots, \alpha_{ip})^{\mathrm{T}} \quad (i = 1, 2, \cdots, r),$$

则区分变量 x_j 判别能力的相对重要性的指标为

$$d_j^2 = \alpha_{1j}^2 + \alpha_{2j}^2 + \cdots + \alpha_{rj}^2 \quad (j = 1, 2, \cdots, p). \tag{11.14}$$

d_j^2 越大说明该指标判别能力越强,d_j^2 越小说明该指标判别能力越弱,可考虑删除.

例如,例 11.4 中标准化判别系数见表 11.16.

表 11.16　标准化判别系数

	y_1	y_2
x_1	0.5068	-1.2889
x_2	0.6325	-0.5841
x_3	1.5180	1.7205

计算每个变量的判别能力:

$$d_1^2 = 0.5068^2 + (-1.2890)^2 = 1.9182,$$
$$d_2^2 = 0.6325^2 + (-0.5841)^2 = 0.7412,$$
$$d_3^2 = 1.5180^2 + 1.7205^2 = 5.2644,$$

可以看出判别指标 x_3 的判别能力最强.

11.3　Bayes 判别法

此前讨论的距离判别法和 Fisher 判别法,虽然简单实用,但也有缺点. 一是判别方法与各类总体出现的概率大小没有关系;二是判别方法没有考虑错判之后造成的损失,这是不尽合理的. Bayes 判别法则是为了考虑这两个因素而提出的一种判别分析方法. 它假定对研究对象已经有一定的认识,用先验概率分布来描述这种认识,然后用获得的训练样本来修正已有的认识得到后验概率分布. 各种统计推断通过后验概率分布进行,以概率为判别准则进行分类,计算新样品的条件概率,比较 k 个概率的大小,然后将新样品判归为来自概率最大的总体. Bayes 判别法不仅适用于两类判别,还适用于多类判别,且分析时考虑了数据的分布形态,使得判别能力有较大的提高.

设有 k 个总体 $G_1, G_2, \cdots, G_k$,概率密度函数分别为 $f_1(x), f_2(x), \cdots, f_k(x)$. 现从 k 个总体中分别随机抽取 $n_i (i = 1, 2, \cdots, k)$ 个样品,共抽取 $n = \sum\limits_{i=1}^{k} n_i$ 个样品. 每个样品观测 p 个指标 $(x_1, x_2, \cdots, x_p)$,若已知这 k 个总体的先验概率为 $q_1, q_2, \cdots, q_k$,我们希望

建立一个判别函数和判别法则,判断一个待判样品 X 来自哪类总体.

11.3.1 基本概念

首先给出如下几个基本概念.

1. 先验概率

先验概率(prior probability)又称事前概率. 设有 k 个总体 $G_1, G_2, \cdots, G_k$,它们各自出现的概率为 $q_1, q_2, \cdots, q_k$,称为先验概率,显然 $q_i \geqslant 0, \sum\limits_{i=1}^{k} q_i = 1$. 例如,某医院急性阑尾炎患者总体中,卡他性炎、蜂窝织炎、坏疽和穿孔导致的腹膜炎分别占 50%、30%、10% 和 10%,则在就诊的阑尾炎患者中,任意抽取一名患者,该患者属于以上 4 型的概率分别为 $q_1 = 0.5, q_2 = 0.3, q_3 = 0.1, q_4 = 0.1$.

先验概率是一种权重(比例),Bayes 判别法要求先给出 $q_i (i = 1, 2, \cdots, k)$. 一般赋值方法有三种:一是利用历史资料或经验给出估计;二是利用随机抽样获得的训练样本中各类样本所占的比例作为估计值;三是假定 $q_1 = q_2 = \cdots = q_k = \dfrac{1}{k}$.

2. 后验概率

后验概率(posterior probability)又称事后概率. 如果已知某个样品 X 的观测值为 $x = (x_1, x_2, \cdots, x_p)^{\mathrm{T}}$,则在该条件下样品 X 属于类别 G_i 的概率 $P(G_i \mid X)$ 称为后验概率. 假定总体 G_i 的概率密度函数为 $f_i(x)(i = 1, 2, \cdots, k)$,根据 Bayes 概率公式,则样品 X 属于类别 G_i 的后验概率为

$$P(G_i \mid X) = \frac{q_i f_i(x)}{\sum\limits_{t=1}^{k} q_t f_t(x)} \quad (i = 1, 2, \cdots, k). \tag{11.15}$$

对于样品 X,属于各类总体的后验概率之和为 1,即

$$P(G_1 \mid X) + P(G_2 \mid X) + \cdots + P(G_k \mid X) = 1.$$

3. 错判概率、错判损失和 Bayes 准则

如果我们制订了一个判别分类的法则 R,难免会发生错判现象. 假定在这种判别法则下,将本来属于总体 G_i 的样品错判给总体 G_j 的概率记为 $P(j \mid i, R)$,这种错判造成的损失记为 $C(j \mid i)$. 当然有 $C(i \mid i) = 0, C(j \mid i) \geqslant 0, (j \neq i; i, j = 1, 2, \cdots, k)$.

于是在这种判别法则下,错判对总体 G_i 而言所造成的损失,应该是错判到其他总体 $G_1, \cdots, G_{i-1}, G_{i+1}, \cdots, G_k$ 的所有损失之和. 考虑到各种误判出现的概率不同,则因为这种判别法则 R,把来自总体 G_i 的样品错判到其他总体的平均损失为

$$E(i, R) = \sum\limits_{j=1}^{k} C(j \mid i) P(j \mid i, R). \tag{11.16}$$

再考虑到各类样品出现的概率为 $q_i (i = 1, 2, \cdots, k)$. 于是此种判别法则,所造成的总平均损失为

$$L(R) = q_1 E(1,R) + q_2 E(2,R) + \cdots + q_k E(k,R)$$

$$= \sum_{i=1}^{k} q_i \sum_{j=1}^{k} C(j \mid i) P(j \mid i,R). \tag{11.17}$$

Bayes 准则就是要选择判别法则 R，使得错判造成的总平均损失 $L(R)$ 达到最小.

实际应用中，错判损失 $C(j \mid i)$ 很难定量给出，但在应用 Bayes 准则时，要求定量给出. 一般赋值方法有两种：

（1）由经验人为给出.

（2）如果认为不论何种错判损失相同，就令

$$C(j \mid i) = \begin{cases} 1, & i \neq j, \\ 0, & i = j. \end{cases}$$

这时总平均损失函数为

$$L(R) = \sum_{i=1}^{k} \sum_{\substack{j=1 \\ j \neq i}}^{k} q_i P(j \mid i,R).$$

11.3.2　Bayes 准则下的 Bayes 判别的基本原理

按 Bayes 准则，所建立的 k 个判别函数及其相应的判别法则要满足使得

$$L(R) = \sum_{i=1}^{k} q_i \sum_{j=1}^{k} C(j \mid i) P(j \mid i,R)$$

达到最小. 即寻求判别法则 R^*，使得在此判别法则下，总的平均损失（11.17）达到最小.

如何寻找一判别法则使得式（11.17）最小，我们给出以下定理.

定理　设有 k 个总体 $G_1, G_2, \cdots, G_k$，已知总体 G_i 的概率密度函数为 $f_i(x)(i=1, 2, \cdots, k)$，先验概率为 $q_i(i=1,2,\cdots,k)$，在判别准则 $R=(R_1, R_2, \cdots, R_k)$ 下，来自总体 G_i 的样品错判给总体 G_j 的概率为 $P(j \mid i,R)$，错判损失为 $C(j \mid i)$. 于是 Bayes 判别的解 $R^* = (R_1^*, R_2^*, \cdots, R_k^*)$ 为

$$R_t^* = \{X \mid h_t(X) < h_j(X), j \neq t, j = 1,2,\cdots,k\} \quad (t=1,2,\cdots,k), \tag{11.18}$$

其中，$h_j(X) = \sum_{i=1}^{k} q_i C(j \mid i) f_i(X)$，表示样品 X 错判到总体 G_j 的平均损失.

以上定理给出了具体的判别方法：对样品 X，分别计算 k 个按先验分布加权的错判平均损失 $h_j(X)(j=1,2,\cdots,k)$，选其最小者，即可判定样品 X 来自哪个总体.

当错判损失都相等时，上述公式可写为

$$R_t^* = \{X \mid q_t f_t(X) > q_j f_j(X), j \neq t, j = 1,2,\cdots,k\} \quad (t=1,2,\cdots,k).$$

$$\tag{11.19}$$

具体的判别方法即为：对样品 X，分别计算 k 个 $q_j f_j(X)(j=1,2,\cdots,k)$，选其最大者，即可判定样品 X 来自哪个总体.

Bayes 判别分析就是计算每个样品的后验概率及错判率，在错判损失相等的条件下，用最大后验概率对样品进行判别归类，并且使得期望损失达到最小. 如果样品 X 属于总体 G_i 的后验概率最大，则判样品 X 来自总体 G_i. 此时，判别法则为：若

$$P(G_i \mid X) = \frac{q_i f_i(x)}{\sum\limits_{t=1}^{k} q_t f_t(x)} = \max_{1 \leqslant j \leqslant k} \frac{q_j f_j(x)}{\sum\limits_{t=1}^{k} q_t f_t(x)},$$

则判定样品 X 来自 G_i.

若令 $y_i(x) = \ln[q_i f_i(x)]$, 则样品 X 属于类别 G_i 的后验概率为

$$P(G_i \mid X) = \frac{\exp y_i(x)}{\sum\limits_{i=1}^{k} \exp y_i(x)} \quad (i = 1, 2, \cdots, k). \tag{11.20}$$

由于后验概率公式可以知道, 分母相同, 因此只需计算分子, 比较 k 个 $y_i(x) = \ln[q_i f_i(x)]$ 的大小.

11.3.3 多元正态总体的 Bayes 判别

当各类数据满足多元正态分布时, 又称为 Bayes 参数判别法. 设 G_i 为 p 维正态总体, 即 $G_i \sim N_p(\mu^{(i)}, \sum^{(i)})(i = 1, 2, \cdots, k)$. 假定错判损失相等, 其先验概率为 $q_i(i = 1, 2, \cdots, k)$. 令总体 G_i 的密度函数 $f_i(x)$ 为

$$f_i(x) = (2\pi)^{-\frac{p}{2}} \left| \sum^{(i)} \right|^{-\frac{1}{2}} \exp\left[-\frac{1}{2}(x - \mu^{(i)})^{\mathrm{T}} (\Sigma^{(i)})^{-1} (x - \mu^{(i)})\right] \quad (i = 1, 2, \cdots, k),$$

$$\tag{11.21}$$

这里 $\mu^{(i)}$ 和 $\Sigma^{(i)}$ 分别表示第 i 类总体的均值向量和协方差矩阵. 实际应用中常使用样本估计 $\overline{x}^{(i)}$ 和 $S^{(i)}$.

若令 $y_i(x) = \ln[q_i f_i(x)]$, 由式 (11.21) 可以得到

$$y_i(x) = \ln(q_i) - \frac{p}{2}\ln(2\pi) - \frac{1}{2}\ln(|\Sigma^{(i)}|) - \frac{1}{2}(x - \mu^{(i)})^{\mathrm{T}}(\Sigma^{(i)})^{-1}(x - \mu^{(i)})$$

$$(i = 1, 2, \cdots, k), \tag{11.22}$$

式中, 前三项是个常数项, 后一项是关于 x 的 k 次多项式.

1. 当 $\Sigma^{(1)} = \Sigma^{(2)} = \cdots = \Sigma^{(k)} = \Sigma$, 且 Σ 未知时

考虑式 (11.22), 因类内变异相同, 使用组内合并协方差矩阵 S 估计 $\sum$, 样本均值向量 $\overline{x}^{(i)}$ 估计 $\mu^{(i)}$. 于是

$$y_i(x) = \ln(q_i) - \frac{p}{2}\ln(2\pi) - \frac{1}{2}\ln(|S|) - \frac{1}{2}x S^{-1} x + (\overline{x}^{(i)})^{\mathrm{T}} S^{-1} x - \frac{1}{2}(\overline{x}^{(i)})^{\mathrm{T}} S^{-1} \overline{x}^{(i)},$$

略去与 i 无关的项, 不妨仍用 $y_i(x)$ 表示, 于是

$$y_i(x) = \ln(q_i) + (\overline{x}^{(i)})^{\mathrm{T}} S^{-1} x - \frac{1}{2}(\overline{x}^{(i)})^{\mathrm{T}} S^{-1} \overline{x}^{(i)} \quad (i = 1, 2, \cdots, k).$$

不难看出, 要比较 k 个 $q_j f_j(X)(j = 1, 2, \cdots, k)$, 实际只需要比较 k 个 $y_i(x)$. 看哪个 $y_i(x)$ 最大, 就判样品 X 属于哪个总体.

上述 $y_i(x)$ 称为第 i 个总体的分类函数, 且 $y_i(x)$ 是 x 的线性函数. 于是判别函数可写为

$$y_i(x) = c_0^{(i)} + c_1^{(i)} x_1 + c_2^{(i)} x_2 + \cdots + c_p^{(i)} x_p \quad (i = 1, 2, \cdots, k). \tag{11.23}$$

此时，式 (11.23) 称为 Bayes 线性判别函数，且判别函数的系数计算如下：

$$\begin{bmatrix} c_1^{(i)} \\ c_2^{(i)} \\ \vdots \\ c_p^{(i)} \end{bmatrix} = S^{-1}\overline{x}^{(i)}, \quad c_0^{(i)} = \ln q_i - (c_1^{(i)} c_2^{(i)} \cdots c_p^{(i)}) \begin{bmatrix} \overline{x}_1^{(i)} \\ \overline{x}_2^{(i)} \\ \vdots \\ \overline{x}_p^{(i)} \end{bmatrix}.$$

与距离判别法比较可以看出，此时的 Bayes 判别法除了常数项考虑了先验概率的部分 $\ln(q_i)$，与协方差矩阵相等情况下的马氏距离判别法是一致的.

2. $\Sigma^{(1)}, \Sigma^{(2)}, \cdots, \Sigma^{(k)}$ 不全相等时

此时，使用类内的方差协方差矩阵，此时得到的是 x 的二次函数. 例如，$p = 2$ 时，此时判别函数为

$$y_i(x) = c_0^{(i)} + c_1^{(i)} x_1 + c_2^{(i)} x_2 + c_3^{(i)} x_1^2 + c_4^{(i)} x_2^2 + c_5^{(i)} x_1 x_2 \quad (i = 1, 2, \cdots, k).$$

$$(11.24)$$

称式 (11.24) 为含有两个指标的 Bayes 二次判别函数.

例 11.5　利用例 11.4 中已知类别的 19 个省、自治区或直辖市的反映医疗卫生发展状况的 3 个指标数据建立 Bayes 判别函数.

(1) 确定先验概率.

本例采用各类别样品比例作为先验概率. 由于各类的观测例数为 $n_1 = 3, n_2 = 12,$ $n_4 = 4$，总观测例数为 $n = 19$. 所以取

$$q_1 = 0.1579, \quad q_2 = 0.6316, \quad q_3 = 0.2105.$$

(2) 求 Bayes 判别函数的判别系数.

① 计算各类的均值向量：

$$\overline{x}^{(1)} = \begin{bmatrix} 10.1367 \\ 272.0333 \\ 76.3833 \end{bmatrix}, \quad \overline{x}^{(2)} = \begin{bmatrix} 4.5533 \\ 160.7000 \\ 71.7058 \end{bmatrix}, \quad \overline{x}^{(3)} = \begin{bmatrix} 3.4550 \\ 125.8500 \\ 66.2375 \end{bmatrix}.$$

② 计算各类的离均差矩阵 $SS^{(i)}, i = 1, 2, 3$，总离均差矩阵 SS.

$$SS^{(1)} = \begin{bmatrix} 21.1389 & 348.8853 & 2.7194 \\ 348.8850 & 6447.0470 & -13.7303 \\ 2.7194 & -13.7303 & 5.3369 \end{bmatrix},$$

$$SS^{(2)} = \begin{bmatrix} 9.0505 & 94.4410 & 6.7801 \\ 94.4410 & 3471.8200 & 259.9870 \\ 6.7801 & 259.9870 & 33.1005 \end{bmatrix},$$

$$SS^{(3)} = \begin{bmatrix} 2.2313 & -85.3690 & 0.5084 \\ -85.3690 & 4162.6900 & -39.7625 \\ 0.5084 & -39.7625 & 2.1979 \end{bmatrix},$$

$$SS = \begin{bmatrix} 32.4206 & 357.9573 & 10.0078 \\ 357.9573 & 14081.5600 & 206.4942 \\ 10.0078 & 206.4942 & 40.6352 \end{bmatrix}.$$

③ 根据公式 $S = SS/(n-k)$ 计算总协方差矩阵 S 和总协方差矩阵的逆 S^{-1}. 本例 $n = 19$, $k = 3$, 于是

$$S = \begin{bmatrix} 2.0263 & 22.3723 & 0.6255 \\ 22.3723 & 880.0973 & 12.9059 \\ 0.6255 & 12.9059 & 2.5397 \end{bmatrix},$$

$$S^{-1} = \begin{bmatrix} 0.7043 & -0.0166 & -0.0891 \\ -0.0166 & 0.0016 & -0.0041 \\ -0.0891 & -0.0041 & 0.4367 \end{bmatrix}.$$

④ 计算判别系数 $c_0^{(i)}, c_1^{(i)}, i = 1, 2, 3$.

$$c_0^{(1)} = \ln 0.1579 - \frac{1}{2}(10.1367, 272.0333, 76.3833)$$

$$\times \begin{bmatrix} 0.7043 & -0.0166 & -0.0891 \\ -0.0166 & 0.0016 & -0.0041 \\ -0.0891 & -0.0041 & 0.4367 \end{bmatrix} \begin{bmatrix} 10.1367 \\ 272.0333 \\ 76.3833 \end{bmatrix}$$

$$= -1171.18,$$

$$c_0^{(2)} = \ln 0.6316 - \frac{1}{2}(4.5533, 160.7000, 71.7058)$$

$$\times \begin{bmatrix} 0.7043 & -0.0166 & -0.0891 \\ -0.0166 & 0.0016 & -0.0041 \\ -0.0891 & -0.0041 & 0.4367 \end{bmatrix} \begin{bmatrix} 4.5533 \\ 160.7000 \\ 71.7058 \end{bmatrix}$$

$$= -1062.50,$$

$$c_0^{(3)} = \ln 0.2105 - \frac{1}{2}(3.4550, 125.8500, 66.2375)$$

$$\times \begin{bmatrix} 0.7043 & -0.0166 & -0.0891 \\ -0.0166 & 0.0016 & -0.0041 \\ -0.0891 & -0.0041 & 0.4367 \end{bmatrix} \begin{bmatrix} 3.4550 \\ 125.8500 \\ 66.2375 \end{bmatrix}$$

$$= -914.52,$$

$$c_1^{(1)} = (10.1367, 272.0333, 76.3833) \begin{bmatrix} 0.7043 & -0.0166 & -0.0891 \\ -0.0166 & 0.0016 & -0.0041 \\ -0.0891 & -0.0041 & 0.4367 \end{bmatrix}$$

$$= (-4.1826, -0.0440, 31.3294),$$

$$c_1^{(2)} = (4.5533, 160.7000, 71.7058) \begin{bmatrix} 0.7043 & -0.0166 & -0.0891 \\ -0.0166 & 0.0016 & -0.0041 \\ -0.0891 & -0.0041 & 0.4367 \end{bmatrix}$$

$$= (-5.8502, -0.1122, 30.2450),$$

$$c_1^{(3)} = (3.4550, 125.8500, 66.2375) \begin{bmatrix} 0.7043 & -0.0166 & -0.0891 \\ -0.0166 & 0.0016 & -0.0041 \\ -0.0891 & -0.0041 & 0.4367 \end{bmatrix}$$

$$= (-5.5581, -0.1278, 28.0989),$$

⑤ 建立每一类的 Bayes 判别函数.

$$y_1(x) = -1171.18 + (-4.1826, -0.0440, 31.3294)\begin{bmatrix} x_1 \\ x_2 \\ x_3 \end{bmatrix},$$

$$y_2(x) = -1062.50 + (-5.8502, -0.1122, 30.2450)\begin{bmatrix} x_1 \\ x_2 \\ x_3 \end{bmatrix},$$

$$y_3(x) = -914.52 + (-5.5581, -0.1278, 28.0989)\begin{bmatrix} x_1 \\ x_2 \\ x_3 \end{bmatrix}.$$

(3) 将训练样本进行组内回代考核, 比较 $y_1(x), y_2(x), y_3(x)$, 看哪个 $y_i(x)$ 最大, 就判样品 X 属于哪类总体, 判别分类结果见表 11.16.

表 11.16　例 11.4 资料中的原分类与 Bayes 判别回代考核结果的比较

原分类	判别分类			合计
	1	2	3	
1	3	0	0	3
2	0	12	0	12
3	0	0	4	4
合计	3	12	4	19

本例采用 Bayes 判别, 3 类样品全部判对, 回代法考核总错判率为 0. 再用求得的 Bayes 判别函数对待判的两地区进行判别. 对于西藏自治区, 分别计算

$$y_1(x) = -1171.18 - 4.1826 \times 3.43 - 0.0440 \times 76 + 31.3294 \times 64.37 = 827.7996,$$
$$y_2(x) = -1062.50 - 5.8502 \times 3.43 - 0.1122 \times 76 + 30.2450 \times 64.37 = 855.7801,$$
$$y_3(x) = -914.52 - 5.5581 \times 3.43 - 0.1278 \times 76 + 28.0989 \times 64.37 = 865.4356.$$

由于 y_3 最大, 所以判西藏自治区归属医疗卫生状况较差的第 3 类. 类似地, 判别山东省归属第 2 类, 结合实际情况可以解释山东省的医疗卫生状况在全国属于一般水平. 对比于 Fisher 判别中回代考核的总错判率 5.26%, 且对待判的两地区两种判别方法判别结果一致, 本例采用 Bayes 判别函数的判别效果更好. 说明相对于 Fisher 判别, Bayes 判别充分利用样本的多元正态分布和失验概率的信息计算后验概率, 增强了判别效果. 而 Fisher 判别并不考虑样本的具体分布, 只求组间差异和组内差异的比值最大化, 这是两者的区别.

Bayes 判别中除了使用判别函数对样品进行判别归类外, 还可以进一步计算样品属于各总体的后验概率, 通过比较各样品后验概率概率的大小进行判别归类.

根据式 (11.20) 计算后验概率

$$P(G_i \mid X) = \frac{\exp y_i(x)}{\sum\limits_{i=1}^{k} \exp y_i(x)} \quad (i = 1, 2, \cdots, k).$$

例如, 计算例 11.5 中的河北省 (编号为 4) 属于 3 类总体的后验概率.

$$P(G_1 \mid X_4) = \frac{e^{1077.3067}}{e^{1077.3067} + e^{1089.1676} + e^{1080.0176}} = 0.0000,$$

$$P(G_2 \mid X_4) = \frac{e^{1089.1676}}{e^{1077.3067} + e^{1089.1676} + e^{1080.0176}} = 0.9999,$$

$$P(G_3 \mid X_4) = \frac{e^{1080.0176}}{e^{1077.3067} + e^{1089.1676} + e^{1080.0176}} = 0.0001.$$

可见，根据 Bayes 判别法计算河北省归属第 2 类的后验概率最大，为 0.9999，因此可根据后验概率判河北省归属第 2 类.

Bayes 判别法优于距离判别法的原因在于考虑了先验概率. 实际应用中，如果样本是随机抽取的，一般取各类别样本所占比例作为先验概率的估计. 若取先验概率相等，Bayes 判别法就失去了优势.

Bayes 判别法依赖总体的分布. 当各类数据的分布不清楚或分布极端偏离多元正态分布，且经过对数转换仍然不满足正态分布的要求时，此时可用非参数判别分析法. 常用的非参数分析法有 Kernel 法和 K-nearest-neighbor 法. 两种方法都可以用马氏距离和欧氏距离来估计先验概率和后验概率. 由于非参数判别法得不到判别函数，实际应用的价值不大，对于判别指标不满足正态分布的要求或很难满足参数判别法的要求时，特别是有些判别指标是二值或三值变量等情况下，一般常用 logistic 回归分析法来进行判别.

11.4　逐步判别法

11.4.1　逐步判别法的基本思想

从第 4 章的多元线性回归分析中可知，回归方程的自变量并非越多越好. 作用不大的变量进入方程后，估计的精度不但不能提高，反而可能降低了. 在判别分析中也有类似的情况，判别指标不是越多越好. 变量在判别函数中的作用一般来说是不同的，解释变量的特异性越强，判别能力越强；而那些判别能力弱的解释变量如果引入判别函数，不但增加了数据的计算量，而且削弱了判别函数的判别效果. 因此，我们希望在建立判别函数时，类似逐步回归分析一样，既不能遗漏有显著判别能力的变量，又能将判别能力很弱的变量从判别函数中剔除. 逐步判别分析（stepwise discriminant analysis）是达到这一目的的重要方法. 它可在建立判别函数时，类似逐步回归分析，采用"有进有出"的算法，即按照变量的判别能力逐步引入剔除，对判别指标进行筛选，使最终所得判别函数的判别效果达到"最优".

11.4.2　逐步判别法的基本原理

逐步回归是根据自变量偏回归平方和的大小来筛选变量的，自变量的引入或剔除导致偏回归平方和增大或减小；逐步判别则是根据多元方差分析中介绍的 Wilks 统计量 Λ 来筛选判别指标，判别指标的引入或剔除会导致 Λ 的减小或增大. 每引入或剔除一个判别指标考察是否导致 Λ 明显减小或增大，从而实现判别指标筛选的目的.

Wilks 统计量 Λ 定义为

$$\Lambda_r = \frac{|W_r|}{|T_r|}, \tag{11.25}$$

其中, r 是判别指标的个数, W_r 是类内离差矩阵, T_r 是总离差矩阵, $|\cdot|$ 表示矩阵的行列式. 判别作用好的判别指标, 应当使得类内离差阵的值变化不大, 而使总的离差阵的值变化较大, 即统计量 Λ 越小越好. 根据引入或剔除一个判别指标时, Λ 是否明显减小或增大来决定是否引入或剔除该判别指标.

11.4.3　逐步判别法的计算步骤

设有 k 类总体, p 个观测指标.

1. 准备工作

(1) 确定引入和剔除的检验水准 α 和 β, 一般有 $0 \leqslant \alpha \leqslant \beta$, 或确定两个 F 界值, 一般有 $F_\alpha \geqslant F_\beta \geqslant 0$;

(2) 计算各类每个变量的均值及总均值;

(3) 对所有 p 个观测指标, 分别计算 p 个 Λ_i ($i = 1, 2, \cdots, p$).

$$\Lambda_i = \frac{_0 w_{ii}}{_0 t_{ii}} \quad (i = 1, 2, \cdots, p), \tag{11.26}$$

其中, $_0 w_{ii}$ 和 $_0 t_{ii}$ 分别是总的类内离差矩阵 $_0 W$ 和总离差矩阵 $_0 T$ 中主对角线上第 i 个元素. 选取 Λ_i 最小的指标首先进入判别式.

2. 逐步筛选变量

假定已经有 r 个变量进入判别式. 记 $_r W$ 为 r 个变量的总的类内离差矩阵, $_r T$ 为 r 个变量的总离差矩阵. 进一步考察变量 X_s 能否引入或剔除.

对变量 X_s 引入或剔除均需要以 (s, s) 为主元对矩阵 $_r W$ 和 $_r T$ 同时作消去变换.

对矩阵 $_r W$ 实施 (s, s) 的消去变换

$$\begin{cases} _{r+1} w_{ij} = \dfrac{1}{_r w_{ss}}, & i = s, j = s, \\[2mm] _{r+1} w_{ij} = \dfrac{_r w_{sj}}{_r w_{ss}}, & i = s, j \neq s, \\[2mm] _{r+1} w_{ij} = -\dfrac{_r w_{is}}{_r w_{ss}}, & i \neq s, j = s, \\[2mm] _{r+1} w_{ij} = {_r w_{ij}} - \dfrac{_r w_{is} \cdot {_r w_{sj}}}{_r w_{ss}}, & i \neq s, j \neq s. \end{cases} \tag{11.27}$$

类似对矩阵 $_r T$ 实施 (s, s) 的消去变换

$$\begin{cases} _{r+1} t_{ij} = \dfrac{1}{_r t_{ss}}, & i = s, j = s. \\[2mm] _{r+1} t_{ij} = \dfrac{_r t_{sj}}{_r t_{ss}}, & i = s, j \neq s. \\[2mm] _{r+1} t_{ij} = -\dfrac{_r t_{is}}{_r t_{ss}}, & i \neq s, j = s. \\[2mm] _{r+1} t_{ij} = {_r t_{ij}} - \dfrac{_r t_{is} \cdot {_r t_{sj}}}{_r t_{ss}}, & i \neq s, j \neq s. \end{cases} \tag{11.28}$$

（1）考察该变量是否要引入．

设判别函数中已经有 r 个指标，记为 X^*，考虑是否需要引入变量 X_s，计算

$$F = \frac{n-k-r}{k-1} \cdot \frac{1-\Lambda(X_s \mid X^*)}{\Lambda(X_s \mid X^*)}. \tag{11.29}$$

这里，$\Lambda(X_s \mid X^*) = \frac{_Rw_{ii}}{_Rt_{ii}}$ 表示已有 r 个指标选入判别函数，对矩阵 W，T 已作了 R 次变换（r 可与 R 相同，也可不同），对于待选指标 X_s，$\Lambda(X_s \mid X^*)$ 越小，说明其判别能力越强．若 $F > F_\alpha$，则该变量的判别能力有统计学意义，该变量被引入判别函数．

（2）考察该变量是否要剔除．

计算

$$F = \frac{n-k-(r-1)}{k-1} \cdot \frac{1-\Lambda(X_s \mid X^*(i))}{\Lambda(X_s \mid X^*(i))}. \tag{11.30}$$

类似地，$\Lambda(X_s \mid X^*(i)) = \frac{_Rw_{ii}}{_Rt_{ii}}$ 表示已有 r 个指标选入判别函数，对矩阵 W，T 已作了 R 次变换（r 可与 R 相同，也可不同），对于已入选的指标 X_i，$\Lambda(X_s \mid X^*)$ 越大，说明其判别能力越差．若 $F < F_\beta$，则该变量的判别能力没有统计学意义，需要剔除该变量．

（3）判别效果．

每一步所得判别函数的判别能力，可用 Wilks 统计量 Λ 来衡量，Λ 越小，表明该判别函数在 k 类之间的判别能力越强；反之，判别能力越弱．

无论本步是引入变量还是剔除变量，Λ 都可以按下式递推：

$$_r\Lambda = {}_{r-1}\Lambda \frac{_rw_{ss}}{_rt_{ss}} \tag{11.31}$$

Λ 的检验可用 χ^2 检验：

$$\chi^2 = -\left(n-1-\frac{r+k}{2}\right)\ln\Lambda, \quad v = r(k-1). \tag{11.32}$$

3. 计算判别系数，建立判别函数

设在第二阶段经过 L 步计算后有 m 个变量入选判别函数，可以选择距离最小或后验概率最大等准则进行判别归类．则各类的判别函数的系数可用下式计算

$$C_i(k) = (n-k)\sum_{j=1}^{m} {}_Lw_{ij}\bar{x}_j(k) \quad (j=1,2,\cdots,m), \tag{11.33}$$

其中，$_Lw_{ij}$ 为最后一次作消去变换后得到的 W 矩阵中的元素；$C_i(k)$ 是第 k 类判别函数中变量 X_i 的判别系数．可以证明式（11.33）与式（11.23）中 Bayes 线性判别函数的系数完全相同．

用矩阵表示

$$\begin{bmatrix} C_1(k) \\ C_2(k) \\ \vdots \\ C_m(k) \end{bmatrix} = (n-k)\begin{bmatrix} _Lw_{11} & _Lw_{12} & \cdots & _Lw_{1m} \\ _Lw_{21} & _Lw_{22} & \cdots & _Lw_{2m} \\ \vdots & \vdots & & \vdots \\ _Lw_{m1} & _Lw_{m2} & \cdots & _Lw_{mn} \end{bmatrix}\begin{bmatrix} \bar{x}_1(k) \\ \bar{x}_2(k) \\ \vdots \\ \bar{x}_m(k) \end{bmatrix}. \tag{11.34}$$

再求常数 $C_0(k)$

$$C_0(k) = \frac{1}{2}\sum_{i=1}^{m} C_i(k)\bar{x}_i(k), \tag{11.35}$$

由此可得到判别函数.

4. 比较每两类间的判别能力

求出判别函数后, 此判别函数的判别能力及其统计学意义已经在第 2 步算得, 此 Wilks 统计量 Λ 是评价该函数在 k 类间的总的判别能力, 但它在每两类间的判别能力未必相等. 若进一步评价该函数在两类间 (比如 A 类和 B 类) 的判别能力, 则需要用到马氏距离

$$d_{AB}^2 = \sum_i \left[C_i(A) - C_i(B)\right]\left[\bar{x}_i(A) - \bar{x}_i(B)\right],$$

这里 i 为已经引入的变量号.

5. 对样品进行判别归类

将各训练样品代入判别函数, 求出各类的判别函数值或后验概率, 取其最大进行判别归类.

例 11.6 例 11.2 中关于慢性心衰患者的自我管理干预策略的研究, 对每一类患者测定自我调节行为控制疾病影响能力, 除了测定生活方式 (X_4), 自我感知 (X_5) 这两个指标, 还测定了另外 3 个指标: 掌握疾病知识 (X_1), 提高自我效能 (X_2), 症状管理 (X_3). 试进行判别分析 (资料见表 11.17).

表 11.17　例 11.6 的原始数据

类别	编号	观测指标				
		X_1	X_2	X_3	X_4	X_5
1	1	8	15	16	32	22
1	2	6	13	13	31	17
1	3	6	14	8	26	21
1	4	5	15	17	33	25
1	5	7	14	16	31	21
2	6	7	11	12	40	15
2	7	4	16	16	39	10
2	8	8	11	12	38	16
2	9	9	9	6	47	9
2	10	3	13	11	37	19
3	11	4	12	4	26	11
3	12	3	20	20	24	12
3	13	5	9	16	17	12

续表

类别	编号	观测指标				
		X_1	X_2	X_3	X_4	X_5
3	14	8	15	11	23	9
3	15	7	8	12	23	15
4	16	10	19	20	45	20
4	17	11	20	20	44	30
4	18	15	18	11	39	30
4	19	12	19	17	50	25
4	20	13	10	10	54	22

本例类别数 $k = 4$，指标数 $p = 5, n_1 = n_2 = n_3 = n_4 = 5, n = 20$. 以各类样本比例作为先验概率的估计.

1) 准备工作.

(1) 确定选入、剔除变量的界值 α, β，本例 $\alpha = 0.05, \beta = 0.1$.

(2) 计算各类别、各指标的均值向量及总均值向量（表 11.18）.

表 11.18　例 11.6 资料的各类别指标的均值向量及总的均值向量

类别	X_1	X_2	X_3	X_4	X_5
1	6.4	14.2	14.0	30.6	21.2
2	6.2	12.0	11.4	40.2	13.8
3	5.4	12.8	12.6	22.6	11.8
4	12.2	17.2	15.6	46.4	25.4
总均数	7.55	14.05	13.40	34.95	18.05

(3) 计算类内离差矩阵和总的离差矩阵（表 11.19）.

表 11.19　${}_0W$ 矩阵和 ${}_0T$ 矩阵

	变量	X_1	X_2	X_3	X_4	X_5
${}_0W$	X_1	64.0	−50.2	−64.2	15.0	−4.2
	X_2	−50.2	192.4	145.0	−58.4	20.2
	X_3	−64.2	145.0	341.6	−63.4	31.8
	X_4	15.0	−58.4	−63.4	270.4	−108.6
	X_5	−4.2	20.2	31.8	−108.6	205.6
${}_0T$	X_1	210.95	49.45	5.60	403.55	244.45
	X_2	49.45	270.95	205.60	142.05	220.95
	X_3	5.599999	205.60	390.80	46.40	189.60
	X_4	403.55	142.05	46.40	1920.95	518.05
	X_5	244.45	220.95	189.60	518.05	810.95

2) 筛选变量.

第一步, 已进行的步数: $g = 0$, 入选变量数: $r = 0$.

(1) 计算函数外变量的 Λ 值:

$$\Lambda_1 = {}_0 w_{11} / {}_0 t_{11} = 64/210.95 = 0.3033,$$
$$\Lambda_2 = {}_0 w_{22} / {}_0 t_{22} = 192.4/270.95 = 0.7101,$$
$$\Lambda_3 = {}_0 w_{33} / {}_0 t_{33} = 341.6/390.8 = 0.8741,$$
$$\Lambda_4 = {}_0 w_{44} / {}_0 t_{44} = 270.4/1920.95 = 0.1408,$$
$$\Lambda_5 = {}_0 w_{55} / {}_0 t_{55} = 205.6/810.95 = 0.2535,$$

其中, Λ_4 最小, 对其作 F 检验, 有

$$F = \frac{n-k-r}{k-1} \cdot \frac{1-\Lambda(X_i \mid X^*)}{\Lambda(X_i \mid X^*)} = \frac{20-4-0}{4-1} \cdot \frac{1-0.1408}{0.1408} = 32.56,$$
$$v_1 = 4-1 = 3, \quad v_2 = 20-4-0 = 16, \quad P < 0.0001.$$

因此 X_4 进入判别函数.

(2) 检验判别函数的判别效果, Wilks 统计量 $\Lambda_4 = 0.1408$,

$$\chi^2 = -\left(20-1-\frac{1+4}{2}\right)\ln 0.1408 = 32.35, \quad v = 1 \times (4-1) = 3, \quad P < 0.0001.$$

说明此时判别函数有一定的判别能力.

(3) 以 (4, 4) 元素为主元对 ${}_0 W, {}_0 T$ 矩阵作消去变换, 得到 ${}_1 W, {}_1 T$ 矩阵 (表 11.20).

表 11.20　 ${}_1 W$ 矩阵和 ${}_1 T$ 矩阵

	变量	X_1	X_2	X_3	X_4	X_5
${}_1 W$	X_1	63.1679	−46.9604	−60.6830	−0.0555	1.8244
	X_2	−46.9604	179.7870	131.3071	0.2160	−3.2550
	X_3	−60.6830	131.3071	326.7348	0.2345	6.3368
	X_4	0.0555	−0.2160	−0.2344	0.0037	−0.4016
	X_5	1.8244	−3.2550	6.3368	0.4016	161.9833
${}_1 T$	X_1	126.1729	19.6084	−4.1476	−0.2101	135.6189
	X_2	19.6084	260.4457	202.1688	−0.0739	182.6413
	X_3	−4.1476	202.1688	389.6792	−0.0242	177.0867
	X_4	0.2101	0.0739	0.0242	0.0005	0.2697
	X_5	135.6189	182.6413	177.0867	−0.2697	671.2401

第二步, 已进行的步数: $g = 1$, 入选变量数: $r = 1$.

(1) 计算函数外其余四个变量的 Λ 值:

$$\Lambda_1 = {}_1 w_{11} / {}_1 t_{11} = 63.1679/126.1729 = 0.5006,$$
$$\Lambda_2 = {}_1 w_{22} / {}_1 t_{22} = 179.787/260.4457 = 0.6903,$$
$$\Lambda_3 = {}_1 w_{33} / {}_1 t_{33} = 326.7348/389.6792 = 0.8385,$$
$$\Lambda_5 = {}_1 w_{55} / {}_1 t_{55} = 161.9833/671.2401 = 0.2413.$$

因 Λ_5 最小, 对其作 F 检验, 由

$$F = \frac{n-k-r}{k-1} \cdot \frac{1-\Lambda(X_i \mid X^*)}{\Lambda(X_i \mid X^*)} = \frac{20-4-1}{4-1} \cdot \frac{1-0.2413}{0.2413} = 15.72,$$
$$v_1 = 4-1 = 3, \quad v_2 = 20-4-1 = 15, \quad P < 0.0001.$$

所以 X_5 引入判别函数.

(2) 检验判别函数的判别效果, 此时有两个变量进入判别函数, Wilks 统计量 $\Lambda_5 = 0.2413$,

$$\chi^2 = -\left(20 - 1 - \frac{2+4}{2}\right)\ln 0.2413 = 22.75, \quad v = 2(4-1) = 6, \quad P < 0.0001.$$

说明包含两个变量 X_4, X_5 的判别函数亦有相当的判别能力. 重复上述过程, 直至判别函数中没有变量被引入, 也没有变量被剔除.

最终有两个变量 X_4, X_5 入选判别函数.

3）先验概率取等概率, 建立 Bayes 判别函数.

$$\begin{cases} y_1 = -84.4809 + 3.1392x_4 + 3.3080x_5, \\ y_2 = -93.4856 + 3.5667x_4 + 2.9579x_5, \\ y_3 = -38.0227 + 2.1655x_4 + 2.0621x_5, \\ y_4 = -160.8525 + 4.4925x_4 + 4.3496x_5. \end{cases}$$

4）采用刀切法判别归类, 并给出后验概率. 见表 11.21 和表 11.22.

表 11.21　刀切法判别结果

观测号	实际类别	判别归类	后验概率			
			类 1	类 2	类 3	类 4
1		1	0.9401	0.0598	0.0000	0.0001
2		1	0.7247	0.2667	0.0086	0.0000
3	1	1	0.9810	0.0079	0.0111	0.0000
4		1	0.9287	0.0658	0.0000	0.0054
5		1	0.9483	0.0516	0.0001	0.0000
6		2	0.0669	0.9330	0.0000	0.0001
7		2	0.0299	0.9695	0.0006	0.0000
8	2	2	0.1883	0.8116	0.0000	0.0001
9		2	0.0002	0.9998	0.0000	0.0001
10		1	0.6602	0.3385	0.0000	0.0013
11		3	0.0011	0.0001	0.9988	0.0000
12		3	0.0005	0.0000	0.9995	0.0000
13	3	3	0.0000	0.0000	1.0000	0.0000
14		3	0.0000	0.0000	1.0000	0.0000
15		3	0.0061	0.0001	0.9937	0.0000
16		4	0.0177	0.2000	0.0000	0.7823
17		4	0.0000	0.0000	0.0000	1.0000
18	4	4	0.0043	0.0002	0.0000	0.9954
19		4	0.0000	0.0000	0.0000	1.0000
20		4	0.0000	0.0000	0.0000	1.0000

表 11.22　原分类与刀切法判别结果比较

原分类	判别分类				合计
	1	2	3	4	
1	5	0	0	0	5
2	1	4	0	0	5
3	0	0	5	0	5
4	0	0	0	5	5
合计	6	4	5	5	20

从表 11.22 可知，4 类慢性心衰患者中，第 1 类全部判对，第 2 类有一个错判，10 号被错判为第 1 类，第 3 类和第 4 类全部判对，总错判率为 5%．

与逐步回归一样，逐步判别所得结果并不一定是最优的判别函数．逐步判别分析适用于定量资料，或部分指标为定性资料的数据．

11.5　判别分析的正确应用

11.5.1　判别分析的适用条件

要正确使用判别分析，需要知道判别分析的前提和假设．

（1）判别指标与判别函数的关系满足线性假定．线性判别函数要求此条件，否则应采用二次判别或核密度判别分析等其他非参数判别分析法．

（2）类间协方差矩阵相等．判别分析最简单和最常用的是线性判别函数．在各类协方差矩阵相等的假设条件下，判别函数的计算和显著性检验都相对简单．

（3）各类判别变量之间具有多元正态分布．此条件是对 Bayes 线性判别而言，可以计算后验概率．

（4）判别变量是否存在多重共线性．若判别变量之间存在多重共线性，则无法估计判别函数．可采取逐步判别或利用 Fisher 判别法先对变量降维，然后用典型变量代替自变量进行判别分析．

11.5.2　判别效果的评价

无论哪种方法所得的判别函数，其判别效果的考核必须既有回顾性的，又要有前瞻性，而且主要由前瞻性考核而定．同时通过考核对判别函数进行修正，以提高判别能力．

评估判别函数的效能涉及三个方面：一是原始数据分类要准确可靠；二是指标变量对判别函数的作用要显著；三是错判率和事后概率错误尽可能小．

判别分析效果的优劣取决于训练样本，原始资料中，分类越正确，所选指标越合适，各指标值测量越精确，训练样本数越多，所建立判别函数越有效．对新样品的分类也越可靠．

类别数越多判别效果越差，因为某些指标在判别某两类效果较好，而在判别其他类别时效果就差，这些变量在进行多类判别时虽然能进入判别函数，但判别效果会不尽如人意.

11.5.3　各种判别法的比较

距离判别法与 Fisher 判别法未对总体的分布提出特殊的要求，而 Bayes 判别法要求总体分布明确，且 Bayes 线性判别法要求总体服从多元正态分布.

在多元正态分布和等协方差矩阵的条件下，Bayes 线性判别法（不考虑先验概率的影响）等价于距离判别.

不加权的 Fisher 判别法等价于距离判别法，因此在等协方差矩阵的条件下，距离判别法、Bayes 线性判别法、Fisher 判别法是等价的. 特别在进行两类判别时，Bayes 判别的两个分类函数相减可得到一个判别函数.

本 章 小 结

判别分析是根据一批分类明确的样品资料在若干判别指标上的观测值，建立一个关于分类对象类别归属的预测模型. 它要求样本足够大，具有好的代表性，样本的原始分类必须正确无误，否则得不到可靠的判别函数；判别指标的选择要适当，能代表分类对象的主要特征，必要时应对判别指标进行筛选. 根据小样本资料建立的判别函数，需要预留足够的验证样本来考察其判别能力. 实际应用中，应不断累计新的资料对判别函数进行修正.

Bayes 判别中，当用训练样本中各类的构成比作为先验概率的估计值时，需要注意样本构成比是否代表总体情况. 如果样本的选择存在偏性，那么不妨取各类别的先验概率为 $1/k$ 更为妥当.

在两类判别分析的应用中，Fisher 判别、Bayes 线性判别以及二值回归是等价的，它们都属于线性判别. 另外，二分类的 logistic 回归也可用于两类判别，称为 logistic 判别，为非线性判别，属于非参数判别分析方法. 用 Y 表示类别，若 $Y=1$，则判属 A 类；若 $Y=0$，则判属 B 类，建立 logistic 回归模型

$$P(Y=1) = \frac{\exp(\beta_0 + \beta_1 X_1 + \cdots + \beta_p X_p)}{1 + \exp(\beta_0 + \beta_1 X_1 + \cdots + \beta_p X_p)}$$

求出 $\beta_0, \beta_1, \cdots, \beta_p$ 的最大似然估计. 上式即为 logistic 判别函数. 判别准则如下：若 $P_i(Y=1) \geqslant 0.5$，则判属 A 类；若 $P_i(Y=1) < 0.5$，则判属 B 类.

思 考 与 练 习

1. 采用距离判别对例 11.3 的资料作判别分析，并对待判的两地区进行判别.

2. 对例 11.6 中利用逐步判别筛选判别指标建立的判别函数进行可靠性分析，并分析各指标的判别能力.

3. 为了确定小儿肺炎三种类型，某研究单位募集了 32 名结核性肺炎、13 名化脓性肺炎、18 名病毒性肺炎患儿，所有 63 名患儿均按 $X_1 - X_7$ 收集相应的临床指标，试根据这些指标（表 11.23）建立 Bayes 判别函数.

表 11.23　63 例 3 种类型小儿肺炎的临床指标（7 项生理、生化指标）观测结果

编号	X_1	X_2	X_3	X_4	X_5	X_6	X_7	类别	编号	X_1	X_2	X_3	X_4	X_5	X_6	X_7	类别
1	3	0	0	1	2	7.0	0.683	1	33	84	1	0	1	1	48.0	1.700	2
2	7	0	0	0	0	46.0	2.857	1	34	30	1	2	0	1	21.0	1.840	2
3	3	1	0	0	1	8.0	0.667	1	35	96	0	0	0	1	30.0	11.333	2
4	8	1	0	0	1	50.0	4.500	1	36	132	1	0	0	1	75.5	5.571	2
5	14	0	0	1	1	91.5	2.150	1	37	96	0	0	0	1	48.0	7.000	2
6	13	1	0	1	1	15.0	8.500	1	38	96	1	2	0	0	73.0	4.556	2
7	24	1	0	1	2	12.0	7.600	1	39	120	1	0	0	1	41.0	4.111	2
8	4	1	0	1	2	7.0	1.625	1	40	60	0	0	0	2	77.5	1.429	2
9	2	0	0	1	1	20.0	9.250	1	41	144	0	0	0	0	43.0	0.500	2
10	6	0	0	1	1	42.0	6.071	1	42	18	1	0	0	0	60.0	1.727	2
11	10	0	0	1	1	18.0	0.278	1	43	24	1	2	0	0	22.5	3.100	2
12	1.3	1	0	1	0	30.0	19.500	1	44	48	0	0	1	1	65.0	2.100	2
13	24	1	0	1	1	12.0	9.500	1	45	84	0	0	1	1	74.0	4.375	2
14	0.3	1	0	0	1	10.0	6.750	1	46	108	0	0	0	0	6.0	17.200	3
15	2	1	0	0	1	29.0	0.306	1	47	3	1	0	0	1	68.0	3.500	3
16	7.5	0	2	1	0	18.0	3.111	1	48	36	1	0	0	0	70.0	10.667	3
17	8	0	0	1	1	32.0	0.167	1	49	3	1	0	0	1	25.0	2.222	3
18	34	0	1	1	1	4.0	4.333	1	50	12	1	0	0	0	23.0	4.167	3
19	8	0	0	0	0	32.0	0.400	1	51	24	1	0	0	1	78.0	3.417	3
20	7	1	1	1	1	20.0	8.600	1	52	36	0	0	0	0	43.0	0.533	3
21	3	1	0	0	2	51.0	13.000	1	53	24	1	0	0	0	53.0	24.000	3
22	10	1	2	0	0	81.0	42.000	1	54	12	1	1	0	0	78.0	13.667	3
23	5	0	0	0	1	30.0	3.000	1	55	120	1	0	0	0	25.0	5.667	3
24	42	1	0	1	2	15.0	0.102	1	56	72	1	0	0	0	39.0	46.000	3
25	4	1	2	0	2	45.0	2.200	1	57	84	1	0	0	0	15.0	12.000	3
26	1	1	0	0	0	50.5	1.579	1	58	21	1	0	1	1	74.0	9.667	3
27	1.5	1	0	0	1	10.5	0.733	1	59	18	1	0	0	0	84.0	12.667	3
28	6	0	0	0	0	14.0	16.000	1	60	12	1	2	0	0	37.5	3.857	3
29	14	1	0	1	1	5.0	0.563	1	61	120	1	0	0	0	50.0	27.000	3
30	7	1	2	1	1	17.5	0.933	1	62	19	1	0	0	0	70.0	10.000	3
31	10	0	0	1	1	75.0	1.067	1	63	18	1	0	0	0	89.0	5.857	3
32	4	1	0	0	0	7.0	4.571	1									

资料来源：孙振球，徐勇勇. 医学统计学（第二版）. 北京：人民卫生出版社，2007，397

第 12 章　典型相关分析

在一元统计分析中，研究两个随机变量 X, Y 的之间的线性相关关系，可用简单相关系数描述；研究一个随机变量 Y 和一组随机变量 $X = (X_1, X_2, \cdots, X_p)^{\mathrm{T}}$ 之间的线性相关关系，可用复相关系数（又称全相关系数）描述；固定其他变量 $X_j (j \neq i)$ 条件下，研究 Y 和某个 X_i 之间的相关关系可用偏相关系数描述. 实际应用中，还会经常碰到研究两组随机变量 $X = (X_1, X_2, \cdots, X_p)^{\mathrm{T}}$ 和 $Y = (Y_1, Y_2, \cdots, Y_q)^{\mathrm{T}}$ 之间的相关关系问题. 例如，在老化症与疾病关系的研究中，白斑、老年斑、闭目单腿直立的时间、角膜老年环和脱齿数等反映老化的指标可作为第一组随机变量. 冠心病、高血压、血脂异常、慢性阻塞性肺病、慢性胃炎、2 型糖尿病、慢性前列腺炎和抑郁症等相关疾病指标可作为第二组随机变量；在中学生行为与家庭环境关系的研究中，中学生行为问题如抑郁、体诉、社交退缩、多动、攻击性等可作为第一组随机变量. 家庭环境如亲密度、情感表达、知识性、娱乐性、组织性等可作为第二组随机变量；对于这类问题的研究，Hotelling 于 1936 年在主成分分析和因子分析的基础上首先提出了典型相关分析（canonical correlation analysis）法，用于研究一组随机变量和另一组随机变量之间的相关关系，它是对相关分析的进一步推广.

12.1　典型相关分析的基本思想

我们先看一个例子.

例 12.1　为研究儿童身体形态、身体成分和肺通气功能指标之间的相关性，对 115 名 10 ~ 12 岁身体发育正常的儿童分别测量了身体形态指标：身高（cm）X_1、体重（kg）X_2、坐高（cm）X_3、胸围（cm）X_4、臀围（cm）X_5；身体成分指标：瘦体重（kg）X_6、身体总水分（kg）X_7；肺通气功能指标：呼吸频率（次/分）Y_1、深吸气量（L）Y_2、肺活量（L）Y_3、第 1 秒用力呼气容积（L）Y_4.

我们首先考察两组变量之间的简单相关系数矩阵 R，见表 12.1.

表 12.1　身体形态、身体成分指标与肺通气功能指标的相关系数矩阵（$n=115$）

	X_1	X_2	X_3	X_4	X_5	X_6	X_7	Y_1	Y_2	Y_3	Y_4
X_1	1.00	0.73	0.80	0.50	0.71	0.84	0.83	-0.39	0.23	0.32	0.34
X_2	0.73	1.00	0.66	0.86	0.91	0.88	0.89	-0.33	0.26	0.26	0.24
X_3	0.80	0.66	1.00	0.49	0.63	0.71	0.72	-0.35	0.20	0.33	0.33
X_4	0.50	0.86	0.49	1.00	0.81	0.69	0.69	-0.28	0.23	0.20	0.17
X_5	0.71	0.91	0.63	0.81	1.00	0.84	0.85	-0.36	0.21	0.22	0.20

续表

	X_1	X_2	X_3	X_4	X_5	X_6	X_7	Y_1	Y_2	Y_3	Y_4
X_6	0.84	0.88	0.71	0.69	0.84	1.00	0.99	-0.32	0.31	0.31	0.29
X_7	0.83	0.89	0.72	0.69	0.85	0.99	1.00	-0.33	0.30	0.29	0.27
Y_1	-0.39	-0.33	-0.35	-0.28	-0.36	-0.32	-0.33	1.00	-0.25	-0.29	-0.29
Y_2	0.23	0.26	0.20	0.23	0.21	0.31	0.30	-0.25	1.00	0.88	0.84
Y_3	0.32	0.26	0.33	0.20	0.22	0.31	0.29	-0.29	0.88	1.00	0.98
Y_4	0.34	0.24	0.33	0.17	0.20	0.29	0.27	-0.29	0.84	0.98	1.00

资料来源：国家科技部科技基础性工作专项（项目编号：2006FY110300）

从表 12.1 可以看到变量组 X 与变量组 Y 之间存在多重相关性. 不仅身体形态、身体成分变量组 X 内各个变量 X_i 间存在相关性，如除变量 X_1 与 X_4 相关系数为 0.50、X_3 与 X_4 相关系数为 0.49 外，各个变量间都存在较强相关性，最小相关系数为 0.63；肺通气功能变量组 Y 内各个变量 Y_j 间也存在相关性，如变量 Y_2，Y_3 与 Y_4 之间的相关系数较大，最高达到 0.98；再从两组变量之间 X_i 与 Y_j 的相关系数看，两组变量之间的直接关联似乎不大，相关系数绝对值最大的仅为 0.39，更多的可能是综合影响. 那么如何描述身体形态、身体成分变量组 X 与肺通气功能变量组 Y 之间的相关关系呢？

如果仅用某个变量 X_i（如体重）和 Y_j（如肺活量）的简单相关系数 r_{ij} 来描述，则存在两方面的问题：一是不能真正反映体重和肺活量之间的关系. 这是由于没有考虑身体形态、身体成分变量组内各个变量间的相关以及反映肺通气功能变量组内各个变量间的相关，只是孤立的考虑体重和肺活量之间的关系；二是不能完整地描述身体形态、身体成分变量组与肺通气功能变量组之间的相关关系. 这是因为身体形态、身体成分变量组与反映肺通气功能变量组之间存在 28 个简单相关系数，若逐一分析既繁琐又缺乏整体性. 总之，简单相关系数矩阵难以整体描述两组变量之间的相关关系.

若用仅用某个变量 Y_j（如肺活量）和变量组 X 的复相关系数来描述，也只能反映变量组 X 和变量 Y_j 的关系，同样并不能完整地描述变量组 X 和变量组 Y 之间的关系.

典型相关分析是研究两组变量之间整体线性相关关系的一种多元统计方法，它是将每组变量作为一个整体进行研究，而不是分析每一组变量内部的各个变量. 所研究的两组变量可以是同等地位，也可以存在因果关系.

典型相关分析借助主成分分析降维的思想，对每一变量组分别寻找线性组合，使生成的新的综合变量提取了原始变量组的大部分信息，同时与另一变量组生成的新的综合变量的相关程度最大. 这样形成的一对综合变量称为第一对典型变量，类似地可以找到第二对，第三对，…，使得各对典型变量之间互不相关，且其相关性在与已有的典型变量不相关的线性组合中最大，从而将两组变量间的多重线性相关性研究转化为少数几对典型相关变量间的简单线性相关性的研究，并且这少数几对典型相关变量所包含的线性相关性信息几乎包含了原始变量组相应的全部信息. 典型相关变量之间的简单线性相关系数称为典型相关系数. 典型相关分析就是用典型相关系数来评价两组变量之间的相关关系.

12.2　典型相关分析的基本原理

设有两组随机变量 $X = (X_1, X_2, \cdots, X_p)^{\mathrm{T}}$ 和 $Y = (Y_1, Y_2, \cdots, Y_q)^{\mathrm{T}}$，不妨假定 $p \leqslant q$. 则 X, Y 的协方差矩阵为

$$\mathrm{Cov} \begin{bmatrix} X \\ Y \end{bmatrix} = \Sigma = \begin{bmatrix} \Sigma_{11} & \Sigma_{12} \\ \Sigma_{21} & \Sigma_{22} \end{bmatrix},$$

其中，Σ_{11} 为 $p \times p$ 阶矩阵，是第一组变量的协方差矩阵；Σ_{22} 为 $q \times q$ 阶矩阵，是第二组变量的协方差矩阵；$\Sigma_{12} = \Sigma_{21}^{\mathrm{T}}$ 为 $p \times q$ 阶矩阵，是第一组变量与第二组变量之间的协方差矩阵，且当 $\Sigma > 0$ 时，也有 $\Sigma_{11} > 0$ 和 $\Sigma_{22} > 0$. 为了研究两组变量 X, Y 的相关关系，分别考虑两组变量的线性组合

$$\begin{cases} U = a^{\mathrm{T}} X = a_1 X_1 + a_2 X_2 + \cdots + a_p X_p \\ V = b^{\mathrm{T}} Y = b_1 Y_1 + b_2 Y_2 + \cdots + b_q Y_q \end{cases} \tag{12.1}$$

其中，$a = (a_1, a_2, \cdots, a_p)^{\mathrm{T}}$，$b = (b_1, b_2, \cdots, b_q)^{\mathrm{T}}$ 为任意非零常数向量，则有

$$\mathrm{Var}(U) = a^{\mathrm{T}} \mathrm{Cov}(X) a = a^{\mathrm{T}} \Sigma_{11} a,$$
$$\mathrm{Var}(V) = b^{\mathrm{T}} \mathrm{Cov}(Y) b = b^{\mathrm{T}} \Sigma_{22} b,$$
$$\mathrm{Cov}(U, V) = a^{\mathrm{T}} \mathrm{Cov}(X, Y) b = a^{\mathrm{T}} \Sigma_{12} b,$$

则称 U 与 V 为典型变量，它们之间的相关系数 ρ_{UV} 称为典型相关系数，即

$$\rho_{UV} = \mathrm{Corr}(U, V) = \frac{a^{\mathrm{T}} \Sigma_{12} b}{\sqrt{a^{\mathrm{T}} \Sigma_{11} a} \sqrt{b^{\mathrm{T}} \Sigma_{22} b}}. \tag{12.2}$$

典型相关分析研究的问题是，在给定变量组 X, Y 及 Σ 的条件下，如何选取 a 和 b 使得 ρ_{UV} 达到最大. 由于随机变量 U 和 V 之间的相关系数在线性变换下是不变的（特别地，乘以任意常数并不改变它们之间的相关系数），故不妨取标准化的随机变量 U, V，即规定

$$\begin{cases} \mathrm{Var}(U) = a^{\mathrm{T}} \mathrm{Cov}(X) a = a^{\mathrm{T}} \Sigma_{11} a = 1, \\ \mathrm{Var}(V) = b^{\mathrm{T}} \mathrm{Cov}(Y) b = b^{\mathrm{T}} \Sigma_{22} b = 1. \end{cases} \tag{12.3}$$

于是问题转化为在式（12.3）的约束下，寻求 a 和 b 使得 $\rho_{UV} = \mathrm{Corr}(U, V) = a^{\mathrm{T}} \Sigma_{12} b$ 达到最大.

寻找 a 和 b 的过程，实际就是选取典型变量的最优线性组合的过程. 根据变量间的相关关系，首先分别在两组变量中寻找变量的第一对线性组合 (U_1, V_1)，使其具有最大相关性，然后再在两组变量中寻找变量的第二对线性组合 (U_2, V_2)，使其在与第一对线性组合不相关的线性组合中，相关性最大. 如此继续下去，直到两组变量间的相关性被提取完毕为止. 最终提取的典型变量对为 (U_1, V_1)，(U_2, V_2)，$\cdots$，(U_p, V_p)，反映了两组变量之间的线性相关情况.

12.3　典型相关分析方法

12.3.1　典型变量和典型相关系数

1. 总体的典型变量和典型相关系数的解法

在约束条件 $\mathrm{Var}(U) = 1$ 和 $\mathrm{Var}(V) = 1$ 下，寻求 a 和 b 使得 $\rho_{UV} = a^{\mathrm{T}} \Sigma_{12} b$ 达到最大. 根据微积分中求条件极值的方法，用拉格朗日（Lagrange）乘数法，问题则转化为求 a 和 b 使得

$$\phi(a,b) = a^{\mathrm{T}} \Sigma_{12} b - \frac{\lambda}{2}(a^{\mathrm{T}} \Sigma_{11} a - 1) - \frac{\mu}{2}(b^{\mathrm{T}} \Sigma_{22} b - 1)$$

达到最大. 其中，λ, μ 为拉格朗日乘数因子，对函数 $\phi(a,b)$ 分别对 a 和 b 求偏导，并令其等于 0，得到方程组

$$\begin{cases} \dfrac{\partial \phi(a,b)}{\partial a} = \Sigma_{12} b - \lambda \Sigma_{11} a = 0, \\ \dfrac{\partial \phi(a,b)}{\partial b} = \Sigma_{21} a - \mu \Sigma_{22} b = 0. \end{cases}$$

以 $a^{\mathrm{T}}, b^{\mathrm{T}}$ 分别左乘上面两式，则有

$$\begin{cases} a^{\mathrm{T}} \Sigma_{12} b = \lambda a^{\mathrm{T}} \Sigma_{11} a = \lambda, \\ b^{\mathrm{T}} \Sigma_{21} a = \mu b^{\mathrm{T}} \Sigma_{22} b = \mu. \end{cases}$$

又因为

$$(a^{\mathrm{T}} \Sigma_{12} b)^{\mathrm{T}} = b^{\mathrm{T}} \Sigma_{21} a.$$

所以

$$\mu = b^{\mathrm{T}} \Sigma_{21} a = (a^{\mathrm{T}} \Sigma_{12} b)^{\mathrm{T}} = \lambda.$$

也就是说，λ 的值就是线性组合 U, V 的相关系数. 于是上式可改写为

$$\begin{cases} -\lambda \Sigma_{11} a + \Sigma_{12} b = 0, \\ \Sigma_{21} a - \lambda \Sigma_{22} b = 0. \end{cases} \tag{12.4}$$

为求解方程，先以 $\Sigma_{12} \Sigma_{22}^{-1}$ 左乘式（12.4）中的第二式，并将第一式代入得到

$$(\Sigma_{12} \Sigma_{22}^{-1} \Sigma_{21} - \lambda^2 \Sigma_{11}) a = 0.$$

同理，以 $\Sigma_{21} \Sigma_{11}^{-1}$ 左乘式（12.4）中的第一式并将第二式代入得到

$$(\Sigma_{21} \Sigma_{11}^{-1} \Sigma_{12} - \lambda^2 \Sigma_{22}) b = 0.$$

再将上述两式分别左乘 $\Sigma_{11}^{-1}, \Sigma_{22}^{-1}$，得到

$$(\Sigma_{11}^{-1} \Sigma_{12} \Sigma_{22}^{-1} \Sigma_{21} - \lambda^2) a = 0,$$

$$(\Sigma_{22}^{-1} \Sigma_{21} \Sigma_{11}^{-1} \Sigma_{12} - \lambda^2) b = 0.$$

记 $A = \Sigma_{11}^{-1} \Sigma_{12} \Sigma_{22}^{-1} \Sigma_{21}$，$B = \Sigma_{22}^{-1} \Sigma_{21} \Sigma_{11}^{-1} \Sigma_{12}$，则得到

$$\begin{cases} Aa = \lambda^2 a, \\ Bb = \lambda^2 b. \end{cases} \tag{12.5}$$

说明 λ^2 既是矩阵 A 也是矩阵 B 的特征根，相应的 a 和 b 分别是特征根 λ^2 的特征向量.

可以证明，矩阵 A 和矩阵 B 的特征根具有以下性质.

　　(1) 矩阵 A 和矩阵 B 有相同的非零特征根，且相等的非零特征根的数目等于 p；

　　(2) 矩阵 A 和矩阵 B 的特征根非负；

　　(3) 矩阵 A 和矩阵 B 的特征根均为 $0 \sim 1$.

　　由前面知道 $\lambda = a^{\mathrm{T}} \Sigma_{12} b = \rho$，为典型变量的相关系数. 若记矩阵 A 和矩阵 B 的特征根为 $\lambda_1^2 \geqslant \lambda_2^2 \geqslant \cdots \geqslant \lambda_p^2 \geqslant 0$，则 $\lambda_1 \geqslant \lambda_2 \geqslant \cdots \geqslant \lambda_p \geqslant 0$ 为 p 个典型相关系数，相应的可以得到 p 对特征向量，分别为 a_1、b_1，$\cdots$，a_p、b_p，从而可以得到 p 对线性组合：

$$U_1 = a_1^{\mathrm{T}} X, \qquad V_1 = b_1^{\mathrm{T}} Y,$$

$$\cdots\cdots$$

$$U_P = a_P^{\mathrm{T}} X, \qquad V_P = b_P^{\mathrm{T}} Y,$$

则称 U_1 和 V_1 为第一对典型相关变量，它们的相关系数 λ_1 称为第一个典型相关系数；类似的，称 U_i 和 V_i 为第 i 对典型相关变量，它们的相关系数 λ_i 称为第 i 个典型相关系数. 由此可见，求典型相关系数和典型变量归结为求矩阵 A 和矩阵 B 的特征根和特征向量的问题.

2. 典型变量的性质

　　(1) 变量组 X 中形成的所有典型变量 U_i 互不相关，且方差为 1. 变量组 Y 中形成的所有典型变量 V_j 互不相关，且方差为 1. 即

$$\mathrm{Cov}(U_i, U_j) = \begin{cases} 1, & i = j, \\ 0, & i \neq j, \end{cases} \quad \mathrm{Cov}(V_i, V_j) = \begin{cases} 1, & i = j, \\ 0, & i \neq j. \end{cases}$$

　　(2) 同一对典型变量 U_i，V_i 之间的相关系数为 λ_i（$\lambda_i \neq 0$）；不同对典型变量 U_i，V_j（$i \neq j$）之间不相关，即

$$\mathrm{Cov}(U_i, V_j) = \begin{cases} \lambda_i, & i = j, \\ 0, & i \neq j. \end{cases}$$

　　关于上述两个性质的证明详见参考文献 [43].

　　实际应用中，当总体均值向量 μ 和总体协方差矩阵 Σ 未知时，无法求出总体的典型相关系数和典型变量，需要求出样本的典型相关系数和典型变量. 由于在条件 $\mathrm{Var}(U) = 1$，$\mathrm{Var}(V) = 1$ 下，求 $\rho_{UV} = \mathrm{Corr}(U, V) = a^{\mathrm{T}} \Sigma_{12} b$ 的极值，变量组 X，Y 的协方差矩阵 Σ 即为相关系数矩阵 R. 所以计算时可由样本相关矩阵 S 出发求样本的典型相关系数和典型变量. 实际上相关系数矩阵就是标准化后的变量之间的协方差矩阵.

12.3.2　典型变量和典型相关系数的计算步骤

　　按照前述思想，求典型变量和典型相关系数可按以下步骤进行.

　　1) 求变量组 X，Y 相关系数矩阵 R.

$$R = \begin{bmatrix} R_{11} & R_{12} \\ R_{21} & R_{22} \end{bmatrix} = \begin{bmatrix} S_{11} & S_{12} \\ S_{21} & S_{22} \end{bmatrix},$$

其中，R_{11} 为 X 的相关矩阵，R_{12} 为 X 与 Y 的相关矩阵，R_{21} 为 Y 与 X 的相关矩阵，且 $R_{12} = R_{21}{}^{\mathrm{T}}$，$R_{22}$ 为 Y 的相关矩阵.

2）求矩阵

$$A = S_{11}^{-1} S_{12} S_{22}^{-1} S_{21},$$
$$B = S_{22}^{-1} S_{21} S_{11}^{-1} S_{12},$$

其中，S_{11}，S_{22}，S_{12} 和 S_{21} 分别为相应的标准化后的样本协方差矩阵.

3）求矩阵 A 或矩阵 B 的特征根 $\lambda_1, \lambda_2, \cdots, \lambda_p$，且 $\lambda_1 \geqslant \lambda_2 \geqslant \cdots \geqslant \lambda_p > 0$.

4）分别求矩阵 A 关于特征根 $\lambda_i (i = 1,2,\cdots,p)$ 的特征向量 $a_i = (a_{i1}, a_{i2}, \cdots, a_{ip})^{\mathrm{T}}$；分别求矩阵 B 关于特征根 $\lambda_i (i = 1,2,\cdots,p)$ 的特征向量 $b_i = (b_{i1}, b_{i2}, \cdots, b_{iq})^{\mathrm{T}}$. 则

$$U_i = a_i^{\mathrm{T}} X = a_{i1} X_1 + a_{i2} X_2 + \cdots + a_{ip} X_p,$$
$$V_i = b_i^{\mathrm{T}} Y = b_{i1} Y_1 + b_{i2} Y_2 + \cdots + b_{iq} Y_q$$

为第 i 对典型变量，$\rho_i = \sqrt{\lambda_i}$ 为第 i 个典型相关系数，$i = 1,2,\cdots,p$.

12.3.3　典型相关实例

对例 12.1 资料求典型变量和典型相关系数.

1）求变量组 X, Y 的相关系数矩阵 R.

首先由简单相关系数矩阵 R（表 12.1）得

$$S_{11} = \begin{bmatrix} 1.00 & 0.73 & 0.80 & 0.50 & 0.71 & 0.84 & 0.83 \\ 0.73 & 1.00 & 0.66 & 0.86 & 0.91 & 0.88 & 0.89 \\ 0.80 & 0.66 & 1.00 & 0.49 & 0.63 & 0.71 & 0.72 \\ 0.50 & 0.86 & 0.49 & 1.00 & 0.81 & 0.69 & 0.69 \\ 0.71 & 0.91 & 0.63 & 0.81 & 1.00 & 0.84 & 0.85 \\ 0.84 & 0.88 & 0.71 & 0.69 & 0.84 & 1.00 & 0.99 \\ 0.83 & 0.89 & 0.72 & 0.69 & 0.85 & 0.99 & 1.00 \end{bmatrix},$$

$$S_{12} = \begin{bmatrix} -0.39 & 0.23 & 0.32 & 0.34 \\ -0.33 & 0.26 & 0.26 & 0.24 \\ -0.35 & 0.20 & 0.33 & 0.33 \\ -0.28 & 0.23 & 0.20 & 0.17 \\ -0.36 & 0.21 & 0.22 & 0.20 \\ -0.32 & 0.31 & 0.31 & 0.29 \\ -0.33 & 0.30 & 0.29 & 0.27 \end{bmatrix},$$

$$S_{22} = \begin{bmatrix} 1.00 & -0.25 & -0.29 & -0.29 \\ -0.25 & 1.00 & 0.88 & 0.84 \\ -0.29 & 0.88 & 1.00 & 0.98 \\ -0.29 & 0.84 & 0.98 & 1.00 \end{bmatrix},$$

$$S_{21} = \begin{bmatrix} -0.39 & -0.33 & -0.35 & -0.28 & -0.36 & -0.32 & -0.33 \\ 0.23 & 0.26 & 0.20 & 0.23 & 0.21 & 0.31 & 0.30 \\ 0.32 & 0.26 & 0.33 & 0.20 & 0.22 & 0.31 & 0.29 \\ 0.34 & 0.24 & 0.33 & 0.17 & 0.20 & 0.29 & 0.27 \end{bmatrix}.$$

2）求矩阵 $A = S_{11}^{-1}S_{12}S_{22}^{-1}S_{21}$ 和 $B = S_{22}^{-1}S_{21}S_{11}^{-1}S_{12}$.

$$A = \begin{bmatrix} 0.23 & 0.06 & 0.15 & 0.00 & 0.07 & 0.05 & 0.06 \\ 0.00 & -0.05 & 0.01 & -0.06 & -0.06 & -0.04 & -0.05 \\ 0.09 & 0.05 & 0.16 & 0.02 & 0.05 & 0.05 & 0.04 \\ 0.02 & 0.06 & 0.00 & 0.07 & 0.06 & 0.06 & 0.07 \\ 0.05 & 0.03 & 0.07 & 0.03 & 0.06 & 0.01 & 0.02 \\ 0.02 & 0.00 & 0.23 & -0.03 & -0.06 & 0.07 & 0.01 \\ -0.18 & 0.05 & -0.39 & 0.13 & 0.07 & 0.00 & 0.06 \end{bmatrix},$$

$$B = \begin{bmatrix} 0.17 & -0.05 & -0.07 & -0.08 \\ 0.09 & 0.09 & -0.11 & -0.14 \\ 0.00 & 0.17 & 0.25 & 0.15 \\ -0.15 & -0.16 & -0.03 & 0.09 \end{bmatrix}.$$

3）求矩阵 A 或矩阵 B 的特征根 λ_i.

通过解特征方程 $|\lambda I - A| = 0$ 得到 4 个特征根 0.3923，0.1851，0.0847，0.0495.

4）分别求矩阵 A 和矩阵 B 关于特征根 $\lambda_i (i=1,2,3,4)$ 的特征向量.

以矩阵 B 为例，求矩阵 B 关于特征根 $\lambda_1 = 0.3923$ 的特征向量，解下列方程组：

$$\begin{cases} 0.3923b_{11} + 0.05b_{12} + 0.07b_{13} + 0.08b_{14} = 0.17b_{11}, \\ -0.09b_{11} + 0.3923b_{12} + 0.11b_{13} + 0.14b_{14} = 0.09b_{12}, \\ -0.00b_{11} - 0.17b_{12} + 0.3923b_{13} - 0.15b_{14} = 0.25b_{13}, \\ 0.15b_{11} + 0.16b_{12} + 0.03b_{13} + 0.3923b_{14} = 0.09b_{14}, \\ b_{11}^2 + b_{12}^2 + b_{13}^2 + b_{14}^2 + 2 \times (-0.25)b_{11}b_{12} + 2 \times (-0.29)b_{11}b_{13}, \\ + 2 \times (-0.29)b_{11}b_{14} + 2 \times 0.88b_{12}b_{13} + 2 \times 0.84b_{12}b_{14} + 2 \times 0.98b_{13}b_{14} = 1. \end{cases}$$

最后一个方程使所得 $(b_{11},b_{12},b_{13},b_{14})$ 满足 $b_{11}Y_1 + b_{12}Y_2 + b_{13}Y_3 + b_{14}Y_4$ 的方差等于 1，其中 -0.25 是 Y_1 与 Y_2 的相关系数，-0.29 是 Y_1 与 Y_3，Y_1 与 Y_4 的相关系数，类似解释其他 3 个相关系数.

解上述方程组得到矩阵 B 关于特征根 $\lambda_1 = 0.3923$ 的特征向量

$$(b_{11},b_{12},b_{13},b_{14}) = (-0.53, -1.15, -0.33, 1.69).$$

类似地，可以得到矩阵 B 关于其他 3 个特征根对应的特征向量，见表 12.2.

表 12.2　标准化实测变量 Y 线性表达的典型变量 V 的系数

	V_1	V_2	V_3	V_4
Y_1	-0.5296	-0.5531	0.5410	0.4641
Y_2	-1.1489	1.2434	-0.7522	0.9891
Y_3	-0.3281	0.5407	3.7653	-3.6012
Y_4	1.6892	-1.3345	-2.3878	3.3499

同理，可以求出矩阵 A 关于 4 个特征根对应的特征向量（表 12.3）.

表 12.3　标准化实测变量 X 线性表达的典型变量 U 的系数

	U_1	U_2	U_3	U_4
X_1	1.1719	-0.2370	-1.4538	1.0457
X_2	0.1392	-0.4926	0.6980	-0.2401
X_3	0.5400	-0.3029	1.1979	-0.7744
X_4	-0.0957	0.5622	-0.2189	0.2891
X_5	0.2378	0.0259	-0.8733	-1.5148
X_6	-0.0476	-0.4632	3.8169	1.6447
X_7	-1.2092	1.7903	-3.0313	-0.5655

相应地可以写出 4 对标准化典型变量，即典型相关模型. 前两对典型变量及典型相关系数分别为

$$U_1 = 1.1719X_1 + 0.1392X_2 + 0.54X_3 - 0.0957X_4 + 0.2378X_5 - 0.0476X_6 - 1.2092X_7,$$
$$V_1 = -0.5296Y_1 - 1.1489Y_2 - 0.3281Y_3 + 1.6892Y_4,$$

第一个典型相关系数为 $\rho_1 = \sqrt{\lambda_1} = \sqrt{0.3923} = 0.6263.$

$$U_2 = -0.2370X_1 - 0.4926X_2 - 0.3029X_3 + 0.5622X_4 + 0.0259X_5 - 0.4632X_6 - 1.7903X_7,$$
$$V_2 = -0.5531Y_1 + 1.2434Y_2 + 0.5407Y_3 - 1.3345Y_4.$$

第二个典型相关系数为 $\rho_2 = \sqrt{\lambda_2} = \sqrt{0.1851} = 0.4302.$

12.4　典型变量的性质及典型相关模型的解释

12.4.1　典型变量的性质

令

$$\begin{cases} U_i = a_i^{\mathrm{T}} X = a_{i1}X_1 + a_{i2}X_2 + \cdots + a_{ip}X_p, \\ V_i = b_i^{\mathrm{T}} Y = b_{i1}Y_1 + b_{i2}Y_2 + \cdots + b_{iq}Y_q \end{cases}$$

为第 i 对典型变量（$i = 1, 2, \cdots, p$），则有以下性质.

(1) U_i 与 U_j 不相关（当 $i \neq j$ 时），V_i 与 V_j 不相关（当 $i \neq j$ 时），且它们的方差均等于 1，即

$$\mathrm{Cov}(U_i, U_j) = \mathrm{Corr}(U_i, U_j) = 1, \quad i = j,$$
$$\mathrm{Cov}(U_i, U_j) = \mathrm{Corr}(U_i, U_j) = 0, \quad i \neq j, i, j = 1, 2, \cdots, p,$$
$$\mathrm{Cov}(V_i, V_j) = \mathrm{Corr}(V_i, V_j) = 1, \quad i = j,$$
$$\mathrm{Cov}(V_i, V_j) = \mathrm{Corr}(V_i, V_j) = 0, \quad i \neq j, i, j = 1, 2, \cdots, p.$$

(2) 同一对典型变量 U_i 与 V_i 之间的相关系数是 λ_i，而不同对的典型变量 U_i 与 V_j 之间不相关（当 $i \neq j$ 时）.

$$\mathrm{Cov}(U_i, V_j) = \mathrm{Corr}(U_i, V_j) = \begin{cases} \lambda_i \neq 0, & i = j, i = 1, 2, \cdots, p, \\ 0, & i \neq j, \end{cases}$$

且有 $\rho_1 \geqslant \rho_2 \geqslant \cdots \geqslant \rho_p > 0.$

12.4.2　典型相关模型的解释

1. 典型相关系数

典型相关变量的实际重要程度体现在典型相关系数的大小上，典型相关系数越大，说明该典型相关系数对应的典型变量就越重要，越能体现原始变量组之间的相关关系. 例 12.1 中，第一典型相关系数为 $\sqrt{0.3923} = 0.6263$，第二典型相关系数为 $\sqrt{0.1851} = 0.4302$，第三典型相关系数为 $\sqrt{0.0847} = 0.2910$，第四典型相关系数为 $\sqrt{0.0495} = 0.2225$.

2. 标准化系数

典型变量是原始变量的线性组合，若两组变量中没有使用相同单位进行测量，实际意义并不直观. 一般可由标准化系数和结构系数的符号和绝对值的大小作出解释.

对原始变量进行标准化后，其线性表达典型变量的系数称为标准化系数. 从表 12.2 和表 12.3 可知来自身体形态、身体成分变量组的第一典型变量为

$$U_1 = 1.1719X_1 + 0.1392X_2 + 0.54X_3 - 0.0957X_4$$
$$+ 0.2378X_5 - 0.0476X_6 - 1.2092X_7.$$

来自肺通气功能变量组的第一典型变量为

$$V_1 = -0.5296Y_1 - 1.1489Y_2 - 0.3281Y_3 + 1.6892Y_4.$$

在第一对典型变量中，U_1 的线性组合中. 身高（X_1）、坐高（X_3）和身体总水分（X_7）的载荷系数较大，不过身体总水分在这里起负面作用. 表明身体形态、身体成分方面影响肺通气功能的主要因素是身高（X_1）和坐高（X_3）；V_1 是反映肺通气功能指标的线性组合，其中第 1 秒用力呼气容积（Y_4）较其他变量的载荷系数大，说明第 1 秒用力呼气容积是肺通气功能中一个较重要的评价指标，即第 1 秒用力呼气容积越大，则肺通气功能越强.

来自身体形态、身体成分变量组的第二典型变量为

$$U_2 = -0.2370X_1 - 0.4926X_2 - 0.3029X_3 + 0.5622X_4$$
$$+ 0.0259X_5 - 0.4632X_6 - 1.7903X_7.$$

来自肺通气功能变量组的第二典型变量为

$$V_2 = -0.5531Y_1 + 1.2434Y_2 + 0.5407Y_3 - 1.3345Y_4.$$

从第二组典型变量中可知，身体总水分（X_7）、胸围（X_4）是身体形态、身体成分的主要因素，而深呼气量（Y_2）是反应肺通气功能的相对重要指标. 由于第一组典型相关变量提取的信息量比重较大，所以总体上反应身体形态、身体成分的因素按重要程度依次为身高（X_1）、坐高（X_3）、臀围（X_5）、身体总水分（X_7）和胸围（X_4），反映肺通气功能的主要指标依次是第 1 秒用力呼气容积（Y_4）和深呼气量（Y_2）.

需要说明的是，这里标准化系数由于受到变量间相关的影响，并不能作为解释各个变量在典型变量方程中相对重要性的依据.

3. 典型结构

　　结构分析是依据原始变量与典型变量之间的相关关系矩阵，分析原始变量和典型变量之间的相关程度，见表 12.4 和表 12.5. 原始变量与典型变量的之间的相关系数称为结构系数，反应了每个原始变量对典型变量的相对贡献，通过结构系数可揭示典型相关变量的实际含义.

表 12.4　典型变量与实测变量 X 的相关系数

	U_1	U_2	U_3	U_4	V_1	V_2	V_3	V_4
X_1	0.7826	0.5613	−0.0387	0.2193	0.4154	0.2218	−0.0108	0.0476
X_2	0.3770	0.8169	0.1298	−0.1681	0.2001	0.3229	0.0363	−0.0365
X_3	0.7714	0.4342	0.3661	−0.1476	0.4095	0.1716	0.1023	−0.0321
X_4	0.2022	0.8040	0.0860	−0.2511	0.1073	0.3177	0.0240	−0.0545
X_5	0.4030	0.7941	−0.0501	−0.3453	0.2139	0.3138	−0.0140	−0.0750
X_6	0.3827	0.8631	0.1947	0.1262	0.2031	0.3411	0.0544	0.0274
X_7	0.3675	0.8904	0.1166	0.0743	0.1951	0.3519	0.0326	0.0161

表 12.5　典型变量与实测变量 Y 的相关系数

	V_1	V_2	V_3	V_4	U_1	U_2	U_3	U_4
Y_1	−0.6384	−0.6332	0.3203	0.2980	−0.3389	−0.2503	0.0895	0.0647
Y_2	0.1124	0.7356	0.4092	0.5280	0.0597	0.2907	0.1143	0.1147
Y_3	0.4689	0.4896	0.6175	0.3988	0.2489	0.1935	0.1725	0.0866
Y_4	0.5594	0.3969	0.4987	0.5300	0.2969	0.1568	0.1393	0.1151

　　表 12.4 表示身体形态、身体成分组的原始变量组 X 与该组的典型变量 U 以及表示肺通气功能的典型变量 V 之间的相关分析. 由表 12.4 可知，身高（X_1）、坐高（X_3）与"身体形态、身体成分组"的第一典型变量 U_1 呈较强相关，相关系数分别为 0.7826 和 0.7714，说明身高、坐高在身体形态、身体成分变量组中有重要作用；同时 X_1，X_3 与肺通气功能组的第一典型变量 V_1 中度相关，相关系数分别为 0.4154 和 0.4095，说明身高、坐高是身体形态、身体成分变量组中影响肺通气功能的主要因素. 体重（X_2）、胸围（X_4）、臀围（X_5）、瘦体重（X_6）、身体总水分（X_7）与"身体形态、身体成分组"的第二典型变量 U_2 呈较强相关，相关系数分别为 0.8169，0.8040，0.7941，0.8631 和 0.8904，同时与肺通气功能组的第二典型变量 V_2 也中度相关，相关系数分别为 0.3229，0.3177，0.3138，0.3411 和 0.3519，但由于 U_2，V_2 总体提取信息要小于 U_1，V_1，所以总体上体重、胸围、臀围、瘦体重和身体总水分对肺通气功能的影响要小于身高和坐高.

　　表 12.5 表示肺通气功能组的原始变量 Y 与该组的典型变量 V 以及表示身体形态、身体成分的典型变量 U 之间的相关分析. 由表 12.5 可知，呼吸频率（Y_1）、肺活量（Y_3）、第 1 秒用力呼气容积（Y_4）与"肺通气功能组"的第一典型变量 V_1 呈现较强

相关性，相关系数分别为 -0.6384，0.4689 和 0.5594，体现了呼吸频率、肺活量、第1 秒用力呼气容积指标在反映肺通气功能中的主要地位. 而 Y_2 虽与"肺通气功能组"的第二典型变量 V_2 呈现较强相关性，相关系数为 0.7356，但因 V_2 总体提取信息有限，因而深吸气量在反映肺通气功能的贡献也低于呼吸频率、肺活量、第 1 秒用力呼气容积.

　　由于第一典型相关变量之间呈较强相关（相关系数为 0.6263），所以导致"身体形态、身体成分组"中的 2 个变量 X_1、X_3 与"肺通气功能组"的第一典型变量具有相关性，相关系数分别为 0.4194 和 0.4095；而"肺通气功能组"中的 3 个变量 Y_1，Y_3，Y_4 也与"身体形态、身体成分组"的第一典型变量有一定相关性，相关系数分别为 $-0.3389, 0.2489$ 和 0.2969. 根据以上结构可以作出第一对典型变量和原始变量的典型结构示意图表示实质的相关关系，见图 12.1. 这种一致性从数量上整体体现了"身体形态、身体成分组"对"肺通气功能组"的本质影响，说明典型相关分析结果具有较强的可信度.

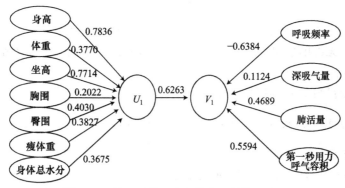

图 12.1　第一对典型变量的典型结构示意图

　　需要说明的是，一个变量同典型变量的相关系数与其在典型变量上的系数符号会出现相反的情形，这在多个原始变量间存在紧密相关的情况下是正常的，可以通过典型结构分析找出这种联系.

12.4.3　冗余分析

　　冗余分析（redundancy analysis）是通过原始/实测变量与典型变量间的相关性，分析引起原始变量变异的原因.

　　1. 原始变量的变异被自己的典型变量所解释的比例

　　（1）对某个原始变量 X_j.

　　设典型变量为 (U_1, V_1)，(U_2, V_2)，$\cdots$，(U_p, V_p)，这样以原始变量 X_j 为因变量，以典型变量 U_i 为自变量建立回归模型，则相应的决定系数等于 X_j 与 U_i 间相关系数的平方 $r^2(X_j, U_i)$，它描述了由于 X_j 与 U_i 的线性关系引起的 X_j 的变异在 X_j 的总变异中的比例，也可以说 $r^2(X_j, U_i)$ 描述了 X_j 的变异中可由 U_i 解释的比例.

　　由于 $U_1, U_2, \cdots, U_p$ 之间互不相关，故以 X_j 为因变量，以 $U_1, U_2, \cdots, U_p$ 为自变

量作线性回归，其决定系数为

$$R_j^2 = \sum_{i=1}^{p} r^2(X_j, U_i),$$

其描述了变量 X_j 的变异中可由其自己的典型变量组 $U = (U_1, U_2, \cdots, U_P)^{\mathrm{T}}$ 解释的比例. 且可以证明 $R_j^2 = 1$，说明原始变量 X_j 的全部变异可由自己典型变量组解释.

(2) 对原始变量组 X.

由前面分析，可推得变量组 $X = (X_1, X_2, \cdots, X_p)^{\mathrm{T}}$ 的变异可由典型变量 U_i 和典型变量组 U 解释的比例分别为

$$\frac{\sum\limits_{j=1}^{p} r^2(X_j, U_i)}{p}, \quad \frac{\sum\limits_{i=1}^{p}\sum\limits_{j=1}^{p} r^2(X_j, U_i)}{p},$$

且

$$\frac{\sum\limits_{i=1}^{p}\sum\limits_{j=1}^{p} r^2(X_j, U_i)}{p} = 1.$$

这说明原始变量组 X 的全部变异可由它自己的典型变量组 U 解释.

可以看出，无论单个原始变量还是整个原始变量组，它们的全部变异都可以由它们自己的典型变量组所解释.

类似讨论变量组 Y 及其典型变量组 V.

2. 原始变量的变异被另一组的典型变量所解释的比例——冗余度

(1) 对某个原始变量 X_j.

以原始变量 X_j 为因变量，以典型变量 V_i 为自变量建立回归模型，则相应的决定系数等于 X_j 与 V_i 间相关系数的平方 $r^2(X_j, V_i)$，描述了 X_j 的变异中可由 V_i 解释的比例.

又由于 $V_1, V_2, \cdots, V_p$ 之间互不相关，故以 X_j 为因变量，以 $V_1, V_2, \cdots, V_p$ 为自变量作线性回归，其决定系数为

$$R_j^{2*} = \sum_{i=1}^{p} r^2(X_j, V_i),$$

其描述了变量 X_j 的变异中可由其相对的典型变量组 $V = (V_1, V_2, \cdots, V_P)^{\mathrm{T}}$ 解释的比例.

前面讲到变量 X_j 的全部变异可由它们自己的典型变量组 $U = (U_1, U_2, \cdots, U_P)^{\mathrm{T}}$ 解释，现在典型变量组 $V = (V_1, V_2, \cdots, V_P)^{\mathrm{T}}$ 又解释了 X_j 变异的 R_j^{2*}，说明 X_j 变异中的 R_j^{2*} 被变量组 U 和变量组 V 重复解释描述，这种重复部分被称为在 U 变量组中冗余而在 V 变量组中存在的部分.

(2) 对原始变量组 X.

由前面分析，可推得变量组 $X = (X_1, X_2, \cdots, X_p)^{\mathrm{T}}$ 的变异可由典型变量 V_i 解释的比例为

$$\frac{\sum\limits_{j=1}^{p} r^2(X_j, V_i)}{p},$$

可由典型变量组 V 解释的比例为

$$\frac{\sum_{i=1}^{p}\sum_{j=1}^{p}r^2(X_j,V_i)}{p}.$$

它是被两个典型变量组重复描述的部分，被称为在变量组 U 中冗余，而在变量组 V 中存在的冗余测度.

　　类似讨论变量组 Y 及其相对的典型变量组 U. 表 12.6 与表 12.7 给出例 12.1 的标准化典型变量的冗余分析结果.

表 12.6　实测变量组 X 被典型变量所解释的比例

典型变量	典型变量 U		典型 R^2	典型变量 V	
	比例	累积比例		比例	累积比例
1	0.2621	0.2621	0.2817	0.0738	0.0738
2	0.5694	0.8314	0.1562	0.0889	0.1628
3	0.0305	0.8620	0.0781	0.0024	0.1651
4	0.0431	0.9051	0.0472	0.0020	0.1672

　　从表 12.6 可以看到，X 变量组有 26.21% 的变异被其第一个典型变量 U_1 所解释，有 56.94% 的变异被其第二个典型变量 U_2 所解释，有 90.51% 的变异被其前 4 个典型变量所解释. 注意到，身体形态、身体成分变量组和肺通气功能变量组之间的因果关系，因此变异的解释只能是单向的，并不能用来自肺通气功能的典型变量 V 去解释身体形态、身体成分变量组 X 的变异. 比如不能说 X 变量组有 7.38% 的变异被变量组 Y 的第一个典型变量 V_1 所解释.

表 12.7　实测变量组 Y 被典型变量所解释的比例

典型变量	典型变量 V		典型 R^2	典型变量 U	
	比例	累积比例		比例	累积比例
1	0.2383	0.2383	0.2817	0.0671	0.0671
2	0.3348	0.5731	0.1562	0.0523	0.1194
3	0.2250	0.7981	0.0781	0.0176	0.1370
4	0.2019	1.0000	0.0472	0.0095	0.1465

　　类似地，从表 12.7 可以看到，Y 变量组有 23.83% 的变异被其第一个典型变量 V_1 所解释，有 33.48% 的变异被其第二个典型变量 V_2 所解释，Y 变量组的变异可被其 4 个典型变量全部解释；Y 变量组有 6.71% 的变异被变量组 X 的第一个典型变量所解释，有 5.23% 的变异被变量组 X 的第二个典型变量所解释，有 14.65% 的变异被变量组 X 的 4 个典型变量所解释.

12.5 典型相关系数的显著性检验

第 12.3 节介绍的样本典型相关系数和典型变量是根据样本资料从样本相关系数矩阵出发计算的. 若两组变量 X 与 Y 之间总体不相关, 即 $\mathrm{Cov}(X,Y)=0$, 协方差矩阵 Σ_{12} 仅包含零, 因而典型相关系数都为零, 则作典型相关分析就没有实际意义. 所以在对两组变量 X 与 Y 进行典型相关分析之前, 首先应对两组变量总体相关性进行检验.

12.5.1 两总体相关性的假设检验

在正态性假定的前提下, 两总体相关性的假设检验使用的是 Wilks 似然比统计量

$$\Lambda_1 = \frac{|S|}{|S_{11}||S_{22}|} = \prod_{i=1}^{p}(1-\lambda_i^2).$$

统计假设为: $H_0:\Sigma_{12}=0$, $H_1:\Sigma_{12}\neq 0$.

检验统计量为:

$$Q_1 = -\left[n-1-\frac{1}{2}(p+q+1)\right]\ln\Lambda_1$$

$$= -\left[n-1-\frac{1}{2}(p+q+1)\right]\sum_{i=1}^{p}\ln(1-\lambda_i^2) \sim \chi^2(v_1),$$

其中, n 为样本量, $v_1 = pq$.

12.5.2 典型相关系数的显著性检验

典型相关变量反映了两组变量之间的线性相关的情况. 我们可以通过对各对典型变量相关系数的显著性检验, 说明该对典型变量的代表性. 在两总体相关性的假设检验中, 如果拒绝 H_0, 表明变量组 X 与 Y 相关, 进而可得出至少第一个典型相关系数 $\lambda_1 \neq 0$, 即第一对典型变量具有相关性. 接下来还需要对其余的典型相关系数的显著性进行检验, 主要采用的是 Bartlett 提出的大样本 χ^2 检验.

统计假设为: $H_0^{(k)}:\lambda_k = 0(k=2,\cdots,p)$,

检验统计量为: $Q_k = -\left[n-k-\frac{1}{2}(p+q+1)\right]\sum_{i=k}^{p}\ln(1-\lambda_i^2) \sim \chi^2(v_k)$,

其中, $v_k = (p-k+1)(q-k+1)$.

本例中, 典型相关系数及其检验, 见表 12.8、表 12.9 和表 12.10.

表 12.8 典型相关系数

序号	典型相关系数	特征根	百分比	累计百分比	标准误	P
1	0.530790	0.3923	0.5513	0.5513	0.067271	<0.0001
2	0.395195	0.1851	0.2601	0.8114	0.079031	0.0201
3	0.279411	0.0847	0.1190	0.9304	0.086347	0.1733
4	0.217150	0.0495	0.0696	1.0000	0.089242	0.2658

表 12.9　典型相关系数的显著性检验

	Wilk's	Chi-SQ	DF	P
1	0.53241895	68.075	28	<0.0001
2	0.74126038	32.336	18	0.0201
3	0.87845675	13.996	10	0.1733
4	0.95284587	5.217	4	0.2658

　　由表 12.8 可知，第一个典型相关系数为 0.5308，这一数值比儿童的身体形态、身体成分和肺通气功能两组变量间的任意一个相关系数都要大．第二个典型相关系数是 0.3952，说明相应的第一对典型变量和第二对典型变量的关系密切程度中等．表 12.9 给出的是似然比检验的结果，检验每一个典型相关系数与零是否有显著性差异．结果表明，前两对典型变量通过显著性检验，P 值分别为 $P < 0.001$ 与 $P < 0.0201$．由于因变量多于 1 个，还需要进行两组变量 X、Y 之间典型相关的多变量检验。表 12.10 显示，Wilks' Lambda、Pillai's Trace、Hotelling-Lawley Trace 和 Roy's Greatest Root 统计量的概率值均小于 0.0001。说明儿童的身体形态、身体成分变量组能够解释肺通气功能变量组．因此，两组变量间的相关性研究可转化为研究前两对典型变量间的相关性．这也是前面典型结构分析中只分析前两对典型变量的原因.

表 12.10　两组变量 X、Y 典型相关的多变量检验

统计量	值	F 值	v_1	v_2	P
Wilks' Lambda	0.53242	2.57	28	376.40	<0.0001
Pillai's Trace	0.56314	2.50	28	428.00	<0.0001
Hotelling-Lawley Trace	0.71150	2.61	28	250.41	<0.0001
Roy's Greatest Root	0.39225	6.00	7	107.00	<0.0001

12.6　典型相关分析的正确应用

　　在进行变量间相关性分析时，如果变量间具有多重相关性，若能定性地分析出变量的层次结构，判断某一个变量受其他几个变量的影响，那么可以采用复相关分析和偏相关分析；若并不清楚变量之间的关系，只能将其分为两大类或变量结构复杂，呈现网状结构，这时应采用典型相关分析进行数据的初步分析，若发现了变量间的基本关系后，再采用其他多元统计分析模型进行进一步的深入分析．比如结构方程模型，就是在典型相关分析结果的基础上进一步分析.

　　进行典型相关分析前，需要对两个变量组进行初步分析，判断变量组之间的影响是双向相关，还是单向的因果关系，这对于结果的解释非常重要．如本例中身体形态、身体成分指标与肺通气功能指标之间有因果关系，因此变异的解释只能是单向的，并不能用来自肺通气功能的典型变量 V 去解释身体形体、身体成分变量组 X 的变异.

　　对典型相关分析的结果解释上，应注意重点和主次关系，依次是典型相关系数、典型变量的表达式和典型结构分析. 首先根据典型相关系数及其检验判断需要选取几对典型变量, 通常只选取一对或两对, 然后根据典型变量的系数矩阵写出典型变量的表达式, 最后由典型结构分析两组变量间的影响程度, 并画出简明示意图.

由典型变量的表达式和典型结构示意图可以看出两组变量间的相关关系和影响程度, 不过与其他多元分析方法类似, 对结果的解释需要研究者较多的经验和对相关专业知识的了解, 切忌生搬硬套.

对两组变量间的相关分析, 除了典型相关分析外, 还有多变量线性回归 (多个因变量)、主成分回归及偏最小二乘回归分析等, 有兴趣的读者请参阅文献 [20].

本 章 小 结

典型相关分析是研究两组变量之间相关关系的一种多元统计分析方法. 通过提取的多对典型变量来反映两组变量之间的相关关系, 不同对的典型变量之间相互独立. 典型变量的提取原则是使得每对典型变量间的相关系数达到最大.

线性相关是典型相关的基本假定, 包括任意两个变量间的相关系数是基于线性关系的, 典型变量间的相关是线性的.

关于典型相关模型的解释, 主要使用的是典型相关系数、标准化系数、典型结构. 典型相关变量的实际重要程度体现在典型相关系数的大小上, 典型相关系数越大, 说明该典型相关系数对应的典型变量就越重要, 越能体现原始变量组之间的相关关系. 由于典型变量是原始变量的线性组合, 若两组变量中没有使用相同单位进行测量, 实际意义并不直观. 一般慎用标准化系数解释典型相关. 结构系数反应了每个原始变量对典型变量的相对贡献, 通过结构系数可揭示典型相关变量的实际含义.

典型冗余分析用来表示典型变量对原始变量组整体的变异解释程度. 若某一典型变量无论对自身的原始变量组还是相对的原始变量组的解释能力都较差, 说明所选自身变量组可能不太恰当, 需要重新补充和调整.

最后关于样本量的要求. 由于样本量的大小和每个变量是否有足够的观测都影响典型相关分析结果的稳定性, 所以典型相关分析一般要求每个变量至少有 10 个观测.

思 考 与 练 习

1. 如何解释典型变量, 其实际意义是什么?

2. 典型相关分析中的冗余度有什么作用?

3. 从某俱乐部抽取 20 名成年人, 分别测量体重 (英磅)、腰围 (英寸)、脉搏 (次/分) 等三项生理指标和引体向上 (个)、起立次数 (个)、跳跃高度 (厘米) 等三项训练指标, 数据资料见表 12.11. 试分析生理指标与训练指标之间的关系.

表 12.11　某俱乐部 20 名成年人生理指标和训练指标数据

编号	体重	腰围	脉搏	引体向上	仰卧起坐	跳跃高度	编号	体重	腰围	脉搏	引体向上	仰卧起坐	跳跃高度
1	191	36	50	5	162	60	11	189	37	52	2	110	60
2	193	38	58	12	101	101	12	162	35	62	12	105	37
3	189	35	46	13	155	58	13	182	36	56	4	101	42
4	211	38	56	8	101	38	14	167	34	60	6	125	40
5	176	31	74	15	200	40	15	154	33	56	17	251	150
6	169	34	50	17	120	38	16	166	33	52	13	210	115
7	154	34	64	14	215	105	17	247	46	50	1	50	50
8	193	36	46	6	70	31	18	202	37	62	12	210	120
9	176	37	54	4	60	25	19	157	32	52	11	230	80
10	156	33	54	15	225	73	20	138	33	68	2	110	43

资料来源：高惠璇．应用多元统计分析．北京：北京大学出版社，2005，362

参 考 文 献

[1] 陈峰. 医用多元统计分析方法. 北京：中国统计出版社，2000

[2] 陈峰. 医用多元统计分析方法. 2 版. 北京：中国统计出版社，2007

[3] 陈素领，魏朝晖，于浩，等. 临床随访研究中样本含量的估计. 中国新药杂志，2004，13 (8)：732-735

[4] 陈希孺. 广义线性模型 (一). 数理统计与管理，2002，21 (5)：54-61

[5] 陈希孺. 广义线性模型 (二). 数理统计与管理，2002，21 (6)：57-64

[6] 陈希孺. 广义线性模型 (三). 数理统计与管理，2003，22 (1)：51-57

[7] 陈希孺. 广义线性模型 (四). 数理统计与管理，2003，22 (2)：56-63

[8] 陈希孺. 广义线性模型 (五). 数理统计与管理，2003，22 (3)：56-63

[9] 陈希孺. 广义线性模型 (六). 数理统计与管理，2003，22 (4)：55-64

[10] 陈希孺. 广义线性模型 (七). 数理统计与管理，2003，22 (5)：58-64

[11] 陈希孺. 广义线性模型 (八). 数理统计与管理，2003，22 (6)：60-64

[12] 陈希孺. 广义线性模型 (九). 数理统计与管理，2004，23 (1)：77-80

[13] 陈希孺. 广义线性模型 (十). 数理统计与管理，2004，23 (2)：73-80

[14] 范金城，梅长林. 数据分析. 2 版. 北京：科学出版社，2010

[15] 方积乾. 生物医学研究的统计方法. 北京：高等教育出版社，2006

[16] 方开泰，潘恩沛. 聚类分析. 北京：地质出版社，1982

[17] 方开泰. 实用多元统计分析. 上海：华东师范大学出版社，1989

[18] 费宇. 应用数理统计——基本概念与方法. 北京：科学出版社，2007

[19] 高惠璇. 实用统计方法与 SAS 系统. 北京：北京大学出版社，2001

[20] 高惠璇. 应用多元统计分析. 北京：北京大学出版社，2005

[21] 郭祖超. 医用数理统计方法. 3 版. 北京：人民卫生出版社，1988

[22] 侯杰泰. 结构方程模型及其应用. 北京：教育科学出版社，2005

[23] 金丕焕，陈峰. 医用统计方法. 3 版. 上海：复旦大学出版社，2009

[24] 何晓群. 现代统计方法与应用. 2 版. 北京：中国人民大学出版社，2007

[25] 金丕焕. 医用统计方法. 上海：上海医科大学出版社，1992

[26] 利奥波德·西马，沃尔夫冈·哈德勒. 应用多元统计分析. 2 版. 陈诗一译. 北京：北京大学出版社，2011

[27] 李海波，张正平，胡彦平，等. 基于随机截尾数据下 Weibull 分布的参数极大似然估计与应用. 强度与环境，2009，36 (4)：60-64

[28] 李卫东. 应用多元统计分析. 北京：北京大学出版社，2008

[29] 刘来福，程书肖，李仲来. 生物统计. 北京：北京师范大学出版社，2007

[30] 刘勤. 分类数据的统计分析及 SAS 编程. 上海：复旦大学出版社，2002

[31] 柳青. 中国医学统计百科全书-多元统计分册. 北京：人民卫生出版社，2004

[32] 茆诗松，王静龙，濮晓龙. 高等数理统计. 北京：高等教育出版社，1998

[33] 施侣元. 流行病学词典. 北京：科学出版社，2001

[34] 罗纳斯 Bernard Rosner. 生物统计学基础. 5 版. 孙尚拱译. 北京：科学出版社，2004

[35] 孙振球. 医学统计学. 北京：人民卫生出版社，2006

[36] 王丽萍，马林茂. 用 SAS 软件拟合广义线性模型. 中国卫生统计，2002，19（1）：50-53

[37] 颜虹. 医学统计学. 2 版. 北京：人民卫生出版社，2010

[38] 余红梅，何大卫. 检查 Cox 模型比例风险假定的几种图示法. 中国卫生统计，2000，17（4）：215-218

[39] 余松林. 医学统计学. 北京：人民卫生出版社，2002

[40] 杨树勤. 中国医学百科全书-医学统计学. 上海：上海科学技术出版社，1985

[41] 张家放. 医用多元统计方法. 武汉：华中科技大学出版社，2002

[42] 张文彤. SPSS11 统计分析教程——高级篇. 北京：北京希望电子出版社，2002

[43] 张尧庭，方开泰. 多元统计分析引论. 北京：科学出版社. 1982

[44] 中国卫生统计年鉴. 中华人民共和国卫生部，2010

[45] Anderson T W. 多元统计分析导论. 张润楚译. 北京：人民邮电出版社，2010

[46] Dobson A J. An introduction to Generalized Linear Models. 2nd ed. London：CRCPress Company，2001

[47] Ata N，Sözer M T. Cox regression models with nonproportional hazards applied to lung cancer survival data. Hacettepe Journal of Mathematics and Statistics，2007，36（2）：157-167

[48] Bartelett M S. A note on tests of significance in multivariate analysis. Proceedings of the Cambridge Philosophical Society，34（1938），33-40

[49] Rosner B. Foudamentals of Biostatistics. Seventh Edition. Boston：Brooks/Cole，2011

[50] Grung B，Manne R. Missing values in principal component analysis. Chemometrics and Intelligent Laboratory Systems，1998，42：125-139

[51] Everitt B S，Landau S，Leese M，et al. Cluster Analysis. 5th ed. United Kingdom：John Wiley & Sons，Ltd，2011

[52] Boyd A P，Kittelson J M，Gillen D L. Estimation of treatment effect under non-proportional hazards and conditionally independent censoring. Statistics in Medicine，2012，31（28）：3504-3515

[53] Bonifazzi C，Cinti M N. Principal component analysis of scintimammographic images. Physica Medica，2006：91-93

[54] Costello A B，Osborne J W. Best practices in exploratory factor analysis：Four recommendations for getting the most from your analysis. Practical assessment，research & evaluation，2005，10（7）：1-9

[55] Dalls W J. Applied Multivariate Methods for Data Analysis. 北京：高等教育出版社，2005

[56] Kleinbaum D G. Survival Analysis a Self-learning Text. 2nd ed. New York：Springer，2005

[57] Reich D，Price A L，Patterson N. Principal component analysis of genetic data. NATURE GENETICS，2008，40（5）：491-492

[58] Hosmer D W，Lemeshow S. Applied Survival Analysis：Regression Modeling of Time to Event Data. Hoboken：John Wiley & Sons Inc，1999

[59] Lee E T，Wang J W. Statistical methods for survival data analysis. 3rd ed. Hoboken：John Wiley & Sons Inc，2003

[60] Everitt，B. Cluster Analysis. 2nd ed. New York：Halsted Press，1980

[61] De la Torre F，Black M J. Robust Principal Component Analysis for Computer Vision. International Conference on Computer Vision，2001：1-8

[62] Dunteman G H，吴晓刚. 广义线性模型. 上海：格致出版社，2011

[63] Abdi H，Williams L J. Principal component analysis. WIREs Computational Statistics，2010，2：

433-459

[64] Ivanov I T. Principal Component Analysis. Linear Algebra II ESP Project, 2011

[65] Klein J P, Melvin L. Survival Analysis Techniques For Censored and Truncated Data. 2nd ed. New York: Springer-Verlag, 2003

[66] Yeung K Y, Ruzzo W L. Principal component analysis for clustering gene expression data. Bioinformatics. 2001, 17 (9): 763-774

[67] Lance G N, Williams W T. A general theory of classifactory sorting strategies, 1. Hierachical systems. Computer Journal, 1967 9 (4): 373-380

[68] Fahrmeir L, Tutz G. Multivariate statistical modeling based on generalized linear models. New York: Springer, 1994

[69] Ringnér M. What is principal component analysis? Nature biotechnology, 2008, 26 (3): 303-304

[70] Woodward M. Epidemiology Study Design and Data Analysis. Boca Raton: Chapman & Hall/ CRC, 1999

[71] Bilodeau M, Brenner D. Theory of Multivariate Statistics. New York: Springer, 1999

[72] Hubert M, Rousseeuw P J. ROBPCA: a new approach to robust principal component analysis. TECHNOMETRICS, 2005, 47 (1): 64-79

[73] Campbell M J. Medical Statistics. 5th ed. Hoboken: John Wiley & Sons Inc, 2007

[74] Milligan G W. An examination of the effect of six types of error perturbation on fifteen clustering algorithms. Psychometrika, 1980, 45 (3): 325-342

[75] Lawrence N. Probabilistic non-linear principal component analysis with gaussian process Latent variable models. Journal of Machine Learning Research, 2005, 6: 1783-1816

[76] Francxois O, Currat M, Ray N. Principal component analysis under population genetic models of range expansion and admixture. Molecular Biology and Evolution, 2010, 27 (6): 1257-1268

[77] Paul D A. Survival Analysis Using SAS: A Practical Guide. 2nd ed. Cary SAS Institute Inc, 2010

[78] de Jong P, Heller G Z. Generalized Linear Models for Insurance Data. Cambridge: Cambridge University Press, 2008

[79] Ralph B D' Agostino, Sr, Sullivan L M. Introductory Applied Biostatistics. Belmont: Brooks/ Cole, 2006

[80] Rao C R. Cluster Analysis Applied To A Study of Race Mixture in Human Populations. New York: Academic Press, 1977

[81] Johnson R A, Wichern D W. 实用多元统计分析. 4 版. 陆璇译. 北京: 清华大学出版社, 2001

[82] Johnson R A, Wichern D W. 实用多元统计分析. 6 版. 陆璇译. 北京: 清华大学出版社, 2008

[83] Johnson R A, Wichern D W. Applied Multivariate Statistical Analysis. 6th ed. USA: Pearson Prentice Hall, 2007

[84] SAS/STST 9.2 user's Guide Introduction to Clustering Procedures (Book Excerpt). Cary: SAS Institute Inc, 2008

[85] Sneath P H A, Sokal R R. Numerical taxonomy. The principles and practice of numerical classification. San Francisco: W. F. Freeman, 1973

[86] Spearman C. "General intelligence," objectively determined and measured. American Journal of Psychology 1904; 15: 201-293

[87] Brown T A. Confirmatory Factor Analysis for Applied Research. New York: The Guilford Press, 2006

[88] Tucker L R, MacCallum R C. Exploratory factor analysis. Internet publication, 1997

[89] Hardle W K, Simar L. Applied Multivariate Statistical Analysis. New York: Springer, 2012

[90] Zhu M, DiStefano C, Mindrila D. Understanding and using factor scores: considerations for the applied researcher. Practical Assessment, Research & Evaluation, 2009, 14 (20): 1-11

[91] Terry M. Themeau, Patricia M. Grambsch. Modeling survival data: extending the Cox model. New York: Spring, 2000

附　录

附录1　矩阵代数

矩阵代数是进行多元统计分析的重要工具，矩阵表示的各种关系很容易在计算机上编程，从而使一些重要统计量的计算可由程序来完成．针对本书的需要，这里将有关的矩阵代数知识进行回顾和介绍，熟悉以下内容将对学习本书有所帮助．

1. 向量与长度

1) 向量的定义及几何意义

由 n 个实数 $x_1, x_2, \cdots, x_n$ 组成一个数组 X，排列成一列称为 n 维向量．记为

$$X = \begin{bmatrix} x_1 \\ x_2 \\ \vdots \\ x_n \end{bmatrix} \text{ 或 } X = (x_1, x_2, \cdots, x_n)^{\mathrm{T}},$$

其中，括号右上角的 T 表示转置.

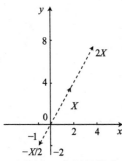

图 F.1　向量的数乘

n 维向量 $X = (x_1, x_2, \cdots, x_n)^{\mathrm{T}}$ 在几何上表示一个有方向的线段．它沿第一个轴的分量为 x_1，沿第二个轴的分量为 x_2，依次类推，沿第 n 个轴的分量为 x_n．相应的 n 维向量 $X = (x_1, x_2, \cdots, x_n)^{\mathrm{T}}$ 也对应 n 维空间中的一点．例如，对于 $n = 3$ 的情形，向量 $X = (1,2,3)^{\mathrm{T}}$ 对应于三维坐标空间的点 $(1,2,3)$.

向量可以进行数乘和加法运算．向量通过乘一个常数 c 来实现伸长或缩短，得到伸长或缩短后的向量为 $Y = cX = (cx_1, \cdots, cx_n)^{\mathrm{T}}$，见图 F.1；当 $c > 1$ 时，向量 Y 是 X 由沿正方向伸长为原来的 c 倍得到的；当 $0 < c < 1$ 时，向量 Y 是由 X 沿正方向缩短为原来的 c 倍得到的；当 $c < 0$ 时，向量 Y 是由 X 沿反方向伸长或缩短原来的 $|c|$ 倍得到的．

两个 n 维向量 $X = (x_1, x_2, \cdots, x_n)^{\mathrm{T}}$ 和 $Y = (y_1, y_2, \cdots, y_n)^{\mathrm{T}}$ 的和为 n 维向量 $X + Y$，即

$$X + Y = \begin{bmatrix} x_1 \\ \vdots \\ x_n \end{bmatrix} + \begin{bmatrix} y_1 \\ \vdots \\ y_n \end{bmatrix} = \begin{bmatrix} x_1 + y_1 \\ \vdots \\ x_n + y_n \end{bmatrix},$$

其对应的 i 第个元素为 $x_i + y_i$.

在几何上，两个从坐标原点出发的向量和，等于以这两个向量为邻边所构成的平行四边形的对角线，见图 F.2.

由 n 个 0 组成的一个数组称为零向量，记为

$$0 = (0,0,\cdots,0)^{\mathrm{T}}.$$

$-X$ 对应的数组是 $(-x_1,-x_2,\cdots,-x_n)^{\mathrm{T}}$.

2）向量的长度

向量既有方向又有长度. 将向量 $X = (x_1,x_2,\cdots,x_n)^{\mathrm{T}}$ 的长度记为 L_X，它的定义为：$L_X = \sqrt{x_1^2+x_2^2+\cdots+x_n^2}$.

对任意常数 c，令 $Y = cX$，则 $L_Y = L_{cX} = \sqrt{c^2x_1^2+c^2x_2^2+\cdots+c^2x_n^2} = |c|L_X$. 当取 $c = L_X^{-1}$ 且 $c \neq 0$ 时，得到长度为 1 且与 X 同方向的单位向量 $Y = L_X^{-1}X$.

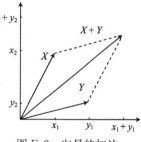

图 F.2　向量的加法

3）两向量间的夹角

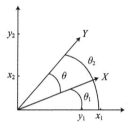

图 F.3　两向量之间的夹角

下面讨论两个向量 X 和 Y 之间的夹角 θ.

当 $n = 2$ 时，若记向量 $X = (x_1,x_2)^{\mathrm{T}}$ 和 $Y = (y_1,y_2)^{\mathrm{T}}$ 与横坐标的夹角分别为 θ_1 和 θ_2，见图 F.3，根据定义

$$\cos(\theta_1) = \frac{x_1}{L_X}, \quad \cos(\theta_2) = \frac{y_1}{L_Y},$$

$$\sin(\theta_1) = \frac{x_2}{L_X}, \quad \sin(\theta_2) = \frac{y_2}{L_Y},$$

则两向量之间的夹角 $\theta = \theta_1 - \theta_2$，得到

$$\begin{aligned}\cos\theta &= \cos(\theta_1 - \theta_2)\\ &= \cos(\theta_1)\cos(\theta_2) + \sin(\theta_1)\sin(\theta_2)\\ &= \frac{y_1}{L_Y}\frac{x_1}{L_X} + \frac{y_2}{L_Y}\frac{x_2}{L_X} = \frac{x_1y_1 + x_2y_2}{L_YL_X}.\end{aligned}$$

推广到任意正整数 n，对两个 n 维向量之间的夹角也有类似的定义.

两 n 个维向量 X 和 Y 间的内积的定义为两个向量分量乘积之和，即

$$\langle X,Y \rangle = x_1y_1 + x_2y_2 + \cdots + x_ny_n.$$

用符号 $X^{\mathrm{T}}Y$ 或 $Y^{\mathrm{T}}X$ 表示，即 $\langle X,Y \rangle = X^{\mathrm{T}}Y = Y^{\mathrm{T}}X$，内积也称为点积.

利用内积定义，能将两个非零 n 维向量的长度和夹角自然地推广为

向量 X 的长度：$L_X = \sqrt{X^{\mathrm{T}}X}$；

两个向量 X 和 Y 的夹角：$\cos\theta = \dfrac{x_1y_1 + \cdots + x_ny_n}{L_XL_Y} = \dfrac{X^{\mathrm{T}}Y}{\sqrt{X^{\mathrm{T}}X}\,\sqrt{Y^{\mathrm{T}}Y}}$. 当且仅当 $X^{\mathrm{T}}Y = 0$ 时，$\cos\theta = 0$，所以在 $X^{\mathrm{T}}Y = 0$ 时向量 X 和 Y 相互垂直.

例 1　计算向量的长度及它们之间的夹角.

给定向量 $X = (1,3,2)^{\mathrm{T}}$ 和 $Y = (-2,1,-1)^{\mathrm{T}}$，求 $3X$ 和 $X+Y$，然后确定 X 和 Y 的长度以及它们之间的夹角，并验算 $3X$ 的长度是 X 长度的 3 倍.

首先

$$3X = 3\begin{bmatrix}1\\3\\2\end{bmatrix} = \begin{bmatrix}3\\9\\6\end{bmatrix},$$

$$X+Y = \begin{bmatrix}1\\3\\2\end{bmatrix} + \begin{bmatrix}-2\\1\\-1\end{bmatrix} = \begin{bmatrix}1-2\\3+1\\2-1\end{bmatrix} = \begin{bmatrix}-1\\4\\1\end{bmatrix}.$$

然后

$$L_X = \sqrt{X^\mathrm{T} X} = \sqrt{1^2 + 3^2 + 2^2} = \sqrt{14} = 3.472,$$

$$L_Y = \sqrt{Y^\mathrm{T} Y} = \sqrt{(-2)^2 + 1^2 + (-1)^2} = \sqrt{6} = 2.449,$$

$$\cos(\theta) = \frac{X^\mathrm{T} Y}{L_X L_Y} = \frac{1 \times (-2) + 3 \times 1 + 2 \times (-1)}{3.472 \times 2.449} = \frac{-1}{3.472 \times 2.449} = -0.109.$$

最后

$$L_{3X} = \sqrt{3^2 + 9^2 + 6^2} = \sqrt{126},$$

$$3L_X = 3\sqrt{14} = \sqrt{126},$$

所以 $L_{3X} = 3L_X$.

4）向量的线性相关和线性无关

一组同维向量 $X_1, X_2, \cdots, X_n$，若存在不全为零的常数 $c_1, c_2, \cdots, c_n$，使得

$$c_1 X_1 + c_2 X_2 + \cdots + c_n X_n = 0,$$

则称该组向量线性相关，否则称该组向量线性无关. 若上述线性相关的等式成立，则至少有一个向量 X_i 可以表示成该组其余向量的线性组合，这意味着该组有"多余"的向量，而在线性无关的向量组中没有这样"多余"的向量.

例 2　识别线性无关向量.

如果

$$X_1 = \begin{bmatrix} 1 \\ 2 \\ 1 \end{bmatrix}, \quad X_2 = \begin{bmatrix} 1 \\ 0 \\ -1 \end{bmatrix}, \quad X_3 = \begin{bmatrix} 1 \\ -2 \\ 1 \end{bmatrix}.$$

令

$$c_1 X_1 + c_2 X_2 + c_3 X_3 = 0,$$

代入向量值可以得到方程组

$$c_1 + c_2 + c_3 = 0,$$
$$2c_1 + 0 - 2c_3 = 0,$$
$$c_1 - c_2 + c_3 = 0.$$

此线性方程组对应的唯一解为 $c_1 = c_2 = c_3 = 0$. 所以找不到不全为零的常数 c_1, c_2, c_3 使得 $c_1 X_1 + c_2 X_2 + c_3 X_3 = 0$，因此向量组 X_1, X_2, X_3 线性无关.

又如

$$X_1 = \begin{bmatrix} 1 \\ 1 \\ 1 \end{bmatrix}, \quad X_2 = \begin{bmatrix} 2 \\ 5 \\ -1 \end{bmatrix}, \quad X_3 = \begin{bmatrix} 0 \\ 1 \\ -1 \end{bmatrix}.$$

由于存在不全为零的常数 $c_1 = 2, c_2 = -1, c_3 = 3$，使得

$$2X_1 - X_2 + 3X_3 = 0.$$

所以向量 X_1, X_2, X_3 是一组线性相关的向量，即至少有一个向量可以表示为其他向量的线性组合（如 $X_2 = 2X_1 + 3X_3$）. 本例由于 c_1, c_2, c_3 都不为零，所以每个向量都可以表示为其他向量的线性组合.

任意 n 个线性无关的向量都可作为 n 维向量空间的一组基，即 n 维空间中每一个向

量可以唯一的表示为该组基的一个线性组合.

如 $n = 3$ 时，向量组

$$
e_1 = \begin{bmatrix} 1 \\ 0 \\ 0 \end{bmatrix}, \quad e_2 = \begin{bmatrix} 0 \\ 1 \\ 0 \end{bmatrix}, \quad e_3 = \begin{bmatrix} 0 \\ 0 \\ 1 \end{bmatrix}.
$$

容易证明这三个向量线性无关，且每个均为单位长度，它们之间是相互垂直的. 故 3 维空间中任意一个 3 维向量可以唯一地表示为

$$
X = \begin{bmatrix} x_1 \\ x_2 \\ x_3 \end{bmatrix} = x_1 \begin{bmatrix} 1 \\ 0 \\ 0 \end{bmatrix} + x_2 \begin{bmatrix} 0 \\ 1 \\ 0 \end{bmatrix} + x_3 \begin{bmatrix} 0 \\ 0 \\ 1 \end{bmatrix} = x_1 e_1 + x_2 e_2 + x_3 e_3.
$$

5）向量 X 在向量 Y 上的投影

设 $X = (x_1, x_2, \cdots, x_n)^{\mathrm{T}}$ 和 $Y = (y_1, y_2, \cdots, y_n)^{\mathrm{T}}$，则定义向量 X 在向量 Y 上的投影为

$$
\frac{\langle X, Y \rangle}{\langle Y, Y \rangle} Y = \frac{X^{\mathrm{T}} Y}{L_Y} \frac{1}{L_Y} Y,
$$

其中单位向量 $L_Y^{-1} Y$ 为向量 X 在向量 Y 上的投影单位向量，所以向量 X 在向量 Y 上的投影长度为

$$
\frac{|X^{\mathrm{T}} Y|}{L_Y} = L_X \left| \frac{X^{\mathrm{T}} Y}{L_X L_Y} \right| = L_X |\cos\theta|,
$$

其中 θ 为向量 X 和向量 Y 之间的夹角.

2. 矩阵的定义及基本运算

1）矩阵的定义

将 $n \times p$ 个实数 $a_{11}, a_{12}, \cdots, a_{1p}; a_{21}, a_{22}, \cdots, a_{2p}; a_{n1}, a_{n2}, \cdots, a_{np}$ 排列成如下形式的矩阵数表，记为

$$
A = \begin{bmatrix} a_{11} & a_{12} & \cdots & a_{1p} \\ a_{21} & a_{22} & \cdots & a_{2p} \\ \vdots & \vdots & & \vdots \\ a_{n1} & a_{n2} & \cdots & a_{np} \end{bmatrix},
$$

则称 A 为 $n \times p$ 阶矩阵，一般记为 $A = (a_{ij})_{n \times p}$，其中 a_{ij} 是 A 中第 i 行第 j 列的元素，a_{ij} 一般为实数，也可以为复数. 若 $p = n$，则 $A = (a_{ij})_{n \times n}$ 也称为 n 阶方阵.

向量的概念很多可以直接推广到矩阵.

如果矩阵 A 中所有元素都为 0，则称 A 为 $n \times p$ 阶零矩阵，记为 $A = 0_{n \times p}$ 或 $A = 0$.

当 $p = 1$ 时，A 只有一列，称 A 为列向量，记为

$$
a = \begin{bmatrix} a_{11} \\ a_{21} \\ \vdots \\ a_{n1} \end{bmatrix} = (a_{11}, a_{21}, \cdots, a_{n1})^{\mathrm{T}}.
$$

当 $n = 1$ 时，A 只有一行，称 A 为行向量，记为

$$a = (a_{11}, a_{12}, \cdots, a_{1p}).$$

当 $n = p$ 时，A 为 n 阶方阵，此时称 $a_{11}, a_{22}, \cdots, a_{nn}$ 为 A 的对角线元素，其他元素称为非对角线元素.

如果矩阵 A 的对角线元素全不为零，非对角线元素全为 0，则称 A 为对角线矩阵，简称对角矩阵，记为

$$A = \begin{bmatrix} a_{11} & 0 & \cdots & 0 \\ 0 & a_{22} & \cdots & 0 \\ \vdots & \vdots & & \vdots \\ 0 & 0 & \cdots & a_{nn} \end{bmatrix} = \mathrm{diag}(a_{11}, a_{22}, \cdots, a_{nn}).$$

如果矩阵 A 为 n 阶对角矩阵，且对角线元素均为 1，即

$$A = \begin{bmatrix} 1 & 0 & \cdots & 0 \\ 0 & 1 & \cdots & 0 \\ \vdots & \vdots & & \vdots \\ 0 & 0 & \cdots & 1 \end{bmatrix},$$

此时称矩阵 A 为 n 阶单位矩阵，记为 $A = I_n$ 或 $A = I$.

在一个 n 阶方阵 A 中，若满足脚标 $i > j$ 的所有元素 a_{ij} 均为零，即

$$A = \begin{bmatrix} a_{11} & a_{12} & \cdots & a_{1p} \\ 0 & a_{22} & \cdots & a_{2p} \\ \vdots & \vdots & & \vdots \\ 0 & 0 & \cdots & a_{nn} \end{bmatrix},$$

此时称矩阵 A 为上三角矩阵；同理，当满足脚标 $i < j$ 的所有元素 a_{ij} 均为零时，则称 A 为下三角矩阵.

如果将 $n \times p$ 阶矩阵 A 的行与列互换，称其所形成的矩阵为 A 的转置矩阵，记为 A^{T}，即

$$A^{\mathrm{T}} = \begin{bmatrix} a_{11} & a_{21} & \cdots & a_{n1} \\ a_{12} & a_{22} & \cdots & a_{n2} \\ \vdots & \vdots & & \vdots \\ a_{1p} & a_{2p} & \cdots & a_{np} \end{bmatrix}.$$

若 A 是方阵，且 $A = A^{\mathrm{T}}$，则称 A 为对称阵. 若 A^{T} 为下三角矩阵，则 A 为上三角矩阵.

例 3 矩阵的转置.

如果

$$A_{2\times 3} = \begin{bmatrix} 2 & 5 & 4 \\ 4 & -2 & 8 \end{bmatrix},$$

则其对应的转置矩阵为

$$A_{3\times 2}^{\mathrm{T}} = \begin{bmatrix} 2 & 4 \\ 5 & -2 \\ 4 & 8 \end{bmatrix}.$$

2) 矩阵的基本运算

若 $A = (a_{ij})_{n \times p}$，而 $B = (b_{ij})_{n \times p}$，则 A 与 B 的和定义为

$$A + B = (a_{ij} + b_{ij})_{n \times p}.$$

若 c 为一常数，则它与 $A = (a_{ij})_{n \times p}$ 的乘积定义为

$$cA = (ca_{ij})_{n \times p}.$$

若 $A = (a_{ik})_{n \times p}$，而 $B = (b_{kj})_{p \times r}$，则 A 与 B 的积定义为

$$AB = \Big(\sum_{k=1}^{p} a_{ik} b_{kj}\Big)_{n \times r}.$$

两个矩阵 A 与 B 相乘，必须满足矩阵 A 的列数等于矩阵 B 的行数. 一般情况下 $AB \neq BA$.

根据上述定义可以得出如下的运算规律：

(1) $A + (-1)A = 0$；

(2) $(AB)^{\mathrm{T}} = B^{\mathrm{T}} A^{\mathrm{T}}$；

(3) $(A^{\mathrm{T}})^{\mathrm{T}} = A$；

(4) $(A + B)^{\mathrm{T}} = A^{\mathrm{T}} + B^{\mathrm{T}}$；

(5) $A(BC) = (AB)C$；

(6) $A(B + C) = AB + AC$；

(7) $(A + B)C = AC + BC$；

(8) $AI = IA = A$；

(9) 任意常数 c，恒有 $c(A + B) = cA + cB$；

(10) 对任意常数 c，恒有 $c(AB) = (cA)B = A(cB)$.

其中，A，B，C 是适合以上运算的矩阵.

例 4　矩阵之和及矩阵与常数之积.

如果

$$A_{2 \times 3} = \begin{bmatrix} 2 & -4 & 9 \\ 6 & 1 & 7 \end{bmatrix}, \quad B_{2 \times 3} = \begin{bmatrix} -3 & -4 & 8 \\ 2 & 5 & 1 \end{bmatrix},$$

则

$$4A_{2 \times 3} = \begin{bmatrix} 8 & -16 & 36 \\ 24 & 4 & 28 \end{bmatrix},$$

$$A_{2 \times 3} + B_{2 \times 3} = \begin{bmatrix} 2-3 & -4-4 & 9+8 \\ 6+2 & 1+5 & 7+1 \end{bmatrix} = \begin{bmatrix} -1 & -8 & 17 \\ 8 & 6 & 8 \end{bmatrix}.$$

例 5　矩阵乘法.

如

$$A_{2 \times 3} = \begin{bmatrix} 3 & -1 & 2 \\ 1 & 5 & 4 \end{bmatrix}, \quad B_{3 \times 1} = \begin{bmatrix} -2 \\ 7 \\ 9 \end{bmatrix}, \quad C_{2 \times 2} = \begin{bmatrix} 2 & 0 \\ 1 & -1 \end{bmatrix},$$

则

$$A_{2 \times 3} B_{3 \times 1} = \begin{bmatrix} 3 & -1 & 2 \\ 1 & 5 & 4 \end{bmatrix} \begin{bmatrix} -2 \\ 7 \\ 9 \end{bmatrix} = \begin{bmatrix} 3 \times (-2) + (-1) \times 7 + 2 \times 9 \\ 1 \times (-2) + 5 \times 7 + 4 \times 9 \end{bmatrix} = \begin{bmatrix} 5 \\ 69 \end{bmatrix}_{2 \times 1},$$

$$C_{2\times2}A_{2\times3} = \begin{bmatrix} 2 & 0 \\ 1 & -1 \end{bmatrix}\begin{bmatrix} 3 & -1 & 2 \\ 1 & 5 & 4 \end{bmatrix}$$

$$= \begin{bmatrix} 2\times3+0\times(-1) & 2\times(-1)+0\times5 & 2\times2+0\times4 \\ 1\times3+(-1)\times1 & 1\times(-1)+(-1)\times5 & 1\times2+(-1)\times4 \end{bmatrix}$$

$$= \begin{bmatrix} 6 & -2 & 4 \\ 2 & -6 & -2 \end{bmatrix}_{2\times3},$$

而矩阵乘积

$$A_{2\times3}C_{2\times2} = \begin{bmatrix} 3 & -1 & 2 \\ 1 & 5 & 4 \end{bmatrix}\begin{bmatrix} 2 & 0 \\ 1 & -1 \end{bmatrix}$$

不能计算, 这是由于矩阵 A 的列数为 3, 矩阵 B 的行数为 2, 不满足两个矩阵相乘的条件.

例 6 非零矩阵的乘积可以为零矩阵.

在实代数中, 若两个数的乘积为零, 则其中至少有一个数为零, 即 $ab=0$ 则 $a=0$ 或 $b=0$. 然而在矩阵代数中, 两个非零矩阵的乘积可以为零矩阵, 如

$$A_{2\times3} = \begin{bmatrix} 3 & 1 & 3 \\ 1 & 2 & 2 \end{bmatrix}, \quad B_{3\times1} = \begin{bmatrix} 4 \\ 3 \\ -5 \end{bmatrix},$$

此时 $A\neq0, B\neq0$, 然而

$$A_{2\times3}B_{3\times1} = \begin{bmatrix} 3 & 1 & 3 \\ 1 & 2 & 2 \end{bmatrix}\begin{bmatrix} 4 \\ 3 \\ -5 \end{bmatrix} = \begin{bmatrix} 0 \\ 0 \end{bmatrix} = 0.$$

同时, 当 $A_{p\times q} = 0_{p\times q}$ 或 $B_{q\times p} = 0_{q\times p}$ 时, 则 $A_{p\times q}B_{q\times p} = 0_{p\times p}$ 和 $B_{q\times p}A_{p\times q} = 0_{q\times q}$ 也是成立的.

3) 正交矩阵

若 A 是方阵, 且满足 $AA^{\mathrm{T}} = A^{\mathrm{T}}A = I$, 则称 A 为正交矩阵, 如

$$\begin{bmatrix} \cos\theta & -\sin\theta \\ \sin\theta & \cos\theta \end{bmatrix}\begin{bmatrix} \cos\theta & \sin\theta \\ -\sin\theta & \cos\theta \end{bmatrix} = \begin{bmatrix} \cos\theta\cos\theta+\sin\theta\sin\theta & \cos\theta\sin\theta-\sin\theta\cos\theta \\ \sin\theta\cos\theta-\cos\theta\sin\theta & \sin\theta\sin\theta+\cos\theta\cos\theta \end{bmatrix}$$

$$= \begin{bmatrix} 1 & 0 \\ 0 & 1 \end{bmatrix} = I_2,$$

$$\begin{bmatrix} \cos\theta & \sin\theta \\ -\sin\theta & \cos\theta \end{bmatrix}\begin{bmatrix} \cos\theta & -\sin\theta \\ \sin\theta & \cos\theta \end{bmatrix} = \begin{bmatrix} \cos\theta\cos\theta+\sin\theta\sin\theta & -\cos\theta\sin\theta+\sin\theta\cos\theta \\ -\sin\theta\cos\theta+\cos\theta\sin\theta & \sin\theta\sin\theta+\cos\theta\cos\theta \end{bmatrix}$$

$$= \begin{bmatrix} 1 & 0 \\ 0 & 1 \end{bmatrix} = I_2,$$

若 T 为正交矩阵, 则称 $T^{\mathrm{T}}AT$ 为对矩阵 A 的正交变换, 对称矩阵经过正交变换后仍然为对称矩阵.

4) 投影矩阵

若 A 是方阵, 且满足 $A^2 = A$, 则称 A 为幂等矩阵, 如

$$\begin{bmatrix} 1 & 1 \\ 0 & 0 \end{bmatrix}\begin{bmatrix} 1 & 1 \\ 0 & 0 \end{bmatrix} = \begin{bmatrix} 1+0 & 1+0 \\ 0+0 & 0+0 \end{bmatrix} = \begin{bmatrix} 1 & 1 \\ 0 & 0 \end{bmatrix}.$$

对称的幂等矩阵称为投影矩阵，如

$$\begin{bmatrix} \frac{1}{2} & \frac{1}{2} \\ \frac{1}{2} & \frac{1}{2} \end{bmatrix} \begin{bmatrix} \frac{1}{2} & \frac{1}{2} \\ \frac{1}{2} & \frac{1}{2} \end{bmatrix} = \begin{bmatrix} \left(\frac{1}{2}\right)^2 + \left(\frac{1}{2}\right)^2 & \left(\frac{1}{2}\right)^2 + \left(\frac{1}{2}\right)^2 \\ \left(\frac{1}{2}\right)^2 + \left(\frac{1}{2}\right)^2 & \left(\frac{1}{2}\right)^2 + \left(\frac{1}{2}\right)^2 \end{bmatrix} = \begin{bmatrix} \frac{1}{2} & \frac{1}{2} \\ \frac{1}{2} & \frac{1}{2} \end{bmatrix}$$

为投影矩阵.

5）矩阵的分块

对于任意一个 $n \times p$ 阶矩阵 A，可以用纵线和横线按某种需要将它们划分为若干块低阶矩阵，也可以看作是以所分成的子块为元素的矩阵，称为分块矩阵，如 $A = (a_{ij})_{n \times p}$，可以将它分成四块，即

$$A = \begin{bmatrix} A_{11} & A_{12} \\ \hline A_{21} & A_{22} \end{bmatrix},$$

其中 $A_{11} = (a_{ij})_{k \times l}$，$A_{12} = (a_{ij})_{k \times (p-l)}$，$A_{21} = (a_{ij})_{(n-k) \times l}$，$A_{22} = (a_{ij})_{(n-k) \times (p-l)}$.

矩阵的分块是任意的，同一个矩阵可以根据不同的需要划分为不同的子块，构成不同的分块矩阵. 矩阵的分块是在处理阶数较高的矩阵时常用的方法.

分块矩阵中满足如下的各种运算规律.

（1）若 A 和 B 有相同的分块，且各对应子块中的行数和列数相等，则

$$A + B = \begin{bmatrix} A_{11} + B_{11} & A_{12} + B_{12} \\ \hline A_{21} + B_{21} & A_{22} + B_{22} \end{bmatrix}.$$

（2）若 $A = \begin{bmatrix} A_{11} & A_{12} \\ \hline A_{21} & A_{22} \end{bmatrix}$，则 $A^{\mathrm{T}} = \begin{bmatrix} A_{11}^{\mathrm{T}} & A_{21}^{\mathrm{T}} \\ \hline A_{12}^{\mathrm{T}} & A_{22}^{\mathrm{T}} \end{bmatrix}.$

（3）若 $C = (c_{kj})_{p \times r}$ 矩阵分成

$$C = \begin{bmatrix} C_{11} & C_{12} \\ \hline C_{21} & C_{22} \end{bmatrix},$$

其中 $C_{11} = (c_{ij})_{l \times m}$，$C_{12} = (c_{ij})_{l \times (r-m)}$，$C_{21} = (c_{ij})_{(p-l) \times m}$，$C_{22} = (c_{ij})_{(p-l) \times (r-m)}$，则

$$AC = \begin{bmatrix} A_{11} & A_{12} \\ \hline A_{21} & A_{22} \end{bmatrix} \begin{bmatrix} C_{11} & C_{12} \\ \hline C_{21} & C_{22} \end{bmatrix}$$

$$= \begin{bmatrix} A_{11}C_{11} + A_{12}C_{21} & A_{11}C_{12} + A_{12}C_{22} \\ \hline A_{21}C_{11} + A_{22}C_{21} & A_{21}C_{12} + A_{22}C_{22} \end{bmatrix},$$

也就是说，可以把每个矩阵块看成一个"元素"，A 和 C 看成是"2×2 矩阵"，然后按照通常的矩阵乘法进行相乘，就得到上式右端.

3. 矩阵的行列式、逆和秩

1）行列式

一个 p 阶方阵 $A = (a_{ij})_{p \times p}$ 的行列式对应一个数，记为 $|A|$，定义为

$$|A| = \begin{vmatrix} a_{11} & a_{12} & \cdots & a_{1p} \\ a_{21} & a_{22} & \cdots & a_{2p} \\ \vdots & \vdots & & \vdots \\ a_{p1} & a_{p2} & \cdots & a_{pp} \end{vmatrix}$$

$$= \sum_{j_1 j_2 \cdots j_p} (-1)^{\tau(j_1 j_2 \cdots j_p)} a_{1j_1} a_{2j_2} \cdots a_{pj_p},$$

称 $|A|$ 为 A 的行列式，也可以记为 $\det A$. 这里的 $\sum\limits_{j_1 j_2 \cdots j_p}$ 表示对所有 p 元的排列求和，$\tau(j_1 j_2 \cdots j_p)$ 表示排列 $j_1, j_2, \cdots, j_p$ 的逆序数. 在一个排列 $j_1, j_2, \cdots, j_t, \cdots, j_s, \cdots, j_p$ 中，若 $j_t > j_s$，则称这两个数组成一个逆序. 一个排列中逆序的总数称为此排列的逆序数.

由以上定义式得出

$$|A| = \sum_{j=1}^p (-1)^{i+j} a_{ij} |M_{ij}| \quad (i = 1, 2, \cdots, p),$$

其中 M_{ij} 是在 A 中去掉第 i 行和第 j 列形成的 $p-1$ 阶方阵. 称 $(-1)^{i+j} |M_{ij}|$ 为 a_{ij} 的代数余子式，通常记为 A_{ij}. 则有以下公式成立：

$$|A| = \sum_{j=1}^p a_{ij} (-1)^{i+j} |M_{ij}| = \sum_{i=1}^p a_{ij} A_{ij} \quad (i, j = 1, 2, \cdots, p),$$

$$\sum_{j=1}^p a_{kj} A_{ij} = 0, \quad (k \neq i),$$

$$\sum_{i=1}^p a_{ik} A_{ij} = 0, \quad (k \neq j).$$

以上式子说明 p 阶行列式等于该方阵任意一行或一列的所有元素与它们的对应代数余子式的乘积之和.

当 $p = 2$ 时，任意一个 2×2 矩阵的行列式有

$$\begin{vmatrix} a_{11} & a_{12} \\ a_{21} & a_{22} \end{vmatrix} = a_{11} (-1)^{1+1} |a_{22}| + a_{12} (-1)^{1+2} |a_{21}| = a_{11} a_{22} - a_{12} a_{21}.$$

当 $p = 3$ 时，任意一个 3×3 矩阵的行列式有

$$\begin{vmatrix} a_{11} & a_{12} & a_{13} \\ a_{21} & a_{22} & a_{23} \\ a_{31} & a_{32} & a_{33} \end{vmatrix} = a_{11} \begin{vmatrix} a_{22} & a_{23} \\ a_{32} & a_{33} \end{vmatrix} (-1)^2 + a_{12} \begin{vmatrix} a_{21} & a_{23} \\ a_{31} & a_{33} \end{vmatrix} (-1)^3 + a_{13} \begin{vmatrix} a_{21} & a_{22} \\ a_{31} & a_{32} \end{vmatrix} (-1)^4$$

$$= a_{11} a_{22} a_{33} + a_{12} a_{23} a_{31} + a_{21} a_{32} a_{13} - a_{31} a_{22} a_{13} - a_{21} a_{12} a_{33} - a_{11} a_{23} a_{32}.$$

由行列式的定义可以得到如下的基本性质：

(1) 若 A 的某行（或某列）为零，则 $|A| = 0$；

(2) $|A| = |A^{\mathrm{T}}|$；

(3) 若将 A 的某一行（或某一列）乘以常数 c，则所得矩阵的行列式为 $c|A|$；

(4) 若 A 是一个 p 阶方阵，c 为一常数，则 $|cA| = c^p |A|$；

(5) 若互换 A 的任意两行（或列），所得矩阵的行列式等于 $-|A|$；

(6) 若 A 的某两行（或某两列）相同，则其行列式为零；

(7) 若将 A 的某一行（或某一列）的倍数加到另一行（或列），则所得矩阵的行列式不变，仍然等于 $|A|$；

(8) 若 A 的某一行（或某一列）是其他一些行（或列）的线性组合，则该矩阵的行列式为零；

(9) 若 A 和 B 均为 p 阶方阵，则有 $|AB| = |A||B|$；

（10）若 $A = \begin{bmatrix} A_{11} & \vdots & A_{12} \\ \cdots & \vdots & \cdots \\ A_{21} & \vdots & A_{22} \end{bmatrix}$，若 A_{11} 和 A_{22} 是方阵且是非退化阵，则

$$|A| = |A_{11}| \, |A_{22} - A_{21} A_{11}^{-1} A_{12}| = |A_{22}| \, |A_{11} - A_{12} A_{22}^{-1} A_{21}| \, .$$

例 7　求解方阵的行列式.

如果

$$A = \begin{bmatrix} 1 & 3 \\ 6 & 4 \end{bmatrix}, \quad B = \begin{bmatrix} 3 & 1 & 6 \\ 7 & 4 & 5 \\ 2 & -7 & 1 \end{bmatrix}, \quad C = \begin{bmatrix} 1 & 0 & 0 \\ 0 & 1 & 0 \\ 0 & 0 & 1 \end{bmatrix},$$

则

$$|A| = \begin{vmatrix} 1 & 3 \\ 6 & 4 \end{vmatrix} = 1 \times |4| \times (-1)^2 + 3 \times |6| \times (-1)^3$$

$$= 1 \times 4 + 3 \times 6 \times (-1) = -14,$$

$$|B| = \begin{vmatrix} 3 & 1 & 6 \\ 7 & 4 & 5 \\ 2 & -7 & 1 \end{vmatrix} = 3 \begin{vmatrix} 4 & 5 \\ -7 & 1 \end{vmatrix} (-1)^2 + 1 \begin{vmatrix} 7 & 5 \\ 2 & 1 \end{vmatrix} (-1)^3 + 6 \begin{vmatrix} 7 & 4 \\ 2 & -7 \end{vmatrix} (-1)^4$$

$$= 3 \times 39 - 1 \times (-3) + 6 \times (-57) = -222,$$

$$|C| = \begin{vmatrix} 1 & 0 & 0 \\ 0 & 1 & 0 \\ 0 & 0 & 1 \end{vmatrix} = 1 \begin{vmatrix} 1 & 0 \\ 0 & 1 \end{vmatrix} (-1)^2 + 0 \begin{vmatrix} 0 & 0 \\ 0 & 1 \end{vmatrix} (-1)^3 + 0 \begin{vmatrix} 0 & 1 \\ 0 & 0 \end{vmatrix} (-1)^4$$

$$= 1 \times 1 = 1.$$

如果 I 是 $p \times p$ 阶单位矩阵，则 $|I| = 1$.

2）逆矩阵

若 A 为 p 阶方阵，$|A| \neq 0$，则称 A 是非退化阵或非奇异阵；若 $|A| = 0$，则称 A 是退化阵或奇异阵.

设 $A = (a_{ij})$ 是一个 p 阶非退化阵，若方阵 C 满足 $AC = I$，则称 C 为 A 的逆矩阵，记为 $C = A^{-1}$，A^{-1} 仍是一个非退化方阵. 若令

$$B = \begin{bmatrix} \dfrac{A_{11}}{|A|} & \dfrac{A_{21}}{|A|} & \cdots & \dfrac{A_{p1}}{|A|} \\[2mm] \dfrac{A_{12}}{|A|} & \dfrac{A_{22}}{|A|} & \cdots & \dfrac{A_{p2}}{|A|} \\[1mm] \vdots & \vdots & & \vdots \\[1mm] \dfrac{A_{1p}}{|A|} & \dfrac{A_{2p}}{|A|} & \cdots & \dfrac{A_{pp}}{|A|} \end{bmatrix},$$

其中 A_{ij} 是 a_{ij} 的代数余子式，则容易验证 $AB = BA = I$. 由于 $C = BAC = B$，因此 A^{-1} 是唯一的，且 $(A^{-1})^{-1} = A$.

一般情况下，以上的求逆公式具有理论价值但不常用，在实际多元分析中采用消去变换来实现矩阵的求逆，并且同时能求得该矩阵的行列式. 消去变换将在第 6 节介绍.

逆矩阵具有如下的基本性质：

（1）$AA^{-1} = A^{-1}A = I$；

(2) $(A^T)^{-1} = (A^{-1})^T$ ；

(3) 若 A 和 C 均为同阶非退化方阵，则 $(AC)^{-1} = C^{-1}A^{-1}$ ；

(4) $|A^{-1}| = |A|^{-1}$ ；

(5) 若 A 是正交矩阵，由于 $AA^T = I$，则 $A^{-1} = A^T$ ；

(6) 若 $A = \mathrm{diag}(a_{11}, a_{22}, \cdots, a_{pp})$ 且非退化（ $a_{ii} \neq 0, i = 1, 2, \cdots, p$ ），则 $A^{-1} = \mathrm{diag}(a_{11}^{-1}, a_{22}^{-1}, \cdots, a_{pp}^{-1})$ ；

(7) 若 A 和 B 均为同阶非退化方阵，则 $\begin{bmatrix} A & 0 \\ 0 & B \end{bmatrix}^{-1} = \begin{bmatrix} A^{-1} & 0 \\ 0 & B^{-1} \end{bmatrix}$ ；

(8) 设 A 为 p 阶非退化方阵，b 和 a 为 p 维列向量，则方程 $Ab = a$ 的解为 $b = A^{-1}a$.

例 8 逆矩阵的存在

如果

$$A = \begin{bmatrix} 3 & 2 \\ 4 & 1 \end{bmatrix},$$

可以验证

$$\begin{bmatrix} -\dfrac{2}{5} & \dfrac{2}{5} \\ \dfrac{4}{5} & -\dfrac{3}{5} \end{bmatrix} \begin{bmatrix} 3 & 2 \\ 4 & 1 \end{bmatrix} = \begin{bmatrix} 1 & 0 \\ 0 & 1 \end{bmatrix}.$$

所以 A^{-1} 为

$$\begin{bmatrix} -\dfrac{2}{5} & \dfrac{2}{5} \\ \dfrac{4}{5} & -\dfrac{3}{5} \end{bmatrix},$$

并且

$$c_1 \begin{bmatrix} 3 \\ 4 \end{bmatrix} + c_2 \begin{bmatrix} 2 \\ 1 \end{bmatrix} = \begin{bmatrix} 0 \\ 0 \end{bmatrix}$$

唯一的解为 $c_1 = c_2 = 0$，满足 A 是非退化阵的条件.

3）矩阵的秩

矩阵 A 的线性无关行向量的最大数目称为该矩阵的行秩，其线性无关列向量的最大数目称为该矩阵的列秩. 矩阵的行秩和列秩必然相等，故统一将其称为 A 的秩，记作 $\mathrm{rank}(A)$. 也就是说，若矩阵 A 存在一个 r 阶子方阵的行列式不为零，而 A 的一切 $(r+1)$ 阶子方阵的行列式均为零，则矩阵 A 的秩为 r，或记作 $\mathrm{rank}(A) = \mathrm{rk}(A) = r$.

矩阵的秩具有如下的基本性质：

(1) $\mathrm{rk}(A) = 0$ 当且仅当 $A = 0$ ；

(2) 若 A 为 $p \times q$ 矩阵，且 $A \neq 0$，则 $1 \leqslant \mathrm{rk}(A) \leqslant \min(p, q)$（若 $\mathrm{rk}(A) = p$，则称 A 为行满秩的；若 $\mathrm{rk}(A) = q$，则称 A 为列满秩的）；

(3) $\mathrm{rk}(A) = \mathrm{rk}(A^T)$ ；

(4) $\mathrm{rk}\begin{bmatrix} A & 0 \\ 0 & B \end{bmatrix} = \mathrm{rk}\begin{bmatrix} 0 & A \\ B & 0 \end{bmatrix} = \mathrm{rk}(A) + \mathrm{rk}(B)$ ；

(5) $\mathrm{rk}(AB) \leqslant \min\{\mathrm{rk}(A), \mathrm{rk}(B)\}$；

(6) 若 A 和 C 均为非退化方阵，则 $\mathrm{rk}(ABC) = \mathrm{rk}(B)$；

(7) p 阶方阵 A 是非退化的，当且仅当 $\mathrm{rk}(A) = p$（此时称 A 是满秩的）；

(8) $\mathrm{rk}(AA^{\mathrm{T}}) = \mathrm{rk}(A^{\mathrm{T}}A) = \mathrm{rk}(A)$.

例 9　求矩阵的秩.

如果

$$A = \begin{bmatrix} 1 & 1 & 1 \\ 2 & 5 & -1 \\ 0 & 1 & -1 \end{bmatrix}.$$

把它的行写成向量形式，即

$$x_1 = (1,1,1), \quad x_2 = (2,5,-1), \quad x_3 = (0,1,-1),$$

则满足

$$2x_1 - x_2 + 3x_3 = 0,$$

即 A 的行秩为 2；同时 A 的列秩也为 2，因为

$$-2\begin{bmatrix}1\\2\\0\end{bmatrix} + \begin{bmatrix}1\\5\\1\end{bmatrix} + \begin{bmatrix}1\\-1\\-1\end{bmatrix} = \begin{bmatrix}0\\0\\0\end{bmatrix}.$$

所以 A 的秩为 2，即 $\mathrm{rk}(A) = 2$.

4. 特征根、特征向量和矩阵的迹

1）特征根和特征向量

设 A 是 p 阶方阵，若对于一个数 λ，存在一个 p 维非零向量 x，使得 $Ax = \lambda x$，则称 λ 为 A 的一个特征值或特征根，而称 x 为 A 的属于特征值 λ 的一个特征向量. 依据该定义有，$(A - \lambda I)x = 0$，而 $x \neq 0$，故必有

$$|A - \lambda I| = 0,$$

其中 $|A - \lambda I_p|$ 是关于 λ 的 p 次多项式，称其为特征多项式.

方程 $|A - \lambda I| = 0$ 有 p 个根（可能存在重根），记作 $\lambda_1, \lambda_2, \cdots, \lambda_p$，它们可能为实数，也可能为复数（虽然 A 是实数矩阵）. 反之，若 λ_i 是方程的一个根，则 $A - \lambda_i I$ 为退化矩阵，故存在一个 p 维的非零向量 x_i，使得

$$(A - \lambda_i I)x_i = 0,$$

即 λ_i 是 A 的一个特征值，而 x_i 是 λ_i 相应的特征向量. 今后一般取 x_i 为单位向量，即满足 $x_i^{\mathrm{T}} x_i = 1$.

特征值和特征向量具有如下的基本性质.

(1) A 和 A^{T} 有相同的特征值.

(2) 若 A 和 B 分别是 $p \times q$ 和 $q \times p$ 阶矩阵，则 AB 和 BA 有相同的非零特征值.

(3) 若 A 为实对称矩阵，则 A 的特征值为全为实数，p 个特征值按大小次序排列为 $\lambda_1 \geqslant \lambda_2 \geqslant \cdots \geqslant \lambda_p$，若 $\lambda_i \neq \lambda_j$，则相应的特征向量 x_i 和 x_j 必正交，即 $x_i^{\mathrm{T}} x_j = 0$.

(4) 若 A 是三角矩阵（上三角或下三角），则 A 的特征根为其对角线元素；特别地，若 $A = \mathrm{diag}(a_{11}, a_{22}, \cdots, a_{pp})$，则 $a_{11}, a_{22}, \cdots, a_{pp}$ 为 A 的 p 个特征根，相应的特征向

量分别为 $e_1 = (1, 0, \cdots, 0)^{\mathrm{T}}, e_2 = (0, 1, \cdots, 0)^{\mathrm{T}}, \cdots, e_p = (0, 0, \cdots, 1)^{\mathrm{T}}$.

(5) $|A| = \prod\limits_{i=1}^{p} \lambda_i$，即 A 的行列式等于其特征根的乘积. 可见，A 为非退化矩阵，当且仅当 A 的特征根均不为零；若 A 为退化矩阵，当且仅当 A 至少有一个特征根为零.

(6) 若 $\lambda_1, \lambda_2, \cdots, \lambda_p$ 是 A 的特征根，A 可逆，则 A^{-1} 的特征根为 $\lambda_1^{-1}, \lambda_2^{-1}, \cdots, \lambda_p^{-1}$.

(7) 若 A 为 $p \times q$ 实数矩阵，则存在 p 阶正交矩阵 U 和 q 阶正交矩阵 V，使得 $A = U \Lambda V^{\mathrm{T}}$，其中 $p \times q$ 矩阵 Λ 中，坐标为的 (i, i) 元素 $\lambda_i \geqslant 0$（$i = 1, 2, \cdots, \min(p, q)$），其他元素均为零. 正数 λ_i 称为 A 的奇异值，分解式 $A = U \Lambda V^{\mathrm{T}}$ 称为奇异值分解.

例 10　求解方阵的特征根和特征向量.

如果

$$A = \begin{bmatrix} 1 & 0 \\ 1 & 3 \end{bmatrix},$$

则

$$|A - \lambda I| = \left| \begin{bmatrix} 1 & 0 \\ 1 & 3 \end{bmatrix} - \lambda \begin{bmatrix} 1 & 0 \\ 0 & 1 \end{bmatrix} \right|$$

$$= \begin{vmatrix} 1 - \lambda & 0 \\ 1 & 3 - \lambda \end{vmatrix} = (1 - \lambda)(3 - \lambda) = 0.$$

所以方阵的两个特征根为 $\lambda_1 = 1$ 和 $\lambda_2 = 3$；对应这些特征值的特征向量可以通过解下述方程来求解：

$$\begin{bmatrix} 1 & 0 \\ 1 & 3 \end{bmatrix} \begin{bmatrix} x_1 \\ x_2 \end{bmatrix} = 1 \begin{bmatrix} x_1 \\ x_2 \end{bmatrix},$$

$$Ax = \lambda_1 x,$$

$$\begin{bmatrix} 1 & 0 \\ 1 & 3 \end{bmatrix} \begin{bmatrix} x_1 \\ x_2 \end{bmatrix} = 3 \begin{bmatrix} x_1 \\ x_2 \end{bmatrix},$$

$$Ax = \lambda_2 x.$$

第一个等式可以得到

$$x_1 = x_1,$$

$$x_1 + 3x_2 = 3x_2.$$

因此

$$x_1 = -2x_2,$$

可以求出 x_1 和 x_2 的很多解. 令 $x_2 = 1$（任意的），得出 $x_1 = -2$，此时

$$x = \begin{bmatrix} -2 \\ 1 \end{bmatrix}$$

是对应于特征值 1 的一个特征向量；同样的方式可以求得

$$x = \begin{bmatrix} 0 \\ 1 \end{bmatrix}$$

是特征值 3 对应的特征向量，通常习惯确定一个特征向量使它为单位长度，因此，$\lambda_1 = 1$ 时其对应的特征向量为 $(-2/\sqrt{5}, 1/\sqrt{5})^{\mathrm{T}}$，$\lambda_2 = 3$ 时对应的特征向量为 $(0, 1)^{\mathrm{T}}$.

又，如果

$$B = \begin{bmatrix} 13 & -4 & 2 \\ -4 & 13 & -2 \\ 2 & -2 & 10 \end{bmatrix},$$

则特征方程

$$|B - \lambda I| = \begin{vmatrix} 13-\lambda & -4 & 2 \\ -4 & 13-\lambda & -2 \\ 2 & -2 & 10-\lambda \end{vmatrix} = -\lambda^3 + 36\lambda^2 - 405\lambda + 1458 = 0$$

存在三个根：$\lambda_1 = 9$，$\lambda_1 = 9$ 和 $\lambda_1 = 18$；即 9 和 18 为方阵 B 的特征值，其中 9 为二次根，18 为一次根.

2）矩阵的迹

若 A 是 p 阶方阵，则它的对角线元素之和称为 A 的迹，记为

$$\text{tr}(A) = a_{11} + a_{22} + \cdots + a_{pp} = \sum_{i=1}^{p} a_{ii}.$$

若 A 是 p 阶方阵，它的特征根为 $\lambda_1, \lambda_2, \cdots, \lambda_p$，则

$$\text{tr}(A) = \lambda_1 + \lambda_2 + \cdots + \lambda_p = \sum_{i=1}^{p} \lambda_i.$$

方阵的迹具有如下的基本性质：

（1）$\text{tr}(AB) = \text{tr}(BA)$，特别地对于向量 a 和 b，$\text{tr}(ab^T) = b^T a$；

（2）$\text{tr}(A) = \text{tr}(A^T)$；

（3）$\text{tr}(A + B) = \text{tr}(A) + \text{tr}(B)$；

（4）任意常数 c 满足 $\text{tr}(cA) = c\text{tr}(A)$；

（5）$\text{tr}\left(\sum_{i=1}^{k} A_i\right) = \sum_{i=1}^{k} \text{tr}(A_i)$；

（6）设 $A = (a_{ij})$ 为 $p \times q$ 矩阵，则 $\text{tr}(A^T A) = \text{tr}(AA^T) = \sum_{i=1}^{p} \sum_{j=1}^{q} a_{ij}^2$.

例 11　求方阵的迹.

如果

$$A = \begin{bmatrix} 2 & 2 \\ 1 & 3 \end{bmatrix},$$

则

$$\text{tr}(A) = 2 + 3 = 5.$$

同时求得方阵的特征根为 $\lambda_1 = 1$ 和 $\lambda_2 = 4$，即也满足

$$\text{tr}(A) = \lambda_1 + \lambda_2 = 1 + 4 = 5.$$

5. 二次型、谱分析与正定矩阵

1）二次型

称表达式 $Q = \sum_{i=1}^{p} \sum_{j=1}^{p} a_{ij} x_i x_j$ 为二次型，其中 $a_{ij} = a_{ji}$ 是实常数；$x_1, x_2, \cdots, x_p$ 是 p 个实变量.

若 $A = (a_{ij})_{p \times p}$ 为对称矩阵,$X = (x_1, \cdots, x_p)^{\mathrm{T}}$,则 $Q = \sum\limits_{i=1}^{p} \sum\limits_{j=1}^{p} a_{ij} x_i x_j = X^{\mathrm{T}} A X$.

例 12　二次型.

如果

$$Q_1(x) = x_1^2 + 2x_1 x_2 + x_2^2,$$
$$Q_2(x) = x_1^2 + 6x_1 x_2 - x_2^2 - 4x_2 x_3 + 2x_3^2,$$

则

$$Q_1(x) = \begin{bmatrix} x_1 & x_2 \end{bmatrix} \begin{bmatrix} 1 & 1 \\ 1 & 1 \end{bmatrix} \begin{bmatrix} x_1 \\ x_2 \end{bmatrix} = x_1^2 + 2x_1 x_2 + x_2^2,$$

$$Q_2(x) = \begin{bmatrix} x_1 & x_2 & x_3 \end{bmatrix} \begin{bmatrix} 1 & 3 & 0 \\ 3 & -1 & -2 \\ 0 & -2 & 2 \end{bmatrix} \begin{bmatrix} x_1 \\ x_2 \\ x_3 \end{bmatrix} = x_1^2 + 6x_1 x_2 - x_2^2 - 4x_2 x_3 + 2x_3^2.$$

2)谱分析

任何对称方阵可以由它的特征值和特征向量重构,这个特殊的表达式揭示了依据特征值的相对大小和特征向量的方向,每一个特征值－特征向量对的重要性. 涉及二次型和对称矩阵的许多结论,在多数情况下可以直接由对称阵的称为谱分析的展开式得出. 定义对称阵的谱分解式为:设 A 是 $p \times p$ 对称矩阵,则可以用它的 p 个特征值－特征向量对 (λ_i, e_i) 表示为

$$A_{p \times p} = \sum_{i=1}^{p} \lambda_i e_i e_i^{\mathrm{T}} = \lambda_1 e_1 e_1^{\mathrm{T}} + \lambda_2 e_2 e_2^{\mathrm{T}} + \cdots + \lambda_p e_p e_p^{\mathrm{T}},$$

其中 $\lambda_1, \lambda_2, \cdots, \lambda_p$ 是 A 的特征值,$e_1, e_2, \cdots, e_p$ 是相对应的标准化特征向量,此时

$$e_i^{\mathrm{T}} e_i = 1, \quad e_i^{\mathrm{T}} e_j = 0 \quad (i, j = 1, 2, \cdots, p; i \neq j).$$

例 13　矩阵的谱分解.

如果对称阵

$$A = \begin{bmatrix} 13 & -4 & 2 \\ -4 & 13 & -2 \\ 2 & -2 & 10 \end{bmatrix}.$$

已知从特征方程 $|A - \lambda I| = 0$ 得到的特征值是 $\lambda_1 = 9, \lambda_2 = 9$ 和 $\lambda_3 = 18$,对应的特征向量 e_1, e_2, e_3 是按照方程 $A e_i = \lambda_i e_i (i = 1, 2, 3)$ 标准化求得的解,即

$$\begin{bmatrix} 13 & -4 & 2 \\ -4 & 13 & -2 \\ 2 & -2 & 10 \end{bmatrix} \begin{bmatrix} e_{11} \\ e_{21} \\ e_{31} \end{bmatrix} = 9 \begin{bmatrix} e_{11} \\ e_{21} \\ e_{31} \end{bmatrix}.$$

对应线性方程

$$-13 e_{11} - 4 e_{21} + 2 e_{31} = 9 e_{11},$$
$$-4 e_{11} + 13 e_{21} - 2 e_{31} = 9 e_{21},$$
$$2 e_{11} - 2 e_{21} + 10 e_{31} = 9 e_{13}.$$

任意假设 $e_{11} = 1$ 或 $e_{21} = 1$,求解得 $e_{31} = 0$,将此对应的特征向量 e_1 标准化得到 $e_1^{\mathrm{T}} = (1/\sqrt{2}, 1/\sqrt{2}, 0)$;同理可得 $e_2^{\mathrm{T}} = (1/\sqrt{18}, -1/\sqrt{18}, -4/\sqrt{18})$ 也是 $\lambda_2 = 9$ 的标准化特征向量,$e_3^{\mathrm{T}} = (2/3, -2/3, 1/3)$ 是特征值 $\lambda_3 = 18$ 对应的标准化特征向量.

在 $i \neq j, e_i^{\mathrm{T}} e_j = 0$ 时，容易得到 A 的谱分解为

$$A = \lambda_1 e_1 e_1^{\mathrm{T}} + \lambda_2 e_2 e_2^{\mathrm{T}} + \lambda_3 e_3 e_3^{\mathrm{T}},$$

即可以写为

$$\begin{bmatrix} 13 & -4 & 2 \\ -4 & 13 & -2 \\ 2 & -2 & 10 \end{bmatrix} = 9 \begin{bmatrix} 1/\sqrt{2} \\ 1/\sqrt{2} \\ 0 \end{bmatrix} \begin{bmatrix} 1/\sqrt{2} & 1/\sqrt{2} & 0 \end{bmatrix}$$

$$+ 9 \begin{bmatrix} 1 \sqrt{18} \\ -1 \sqrt{18} \\ -4 \sqrt{18} \end{bmatrix} \left(\frac{1}{\sqrt{18}} \quad -\frac{1}{\sqrt{18}} \quad -\frac{4}{\sqrt{18}} \right)$$

$$+ 18 \begin{bmatrix} 2/3 \\ -2/3 \\ -1/3 \end{bmatrix} \left(\frac{2}{3} \quad -\frac{2}{3} \quad -\frac{1}{3} \right).$$

谱分解的思想可以推广到长方阵而不只是方阵的分解. 若 A 是一个长方阵，则 A 的展开式中的向量分别是 $A^{\mathrm{T}}A$ 和 AA^{T} 的特征向量，因此定义长方阵的奇异值分解：设 A 是 $m \times k$ 的实数矩阵，则存在一个 $m \times m$ 正交矩阵 U 和 $k \times k$ 正交矩阵 V 使得

$$A = U \Lambda V^{\mathrm{T}},$$

此处的 $m \times k$ 矩阵 Λ 中，坐标为 (i,i) 的元素 $\lambda_i \geqslant 0 (i = 1, 2, \cdots, \min(m,k))$，其他元素是零. 正数 λ_i 称为 Λ 的奇异值.

3）正定矩阵

设 A 是 p 阶对称方阵，若对一切的 p 维向量 $x \neq 0$，都有 $x^{\mathrm{T}} A x > 0$，则称 A 为正定矩阵，记作 $A > 0$，其对应的二次型也是正定的；若对一切 $x \neq 0$，都有 $x^{\mathrm{T}} A x \geqslant 0$，则称 A 为非负定矩阵，记作 $A \geqslant 0$，其对应的二次型也为非负定的.

对于非负定矩阵 A 和 B，记 $A > B$ 表示 $A - B > 0$；记 $A \geqslant B$ 表示 $A - B \geqslant 0$.

正定矩阵和非负定矩阵具有如下的基本性质：

（1）设 A 是对称矩阵，则 A 是正定（或非负定）矩阵，当且仅当 A 所有的特征根均为正（或非负）；

（2）若 $A \geqslant 0$，则 A 的秩等于 A 的正特征值个数；

（3）若 $A > 0$，则 $A^{-1} > 0$；

（4）若 $A > 0$，则 $cA > 0$，其中 c 为正常数；

（5）若 $A \geqslant 0$，则 $A > 0$ 当且仅当 $|A| \neq 0$；

（6）若 $A > 0$（或 $A \geqslant 0$），则 $|A| > 0$（或 $|A| \geqslant 0$）；

（7）$BB^{\mathrm{T}} \geqslant 0$ 对一切矩阵 B 成立；

（8）若对称阵 $A \geqslant 0$，则必存在一个正交阵 Γ，使得 $\Gamma^{\mathrm{T}} A \Gamma = \operatorname{diag}(\lambda_1, \lambda_2, \cdots \lambda_p) = \Lambda$，其中 $\lambda_1, \lambda_2, \cdots \lambda_p$ 为 A 的特征根，Γ 的列向量为相应的特征向量，于是 $A = \Gamma^{\mathrm{T}} \Lambda \Gamma$；

（9）非负定矩阵 $A \geqslant 0$，特征根 $\lambda_1, \lambda_2, \cdots \lambda_p$ 均为非负，即 $\Lambda \geqslant 0$；记 $f(\Lambda) = \operatorname{diag}(f(\lambda_1), \cdots, f(\lambda_p))$，$f(A) = \Gamma f(\Lambda) \Gamma^{\mathrm{T}}$，特别地 $\Lambda^{\frac{1}{2}} = \operatorname{diag}(\lambda_1^{\frac{1}{2}}, \cdots, \lambda_p^{\frac{1}{2}})$，则有 $A^{\frac{1}{2}} = \Gamma \Lambda^{\frac{1}{2}} \Gamma^{\mathrm{T}}$，称 $A^{\frac{1}{2}}$ 为 A 的平方根；

（10）若 $A > 0$（或 $A \geqslant 0$），则存在 $A^{\frac{1}{2}} > 0$（或 $A^{\frac{1}{2}} \geqslant 0$），使得 $A = A^{\frac{1}{2}} A^{\frac{1}{2}}$；

(11) 若 $A \geqslant 0$ 是 p 阶秩为 r 的矩阵，则存在一个秩为 r（即列满秩）的 $p \times r$ 矩阵 B，使得 $A = BB^T$.

例 14 正定矩阵和二次型.

证明二次型

$$3x_1^2 + 2x_2^2 - 2\sqrt{2}x_1x_2$$

是正定的.

写出二次型的矩阵表示形式

$$\begin{bmatrix} x_1 & x_2 \end{bmatrix} \begin{bmatrix} 3 & -\sqrt{2} \\ -\sqrt{2} & 2 \end{bmatrix} \begin{bmatrix} x_1 \\ x_2 \end{bmatrix} = x^T A x,$$

求解得到该方阵的特征根 $\lambda_1 = 4$ 和 $\lambda_2 = 1$，利用谱分析可得

$$\begin{aligned} A &= \lambda_1 e_1 e_1^T + \lambda_2 e_2 e_1^T \\ &= 4e_1 e_1^T + e_2 e_2^T, \end{aligned}$$

其中 e_1 和 e_1 是分别对应于特征值 $\lambda_1 = 4$ 和 $\lambda_2 = 1$ 的标准化正交特征向量；任意一非零向量 $x^T = (x_1, x_2)$ 分别左乘和右乘 A 时

$$\begin{aligned} x^T A x &= 4x^T e_1 e_1^T x + x^T e_2 e_2^T x \\ &= 4y_1^2 + y_2^2 \geqslant 0, \end{aligned}$$

其中

$$y_1 = x^T e_1 = e_1^T x, \quad y_2 = x^T e_2 = e_2^T x,$$

说明 y_1 和 y_2 不全为零，因此 $x^T A x = 4y_1^2 + y_2^2 > 0$，即 A 是正定的.

从 y_1 和 y_2 的定义可以看出

$$\begin{bmatrix} y_1 \\ y_2 \end{bmatrix} = \begin{bmatrix} e^T x_1 \\ e_2^T x_2 \end{bmatrix}$$

即 $y = Ex$.

现在 E 是正交阵，所以存在逆矩阵 E^T，因此，$x = E^T y$；由于 x 是非零向量，则 $0 \neq x = E^T y$，即 $y \neq 0$.

6. 消去变换

在多元分析中经常要求解线性方程组，求矩阵的逆和行列式，或进行某种逆推运算，通过消去变换可以达到上述目的.

矩阵的消去变换是古典高斯消去法的发展，它具有计算量小省内存等优点，故在多元分析的计算方法中被广泛应用.

设 $A = (a_{ij})$ 是 $p \times q$ 阵，若 $a_{ij} \neq 0$，将 A 变换为 $A^* = (a_{ij}^*)$，使得

$$a_{ij}^* = \begin{cases} a_{\alpha\beta} - a_{i\beta}a_{\alpha j}/a_{ij}, & \alpha \neq i, \beta \neq j, \\ -a_{\alpha j}/a_{ij}, & \alpha \neq i, \beta = j, \\ a_{i\beta}/a_{ij}, & \alpha = i, \beta \neq j, \\ 1/a_{ij}, & \alpha \neq i, \beta = j, \end{cases}$$

即 A^* 阵为如下形式：

$$A^* = \begin{bmatrix} & & & -a_{1j}/a_{ij} & & & \\ * & * & & \vdots & & * & * \\ & & & -a_{i-1j}/a_{ij} & & & \\ a_{i1}/a_{ij} & \cdots & a_{ij-11}/a_{ij} & 1/a_{ij} & a_{ij+1}/a_{ij} & \cdots & a_{im}/a_{ij} \\ & & & -a_{i+1j}/a_{ij} & & & \\ * & * & & \vdots & & * & * \\ & & & -a_{nj}/a_{ij} & & & \end{bmatrix},$$

其中 * 部分第 (α,β) 位置的元素是 $a_{\alpha\beta} - a_{\alpha j} a_{i\beta}/a_{ij}$. 此变换称为以 (i,j) 为枢轴的消去变换，记作 $A^* = T_{ij}(A)$.

消去变换具有如下的基本性质：

(1) 若 A 剖分为 $A = \begin{bmatrix} A_{11} & A_{12} \\ A_{21} & A_{22} \end{bmatrix}$，其中 A_{11} 为 $r \times r$ 矩阵，若对 A 实施变换 $T_{11}, \cdots,$ T_{rr}（在可以实施的条件下），这时 A 将变成

$$\begin{bmatrix} A_{11}^{-1} & A_{11}^{-1}A_{12} \\ -A_{21}A_{11}^{-1} & A_{22} - A_{21}A_{11}^{-1}A_{12} \end{bmatrix} = \begin{bmatrix} A_{11}^{-1} & A_{11}^{-1}A_{12} \\ -A_{21}A_{11}^{-1} & A_{22.1} \end{bmatrix};$$

(2) $T_{ij}(T_{ij}A) = A$，即对 A 连续实施 (i,j) 消去变换，其结果不变；

(3) 若 $i \neq k, j \neq l$，则 $T_{kl}(T_{ij}A) = T_{ij}(T_{kl}A)$，表明 T_{ij} 和 T_{kl} 在某种意义下的可交换性.

7. 矩阵的微商

设 $x = (x_1, x_2, \cdots, x_p)^{\mathrm{T}}$ 为实向量，$y = f(x)$ 为 x 的实函数. 则 $f(x)$ 关于 x 的微商定义为偏导数列向量

$$\frac{\partial f(x)}{\partial x} = \begin{bmatrix} \dfrac{\partial f}{\partial x_1} \\ \vdots \\ \dfrac{\partial f}{\partial x_p} \end{bmatrix},$$

或者 $\dfrac{\partial f(x)}{\partial x^{\mathrm{T}}}$ 是同样的偏导数组成的行向量，且 $\dfrac{\partial f(x)}{\partial x}$ 称为 f 的梯度.

同时引进二阶导数：$\dfrac{\partial^2 f(x)}{\partial x \partial x^{\mathrm{T}}}$ 是 $p \times p$ 的矩阵，其中元素 $\dfrac{\partial^2 f(x)}{\partial x_i \partial x_j}$（$i = 1, 2, \cdots, p$；$j = 1, 2, \cdots, p$），且 $\dfrac{\partial^2 f(x)}{\partial x \partial x^{\mathrm{T}}}$ 称为 f 的黑塞（Hessian）阵.

若

$$X = \begin{bmatrix} x_{11} & \cdots & x_{1p} \\ \vdots & & \vdots \\ x_{n1} & \cdots & x_{np} \end{bmatrix},$$

则 $f(x)$ 的 Hessian 阵定义为

$$\frac{\partial f(X)}{\partial X} = \begin{bmatrix} \dfrac{\partial f}{\partial x_{11}} & \cdots & \dfrac{\partial f}{\partial x_{1p}} \\ \vdots & & \vdots \\ \dfrac{\partial f}{\partial x_{n1}} & \cdots & \dfrac{\partial f}{\partial x_{np}} \end{bmatrix}.$$

由以上定义可以推出以下公式：

(1) 若 $x = (x_1, \cdots, x_p)^T$，$A = (a_1, \cdots a_p)^T$，则 $\dfrac{\partial (x^T A)}{\partial x} = A$；

(2) 若 $x = (x_1, \cdots, x_p)^T$，则 $\dfrac{\partial (x^T x)}{\partial x} = 2x$；

(3) 若 $x = (x_1, \cdots, x_p)^T$，$B = (b_{ij})_{p \times p}$，则 $\dfrac{\partial (x^T B x)}{\partial x} = 2Bx$；

(4) 若 $y = \mathrm{tr}(X^T A X)$，式中 X 为 $n \times p$ 阶阵，A 为 $n \times n$ 阶阵，则

$$\frac{\partial \, \mathrm{tr}(X^T A X)}{\partial X} = (A + A^T) X.$$

若 A 为对称阵，则 $\dfrac{\partial \, \mathrm{tr}(X^T A X)}{\partial X} = 2AX$.

例 15 矩阵的导数.

如果

$$A = \begin{bmatrix} 1 & 2 \\ 2 & 3 \end{bmatrix},$$

可以得到 $Q(x) = x^T A x$ 的梯度为

$$\frac{\partial \, x^T A x}{\partial x} = 2Ax = 2 \begin{bmatrix} 1 & 2 \\ 2 & 3 \end{bmatrix} x = \begin{bmatrix} 2x & 4x \\ 4x & 6x \end{bmatrix}.$$

黑塞阵为

$$\frac{\partial^2 x^T A x}{\partial x \, \partial x^T} = 2A = 2 \begin{bmatrix} 1 & 2 \\ 2 & 3 \end{bmatrix} = \begin{bmatrix} 2 & 4 \\ 4 & 6 \end{bmatrix}.$$

附录 2　例题中的 SAS 程序

第 3 章

例 3.1 的 SAS 程序（单个正态总体均向量的假设检验）：

```
data one;
set one;
xw1=xw-73.21;    /* 73.21 为 xw 变量的总体均值* /
yw1=yw-64.12;    /* 64.12 为 yw 变量的总体均值* /
tw1=tw-82.36;    /* 82.36 为 tw 变量的总体均值* /
run;
proc anova data=pair;
model xw1 yw1 tw1=/nouni;
manova h=intercept;
run;
```

例 3.2 的 SAS 程序（多元配对设计均向量的假设检验）：

```
proc anova data=pair;
model cd4 vlod=/nouni; /* cd4 变量为治疗前后 CD4＋细胞计数的差值;
vlod 变量为治疗前后病毒载量的差值* /
manova h=intercept/printe printh;
run;
```

例 3.3 的 SAS 程序（协方差矩阵未知但相等时两总体均向量的假设检验）：

```
proc anova data=two;
class hyp;
model bmi glu=hyp;
manova h=hyp/printe printh;
run;
```

例 3.5 的 SAS 程序（多元成组设计多个总体均向量的假设检验）：

```
proc anova data=duo;
class group;
model sbp tc bmi=group;
manova h=group/printe printh;
run;
```

例 3.6 的 SAS 程序（多元区组设计的样本均值向量的检验）：

```
proc anova data=block;
```

```
class block time;
model cd4vlod=block time;
manova h=block time/printe printh;
run;
```

第 4 章

例 4.1 的 SAS 程序.
最小二乘法回归分析程序：
```
proc reg;
model y=X1 X2/selection=stepwise vif collin STB cic;
run;
```

岭回归分析程序：
```
proc reg data=book. fvc outest=ridge outvif;
model Y=X1 X2 X3/ridge=0 to 0.1 by 0.01 0.2 0.3 0.4 0.5;
plot/ridgeplot;
run;
proc print data=ridge;
run;
```

主成分回归分析程序：
```
proc reg data=book. fvc outest= pcomit;
model Y=X1 X2 X3/pcomit=1, 2 outvif;
run;
proc print data=pcomit;
run;
```

残差图的分析程序：
```
proc reg data=book. fvc_ 3 outest=ridge outvif;
model Y=X1 X2 X3/vif collin STB aic bic cic r;
plot RSTUDENT. * pred. ='* 'r. * Y='+';
run;
```

第 5 章

例 5.1 的 SAS 程序.
```
/* logit 模型* /
proc genmod;
class agefz1 timefz gt;
model tevent=agefz1 timefz gt/dist=bin link=logit;
```

```
run;
/* probit 模型拟合*/
proc genmod data=a descending;
model tevent=agefz1 timefz gt/dist=bin link=probit aggregate
type1 type3;
run;
```

例 5.2 的 SAS 程序.
```
/* 正态分布 GLM*/
proc genmod data=ex5.2;
model y=x/dist=normal link=identity;
run;
```

例 5.3 的 SAS 程序.
```
/* 预测概率*/
proc genmod data=a descending;
model tevent=agfz/dist=bin link=logit type1 type3;
run;
WT/* 线性模型拟合*/
proc genmod data=a descending;
model tevent=agfz/dist=binomial link=identity;
output out=predict p=pi_ hat;
run;
/* probit 模型拟合*/
proc genmod data=a descending;
model tevent=agfz/dist=bin link=probit aggregate type1 type3;
run;
```

例 5.4 的 SAS 程序（负二项模型）.
```
proc  genmod;
class ageg;
model score=ageg/dist=negbin link=log type1 type3 offset=l_ n;
run;
```

例 5.5 的 SAS 程序（Poisson 模型）.
```
proc genmod data=smoke;
class age;
model case=smoke age/dist=poi link=log offset=l_ popn type1;
/* 年龄作为多项式*/
```

```
proc genmod;
class smoke;
model case=smokeage age poly2 agepoly3/
dist=poi link=log offset=l_ popn type1 type3;
run;
/* 增加交互反应* /
proc genmod;
class smoke;
model case=smoke age agepoly2 smoke* age/
dist=poi link=log offset=l_ popn type1 type3;
run;
```

第 6 章

例 6.1 的 SAS 程序（二分类响应变量的 logistic 回归）．
```
pro logistic data=book. binary descending;
class diabetes weightgroup sex history bmi weightgroup;
model diabetes=age weightgroup sex history;
run;
```

例 6.2 的 SAS 程序（条件 logistic 回归）．
```
proc phreg;
model dm= hbp history obesity;
strata id;
run;
```
例 6.3 的 SAS 程序（无序多分类响应变量的 logistic 回归）．
```
proc catmod data=book. multi; direct age;
model ui=age bmi pelvicsurgery urinarydisease delivery;
run;
```

例 6.4 的 SAS 程序（有序多分类响应变量的 logistic 回归）．
```
pro clogistic data=book. ordinal descending;
class bmi pelvicsurgery urinarydisease delivery/param=ref;
model severity = age bmi pelvicsurgery urinarydisease delivery/
link=cumlogit; run;
```

第 7 章

例 7.1 的 SAS 程序（指数回归模型）．
```
proc lifereg data=exp;
model time* status (0) =x1 x2/dist=exponential;
```

```
run;
```

注：SAS中指数回归模型参数估计基于加速失效模型（Accelerated Failure Time），参数估计结果需经如下变换 $\beta_j = -\alpha_j$.

例7.2的SAS程序（Weibull回归模型）.

```
proc lifereg data=weibull outest=est;
model time* status (0) =x1 x2/dist=weibull;
output out=out xbeta=xb p=predicted q=0.001 std=std sresidual=r;
probplot ppout;
run;
```

注：SAS中Weibull回归模型参数估计基于加速失效模型，参数估计结果需经如下变换 $\beta_j = -\alpha_j\gamma$，其中 γ 为Weibull分布的形状参数.

例7.3的SAS程序（扩展的比例风险模型）.

```
proc phreg data=cox;
model time* status (0) =x1 x2;
output out=out xbeta=xbeta;
run;
```

例7.4的SAS程序（含依时协变量的生存模型）.

```
proc phreg data=tdcox;
model time* Status (0) =x1 hv1 hv2;
iftime< 50 then hv1=x3; else hv1=0;
iftime> =50 then hv2=x3; else hv2=0;
run;
```

例7.5的SAS程序（终点事件重复发生的生存模型）.

```
proc phreg data=repeted covs (aggregate);
model ( T₁, T₂ ) * status (0) =group sex age1 NYHA1 NYHA2;
idid;
run;
```

第8章

例8.1的SAS程序（主成分分析）.

```
/* 基于协方差矩阵的主成分分析* /
proc princomp data=work. subcovout=zs prefix=z;
var X1-X12;
run;
/* 基于相关矩阵的主成分分析* /
```

```
proc princomp data=work. sub out=zs prefix=z;
var X1-X12;
run;
/* 不同年龄组、性别及职业的亚健康状态综合评价指标比较的方差分析* /
proc anova data=work. zs1;
class age1;
model Y=age1; /* Y 为综合评价指标，age1 为年龄分组变量* /
means age1;
run;
proc anova data=work. zs1;
class sex;
model Y=sex; /* Y 为综合评价指标，sex 为职业变量* /
means sex;
run;
proc anova data=work. zs1;
class occup;
model Y=occup; /* Y 为综合评价指标，occup 为性别变量* /
means occup;
run;
```

例 8.3 的 SAS 程序（主成分回归）.

```
/* 基于相关矩阵进行主成分分析* /
proc princomp data=a prefix=z out=a1;
var X1 X2 X3 X4;
run;
/* 计算主成分* /
data a1;
set a;
z1=0.460912* X1+0.508239* X2+0.519809* X3+0.508972* X4;
z2=0.729495* X1+0.248126* X2-0.419932* X3-0.479508* X4;
z3=0.501258* X1-0.806070* X2+0.037829* X3+0.312347* X4;
run;
/* 利用主成分进行回归分析* /
proc reg data=a1;
model Y=Z1 Z2 Z3;
run;
```

第 9 章

例 9.2 的 SAS 程序（探索性因子分析）.

```
proc factor data=a method=principal N=2 priors=one rotate=promax
```

```
preplot plot scree all;
    var x1- x12;
    run;
```

　　例 9.3 的 SAS 程序（验证性因子分析）.

```
proc calis data=a;
lineqs
x1=p1 fac2+e1,
x2=p2 fac2+e2,
x3=p3 fac2+e3,
x4=p4 fac2+e4,
x5=p5 fac2+e5,
x6=p6 fac2+e6,
x7=p7 fac1+e7,
x8=p8 fac1+e8,
x9=p9 fac1+e9,
x10=p10 fac1+e10,
x11=p11 fac1+e11,
x12=p12 fac1+e12;
std
e1-e12=vare1-vare12,
fac1=1,
fac2=2;
cov
fac1 fac2=covf1 f2;
var
x1-x12
;
run;
```

第 10 章

　　第 10.4.1 节的 SAS 程序（系统聚类法）.

```
proc standard data=a1 out=a11 mean=0 std=1;
var a1-a4;
run;
/* 类平均法聚类过程步* /
proc cluster data=a11 method=avestdpseudoccc print=10 outtree=a1p;
var a1-a4;
id area;
```

```
run;
/* 根据类平均法的聚类结果做谱系图* /
proc tree data=a1 p horizontal graphics;
title'类平均法的谱系聚类图';
run;
```

第 10.4.2 节的 SAS 程序（动态聚类法）.
```
/* 将原始数据进行标化* /
proc standard mean=0 std=1 data=opt out=opts;
var a1-a3;
run;
/* 动态聚类法过程步* /
proc fast clusdata=opts out=optg distancemaxc=4 list;
var a1-a3;
id area;
run;
```

第 11 章

例 11.1 的 SAS 程序（两类距离判别）
```
proc discrim data=d111 simple wcov distance listerr list;
class group;
var x1 x2;
run;
proc discrim data=d111 simple wcov pool=test crosslisterr dis-
tance list;
class group;
var x1 x2;
run;
```

例 11.2 的 SAS 程序（多类距离判别）
```
proc discrim data=d112 simple wcov pool=test crosslisterr dis-
tance listerr list;
class group;
var x1 x2;
run;
```

例 11.3 的 SAS 程序（Fisher 两类判别）
```
proc candisc data=d113 out=t3 ncan=1 distance simple BSSCP PSSCP;
class group;
```

```
var x1 x2;
run;
proc discrim data=t3 distance list listerr;
class group;
var x1 x2;
run;
```

例 11.4 的 SAS 程序（Fisher 多类判别）

```
proc candisc data=d114 out=t4 ncan=2 distance simple BSSCP PSSCP;
class group;
var x1 x2 x3;
run;
proc discrim data=t4 distance list listerr;
class group;
var can1 can2;
run;
```

例 11.5 的 SAS 程序（Bayes 判别）

```
proc discrim data=d115 method=normal pool=yes simple wcov tcov
manova distance list;
class group;
var x1 x2 x3;
priors proportional;
run;
```

例 11.6 的 SAS 程序（逐步判别）

```
proc discrim data=d116  simple wcov tcov;
var x1 x2 x3 x4 x5;
class group;
run;
proc stepdisc data=d116  method=stepwise slentry=0.05 slstay=0.1;
var x1 x2 x3 x4 x5;
class group;
run;
```

第 12 章

例 12.1 的 SAS 程序（典型相关分析）.

```
ods rtf file=" d: /d133";
proc corr  data=d121;
```

```
var x1-x5 y1-y4;
run;
proc cancorr data=d121 redundancy;
var x1-x5;
with y1-y4;
run;
ods rtf close;
```

附录 3 致 谢 课 题

1. "十五"国家科技攻关计划（项目编号：2004BA719A10）.
2. "十一五"国家科技支撑计划（项目编号：2008BAI52B01）.
3. 国家科技部科技基础性工作专项（项目编号：2006FY110300）.
4. 国家自然科学基金（项目编号：81273181，30393132，30470651）.
5. 联合国人口基金（项目编号：CTR/91/P23）.
6. 美国国家癌症研究学会基金（项目编号：1156002259A3）.
7. 国家卫生部卫生行业科研专项（项目编号：200802030）.
8. 北京协和医学院青年基金（项目编号：201248）.